普通高等教育案例版系列教材

案例版

供临床、预防、基础、口腔、麻醉、影像、药学、检验、护理、法医等专业使用

系统解剖学

第 3 版

主　　编　顾晓松　吕广明
副 主 编　刘学政　李文春　金昌洙　杨向群　陆　利　张新化　王培军
编　　者　（按姓氏汉语拼音排序）

顾晓松　南通大学	郭文广　哈尔滨医科大学（大庆）	韩　洁　天津医科大学
洪乐鹏　广州医科大学	扈清云　佳木斯大学	黄婉丹　广州医科大学
金昌洙　滨州医学院	金国华　南通大学	李　锋　上海交通大学
李　健　成都医学院	李军平　宁夏医科大学	李文春　湖北医药学院
梁景岩　扬州大学	林　清　福建医科大学	刘学政　锦州医科大学
陆　利　山西医科大学	吕广明　南通大学	马　勇　齐齐哈尔医学院
倪秀芹　哈尔滨医科大学（大庆）	牛小龙　河北大学	钱亦华　西安交通大学
邵　珩　天津医科大学	史树堂　河北大学	王　鹏　北华大学
王登科　宁夏医科大学	王继丰　西南医科大学	王培军　佳木斯大学
王配军　湖北医药学院	韦　力　广西医科大学	温玉新　北华大学
吴洪海　扬州大学	阎文柱　锦州医科大学	杨朝鲜　西南医科大学
杨向群　海军军医大学	姚立杰　齐齐哈尔医学院	雍刘军　成都医学院
于振海　滨州医学院	张东东　佳木斯大学	张莲香　宁夏医科大学
张新化　南通大学	张志军　南通大学	赵小贞　福建医科大学
邹智荣　昆明医科大学	左中夫　锦州医科大学	

科　学　出　版　社

北　京

郑 重 声 明

为顺应教学改革潮流和改进现有的教学模式，适应目前高等医学院校的教育现状，提高医学教育质量，培养具有创新精神和创新能力的医学人才，科学出版社在充分调研的基础上，首创案例与教学内容相结合的编写形式，组织编写了案例版系列教材。案例教学在医学教育中，是培养高素质、创新型和实用型医学人才的有效途径。

案例版教材版权所有，其内容和引用案例的编写模式受法律保护，一切抄袭、模仿和盗版等侵权行为及不正当竞争行为，将被追究法律责任。

图书在版编目（CIP）数据

系统解剖学/顾晓松，吕广明主编 . —3 版 . —北京：科学出版社，2022.8
普通高等教育案例版系列教材
ISBN 978-7-03-072716-9

Ⅰ.①系… Ⅱ.①顾… ②吕… Ⅲ.①系统解剖学 – 高等学校 – 教材 Ⅳ.① R322

中国版本图书馆 CIP 数据核字（2022）第 119316 号

责任编辑：王锞韫 胡治国/责任校对：宁辉彩
责任印制：赵 博/封面设计：陈 敬

科学出版社 出版
北京东黄城根北街 16 号
邮政编码：100717
http://www.sciencep.com
北京九天鸿程印刷有限责任公司印刷
科学出版社发行 各地新华书店经销
*
2008 年 1 月第 一 版 开本：850×1168 1/16
2022 年 8 月第 三 版 印张：21
2025 年 2 月第十九次印刷 字数：680 000
定价：99.00 元
（如有印装质量问题，我社负责调换）

前　言

　　系统解剖学是按人体器官功能系统地阐述人体器官正常形态结构的科学，是医学类专业学生必修的一门专业基础课程。为加快医学教育创新发展，深化教育教学改革，推进教学内容和方法的改革与创新，科学出版社在充分调研的基础上，借鉴案例教学模式，开创性地将典型案例与教学内容相结合，组织编写出版了案例版系列教材。实践证明，采用案例教学能充分调动学生学习的积极性和主动性，提高学习兴趣，促进医学教学质量的提高，是培养高素质、创新型和实用型医学人才的有效途径。

　　案例版《系统解剖学》以基础医学联系临床医学为出发点，以解剖学的知识来诠释临床病症；以典型的临床案例从解剖学的角度来讨论分析。该教材第一版和第二版被多所医学院校用于教学实践中，受到广大师生的好评，被评为江苏省高等学校精品教材并入选江苏省高校重点教材建设项目。为了更好地适应新时代培养具有创新精神和创新能力的医学专门人才的需求，做到以学生能力培养为核心，突出"三基"（基础理论、基本知识、基本技能）和"五性"（思想性、科学性、先进性、启发性、适用性），加强基础学科与临床学科的联系和结合，注重学生创新能力和实践能力的培养，《系统解剖学》编委会多次召开教材编写研讨会，在广泛听取各院校授课教师和学生反馈意见的基础上，各编委分工负责，按照新时期教材建设要求，对《系统解剖学》（案例版）教材进行了认真修订。

　　参加编写本教材的教师分别来自22所高等医学院校，都是活跃在医学教学、科研一线的学者，包括优秀的年轻教师：北华大学王鹏、温玉新，滨州医学院金昌洙、于振海，成都医学院李健、雍刘军，福建医科大学林清、赵小贞，广西医科大学韦力，广州医科大学洪乐鹏、黄婉丹，哈尔滨医科大学大庆校区郭文广、倪秀芹，海军军医大学杨向群，河北大学牛小龙、史树堂，湖北医药学院李文春、王配军，佳木斯大学扈清云、王培军、张东东，锦州医科大学刘学政、阎文柱、左中夫，昆明医科大学邹智荣，宁夏医科大学李军平、王登科、张莲香，齐齐哈尔医学院马勇、姚立杰，山西医科大学陆利，上海交通大学李锋，天津医科大学韩洁、邵珩，西安交通大学钱亦华，西南医科大学王继丰、杨朝鲜，扬州大学梁景岩、吴洪海以及南通大学顾晓松、金国华、吕广明、张新化、张志军等。感谢参与本教材编写工作的所有人员。

　　我们深知，打造一部与时俱进的优秀教材，任重而道远，须依靠本教材编委、出版社、使用单位以及广大读者共同努力、共同培育。尽管我们付出了艰辛努力，但本书中可能仍有一些不足和疏漏之处，恳请使用本教材的教师和读者提出批评和建议，为今后再版提供参考和依据。

顾晓松

2021 年 12 月于南通

目　　录

第五篇　神经系统和内分泌系统

绪　　论

一、人体解剖学的定义、地位和分科

人体解剖学（human anatomy）是研究人体正常形态结构的科学，属于生物学中的形态学范畴。其任务是阐明人体各器官的形态、结构、位置、毗邻关系、功能及其发生发展的规律。

人体解剖学与其他医学学科关系密切，只有正确认识人体的正常形态结构，才能判断异常与病理现象，才能为临床奠定正确的诊断和治疗基础。因此，人体解剖学是医学课程的重要组成部分，它不仅是生理学、病理学等基础课程的基础，还是临床医学课程的基础。

人体解剖学可根据学习目的、研究方法及应用需要有不同的分科。按人体器官功能系统地阐述人体器官形态结构的科学称为系统解剖学（systematic anatomy），即一般所指的解剖学（即按消化系统、呼吸系统、脉管系统等进行阐述）；按身体的局部（如头颈部、胸部、腹部、上肢、下肢等）描述局部的层次关系、结构或器官位置、毗邻及其临床应用的科学称为局部解剖学（regional anatomy）；为适应外科手术应用的称外科解剖学（surgical anatomy）；临床上反映人体体表形态特征的则称为表面解剖学（surface anatomy）；研究人体局部形态结构和器官横断面的科学即断层解剖学（sectional anatomy）。上述主要以肉眼观察研究的解剖学科称为巨视解剖学（macroanatomy）；而以微视手段研究的有细胞学、组织学，目前已发展至分子和基因研究水平的超微组织学；研究人体胚胎组织器官的发生、形态的演变和功能发展规律的科学称为胚胎学（embryology）。许多人体的先天性畸形、变异及病理变化可以从基因及胚胎发育异常的角度得以诠释，以上的学科统称为微视解剖学（microanatomy）。此外还有功能解剖学、X 线解剖学、生长（年龄）解剖学等。

二、人体解剖学发展简史

史前人类通过狩猎、屠宰及战争过程，已积累了一些对动物和人体外形及内部结构的粗浅认识，并将此刻在洞穴壁上。人类有了文字记载后，在中国及西方的著作中，有关疾病治疗过程中就有了人体形态结构的描述，因此说解剖学是一门较古老的科学。

在西方，解剖学的发展经历了三个阶段：

古希腊名医 Hippocrates（公元前 460—前 377 年）最早对头骨作了正确的记述，但对人体其他器官只是参照动物器官来描述。Aristoteles（公元前 384—前 322 年）将以往混淆的肌腱和神经正确地区分开来，并指出心脏是血液循环的中心，同样，他将动物的解剖应用于人体也出现了不少谬误。以后，Herophilus（公元前 335—前 280 年）命名了十二指肠、前列腺、睫状体、视网膜、乳糜管和淋巴等，对肝、胰和女性生殖器官也有研究，这在当时对解剖学的贡献巨大。

至中世纪，在宗教神权的残酷统治下，一切科学受到禁锢而发展停滞，由于禁止解剖人体，人们对解剖的认识仍局限于动物。古罗马名医、解剖学家 Galen（130—201 年）的著作《医经》是 16 世纪前西欧医学的权威巨著。在当时为西方最早也是最完整的解剖学著述，书中对血液运行及心、脑、神经分布等有较具体的记载，明确指出血管内运行的是血液而不是空气，神经是按区分布的，脑神经为 7 对等。但 Galen 的资料主要来自动物解剖，错误仍较多。人们对人体解剖的错误认识由于宗教的长期统治而延续了一千多年。

15 ~ 16 世纪，教会统治被摧毁，欧洲进入了文艺复兴时期，科学文化艺术得到了蓬勃发展。人体解剖学也进入了一个崭新的时代。著名意大利科学家、艺术家 Leonardo da Vinci（1457—1519 年）对 30 多具尸体以灌注蜡进入血管、吹气进入肺的方法证明了血管起源于心脏，空气不能由呼吸道直接进入心脏的事实。他对骨骼精致准确的绘图被誉为时代精品。比利时 Andreas Vesalius（1514—1564 年）毕生献身于解剖学研究事业，青年时期甘冒风险，夜间去墓地盗尸解剖，纠正了 Galen 的许多错误概念，1543 年出版了划时代的人体解剖学巨著《人体构造》，使之成为文艺复兴时期最伟大的解剖学家，也是近代解剖学当之无愧的奠基者。至 17 世纪英国 W.Harvey（1578—1657 年）开创了动物实验的先河，通过对活体动物的观察，证明了心血管是一套封闭的管道循环系统。之后意大利 M.Malpighi（1628—1694 年）应用显微镜观察蛙的毛细血管微循环，证明了动、静脉末端相连通，为现代微循环学说提供了形态学基础。19世纪英国D.Darwin（1809—1882年）的《物种起源》启示了人们运用进化发展的观点来研究解剖学，并为探索人体形态、结构的发展规律打下了理论基础。

在中国，解剖学的发展也经历了三个阶段：

在世界文明古国中我国的传统医学独树一帜，公元前300～前200年最早的医典《黄帝内经》中就有人体形态及内脏名称、大小、位置的记载，并出现了"解剖"一词。医典所述："若夫八尺之士，皮肉在此，外可度量切循而得之，其死可解剖而视之。其脏之坚脆，腑之大小，谷之多少，脉之长短……皆有大数。""头之大骨围二尺六寸，胸围四尺五寸，腰围四尺二寸，发所复者，颅至项尺二寸，发以下至颐长一尺……"（当时一尺相当于现代六寸），可见两千多年前我国医学家就已进行尸体解剖及活体测量了。同时还认识到"诸血皆属于心""心主全身血脉，经脉流不止，环周不休"。这些见解早于西方数百年。公元16年太医尚方与巧屠对死刑犯进行尸体解剖，度量其五脏，对人体有了较详细的描写。

与欧洲中世纪一样，在中国秦汉以后，由于封建制度及宗教迷信现象盛行，古代中国的解剖学发展也趋于停滞。

至两宋时期又出现了尸体解剖的记载及《欧希范五脏图》《存真图》等的人体解剖绘图。南宋提刑官宋慈（约1247年）著有《洗冤集录》一书，详细记载了胚胎和全身各骨骼的名称、数目、形状，并附有检骨图。清道光年间，王清任（1768—1831年）亲去义冢解剖童尸30余具，著写了《医林改错》一书，对古籍中的解剖描述作了许多订正和补充。对骨骼、内脏尤其是肺、脑有详细的记载，对脑与感官间的关系及脑的功能也有新的观点，某些观点竟与现代医学相吻合。

由于长期的封建统治约束，我国现代解剖学的建立较晚。直至19世纪末（甲午战争后）方起步。1949年后医学教育事业蓬勃发展，解剖学教研队伍迅速扩大。至今我国具有了一支老中青相结合的、人数众多的、教学质量和研究水平较高的师资队伍。我国不仅有独具特色的多种解剖学杂志和学报，而且也有多种版本的教材与工具书，其内容与水平也不断在更新和提升，教学质量不断提高。

由于同位素、荧光和酶标记、免疫组织化学、基因工程、透射电镜、计算机断层扫描（CT）和磁共振成像（MRI）以及虚拟仿真技术等新技术、新设备的应用，医学基础研究得到了很大发展。在相关学科的推动下，解剖学的研究领域也在不断扩大和加深。跨学科的研究方式已形成趋势，已分化出一些新的边缘学科。我国的解剖学工作者也越来越多地运用新技术在显微外科学、应用解剖学、运动解剖学、断层解剖学、数字解剖学、应用生物力学、人体流体力学、细胞组织化学、免疫组织化学、细胞生物学等方面有了开拓性的进展，科研成果累累，尤其在神经解剖学领域（如神经超微结构、电生理、化学递质、神经再生等）研究已达领先的分子水平。有关研究机构设施也颇为完善、先进。该领域中中青年科学家成绩突出，他们不仅关注国际相关学科的发展，而且也积极与国外同道进行交流合作。

三、人体的组成和系统的划分

构成人体最基本的形态、功能单位是细胞，由细胞和细胞间质构成组织。人体的基本组织有上皮组织、结缔组织、肌组织和神经组织四种。几种不同组织组合成具有一定形态的结构称器官，如心、肝、肺、肾等。若干器官组合起来共同完成某种生理功能，构成系统。人体有运动系统（包括骨骼、骨连结和骨骼肌）、消化系统、呼吸系统、泌尿系统、生殖系统、脉管系统（包括心血管系统和淋巴系统）、感觉器、神经系统和内分泌系统。

四、解剖学姿势和常用术语

为准确表达人体的活动及各部分、各器官的位置和毗邻关系，必须使用国际统一的标准和术语。

（一）解剖学姿势

解剖学姿势亦称标准姿势。为身体直立，两眼平视正前方，上肢自然下垂于躯干两侧，手掌朝前，两下肢及足尖并拢。在描述人体结构时，包括标本、模型或临床上处于任何体位的患者都必须以标准姿势为准。

（二）轴和面

在标准姿势下，设定了关节运动的三个轴及表达整体或局部结构位置的三个互相垂直的面（图0-1）。

1. 轴

（1）垂直轴（vertical axis）：由上到下与地面垂直的轴。

（2）矢状轴（sagittal axis）：为前后方向与地面平行的轴。

（3）冠状轴（coronal axis）：又称额状轴（frontal axis），为左右平伸与地面平行的轴。

2. 面

（1）水平面（horizontal plane）：与地面平行的平面，可将人体分为上下两部。

（2）矢状面（sagittal plane）：通过矢状轴作的与水平面垂直的平面，可将人体分为左右两部，通过人体正中的矢状面为正中矢状面，可将人体分为左右两半。

（3）冠状面（coronal plane）：又称额状面（frontal plane），通过冠状轴作的与水平面垂直的平面，可将人体分成前后两部。

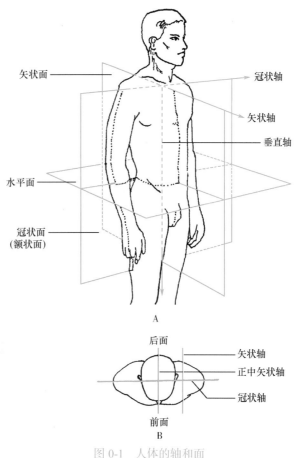

图 0-1　人体的轴和面
A. 前面观；B. 上面观

（三）方位术语

为了正确地描述解剖学姿势下人体各器官或结构的方位及相互关系，还规定了常用的方位术语。

上（superior）和下（inferior），是描述器官或结构距颅顶或足底的相对远近关系。亦可用颅侧（cranial）和尾侧（caudal）记述。

在四肢又可根据距肢体根部的远近称近侧（proximal）和远侧（distal）。

前（anterior）或腹侧（ventral）、后（posterior）或背侧（dorsal），是指身体前后面的相对远近。凡距身体腹侧面近者为前，距背侧面近者为后。

内侧（medial）和外侧（lateral），是记述器官或结构的位置与人体正中矢状面相对的距离。靠近正中矢状面者为内侧，远离正中矢状面者为外侧。前臂的内侧又称尺侧（ulnar），外侧又称桡侧（radial），小腿的内侧又称胫侧（tibial），外侧又称腓侧（fibular）。

内（internal）和外（external），是表示与空腔器官或体腔的相对位置，接近内腔者为内，远离内腔者为外。

浅（superficial）和深（profundal），是指与皮肤表面的相对距离的关系，即离皮肤近者为浅，离皮肤远、距人体内部中心近者为深。

此外，还有左（left）和右（right），垂直（vertical），水平（horizontal）和中央（central）等，则与一般概念相同。

上述方位术语对器官和结构的相互关系而言是相对的，如鼻在眼下方，但鼻又位于嘴的上方。

五、人体解剖学的基本学习方法

人体解剖学是一门形态科学，由于人体的结构复杂，解剖学名词繁多，记忆的内容量大，死记硬背往往收益不大，只会增加学习的枯燥和乏味。而且学生在学习大量解剖学知识的同时却不知道哪些是临床上更重要、更实用的内容。因此，即使通过了解剖学考试，在学习临床课程时又感到缺乏充实的解剖学基础，也不知道如何将解剖学知识灵活地应用于临床。

如何学好解剖学？首先需明确人体的各器官、功能之所以可达到目前复杂的水平，是人类通过长期进化发展的结果，各器官的形态和特定的功能也是人类为适应生存，通过器官形态和功能彼此之间相互影响、进化而定型的。因此，在学习解剖学时要以进化发展的观点、器官形态与功能相结合的观点来理解，这样才能正确全面地认识人体。即使临床上人体出现类似脊椎动物特点的变异、畸形也可以从胚胎发育异常来解释。此外，在学习个别器官、系统和局部结构的时候，不应忽略各局部、各系统间的相互联系，以及它们在整个人体中的地位和作用，也就是说应以局部和整体相结合的观点来学习。

学习时具备理论与实际相结合的观点更为重要。理论联系实际是学好解剖学最根本的原则。我们不仅要重视标本、模型及对尸体的观察，而且要多看教材中的绘图及其他图谱，要在人体上进行活体触摸，有条件的还可亲自去做尸体解剖。只有这样才能更好地理解课本内容并增强记忆。

在学习医学基础课程时，往往会遇到临床医学的问题，因此现代的医学教育强调从上基础课开始就融入解剖学推理教学的重要性，也就是示范性地运用解剖学的原理来解释临床的各种体征，以解剖学的知识对临床案例进行讨论。如此形象生动的解剖学应用，不仅会增强学生学习的动力和兴趣，加速和加深对解剖学知识的接受和理解，而且还能加强对解剖学内容的记忆，同时也能满足学生对与临床有联系的一些知识的渴望。通过临床案例来学习解剖学，在我国的确是一条崭新视角下的、良好的基础医学教学途径。

（吕广明　顾晓松）

第一篇 运动系统

第 1 章 骨 学

运动系统由骨、骨连结和骨骼肌组成，约占人体重量的60%。骨借助骨连结构成骨骼（图1-1），为人体的支架，具有支持体重、保护脑和心等重要器官及众多内脏器官的功能。骨骼肌附着于骨，赋予人体基本形态，并与骨骼共同构成体壁、围成体腔（如胸腔、腹腔和盆腔）。骨骼肌收缩可牵动其所附的骨产生运动。在运动过程中，骨骼肌是产生运动的动力器官，骨以关节作为枢纽起着杠杆作用，所以肌是运动的主动部分，骨、关节为被动部分。

骨（bone）主要由骨组织构成，既坚硬又有弹性。每块骨都是一个器官，具有一定形态与结构，外被骨膜，内有骨髓；同时具有丰富的血管、淋巴管和神经；不断进行新陈代谢，还具有生长发育、修复再生与改建的能力。经常锻炼可促进骨骼发育、长期失用则会出现骨质疏松。此外，骨是钙、磷的储存库，参与人体钙、磷代谢。骨髓还具有造血功能。

第一节 骨学总论

案例1-1

　　81岁老年患者右脚踩香蕉皮险些跌倒，该下肢即不能支持体重、不能行走，送往医院。经X线摄片，发现该侧股骨颈骨折。

问题：

　　1. 为什么该老人并未跌倒却已发生骨折？

　　2. 在那些学走路的小儿，每天摔跤多次为何并不发生骨折？

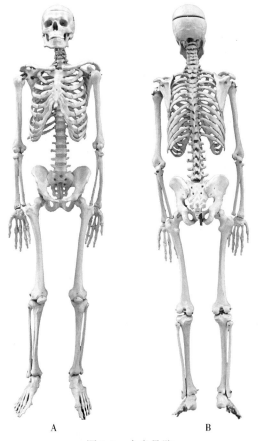

图1-1 全身骨骼

A.前面观；B.后面观

一、骨的分类

成人有206块骨（图1-1），骨按所在部位分为颅骨、躯干骨与四肢骨。颅骨与躯干骨合称中轴骨。骨按形态则可分为长骨、短骨、扁骨与不规则骨四类（图1-2）。

1. 长骨（long bone） 为中空的管状骨，分为一体两端。长骨的体即骨干（diaphysis shaft），其内的空腔称髓腔（medullary cavity），容纳骨髓（bone marrow），骨干表面均有供滋养动脉通过的滋养孔（nutrient foramen）。长骨两端均膨大，称骺（epiphysis）。骺表面光滑称关节面（articular surface），有关节软骨被覆，与相邻骨的关节面构成关节。骨干与骺移行的部分，称干骺端（metaphysis）。在幼年时期，骺与干骺端之间有骺软骨（epiphysial cartilage），骺软骨不断分裂增殖、骨化，使骨不断增长。当成年后骺软骨骨化，骨干与骨骺融合，骨即不再增长，形成一条骺线（epiphysial line）。长骨配布于四肢，如肱骨、尺骨、桡骨、股骨、胫骨和腓骨等，具有支持体重、移动身体和参与大幅度运动功能。

2. 短骨（short bone） 外形近似立方形，如腕骨、距骨和跗骨，成群配布于既要求连结牢固又能灵活运动的腕部与足踝部。多数短骨具有多个关节面。

3. 扁骨（flat bone） 扁薄、板状，主要参与构成颅腔、胸腔和盆腔的壁，其功能主要体现为保护，如颅盖骨、胸骨和肋骨等。

4. 不规则骨（irregular bone） 其形状不规则，配布于颅底、面颅与脊柱。在头面部，部分不规则骨内具有空腔，称含气骨（pneumatic bone），如蝶骨、上颌骨、筛骨和颞骨等。

此外，尚有发生于肌腱内的小骨，称籽骨（sesamoid bone），如髌骨，可避免肌腱与相邻接的骨面之间的摩擦，同时又可改变肌腱牵引的方向。

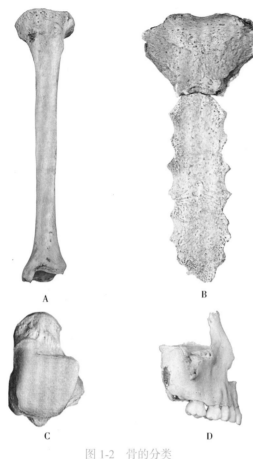

图 1-2　骨的分类
A. 长骨（胫骨）; B. 扁骨（胸骨）; C. 短骨（距骨）;
D. 不规则骨（上颌骨）

二、骨表面的形态

骨表面可因肌的附着或血管神经的压迫或穿通，或邻近器官的压迫而形成不同的形态特征，主要可归为突起、凹陷与空腔几类。突起如棘、结节、隆起、粗隆、嵴、线、髁和上髁等，凹陷则包含窝、凹或压迹等，空腔则包括腔、窦、房或小房、管、道、口和孔或裂孔等。

三、骨的构造

骨由骨质、骨膜、骨髓以及血管、淋巴管和神经等构成（图 1-3）。

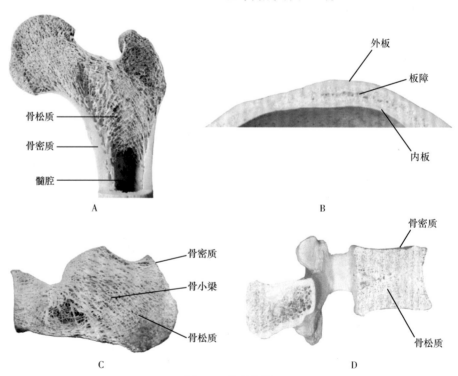

图 1-3　骨的构造
A. 长骨（股骨）; B. 扁骨（顶骨）; C. 短骨（跟骨）; D. 不规则骨（椎骨）

1. **骨质** 是骨的主要组成部分，可分为骨密质与骨松质。骨密质（compact bone）由骨板紧密黏合而成，质地致密，耐压性强，其抗压力约为15kg/mm²，配布于所有骨的表面。骨松质（spongy bone）由骨小梁（bone trabeculae）相互交织形成，呈海绵状，但骨小梁的排列同骨所承受的压力与张力的方向一致，能承受较大重量，骨松质存在于骨的内部。在颅盖骨表面的骨密质增厚形成内板与外板。外板厚而坚韧，故具有很大弹性，而内板较之为薄，故颅骨骨折多见于内板。内、外板之间的骨松质称板障（diploic）。

2. **骨膜**（periosteum） 是被覆于关节软骨以外整个骨表面的纤维结缔组织膜，含有丰富的血管、淋巴管和神经，对骨的营养和再生有重要作用，并使骨具有感觉功能。骨膜分内、外两层，其外层厚而致密，由此层发出许多胶原纤维束穿入骨质而使之牢固附着于骨面；其内层结构疏松，具有成骨细胞与破骨细胞，分别可产生新骨质与破坏旧骨质，在幼年时这种功能非常活跃，参与骨的生成；成年后则转为静止状态，但如果发生骨折或其他损伤，骨膜又可恢复这种成骨与破骨的功能使骨折修复愈合。因此在手术时应尽量保留骨膜以保护这种修复再生功能。在骨髓腔内表面及骨小梁的表面都有一层菲薄的结缔组织膜，称骨内膜（endosteum），具有成骨细胞与破骨细胞，也有成骨与破骨的功能。

3. **骨髓**（bone marrow） 是位于骨髓腔和骨松质间隙内的软组织，分为红骨髓和黄骨髓。红骨髓（red bone marrow）内含有处于不同发育阶段的血细胞，呈红色，具有造血功能。在胎儿时期和幼儿阶段的骨髓全为红骨髓，到5岁以后长骨骨髓腔内的红骨髓逐渐被脂肪组织代替，因其色黄而称黄骨髓（yellow bone marrow），缺乏造血功能。椎骨、胸骨、肋骨、髂骨以及肱骨、股骨近侧端的松质内终生都是红骨髓而保持造血功能。如果有慢性失血过多或重度贫血，黄骨髓也可转化为红骨髓，恢复其造血功能。

4. **血管、淋巴管和神经**

（1）血管：长骨的动脉有滋养动脉、干骺端动脉与骨膜动脉等，主要由滋养动脉供血，一般每根长骨有1～2支滋养动脉，经骨干的滋养孔进入骨髓腔分支至骨质与骨髓，短骨、扁骨与不规则骨的动脉来自骨膜动脉或滋养动脉。所有动脉均有静脉伴行。

（2）淋巴管：骨膜有丰富的淋巴管，但骨质内是否有淋巴管存在尚有争论。

（3）神经：骨具有内脏运动神经与躯体感觉神经分布，其中内脏运动神经与血管相伴进入骨内，分布至血管壁，躯体感觉纤维主要分布于骨膜，对张力、撕扯等刺激敏感，故有骨折或骨脓肿时疼痛剧烈。

四、骨的化学成分和物理性质

骨质由骨组织构成，骨组织又由骨细胞、胶原纤维和基质构成。胶原纤维形成骨胶原纤维束，基质内则主要含黏多糖蛋白，是有机质，构成骨的支架，赋予骨以弹性和韧性。在基质内有无机盐沉积，主要是碱性磷酸钙，使骨坚实、具有很大硬度。用强酸脱去骨内无机盐，骨即失去其硬度而表现出很大弹性，如脱钙的肋骨虽具有其原有的外形，但可以打结、不会折断。如果用火煅烧去除骨有机质，其弹性、韧性随之丧失，骨可以保持原有形状，但变得脆而易碎。有机质和无机质的比例会随年龄的增长而改变，幼儿时期两种成分大致各占一半，因而骨有很大弹性、柔软而易于变形，外力作用下不易发生骨折或折而不断，称青枝骨折。成年人骨有机质同无机盐的比例大致为3∶7，赋予骨以很大硬度和相当的弹性与韧性。老年以后有机质比例进一步变小，骨质脆性增大，易发生骨折。

五、骨的生长和发育

骨发生于中胚层的间充质，约在胚胎第8周开始发生，以膜化骨和软骨化骨两种方式发育成骨。

1. **膜化骨** 由间充质形成膜，然后骨化成骨，如颅盖骨。

2. **软骨化骨** 由间充质先形成初具骨体形态的软骨雏形，在骨干的中央出现初级骨化中心，开始造骨。胎儿出生前后，在骨骺的中心出现次级骨化中心，其在骺部造骨。骨膜、初级骨化中心和次级骨化中心不断造骨，形成骨干和骨骺，二者之间为骺软骨。骺软骨不断增生和骨化，使骨不断增长。近成年，骺软骨停止生长，并完全骨化，最后形成骺线。

案例 1-1 提示

1. 在未摔倒时发生骨折表示其骨强度小，弹性与韧性差、脆性大。骨的强度取决于骨的化学成分，有机质赋予骨较大的弹性与韧性，无机质使骨坚韧结实。骨的弹性、韧性降低，脆性增加表明骨的化学成分中有机质比例明显降低、无机质比例显著增加。骨的化学成分随年龄的增长发生变化，年龄越大有机质比例越小，无机质比例越大，脆性亦明显增大。

2. 幼儿骨的有机质比例高，大致与无机质各占一半，故其弹性大，不易骨折。

第二节　躯　干　骨

案例 1-2

患者，男，50岁，受风着凉后觉左侧颈根部、肩部、上臂疼痛，咳嗽、打喷嚏时加重。检查发现该患者颈部僵硬，向右侧倾斜，颈部活动受限，头颈后仰及向左侧旋转时疼痛加剧，颈部有压痛，左侧肩胛骨内侧缘、肩胛区与肩部均有压痛，并向左侧上肢放射。X线片发现颈曲消失并有轻度侧弯，椎间孔变窄。

问题：

1. 这一病例疼痛产生的原因及同椎间孔变窄的关系是什么？哪些因素会引起这样的椎间孔变窄？

2. 关节突关节、钩椎关节或椎体边缘骨质增生还可能影响到哪些结构？

3. 是否还有其他结构病变会导致类似于该患者的表现？

躯干骨包括24块椎骨、1块骶骨、1块尾骨、1块胸骨和12对肋。椎骨借骨连结形成脊柱，脊柱胸段还同肋与胸骨连接构成胸廓，脊柱腰骶段参与构成腹壁与盆壁。

一、椎　骨

幼年时椎骨有33块（或32块），即颈椎7块、胸椎12块、腰椎5块、骶椎5块和尾椎4块（或3块）。成年后5块骶椎融合为1块骶骨，尾椎融合为1块尾骨。

1. 椎骨的一般形态 椎骨（vertebrae）由前、后两部分组成，前部呈短圆柱状，称椎体（vertebral

body），后部为弓形骨板，称椎弓（vertebral arch）。椎体和椎弓相连，共同围成椎孔（vertebral foramen）。各椎孔相连形成椎管（vertebral canal），容纳脊髓及其被膜（图1-4）。

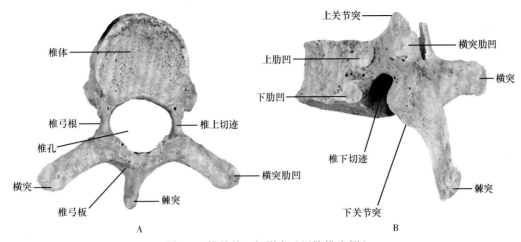

图1-4 椎骨的一般形态（以胸椎为例）

A.上面观；B.侧面观

椎体是椎骨负重的部分，椎体表面为薄层骨密质，内部为骨松质。椎体上下面皆粗糙，借椎间盘与上、下方椎骨的椎体牢固相连。

椎弓分为椎弓根与椎弓板。椎弓根（pedicle of vertebral arch）是椎弓与椎体相连的缩细部，其上、下缘各有一切迹，分别称椎上切迹和椎下切迹。相邻两椎骨的椎上、下切迹围成椎间孔（intervertebral foramien），有脊神经与血管通过。椎弓板（lamina of vertebral arch）是由椎弓根向后内下方伸出的骨板，在中线上两侧的椎弓板相会合。在椎弓后正中有一向后或后下方伸出的突起称棘突（spinous process），可在体表摸到其末端。在椎弓根与椎弓板结合处向外侧伸出左、右横突（transverse process），向上方与下方伸出上、下关节突（superior，inferior articular process），相邻椎骨的关节突共同构成关节突关节。

2.各部椎骨的主要特征

（1）颈椎（cervical vertebrae）（图1-5）：椎体最小，横断面呈椭圆形。第3～7颈椎的椎体上面两侧缘向上突起，称椎体钩（uncus of vertebral body）；第2～6颈椎的椎体下面两侧缘则相应倾斜呈斜坡状，称唇缘；椎体钩与上位颈椎的唇缘相接即构成钩椎关节（Luschka关节）。如此结构过度增生肥大可使椎间孔变狭窄而压迫颈神经，产生颈椎病症状。颈椎的横突根部有横突孔（transverse foramen），有椎动脉与椎静脉通过。横突末端分为前结节与后结节，其中第6颈椎的前结节特别膨大称颈动脉结节（carotid tubercle），头面部外伤出血

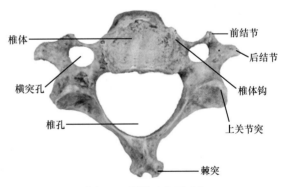

图1-5 颈椎（上面观）

时可将颈总动脉压于此结节而暂时止血。颈椎上、下关节突的关节面的方位几乎呈水平位，有利于颈椎在垂直方向做旋转运动。第2～6颈椎的棘突短，末端分叉。颈椎的椎孔大，呈三角形。

第1颈椎又称寰椎（atlas）（图1-6），整个椎骨呈环形，没有椎体，也无上、下关节突与棘突，具有左、右侧块及前弓与后弓。前弓较后弓短，后面正中有齿突凹（dental fovea），与枢椎的齿突构成寰枢正中关节。后弓上面有椎动脉沟，为椎动脉所通过。寰椎在相当于棘突发起处有寰椎后结节。前后弓之间为侧块，其上面为凹陷的长椭圆形的上关节面，同枕髁的关节面构成寰枕关节；侧块下面亦为关节面，近圆形，较平坦，与枢椎的上关节突构成寰枢外侧关节。

第2颈椎又称枢椎（axis）（图1-7A），特点是椎体上面向上伸出突起称齿突（dens），同寰椎前弓的齿突凹构成关节。齿突实为寰椎的椎体，是发育过程中脱离寰椎而与枢椎椎体融合而致。

第7颈椎又称隆椎（vertebra prominens）（图1-7B），特点是棘突长、末端不分叉，在体表易于触摸，常作为计数椎骨序数的标志。

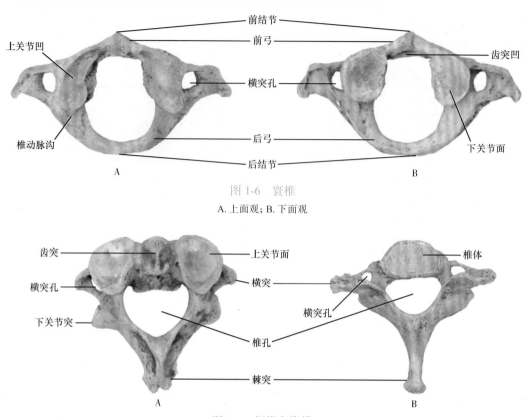

图 1-6 寰椎

A.上面观；B.下面观

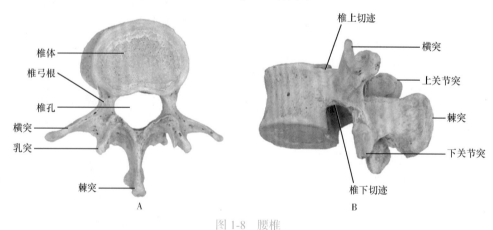

图 1-7 枢椎和隆椎

A.枢椎（上面观）；B.隆椎（上面观）

（2）胸椎（thoracic vertebrae）（图 1-4）：椎体横切面呈心形。在椎体两侧面后份近椎弓根处的上缘和下缘各有一关节面，称肋凹，与肋头的关节面构成肋头关节。胸椎横突末端有关节面同肋结节构成肋横突关节，此关节面称横突肋凹。但第 1 胸椎及第 9～12 胸椎的肋凹不典型。上、下关节突的关节面几乎呈冠状位，棘突细长，向后下方倾斜，相邻椎骨的棘突呈叠瓦状。椎孔较小，近圆形。

（3）腰椎（lumbar vertebra）（图 1-8）：椎体横切面呈肾形。横突前后方向较扁，既无横突孔也无横突肋凹，伸向后外；关节突粗大，关节面近矢状方向；棘突呈板状水平后伸，两相邻椎骨棘突间的间隙较大，临床上可在此做椎管穿刺术。椎孔大，呈三角形。

图 1-8 腰椎

A.上面观；B.侧面观

（4）骶骨（sacrum，sacral bone）（图 1-9A～C）：由 5 个骶椎融合而成，呈三角形，具一尖、一底、前后两面和左右侧外侧部。骶骨尖向下，同尾骨相连；底向上与第 5 腰椎相连；底之前缘中份明显前凸，称岬（promontory）；骶骨前面凹陷，其中份有 4 条横线，是骶椎椎体融合的痕迹，线之两端有 4 对骶前孔（anterior sacral foramina）；骶骨后面隆凸，粗糙不平，于正中线上有骶正中嵴，为骶椎棘突融合而成，骶正中嵴外侧有 4 对骶后孔（posterior sacral foramen）。骶前、后孔均通骶管，分别有骶神经前、后支通过。骶骨前后面相交处形成左右侧外侧部，此部上宽下窄，其上份的关节面称耳状面（auricular surface），同髋骨的耳状面构成骶髂关节。耳状面后方有骶粗隆（sacral tuberosity）。各骶椎的椎孔在骶椎融合成骶骨时形成骶管（sacral canal），向上与椎管相通连，其下端为骶管裂孔（sacral hiatus），孔之侧缘下端向下突出成骶角（sacral cornu），在体表能清楚摸到，临床骶管穿刺以骶角作骶管裂孔定位的标志。

（5）尾骨（coccyx）（图1-9D）：由4（或3）块退化的尾椎融合形成，其上端与骶骨相连，其下端游离为尾骨尖。

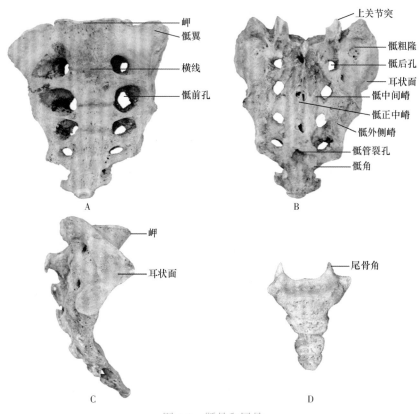

图1-9 骶骨和尾骨

A.骶骨（前面观）；B.骶骨（后面观）；C.骶骨（侧面观）；D.尾骨

二、胸 骨

胸骨（sternum）（图1-10）是一块扁骨，位于胸前壁正中，较窄而长、扁薄，自上而下由胸骨柄、胸骨体与剑突三部分组成。胸骨柄（manubrium sterni）略呈方形，上份较宽，上缘有三个切迹，中份为颈静脉切迹（jugular notch），其两侧各有一锁切迹（clavicular notch），分别同两侧的锁骨构成胸锁关节。胸骨柄两个侧缘上份各有第1肋切迹与第1肋相连，侧缘下份同胸骨体共同形成第2肋切迹连第2肋。胸骨体（body of sternum）为长方形，其两个侧缘上有第2～7肋切迹，分别与第2～7肋构成胸肋关节。胸骨体与胸骨柄相接处形成微向前突的横嵴，称胸骨角（sternal angle），可在体表扪及，两侧平对第2肋，是计数肋的重要标志。剑突（xiphoid process）扁薄，起自胸骨体下突，其下端游离于腹壁之内。

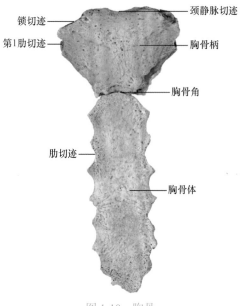

图1-10 胸骨

三、肋

肋（rib）由后部的肋骨和前部的肋软骨组成，共12对。第1～7对肋的肋软骨直接连于胸骨，称真肋（true rib）。第8～12对肋均不直接与胸骨相连，称假肋（false rib）；其中第8～10对肋的前端借肋软骨依次与上位肋软骨相连，第11、12肋的前端游离于腹壁肌层中称浮肋（floating rib）。

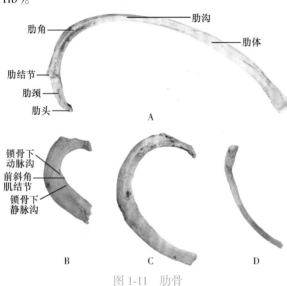

图 1-11　肋骨

A. 第6肋骨（下面观）；B. 第1肋骨（上面观）；
C. 第2肋骨（上面观）；D. 第12肋骨（内面观）

1.肋骨（costal bone）（图1-11）　为扁骨，由前端、后端与肋体三部构成，其后端膨大称肋头（costal head），有关节面同相应胸椎的肋凹构成关节。肋头外侧稍缩细部为肋颈（costal neck），肋颈后外侧的粗糙突起为肋结节（costal tubercle），与胸椎横突肋凹构成肋横突关节。肋体（shaft of rib）细长、扁薄、弯曲，可分为内外两面和上下两缘，内面近下缘处有肋沟（costal groove），有肋间后动、静脉和肋间神经通行。弯曲的肋体后份最明显的转折处称肋角（costal angle）。肋骨的前端与肋软骨相接。

第1肋宽短而扁，分上下面和内外缘，无肋角和肋沟，其内缘的前份有前斜角肌结节（anterior scalene tubercle），是前斜角肌的附着处；结节前后方各有一浅沟，分别为锁骨下静脉与动脉的压迹。

第11、12肋骨无肋颈、肋结节与肋角。

2.肋软骨（costal cartilage）　位于肋之前部，连于肋骨前端，均由透明软骨构成。

> **案例1-2 提示**
>
> 　　1. 颈肩痛与上肢痛的产生是因为分布至这些部位的脊神经根（传导痛觉神经冲动的纤维）在椎间孔处受压，因脊神经一定要经椎间孔才能出椎管。脊神经根受压是因为椎间孔变窄。椎间孔狭窄的原因为围成椎间孔的骨性结构骨质增生。围成椎间孔的结构有相邻椎骨椎弓根的椎下切迹与椎上切迹（构成孔之上、下壁），同时还有椎体后面，相邻椎骨的下关节突、上关节突以及它们构成的关节突关节（构成椎间孔的前、后壁）。在颈椎，椎体上面侧缘形成的椎体钩、钩椎关节也参与构成椎间孔前（内侧）壁，所有这些结构的骨质增生都能使椎间孔变窄。
>
> 　　2. 颈椎横突根部有横突孔，上6个颈椎的横突孔有椎动、静脉（对脑供血）及交感神经丛通过，关节突关节恰位于横突孔后方，与之紧邻，椎体侧缘的椎体钩、钩椎关节位于横突孔内侧，它们的骨质增生都可能造成对椎动静脉的压迫，致使出现脑供血不足，或压迫交感神经，造成交感神经分布的器官功能障碍。
>
> 　　3. 椎间盘连结相邻椎骨的椎体，其后外缘参与构成椎间孔前内侧壁，连结椎弓板的黄韧带附着于椎弓板与关节突关节内面，参与构成椎间孔后外侧壁，椎间盘的病变（如纤维环破裂、髓核突出）、黄韧带增厚或钙化也会造成椎间孔变狭窄。加上骨的化学成分随年龄的增长发生变化，年龄越大有机质比例越小，无机质比例越大，脆性亦明显增大。

（杨朝鲜）

第三节　上　肢　骨

> **案例1-3**
>
> 　　患者，男，30岁，在抗洪救灾抢险中被倒下的树干砸伤右臂后发现右侧肱骨中份骨折，同时发现右侧桡腕关节处于屈曲位不能后伸，经检查证实右侧肱骨中段骨折，右侧垂腕征。

笔记栏

问题：

  1. 此例肱骨干中段骨折后为什么出现垂腕征？

  2. 肱骨其他部位发生骨折时还可能伤及哪些神经？

上肢骨由上肢带骨与自由上肢骨两部构成。上肢带骨与躯干相连结，包括锁骨和肩胛骨。自由上肢骨则是位于躯干以外，通过上肢带骨间接与躯干相连。自由上肢骨包括臂部的肱骨，前臂的尺骨和桡骨，手部的腕骨、掌骨和指骨。

一、上肢带骨

1. 锁骨（clavicle）（图 1-12） 呈"～"形弯曲，横位于胸前壁上份，全长在体表可摸到。锁骨具有一体和两端，其内侧端膨大称胸骨端（sternal end），与胸骨柄的锁切迹构成胸锁关节。其外侧端在上下方向呈扁平状，称肩峰端（acromial end），同肩胛骨的肩峰构成肩锁关节。锁骨体内侧 2/3 份略似三棱形，突向前方；外侧 1/3 份则上下扁平，突向后方。两者之间交界处较薄弱，锁骨骨折多发生于此处。锁骨支撑肩胛骨，使同肩胛骨相连结的自由上肢骨离开胸壁，从而保证上肢的灵活运动。

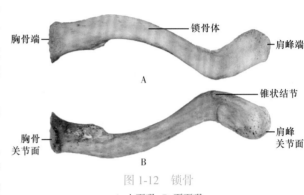

图 1-12 锁骨

A.上面观；B.下面观

2. 肩胛骨（scapula）（图 1-13） 是三角形的扁骨，位于胸后壁外上份，介于第 2 肋与第 7 肋之间。肩胛骨具有两面、三缘和三角。前面与胸廓相贴，凹陷，称肩胛下窝（subscapular fossa）。后面略凸，有一从内下横向外上的骨嵴，称肩胛冈（spine of scapula）。肩胛冈外侧端游离、扁平，称肩峰（acromion），接锁骨肩峰端。肩胛冈将肩胛骨后面分隔为上、下两个浅窝，分别称冈上窝（supraspinous fossa）和冈下窝（infraspinous fossa）。肩胛骨上缘最短，薄锐，外侧份有肩胛切迹，切迹外侧有突向前外侧的指状突起，称喙突（coracoid process）。内侧缘薄而锐利，与脊柱相对，称肩胛骨内侧缘（scapula margo medialis）。外侧缘最肥厚，近腋窝，称腋缘（axillary border）。肩胛骨上角位于第 2 肋后面，下角平对第 7 肋或第 7 肋间，故可作为计数肋的标志。肩胛骨外侧角为一朝向外侧的梨形浅窝，称关节盂（glenoid cavity），它与肱骨头构成肩关节。在关节盂上、下方各有一粗糙隆起，分别称盂上结节（supraglenoid tubercle）和盂下结节（infraglenoid tubercle），分别有肌附着。肩胛骨内侧缘、肩胛冈、肩峰、下角和喙突都能在体表摸到。

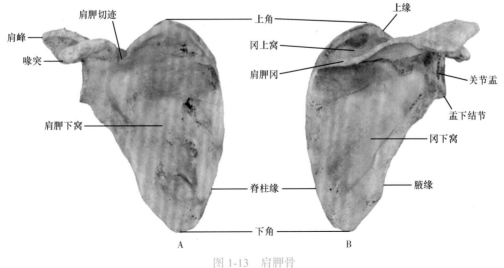

图 1-13 肩胛骨

A.前面观；B.后面观

二、自由上肢骨

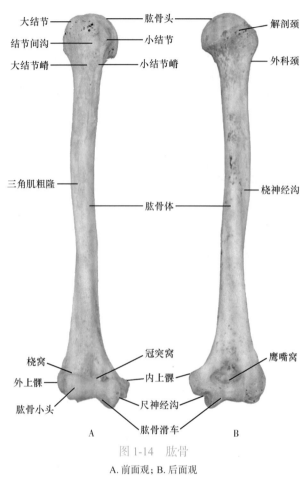

图 1-14 肱骨
A.前面观; B.后面观

1.肱骨（humerus）（图 1-14） 位于臂部，具有一体和两端。上端明显膨大，有朝向后内上方、呈半球形的肱骨头（head of humerus），同肩胛骨的关节盂构成肩关节。肱骨头外下方为环形缩细的浅沟，称解剖颈（anatomical neck）。解剖颈外侧与前方分别有隆起的大结节（greater tubercle）和小结节（lesser tubercle），它们各自向下延为一骨嵴，称大结节嵴（crest of greater tubercle）与小结节嵴（crest of lesser tubercle），两结节及两嵴之间为一纵沟，称结节间沟（intertubercular sulcus）。上端同体交界处称外科颈（surgical neck），易发生骨折。

肱骨体上半部呈圆柱形，下半部则呈三棱柱状。在肱骨体中份的外侧面有粗糙呈"V"形的三角肌粗隆（deltoid tuberosity），为三角肌的附着处。在肱骨体后面有一自内上斜向外下的螺旋形浅沟，称桡神经沟（sulcus for radial nerve），有桡神经与肱深血管经过。当肱骨中份骨折时，可伤及沟内的桡神经。

肱骨下端较扁，具有两个关节面、两个上髁与三个窝。外侧份的关节面呈半球形，称肱骨小头（capitulum humerus），与桡骨头构成肱桡关节。内侧份的关节面形如滑轮，称肱骨滑车（trochlea of humerus），与尺骨的滑车切迹

构成肱尺关节。在肱骨下端前面，肱骨小头与滑车上方各有一浅窝，分别称桡窝（radial fossa）与冠突窝（coronoid fossa）；在肱骨下端后面，滑车上方则有鹰嘴窝（olecranon fossa）。在肱骨小头外上方和肱骨滑车内上方各有一突起，分别称外上髁（lateral epicondyle）和内上髁（medial epicondyle）。后者后方有一纵行浅沟称尺神经沟（sulcus for ulnar nerve），有尺神经通过。肱骨大结节和内、外上髁均能在体表摸到。

2.桡骨（radius）（图 1-15） 位于前臂的外侧份，分为一体和两端。上端膨大，呈圆柱状，称桡骨头（head of radius），其上面的关节面与肱骨小头相关节，周缘的环状关节面同尺骨的桡切迹相关节。桡骨头下方为略缩细的桡骨颈（neck of radius），颈之内下方的突起，称桡骨粗隆（radial tuberosity）。桡骨体呈三棱柱状，内侧缘朝向尺骨，薄而锐，有前臂骨间膜附着，称骨间缘（interosseous border）。下端膨大，其下面与腕骨构成桡腕关节，称腕关节面（carpal articular surface）。桡骨下端内侧面的关节面，称尺切迹，同尺骨头相关节。桡骨下端外侧份向下的突出部分，称桡骨茎突（styloid process of radius）。桡骨头与桡骨茎突在体表可以摸到。

3.尺骨（ulna）（图 1-15） 位于前臂的内侧份，分为一体和两端。上端粗大，有上、下两个向前的突起，位于后上方的为鹰嘴（olecranon），位于前下方的为冠突（coronoid process），二者之间是大而深的半月形切迹，称滑车切迹（trochlear notch）。冠突外侧面有关节面，称桡切迹（radial notch），与桡骨头的环状关节面相关节。冠突下方的粗糙隆起为尺骨粗隆（ulnar tuberosity）。尺骨体上半部粗、下半部细，其外侧缘锐利与桡骨相对，称骨间缘，有前臂骨间膜附着。尺骨下端略膨大，为尺骨头（head of ulna），头之前面、外侧面和后面均为关节面，称环状关节面，与桡骨之尺切迹相关节。尺骨头后内侧份向下伸出的锥状突起称尺骨茎突（styloid process of ulna），此茎突一般比桡骨茎突高而明显。尺骨鹰嘴、后缘全长、尺骨头和尺骨茎突都可在体表摸到。

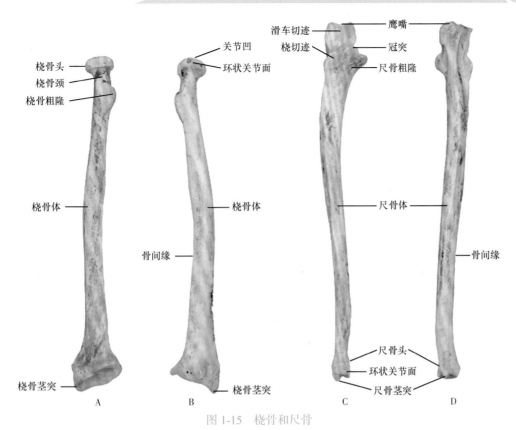

图 1-15　桡骨和尺骨

A. 桡骨（前面观）B. 桡骨（后面观）；C. 尺骨（前面观）；D. 尺骨（后面观）

4. 手骨　包括腕骨 8 块、掌骨 5 块和指骨 14 块，共 27 块（图 1-16）。

（1）腕骨（carpal bone）：均为短骨，分作近侧列与远侧列两列排列。由桡侧至尺侧，近侧列依次为手舟骨（scaphoid bone）、月骨（lunate bone）、三角骨（triquetral bone）和豌豆骨（pisiform bone），远侧列依次为大多角骨（trapezium bone）、小多角骨（trapezoid bone）、头状骨（capitate bone）与钩骨（hamate bone）。近侧列中的手舟骨、月骨与三角骨的上面共同构成一椭圆形关节面，同桡骨的腕关节面构成桡腕关节。远侧列各骨的下面则同掌骨底构成腕掌关节。腕骨各骨的相邻面均为关节面，彼此构成腕骨间关节。8 块腕骨还共同形成一掌面凹陷的腕骨沟（carpal groove），参与构成腕管。

（2）掌骨（metacarpal bone）：从桡侧到尺侧分别为第 1～5 掌骨。掌骨都是长骨，具有一体与两端。近端称掌骨底（base of metacarpal bone），与远侧列腕骨构成腕掌关节，其中第 1 掌骨粗短，其底为鞍状关节面，同大多角骨构成拇指腕掌关节，为典型的鞍状关节。掌骨的远端为掌骨头（head of metacarpal bone），分别同 5 个手指的近节指骨形成掌指关节。掌骨头与底之间的部分即掌骨体（shaft of metacarpal bone）。

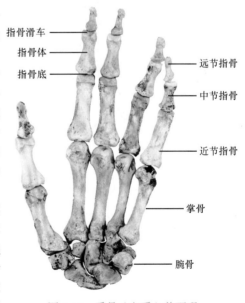

图 1-16　手骨（左手）前面观

（3）指骨（phalanx）：属长骨，其中拇指 2 节（即近节与远节），其余各指均为 3 节，即近节指骨（proximal phalanx）、中节指骨（middle phalanx）和远节指骨（distal phalanx）。每个指骨近端为底，中间部为体；近节与中节指骨的远端为滑车（trochlea），远节指骨的远端称远节指骨粗隆（tuberosity of distal phalanx）。

第四节　下　肢　骨

　　下肢骨由下肢带骨与自由下肢骨两部构成。下肢带骨即髋骨，由髂骨、坐骨和耻骨构成，与躯干相连，自由下肢骨借下肢带骨与躯干间接相连，包括大腿部的股骨和髌骨、小腿部的胫骨和腓骨及足部的跗骨、跖骨和趾骨。

一、下肢带骨

　　髋骨（hip bone）（图 1-17）属不规则骨，上部扁阔，中部窄而厚，其外面有朝向外下方的深窝，称髋臼（acetabulum）；下部则有一大孔，称闭孔（obturator foramen），由闭孔膜封闭。髋骨由髂骨、坐骨和耻骨融合形成，在幼年时期三骨由透明软骨在髋臼处连结，16 岁左右软骨骨化，三骨融合为一骨。

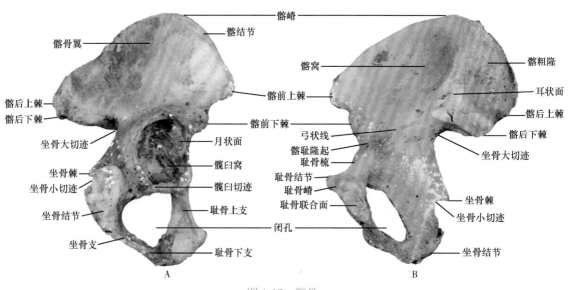

图 1-17　髋骨

A.外面观；B.内面观

　　1.髂骨（ilium）　位于髋骨的上部，由髂骨体（body of ilium）和髂骨翼（ala of ilium）组成。髂骨体窄而厚，位于髂骨下部，构成髋臼的上 2/5。髂骨翼上缘游离、肥厚，呈弓形，称髂嵴（iliac crest）。髂嵴前端与后端明显突出，分别称髂前上棘（anterior superior iliac spine）和髂后上棘（posterior superior iliac spine）。在髂前上棘后方 5～7cm 处，髂嵴向外特别突出，称髂结节（tubercle of iliac crest），它们都能在体表摸到。在髂前上棘、髂后上棘的下方各有一锐利突起，分别称髂前下棘（anterior inferior iliac spine）和髂后下棘（posterior inferior iliac spine）。髂骨翼的内面是一浅窝，称髂窝（iliac fossa），窝的下界为一弧形骨嵴，称弓状线（arcuate line）。髂骨翼后部的下份为一粗糙的耳状面，与骶骨的耳状面构成骶髂关节，耳状面后上方有髂粗隆（iliac tuberosity）。髂骨翼的外面称臀面，有臀大、中、小肌附着。

　　2.坐骨（ischium）　位于髋骨的后下部，由坐骨体（body of ischium）和坐骨支（ramus of ischium）组成。坐骨体构成髋臼的后下 2/5。坐骨体的后缘下份有向后的三角形突起，称坐骨棘（ischial spine），棘的上、下方各有一切迹，分别称坐骨大切迹（greater sciatic notch）和坐骨小切迹（lesser sciatic notch），其中前者位于坐骨棘与髂后下棘之间，后者则位于坐骨棘与坐骨结节之间。坐骨体下端向前、内、上延伸为较细的坐骨支，与耻骨下支相结合，在坐骨体与坐骨支相互转折移行处的后部特别隆起且粗糙，称坐骨结节（ischial tuberosity），是坐骨最低部，体表可以摸到。

3. 耻骨（pubis）　位于髋骨的前下部，由体与上、下支组成。耻骨体（body of pubis）构成髋臼的前下 1/5，其与髂骨体融合处骨面隆起、粗糙，称髂耻隆起（iliopubic eminence）。耻骨上支（superior ramus of pubis）自髂耻隆起伸向前、内、下方，在近正中平面处向后外下方急转延为耻骨下支（inferior ramus of pubis），二者转折处的内侧面是一椭圆形粗糙面，称耻骨联合面（symphysial surface），两侧耻骨联合面由纤维软骨板相连，构成耻骨联合。耻骨上支的上缘为一锐利骨嵴，称耻骨梳（pecten pubis），向后上与弓状线相续，向前下终于耻骨结节（pubic tubercle）。耻骨结节是一圆形隆起，由此结节到耻骨联合上缘亦有一粗钝骨嵴相连，称耻骨嵴（pubic crest）。耻骨结节与耻骨嵴均可在体表扪及。耻骨下支向后外下延伸与坐骨支相结合。耻骨体、坐骨体、耻骨支与坐骨支共同围成闭孔。

髋臼由髂、坐、耻三骨的体构成。窝内有半月形的关节面，称月状面（lunate surface）。窝底未构成关节面的部分，称髋臼窝（acetabular fossa）。月状面前端与后端之间的部分构成髋臼下缘上的一个缺口，称髋臼切迹（acetabular notch）。

二、自由下肢骨

1. 股骨（femur）（图 1-18）　是人体最长的骨，其长度约为身高的 1/4，具有一体两端。朝向前、内、上方，呈球形膨大，称股骨头（head of femur），与髋臼构成髋关节。在股骨头中央稍下方有股骨头凹（fovea of femoral head），有股骨头韧带附着。股骨头向外下方稍偏后延伸的缩细部，称股骨颈（neck of femur）。颈与体相接处外上份的隆起，称大转子（greater trochanter）；内下方的隆起，称小转子（lesser trochanter），有髂腰肌附着。在大、小转子之间，前面有转子间线（intertrochanteric line），后面有转子间嵴（intertrochanteric crest）。

股骨体略向前弓凸，其上段略呈三棱柱状，下段前后方向略扁。在股骨体的后面有纵行骨嵴，称为粗线（linea aspera）。粗线上端分叉，分别向内上方与外上方延为耻骨肌线与臀肌粗隆（gluteal tuberosity）。粗线下端也分为内、外侧两线，两线之间的骨面称腘面。

股骨下端膨大，突向后方，为内侧髁（medial condyle）与外侧髁（lateral condyle）。两髁的前、

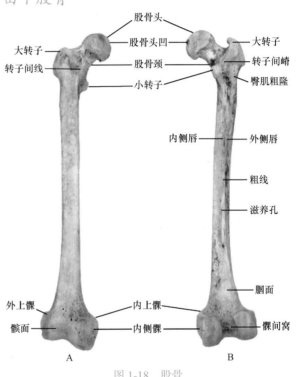

图 1-18　股骨
A. 前面观；B. 后面观

下、后面均为关节面。两髁前面的关节面还彼此相连形成髌面（patellar surface），与髌骨相关节。内、外侧髁之间的深窝，称髁间窝（intercondylar fossa）。内侧髁的内侧面、外侧髁的外侧面各有一最突出部，分别称内上髁（medial epicondyle）与外上髁（lateral epicondyle）。内上髁上方还有一向上的小突起，有大收肌肌腱相附，称收肌结节（adductor tubercle）。股骨内、外侧髁和大转子都能在体表摸到。

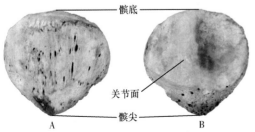

图 1-19　髌骨
A. 前面观；B. 后面观

2. 髌骨（patella）（图 1-19）　是发生于股四头肌肌腱内的籽骨，为全身最大的籽骨。位于股骨下端前面，恰与髌面相对。髌骨前后方向扁薄，上宽下尖，前面粗糙，后面为关节面，与髌面相关节。此骨可在体表扪及。

3. 胫骨（tibia）（图 1-20）　位于小腿的内侧份，粗大，具有一体与两端。上端膨大形成内侧髁（medial condyle）和外侧髁（lateral condyle），两髁的上面为

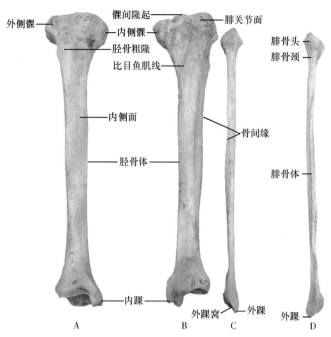

图 1-20 胫骨和腓骨

A.胫骨（前面观）；B.胫骨（后面观）；C.腓骨（后面观）；
D.腓骨（前面观）

关节面，与股骨的内、外侧髁相关节。两髁的关节面之间有向上的粗糙隆起，称髁间隆起（intercondylar eminence）。在外侧髁后面偏下有腓关节面（fibular articular facet），与腓骨头相关节。在上端的前面，有一向前的突起称胫骨粗隆（tibial tuberosity），有股四头肌肌腱附着。胫骨粗隆和内、外侧髁均可在体表摸到。

胫骨体呈三棱柱形，具有三面和三缘，其中外侧缘对腓骨，有小腿骨间膜附着，称骨间缘（interosseous border），前缘较锐连同内侧面都可于体表扪及。胫骨后面的上份有从外上斜向内下的比目鱼肌线（soleal line），是该肌的起点。

胫骨下端亦膨大，其下面为关节面，与距骨相关节；下端内侧份有一向下的突起，称内踝（medial malleolus），其外侧面为关节面，同距骨相关节；下端的外侧面有腓切迹（fibular notch），与腓骨相接。内踝在体表可摸到。

4. 腓骨（fibula）（图 1-20）　位于小腿外侧份，细长，分一体和两端。上端略膨大，称腓骨头（head of fibula），有关节面同胫骨的腓关节面相关节。腓骨头下方缩细，称腓骨颈（neck of fibula）。腓骨体的内侧缘薄锐，与胫骨之间有小腿骨间膜附着，称骨间缘。腓骨下端膨大，称外踝（lateral malleolus），其内侧面有关节面，同胫骨下端的关节面共同形成关节窝，与距骨相关节。腓骨头和外踝可在体表摸到。

5. 足骨　足骨包括跗骨 7 块、跖骨 5 块和趾骨 14 块（图 1-21）。

（1）跗骨（tarsal bone）：全为短骨，配布成前、中、后三列。后列包含位于上方的距骨（talus）和下方的跟骨（calcaneus）；中列为一块足舟骨（navicular bone），位于距骨前方；前列包含四骨，即位于足舟骨前方的内侧楔骨（medial cuneiform bone）、中间楔骨（intermediate cuneiform bone）和外侧楔骨（lateral cuneiform bone）及跟骨前方的骰骨（cuboid bone）。

距骨上面有关节面，称距骨滑车（trochlea of talus），此关节面前宽后窄，同胫、腓骨下端的关节面构成距小腿关节；距骨的下面同其下方的跟骨相关节，前端与足舟骨相关节。足舟骨同其前方的 3 块楔骨构成关节，跟骨也同骰骨相关节。在足舟骨内下份有突起为舟骨粗隆（tuberosity of navicular bone），跟骨的后端特别突出，为跟骨结节（calcaneal tuberosity），它们都是重要的体表标志，可于体表扪及。

图 1-21　足骨（上面观）

（2）跖骨（metatarsal bone）：由内侧向外侧依次为第 1～5 跖骨，它们都是长骨，与掌骨相当。跖骨具一体两端，分为近端的底、中间部的体和远端的头，其底与跗骨、其头同近节趾骨形成关节。第 5 跖骨底向后外侧明显突出为第 5 跖骨粗隆（tuberosity of fifth metatarsal bone），可于体表扪及。

（3）趾骨（phalange of toe）：为长骨，其中拇趾含 2 节、其余 4 趾每趾 3 节。各骨的形态、命名等均与指骨同。

视窗 1-2　　　　　　　　　　　**股骨颈骨折**

　　股骨颈骨折（femoral neck fracture）是指股骨头下至股骨颈基底部之间的骨折，约占全身骨折的 3.58%，髋部骨折的 54%，多发于 60 岁以上的老年人，随着社会老龄化发展，其发病率亦有增加趋势。股骨颈骨折由于其解剖上的局部供血关系，易发生骨折不连接、股骨头缺血性坏死等并发症。

　　股骨颈骨折按骨折部位可以分为头下型、头颈型、经颈型和基底型。根据骨折线与股骨干垂直线所成的角度（Linton 角）分型，则小于 30° 为 I 型，30°～50° 为 II 型，大于 50° 为 III 型。按骨折移位程度分型（Garden 分型），则 I 型为不完全骨折；II 型为完全骨折，但无移位；III 型为完全骨折，部分移位；IV 型为完全骨折、完全移位。

　　股骨颈骨折治疗方法的选择应根据患者的年龄、身体健康状况（包括预期生存时间与活动能力）、骨折类型（骨折部位及移位程度）、骨质量等 4 个方面综合考虑。治疗目的一方面是恢复肢体的功能，另一方面是尽早进行功能锻炼，避免卧床时间过长导致其他并发症的发生和原伴发疾病的恶化。目前临床治疗方法主要有非手术治疗、内固定及人工关节置换术等。

（王继丰）

第五节　颅　　骨

　　颅骨，共 23 块，位于头颈部，除下颌骨和舌骨外，主要借缝与软骨彼此连结成颅（skull）。据从眶上缘至外耳门上缘的连线分为后上部的脑颅和前下部的面颅，脑颅构成颅腔（cranial cavity）容纳、保护脑，面颅则作为面部的骨性支架，容纳、保护视器、嗅器并作为消化系统和呼吸系统的起始部分。

一、脑　颅　骨

　　脑颅骨由 8 块组成，其中包括单一脑颅骨为额骨、筛骨、蝶骨和枕骨，成对脑颅骨为顶骨和颞骨。它们借骨连结共同围成颅腔。颅腔的顶呈穹隆状，称颅盖（calvaria），由额骨、顶骨、枕骨构成，颅腔的底部即称颅底（base of skull），颅腔的底高低不平，从前向后分别由额骨、筛骨、蝶骨、颞骨、枕骨及顶骨构成。

　　1. 额骨（frontal bone）（图 1-22）　位于颅的前上方，由额鳞、眶部和鼻部三部分组成。额鳞为贝壳样的扁骨，额鳞下部左右各有一条眉弓，两眉弓之间稍凸隆部分称眉间，眉弓及眉间深面骨质有空腔，称额窦（frontal sinus）；眶部为向后伸水平位薄骨板，并构成眶上壁；两眶部之间称鼻部，其后方与筛骨相连。

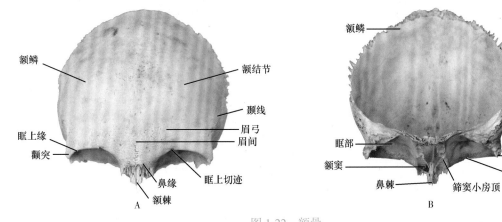

图 1-22　额骨
A. 前面观；B. 后面观

　　2. 筛骨（ethmoid bone）（图 1-23）　位于两眶之间，为最脆弱的含气骨，参与构成眶之内侧壁，也构成鼻腔的顶及内、外侧壁。筛骨是由筛板、垂直板和筛骨迷路（ethmoidal labyrinth）组成。在冠状切面上其呈"巾"字形。筛板呈水平位，构成鼻腔的顶，板上有许多小孔，称筛孔（cribriform foramen），在筛板前份有向上突出的鸡冠（crista galli）；垂直板自水平板伸向下构成鼻腔的骨性鼻中隔上部；迷路内由菲薄的骨板围成多个含气小腔，称筛窦（ethmoidal sinus），在迷路内侧面尚突出两个卷曲的骨片，分别称上鼻甲（superior nasal concha）与中鼻甲（middle nasal concha），迷路的外侧面即眶之内侧壁，又称眶面。

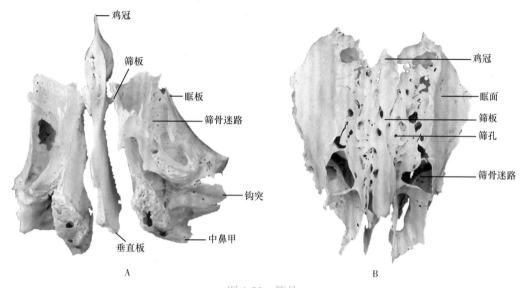

图 1-23　筛骨

A. 前面观；B. 上面观

3. 蝶骨（sphenoid bone）（图 1-24）　外形酷似蝴蝶，位于颅底中央，由体、大翼、小翼及翼突四部分组成。蝶骨体位于蝶骨中心，近似立方形，中空称蝶窦（sphenoidal sinus），窦分隔为左右两半，

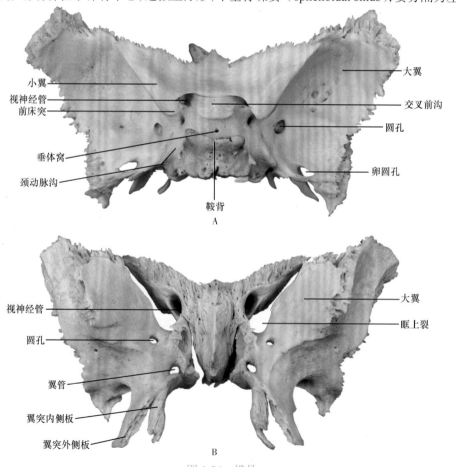

图 1-24　蝶骨

A. 上面观；B. 前面观

分别向前开口于蝶筛隐窝。体上面呈马鞍状，为蝶鞍，蝶鞍中央凹陷称垂体窝（hypophysial fossa），其上面前份向前和前外侧伸出蝶骨小翼（lesser wing of sphenoid bone），同筛骨与额骨眶部相接，小翼与体的交界处可见视神经管（optic canal）。体的两侧向外侧伸出一对大翼（greater wing）与颞骨相连。大翼根部自前向后处可见圆孔（foramen rotundum）、卵圆孔（foramen ovale）和棘孔（foramen spinosum）。小翼与大翼间裂隙为眶上裂（superior orbital fissure）。体的下面伸出一对翼突（pterygoid process），构成鼻腔外侧壁之后份，其根部有前后方向的小管，称翼管（pterygoid canal），容纳血管、神经。体的后面同枕骨相连。

4.颞骨（temporal bone）（图1-25）　位于头颅两侧，形状不规则，以外耳门为中心，由岩部（petrous part）、鳞部（squamous part）和鼓部（tympanic part）三部分组成。位于外耳门前上方的鳞状骨片为鳞部，由此部外面向前发一颧突，与颧骨相接构成颧弓，颧突根部下方有下颌窝（mandibular fossa），窝前缘的横行突起，称关节结节（articular tubercle）。围成外耳道前壁和下壁的半环形骨板为鼓部。自颞骨内面向前内方伸出的三棱锥状骨块为岩部（锥部），尖指向前内，可分为前、后和下三面。前面近尖端处有光滑的三叉神经压迹；后面近中央处有内耳门（internal acoustic pore）；下面凹凸不平，中央有颈动脉管外口，向前内通入颈动脉管（carotid canal）。颈动脉管外口后方的深窝称颈静脉窝，后外侧细长骨突称茎突（styloid process）。位于外耳门后方肥厚突起称乳突（mastoid process）。位于茎突根和乳突根之间的孔为茎乳孔（stylomastoid foramen）。

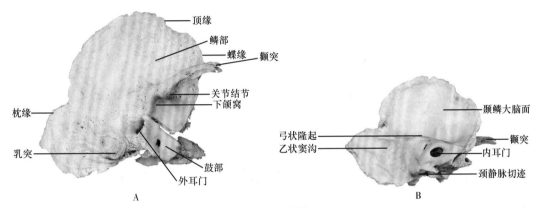

图1-25　颞骨
A.外侧面观；B.内侧面观

5.枕骨（occipital bone）（图1-26）　位于颅的后下部，略似杓状，由基底部、枕鳞及两个侧部构成，此四部互相续连围成枕骨大孔（foramen magnum of occipital bone）。在两个侧部的下面各有一椭圆形关节面，称枕髁（occipital condyle），同寰椎的上关节面构成寰枕关节。枕骨大孔后方有枕外嵴延伸至枕外隆突，隆突向两侧延伸为上项线。

6.顶骨（parietal bone）（图1-27）　顶骨位于颅顶中部，介于额鳞与枕鳞之间、颞骨鳞部上方，为一对四边形扁骨，外凸内凹，略似瓦片。

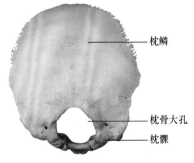

图1-26　枕骨

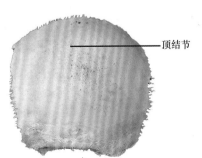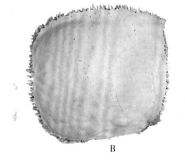

图1-27　顶骨
A.外面观；B.内面观

二、面颅骨

面颅骨共15块，包括成对的上颌骨、鼻骨、泪骨、颧骨、下鼻甲与腭骨和单一的犁骨、下颌骨与舌骨。其中上颌骨位于面部中央，其余面颅骨均以上颌骨为中心配布在周围。面颅骨围成眶腔、骨性鼻腔与骨性口腔。

1. 上颌骨（maxilla）（图 1-28）　成对，位于面部中央，由一个体与4个突构成。其体位于上颌骨中部，中空称上颌窦（maxillary sinus）；体的上面构成眶腔下壁，其上有眶下沟，向前下延为眶下管，开口于眶下孔（infraorbital foramen）;体的内侧面构成鼻腔外侧壁的大部，后份有大的上颌窦裂孔，通入上颌窦，有下鼻甲附着，并共同构成鼻泪管。自体向内上方伸出额突（frontal process）与额骨相连，并分别在其前面和后面连鼻骨与泪骨，额突和泪骨还共同形成泪囊窝。自体的下面向下伸出牙槽突（alveolar process），两侧上颌骨的牙槽突合为牙槽弓，其下缘有牙槽以容纳上颌牙根。自体还向内侧水平伸出腭突（palatine process），两侧的腭突在中线相接，同其后方的腭骨水平板共同构成骨腭。上颌体尚向外上方伸出颧突（zygomatic process）与颧骨相接。

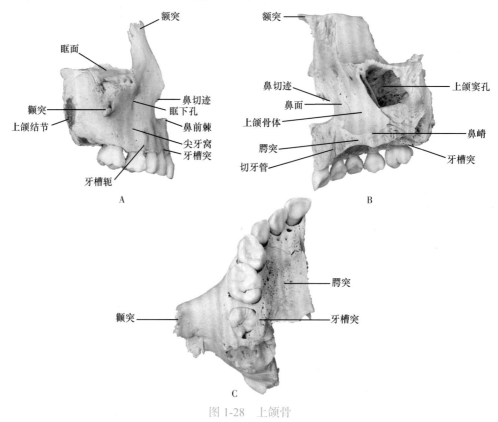

图 1-28　上颌骨
A. 外侧面观；B. 内侧面观；C. 下面观

2. 鼻骨（nasal bone）　为一对上窄下宽的窄条形扁薄骨片，位于上颌骨额突内侧，作为鼻背的基础。

3. 泪骨（lacrimal bone）　为一对方形小骨片，位于眶腔内侧壁前份、上颌骨额突后外方，并与后者共同构成泪囊窝。

4. 颧骨（zygomatic bone）　位于上颌体外上方，作为眶腔的外下壁及眶下缘。

5. 下鼻甲（inferior nasal concha）　是一对小而卷曲的薄骨片，附于上颌体内侧面与腭骨垂直板的鼻面。

6. 腭骨（palatine bone）（图 1-29）　为一对，形似"L"形，具有一垂直板和一水平板，

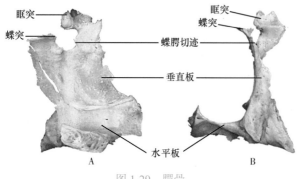

图 1-29　腭骨
A. 内面观；B. 后面观

位于上颌骨后面与蝶骨翼突之间，其垂直板构成鼻腔外侧壁的后份，其水平板则参与构成骨腭后份。

7. 犁骨（vomer） 位于两侧上颌骨之间，正中矢状面上，是一块斜方形小骨片，外形略似犁头，故名。此骨参与构成骨性鼻中隔后下份。

8. 下颌骨（mandible）（图1-30） 位于两侧上颌骨下方，由一体两支构成。下颌体（body of mandible）为略似马蹄铁形的向前弓突的粗壮骨板，具有内外两面和上下两缘，其外面在正中线上的下份突向前为颏隆凸，在颏隆凸后外侧左右侧各有一颏孔（mental foramen），是下颌管的开口；在内面紧靠正中线的下份处左右各有两个颏棘；下颌体上缘构成牙槽弓（alveolar arch），弓上有牙槽以容下颌牙根；下颌体下缘圆钝，称下颌底。两下颌支（ramus of mandible）由下颌体后端伸向后上方，均为长方形骨板，下颌支内面近中央处有下颌孔（mandibular foramen），向下颌骨内延为下颌管（mandibular canal）；下颌支的上缘为下颌切迹（mandibular notch），切迹前方为冠突（coronoid process），有颞肌附着，切迹后方有髁突（condylar process），髁突的上部为横椭圆形膨大的下颌头（head of mandible），其与下颌窝相连，头下方的缩细部为下颌颈（neck of mandible）；下颌支的后缘与下颌底相交处称下颌角（angle of mandible），下颌角内外面的骨面粗糙，分别称翼内肌粗隆（pterygoid tuberosity）和咬肌粗隆（masseteric tuberosity）。

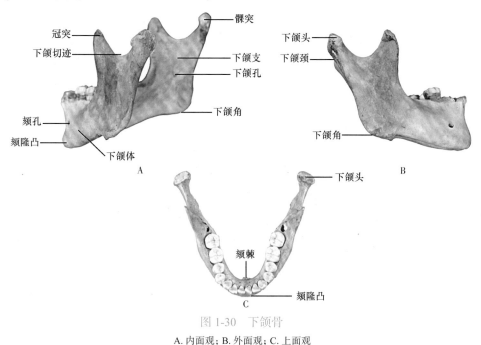

图 1-30 下颌骨

A. 内面观；B. 外面观；C. 上面观

9. 舌骨（hyoid bone）（图1-31） 位于下颌骨的后下方，亦呈马蹄铁形，其中部为体，由体向后外侧伸出一对大角，向上伸出一对小角。舌骨体与大角都可在体表摸到。

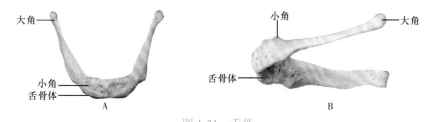

图 1-31 舌骨

A. 前上面观；B. 侧面观

三、颅的整体观

1. 颅顶面观（图1-32） 颅顶呈卵圆形，前窄后宽，光滑而圆隆，在两顶骨中央处特别隆凸，称顶结节（parietal tuber）。颅顶由最前的额鳞、最后的枕鳞及二者之间的两侧顶骨借缝连接而成，其中额鳞同顶骨之间的缝称冠状缝（coronal suture），顶骨同枕鳞之间的缝为人字缝（lambdoid suture），两侧顶骨之间的缝为矢状缝（sagittal suture）。

2. 颅后面观　颅的后面可见两侧顶骨的后份、枕鳞与两侧颞骨的乳突及人字缝。在枕鳞中央部有特别突出的枕外隆凸（external occipital protuberance），自此隆凸向前外侧延伸的骨嵴称上项线（superior nuchal line），其下方有与之平行的下项线。枕外隆凸和乳突是重要的体表标志。

3. 颅侧面观（图 1-33）　侧面可见脑颅骨的额骨、顶骨、枕骨、蝶骨大翼与颞骨，面颅骨中的上下颌骨、鼻骨、泪骨与颧骨。在颅的侧面中份有外耳门，其后方为乳突，其前方有颧弓与颞下颌关节，乳突、颧弓与下颌头都可在体表摸到。颧弓（zygomatic arch）由颞骨的颧突和颧骨相连结构成，以颧弓将颅侧面划分为上方的颞窝（temporal fossa）和下方的颞下窝（infratemporal fossa）。颞窝前下部骨壁较薄，尤其是在额、顶、颞、蝶四骨彼此连结处最薄，四骨相连处的骨缝常呈"H"形，称为翼点（pterion），位于颧弓中点上方两横指（3.5 ～ 4.0cm）处，外伤时易致骨折，其内面有脑膜中动脉前支通过，骨折时常造成动脉出血。

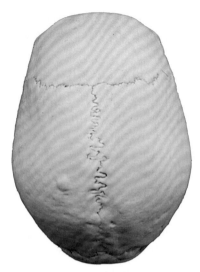

图 1-32　颅顶面观

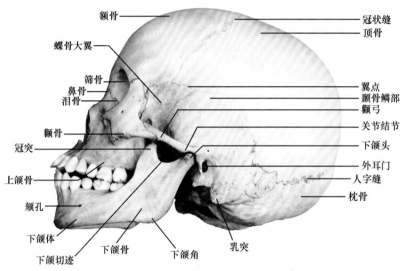

额骨	冠状缝
	顶骨
蝶骨大翼	
筛骨	翼点
鼻骨	颞骨鳞部
泪骨	颧弓
颧骨	关节结节
冠突	下颌头
上颌骨	外耳门
颏孔	人字缝
下颌体	枕骨
下颌切迹　下颌骨　下颌角　乳突	

图 1-33　颅侧面观

颞下窝位于颞窝前份的下方，上颌骨和颧骨后面、颧弓与下颌支内侧，是向后、向下开敞的不规则的间隙，向上与颞窝通连，并借卵圆孔、棘孔通颅腔，借眶下裂通眶腔，借位于上颌骨与蝶骨翼突之间的翼上颌裂（pterygomaxillary fissure）通翼腭窝，窝内容纳咀嚼肌和血管、神经。翼腭窝（pterygopalatine fossa）（图 1-34）是位于上颌骨体、蝶骨翼突和腭骨垂直板之间的狭窄间隙，恰位于

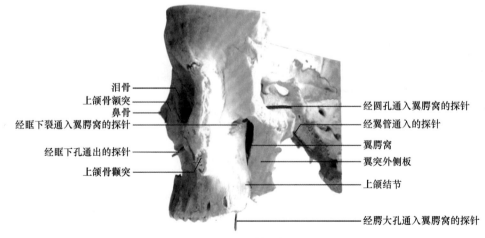

泪骨	经圆孔通入翼腭窝的探针
上颌骨额突	经翼管通入的探针
鼻骨	
经眶下裂通入翼腭窝的探针	翼腭窝
经眶下孔通出的探针	翼突外侧板
上颌骨颧突	上颌结节
	经腭大孔通入翼腭窝的探针

图 1-34　翼腭窝

颞下窝内侧，两窝之间借翼上颌裂交通；翼腭窝还借蝶骨与腭骨围成的蝶腭孔（sphenopalatine foramen）向内侧通鼻腔；经眶下裂（inferior orbital fissure）向前通眶；向后经圆孔（foramen rotundum）通颅腔；借翼管通向颅底下面；向下经腭大管、腭小管通口腔。窝内有重要的血管、神经通过。

4. 颅前面观（图 1-35） 从前面观，颅分为额区、眶、骨性鼻腔、鼻旁窦和骨性口腔。

（1）额区：是眶以上的部分，由额鳞（frontal squama）组成。额鳞在中线两侧各有与眶上缘平行的隆起眉弓（superciliary arch），在眉弓上方各有隆起的额结节（frontal tuber）。两侧眉弓之间为平坦的骨面，称眉间（glabella）。眉弓与眉间都是重要的体表标志。

（2）眶（orbit）：容纳和保护眼球与眼副器，为底向前外、尖向后内的四棱锥形骨腔，其底即眶口，近四边形，在其上缘内侧 1/3 与中间

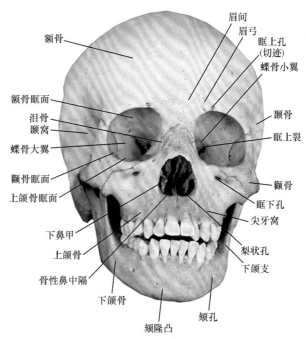

图 1-35 颅前面观

（图中标注：眉间、眉弓、眶上孔（切迹）、蝶骨小翼、颧骨、眶上裂、颧骨、眶下孔、尖牙窝、梨状孔、下颌支、颏孔、颏隆凸、下颌骨、下鼻甲、上颌骨、骨性鼻中隔、额骨、额骨眶面、泪骨、颞窝、蝶骨大翼、颧骨眶面、上颌骨眶面）

1/3 交界处有眶上切迹（supraorbital notch）或眶上孔（supraorbital foramen），眶下缘中点下方有眶下孔（infraorbital foramen）。眶尖处有一短圆形骨管通颅中窝，称视神经管。眶上壁由额骨眶部与蝶骨小翼构成，邻颅前窝，在其前外侧份有一容纳泪腺的深窝即泪腺窝（fossa for lacrimal gland）；眶下壁主要由上颌骨体的上面构成，故与上颌窦紧邻，在其后份有前后方向的眶下沟（infraorbital sulcus）向前下延为眶下管（infraorbital canal），开口于眶下孔；内侧壁由前向后由上颌骨额突、泪骨、筛骨迷路的眶板及蝶骨体构成，故邻筛窦与鼻腔，在其前份下部有泪囊窝（fossa for lacrimal sac）容纳泪囊，此窝向下延续为鼻泪管（nasolacrimal canal）通向下鼻道；外侧壁由颧骨和蝶骨大翼组成，其与上壁交界处后份有眶上裂（superior orbital fissure）通颅中窝，其与下壁交界处后份则有眶下裂（inferior orbital fissure）通翼腭窝与颞下窝。

（3）骨性鼻腔（bony nasal cavity）（图 1-36）：位于面颅中央，两侧上颌骨与两眶之间。骨性鼻腔由骨鼻中隔（bony septum of nose）分为左、右两腔。鼻腔上壁即鼻腔顶，主要由筛骨、筛板构成，经筛孔通颅前窝；筛板骨质薄而脆，外伤时易骨折，也是鼻部手术的危险区；鼻腔下壁即底，由骨腭（bony palate）构成，其前端中间有切牙管（incisive canal）通口腔；其内侧壁即鼻中隔，由筛骨垂直板、犁骨与鼻中隔软骨构成；鼻腔外侧壁主要由上颌骨体、腭骨垂直板、筛骨迷路、下鼻甲与蝶骨翼突构成，从上向下附着有向下卷曲的骨片，称上鼻甲（superior nasal concha）、中鼻甲（middle nasal concha）和下鼻甲（inferior nasal concha），在各鼻甲下方分别为上、中、下鼻道（superior, middle and inferior nasal meatus），各鼻甲与鼻中隔之间的狭窄腔称总鼻道。在上鼻甲后上方与蝶骨之间的间隙称蝶筛隐窝（sphenoethmoidal recess）；中鼻甲后方经蝶腭孔通翼腭窝。鼻腔前方开口，即梨状孔（piriform aperture），后方开口，称鼻后孔（posterior nare），通咽腔。

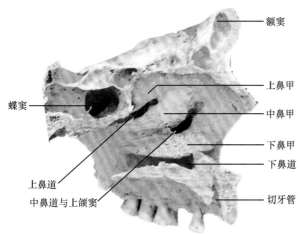

图 1-36 骨性鼻腔（外侧壁）与鼻旁窦

（图中标注：额窦、上鼻甲、中鼻甲、下鼻甲、下鼻道、切牙管、蝶窦、上鼻道、中鼻道与上颌窦）

（4）鼻旁窦（paranasal sinus）（图 1-36）：为鼻腔周围额骨、筛骨、蝶骨和上颌骨内的骨腔，开口于鼻腔，分别称额窦、筛窦、蝶窦和上颌窦，具有发音共鸣和减轻颅骨重量的作用。

1）额窦（frontal sinus）：位于眉弓、眉间深面，左、右各一，其窦口朝向后下开口于中鼻道前部的筛漏斗处。

2）筛窦（ethmoidal sinus）：即筛小房（ethmoidal cellules），指筛骨迷路内的含气小腔，可分为前、中、后三群，前、中群位于中鼻甲前下方，后群位于中鼻甲后上方，故前群与中群开口于中鼻道，后群开口于上鼻道。

3）蝶窦（sphenoidal sinus）：位于蝶骨体内，被内中隔板分成左、右两腔，分别开口于两侧蝶筛隐窝。

4）上颌窦（maxillary sinus）：位于上颌骨体内，其顶壁即眶之下壁，底为上颌骨的牙槽突，紧邻第一、二磨牙与第二前磨牙，其前壁为上颌骨体的前外侧面，有一凹陷称尖牙窝（canine fossa），骨壁最薄，临床上常于此处凿入上颌窦，上颌窦的内侧壁就是鼻腔外侧壁，窦经此处的半月裂孔开口于中鼻道。由于窦口高于窦底，窦内如有积液，在直立位不易引流。

（5）骨性口腔（bony oral cavity）：由上颌骨、腭骨与下颌骨围成。此腔只有顶、前壁与侧壁，没有底和后壁，其中顶就是骨腭，前壁与侧壁则由上颌骨牙槽突、下颌骨及上、下颌牙构成，骨性口腔没有底，其底实际上由软组织构成，骨性口腔也缺乏后壁，直接通向颅底外面。

5. 颅底内面观（图1-37） 颅盖呈穹隆状向上隆凸，故其内面显著凹陷，在骨表面有许多与大脑沟回对应的压迹或骨嵴。在正中线上有一较为宽阔的浅沟，为上矢状窦沟（sulcus for superior sagittal sinus），沟两侧有多数颗粒小凹。上矢状窦沟两侧骨面上还有脑膜动脉压迹（沟）。

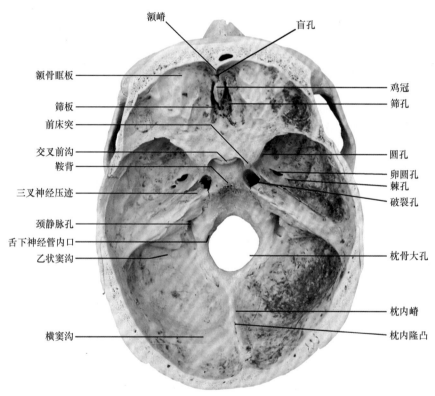

图1-37 颅底内面观

颅底内面高低不平，可借蝶骨小翼和颞骨岩部上缘从前向后分为颅前窝、颅中窝和颅后窝三个窝，其中颅前窝最浅，颅后窝最深。

（1）颅前窝（anterior cranial fossa）：由额骨眶部、筛骨筛板与蝶骨小翼构成，蝶骨小翼后缘即为与颅中窝的分界。颅前窝下方与眶及鼻腔紧邻，且筛孔与鼻腔相通。在正中线上由前向后有额嵴、盲孔、鸡冠等结构。

（2）颅中窝（middle cranial fossa）：介于蝶骨小翼后缘和鞍背、颞骨岩部上缘之间，由蝶骨体与大翼、颞骨岩部前面及鳞部构成。中间部狭窄为蝶骨体，形似马鞍，称蝶鞍（sella turcica），其中央凹陷称垂体窝（hypophysial fossa），窝前为交叉前沟（sulcus prechiasmaticus），沟之两端为视神经管（optic canal），通向眶，管口外侧为向后的突起称前床突（anterior clinoid process），窝后方横位的骨隆起即鞍背（dorsum sella），鞍背两端向上突起即后床突（posterior clinoid process）;蝶鞍两侧有前后方向的颈动脉沟（carotid sulcus），沟后端不规则的孔是破裂孔（foramen lacerum），在此处颞骨岩部尖端有颈动脉管内口（internal opening of carotid canal）。颅中窝的两个侧部主要由蝶骨大翼和颞骨岩部前面构成，在其最前份，蝶骨大翼与小翼之间有眶上裂通眶，眶上裂内侧端后下方有前后方向的圆孔（foramen rotundum）、卵圆孔（foramen ovale）和棘孔（foramen spinosum）。自棘孔有脑膜中动脉沟行向外上。在颞骨岩部前面中央处有弓状隆起（arcuate eminence），其外侧与颞骨鳞部之间的薄骨板为鼓室盖（tegmen tympani），其下方即为鼓室。颞骨岩部前面近尖端处有一浅窝为三叉神经压迹（trigeminal impression），容纳三叉神经节。

（3）颅后窝（posterior cranial fossa）：是鞍背与颞骨岩部上缘以后的部分，位置最深，主要由枕骨和颞骨岩部后面构成。窝中央稍前处有枕骨大孔，该孔前上方的骨面称斜坡（clivus），平坦而向后下倾斜；枕骨大孔后上方有十字隆起称枕内隆起（internal occipital protuberance），自枕内隆起向上为上矢状窦沟，向两侧延为横窦沟（sulcus for transverse sinus），横窦沟行向前外，达乳突内面急转向前下内，移行为乙状窦沟（sulcus for sigmoid sinus），后者末端终于颈静脉孔（jugular foramen）；枕骨大孔前外缘上有舌下神经管内口（internal opening of hypoglossal canal）。在颞骨岩部后面近中央处有内耳门（internal acoustic pore），为内耳道的开口。

6. 颅底外面观（图 1-38）　颅底下面高低不平，具有较多容纳血管、神经的孔裂或管。在颅底前份其下面有面颅骨与之相连，故外面观颅底前份实际上为面颅的部分。可以用通过两侧翼突后缘、卵圆孔前缘、外耳门前缘的弧线和通过两侧枕髁前缘与乳突后缘的弧线将颅底划分为前、中、后三区。

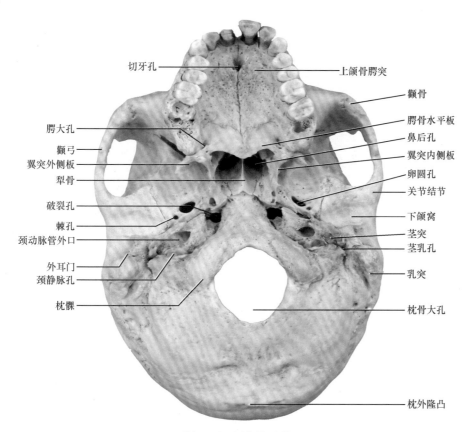

图 1-38　颅底外面观

（1）前区：又可划分为一个中部与两个外侧部，其中部主要是两侧上颌骨牙槽突合成的牙槽弓、上颌牙及骨腭，骨腭由上颌骨腭突和腭骨水平板构成，在骨腭上，于腭中缝前端有切牙孔（incisive foramen），它将向上延续为切牙管通鼻腔。在骨腭近后缘的两侧各有一腭大孔（greater palatine foramen）通翼腭窝。骨腭后缘后上方即为左右侧鼻后孔，可见孔之内侧界即犁骨后缘，外侧界则为蝶骨翼突的内侧板。前区的外侧部包括由前向后的颧弓、关节结节（articular tubercle）与下颌窝（mandibular fossa）。

（2）中区：中区的孔或管甚多，基本上以颈动脉管外口（external opening of carotid canal）为中心配布在其周围，颈动脉管外口位于颞骨岩部下面中央处，在其前方有卵圆孔与棘孔；在其后方为颈静脉孔，后者是颞骨岩部与枕骨围成的形状不规则的孔，在颅内接乙状窦沟；在其前内侧有破裂孔；后外侧为茎突（styloid process）、乳突（mastoid process）及二者之间的茎乳孔（stylomastoid foramen）。

（3）后区：两枕髁之间为枕骨大孔，其前方为枕骨基底部，以软骨结合同蝶骨体连结，25岁以后软骨骨化成骨性结合。枕骨大孔后上方有明显的突起即枕外隆凸。在枕髁前外侧略高处有舌下神经管外口（external opening of hypoglossal canal）。在枕髁后方有不恒定的髁管开口。

四、新生儿颅的特征

在胎儿时期脑与感觉器官的发育比咀嚼装置、呼吸器官（包括鼻旁窦）发育早而快，故新生儿脑颅明显大于面颅，二者的比例约为8:1，而在成人则为4:1。颅盖骨都是扁骨，其发生属膜内成骨，额鳞、枕鳞和顶骨都在骨化中心处首先成骨，然后向周围成放射状增生，故新生儿颅盖相当于额结节、顶结节和枕鳞骨化中心部发育明显，当从顶面观时，其颅顶呈五角形。也由于构成颅盖的各扁骨的发生从骨化中心向四周逐渐扩展，故当胎儿出生时各扁骨周边部位仍尚未骨化，所以各骨边缘之间的"缝"较宽阔，在几块骨交接处就有更大间隙为结缔组织膜所充满，称颅囟（cranial fontanelle）。其中于冠状缝与矢状缝相接处的囟最大，称前囟（anterior fontanelle）或额囟，呈菱形，多在生后1～2岁时长合，在矢状缝与人字缝交会处的囟称后囟（posterior fontanelle）或枕囟，多为三角形，多在生后2～3个月闭合，此外在翼点处有蝶囟，在顶骨后下角处有乳突囟等，也都在出生后不久闭合（图1-39）。

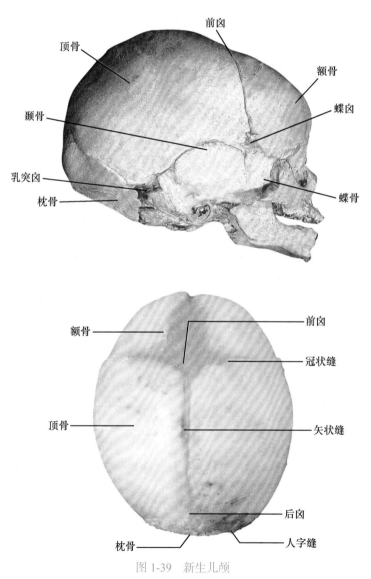

图 1-39 新生儿颅

（钱亦华）

第 2 章 骨 连 结

第一节 骨连结总论

骨与骨之间借纤维结缔组织、软骨或骨相连，称为骨连结（joint or articulation）。按骨连结的不同方式，可分为直接连结和间接连结两大类（图 2-1）。

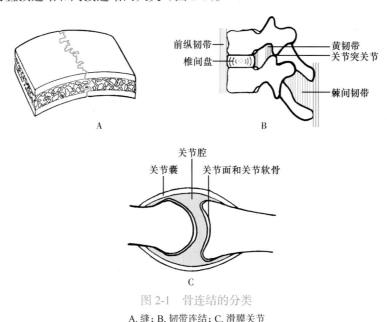

图 2-1　骨连结的分类
A. 缝；B. 韧带连结；C. 滑膜关节

一、直接连结

骨与骨之间借纤维结缔组织、软骨或骨直接相连，其间无间隙，称直接连结。这类连结比较牢固，不活动或少许活动。根据骨间的连结组织不同，可分为纤维连结（fibrous joint）、软骨连结（cartilaginous joint）和骨性结合（synostosis）三类。

（一）纤维连结

两骨之间以纤维结缔组织相连结，可分为以下两种形式。

1. 缝（suture）　骨与骨之间仅由很薄的纤维结缔组织相连，如颅的冠状缝和人字缝等。如果缝骨化，则成为骨性结合。

2. 韧带连结（syndesmosis）　这种纤维结缔组织常呈条索状或膜状。如椎骨棘突之间的棘间韧带、胫腓骨之间的小腿骨间膜及前臂尺桡骨之间的前臂骨间膜等。

（二）软骨连结

两骨之间借软骨相连结，软骨连结可分为两种。

1. 透明软骨结合（synchondrosis）　如长骨骨干与骺之间的骺软骨、幼儿蝶骨和枕骨之间的蝶枕结合等，随年龄增长可骨化形成骨性结合。

2. 纤维软骨联合（symphysis）　此种纤维软骨一般终生不骨化，如相邻两椎体之间的椎间盘、两耻骨之间的耻骨联合等。

（三）骨性结合

两骨之间借骨组织连结，一般由纤维结缔组织和透明软骨骨化演变形成骨性结合（synostosis），如髂、耻、坐骨在髋臼处的骨性结合及颅骨缝的骨化。

二、间接连结

间接连结又称关节（articulation）或滑膜关节（synovial joint），是骨与骨之间借结缔组织膜相连，此连结间有明显腔隙，一般具有较大的活动性。关节的结构有基本结构和辅助结构。

（一）关节的基本结构

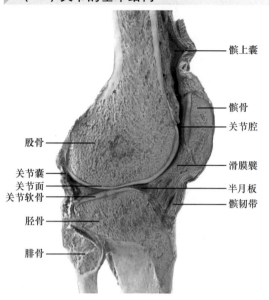

图 2-2　关节的结构（膝关节矢状切面）

关节的基本结构包括关节面、关节囊和关节腔（图 2-2）。

1. 关节面（articular surface）　是构成关节的各相关骨的接触面。每一关节至少包括两个关节面，一般为一凸一凹，凸者称关节头，凹者称关节窝。关节面的形状与关节的运动范围有关。关节面上被覆有关节软骨（articular cartilage），除少数关节（胸锁关节、颞下颌关节）的关节软骨是纤维软骨外，其余的均为透明软骨。关节软骨不仅使粗糙不平的关节面变得光滑，同时在运动时可减少摩擦，缓冲压力，吸收震荡。

2. 关节囊（articular capsule）　为结缔组织膜构成的囊，附着于关节面周缘及其邻近的骨面上，并与骨膜融合。关节囊分内、外两层。外层为纤维膜（fibrous membrane），厚而坚韧，由致密的结缔组织构成，含有丰富的血管、神经和淋巴管。纤维膜的某些部分增厚形成韧带，可增强关节的稳定性，限制关节的过度运动。内层为滑膜（synovial membrane），由薄而柔滑的疏松结缔组织膜构成，衬贴于纤维膜的内面，其边缘附着于关节软骨的周缘，包被着关节内除关节软骨、关节盘和关节唇以外的所有结构。滑膜内富含血管、神经和淋巴管，可分泌滑液（synovial fluid）。滑液是透明的蛋白样液体，呈弱碱性，润滑性强，为关节提供了液态环境，有减轻关节的摩擦和营养关节软骨等作用，也是关节软骨、半月板等新陈代谢的媒介。

3. 关节腔（articular cavity）　是由关节囊滑膜层和关节软骨共同围成的密闭潜在腔隙，腔内含少量滑液。关节腔内呈负压，对维持关节的稳定起一定作用。

（二）关节的辅助结构

关节除具备上述基本结构外，某些关节为适应其功能还形成一些特殊结构，如韧带、关节盘、关节唇、滑膜襞、滑膜囊等辅助结构（图 2-2），它们对增加关节的灵活性或稳固性有重要作用。

1. 韧带（ligament）　连于相邻两骨之间的致密纤维结缔组织束称为韧带，有增强关节稳定性和限制关节过度运动的作用。位于关节囊外的称囊外韧带，有的与囊相贴，为囊的局部纤维增厚，如髋关节的髂股韧带；有的与囊不相贴，分离存在，如膝关节的腓侧副韧带；有的是关节周围肌腱延续而成，如膝关节的髌韧带。位于关节囊内的称囊内韧带，被滑膜包裹，如股骨头韧带、膝交叉韧带等。

2. 关节盘（articular disc）　是位于两关节面之间的纤维软骨板，其周缘附于关节囊纤维膜内面，将关节腔分成两部分。关节盘多呈圆形，中部稍薄，周缘略厚。膝关节中的关节盘呈半月形，称关节半月板。关节盘可使两关节面更加适配，并减缓震荡和冲击。此外，关节盘将关节腔分成两部，两个关节腔可产生不同的运动，能增加关节的运动形式和范围。

3. 关节唇（articular labrum）　是附于关节窝周缘的纤维软骨环，它加深关节窝，增大关节面，从而增加关节的稳固性，如肩关节的盂唇和髋关节的髋臼唇。

4. 滑膜襞（synovial fold）　有些关节囊的滑膜表面积大于纤维膜，滑膜卷褶重叠突向关节腔形成滑膜襞，其内含有脂肪则形成滑膜脂垫。滑膜襞增大了滑膜的表面积，有利于滑液的分泌和吸收。

5. 滑膜囊（synovial bursa）　在某些部位，滑膜可从关节囊纤维膜的薄弱或缺如处作囊状膨出，充填于骨面与肌腱之间，形成滑膜囊，可减少肌肉活动时肌腱与骨面之间的摩擦。

（三）关节的运动

滑膜关节运动的形式基本上是沿三个相互垂直的轴作三组拮抗性的运动。

1. 屈（flexion）**和伸**（extension）　是指关节沿冠状轴进行的一组运动。运动时，构成关节的两骨之间的角度发生变化，角度变小称为屈；相反，角度变大称为伸。一般来说，关节的屈是指两骨之间向前的角度减少，然而由于胚胎发生时期下肢肢芽的旋转，成体下肢小腿的后面相当于胚胎时的腹侧面，故膝关节屈时是小腿向后贴近大腿。在足部，足背向小腿前面靠近，称为背屈（伸）；反之，称为跖屈（屈）。

2. 收（adduction）**和展**（abduction） 是关节沿矢状轴进行的一组运动。运动时，骨向正中矢状面靠拢称为收；反之，远离正中矢状面称为展。但是，手指的收、展运动是以中指的中轴为准的靠拢和散开运动；足趾则是以第2趾的中轴为准。

3. 旋转（rotation） 是关节沿垂直轴进行的运动。骨的前面转向内侧的运动称为旋内（medial rotation），而转向外侧的运动则称为旋外（lateral rotation）。在前臂，将手掌转向后面而手背转向前方的运动，称为旋前（pronation），将手掌恢复到向前而手背转向后方的运动，称为旋后（supination）。

环转（circumduction）是指骨的近侧端在原位转动，远侧端做圆周运动，运动时全骨描绘出一圆锥形的轨迹。能沿两轴以上运动的关节均可做环转运动，如肩关节、腕关节和髋关节等，环转运动实际上是依次做屈、展、伸、收的连续动作。

（四）关节的分类

关节有多种分类方式。根据构成关节的骨数不同分为单关节和复关节：单关节仅由两骨参与构成，如肩关节等；复关节由两块以上的骨参与构成，如肘关节等。依据关节的运动形式，可分为单动关节和联动关节。一般的运动都是由单个关节完成，称单动关节，如膝关节的屈伸动作就是在单一的关节内完成的。两个或两个以上结构独立的关节，运动时必须互相配合才能完成，这些关节叫作联动关节，如两侧的颞下颌关节和椎间关节等。通常可按关节运动轴的数目和关节面的形态分为三类（图2-3）。

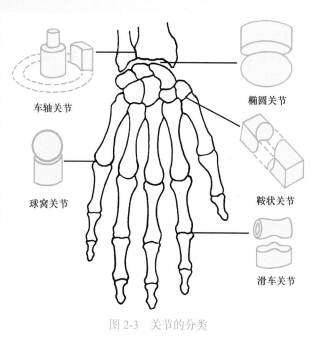

图 2-3 关节的分类

1. 单轴关节 只有一个运动轴，关节沿此轴做一组运动，包括两种形式。

（1）屈戌关节（hinge joint）：又名滑车关节。关节头呈滑车状，另一骨有相应的关节窝。通常只能在冠状轴上做屈伸运动，如指骨间关节。

（2）车轴关节（trochoid joint）：关节头呈圆柱状，关节窝常由骨和韧带相连形成环形。可沿垂直轴做旋转运动，如寰枢正中关节和桡尺近侧关节等。

2. 双轴关节 有两个相互垂直的运动轴，关节沿此两轴做两组运动，并还可做环转运动，包括两种形式。

（1）椭圆关节（ellipsoidal joint）：关节头呈椭圆形凸面，关节窝为椭圆形凹面。可沿冠状轴做屈、伸运动，沿矢状轴做收、展运动，并可进行环转运动，如桡腕关节。

（2）鞍状关节（saddle joint）：两骨的关节面都呈马鞍形，互为关节头和关节窝，可沿两轴做屈、伸、收、展和环转运动，如拇指腕掌关节。

3. 多轴关节 具有三个相互垂直的运动轴，可做多种方向的运动，也包括两种形式。

（1）球窝关节（ball and socket joint）：球状关节头较大，而关节窝浅小，可做屈、伸、收、展、旋内、旋外和环转运动，如肩关节。如果关节窝较深，包绕关节头的1/2以上时，虽然也属于球窝关节，但其运动幅度受到一定限制，如髋关节。

（2）平面关节（plane joint）：相对两骨的关节面接近于平面，但仍有一定弧度，可看作较大球体或球窝的一小部分，其运动幅度甚微，如腕骨间关节。

（五）关节的动脉、淋巴管和神经

1. 动脉 主要来自附近动脉的分支，它们在关节周围彼此吻合形成动脉网。从动脉网上发出细支分布于关节囊的纤维膜和滑膜，并与邻近骨膜的动脉吻合。关节软骨内无血管。

2.淋巴管　关节囊的纤维膜和滑膜都有淋巴管网，并借小淋巴管与骨膜的淋巴管吻合。关节囊的淋巴经输出管汇入附近的淋巴结。关节软骨内无淋巴管。

3.神经　来自运动该关节的骨骼肌的神经分支，称为关节支，它们分布到关节囊的一定区域。但是，不同来源的关节支，在支配区域上可有所重叠。关节的感觉纤维主要为本体感觉纤维，神经冲动由位于关节囊内的神经末梢传入脊髓和脑，关节囊内还有很多感觉纤维，关节囊过分扭曲和牵张时，会引起疼痛。

第二节　躯干骨的连结

案例 2-1

患者，男，38岁，因腰骶部疼痛3年余，伴右下肢放射痛3个月就诊。主诉3年前因扭伤致腰骶部疼痛，断续治疗后好转。3个月前又因扭伤腰部，感觉疼痛明显，弯腰、侧转困难，久坐、久行后疼痛加重，并伴右下肢后外侧牵扯样疼痛。入院后检查：腰活动度左20°、右20°、前60°、后20°，直腿抬高左70°、右30°，加强试验（＋），挺腹试验（＋），梨状肌紧张试验（＋），腰椎少许侧弯，棘突无明显压痛，骶髂关节（－），在臀部的臀中肌、梨状肌投影区压痛明显，并放射至下肢。CT检查提示：$L_4 \sim L_5$ 椎间盘膨隆，$L_5 \sim S_1$ 椎间盘脱出。

问题：

1. 简述椎间盘的位置、结构特点、功能及临床意义。
2. 椎间盘脱出需手术治疗时，从外向内经过哪些结构到达椎间盘？

躯干骨借骨连结形成脊柱、胸廓等结构，具有连结、支持、保护及运动功能。

一、脊　柱

（一）椎骨间的连结

椎骨间的连结可分为椎体间的连结和椎弓间的连结。

1.**椎体间的连结**　相邻各椎体之间借椎间盘、前纵韧带和后纵韧带相连。

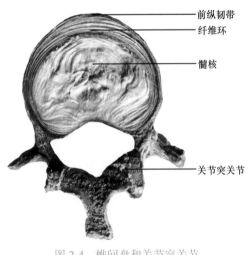

前纵韧带
纤维环
髓核
关节突关节

图 2-4　椎间盘和关节突关节

（1）椎间盘（intervertebral disc）：亦称为椎间纤维软骨，是连结相邻两个椎体的纤维软骨盘（图2-4）。椎间盘由两部分构成，中央部是柔软而富有弹性的胶状物质，称髓核（nucleus pulposus），为胚胎时脊索的残留物。周围部是由多层纤维软骨环按同心圆排列组成的纤维环（annulus fibrosus），富于坚韧性，牢固连结各椎体的上、下面，保护髓核并限制其向周围膨出。椎间盘坚韧，富有弹性，承受压力时被压缩，除去压力后又复原，具有"弹簧垫"样缓冲震荡的作用，并允许脊柱做屈伸和侧屈等运动。成人有23个椎间盘，在各部位厚薄不同，中胸部最薄，颈部较厚，腰部最厚，故脊柱的颈腰部活动度较大。纤维环破裂时，髓核容易向后外侧脱出，突入椎管或椎间孔，压迫脊髓和脊神经，产生相应的症状，临床上称为椎间盘脱出症。

（2）前纵韧带（anterior longitudinal ligament）：位于椎体和椎间盘的前面（图2-4，图2-5），宽而坚韧，上连枕骨大孔前缘，下达第1或第2骶椎体，其纤维牢固地附着于椎间盘和椎体，有防止脊柱过度后伸和椎间盘向前脱出的作用。

（3）后纵韧带（posterior longitudinal ligament）：位于椎体和椎间盘的后面（图2-5），窄而坚韧，起自枢椎并向上与覆盖枢椎体的覆膜相续，向下达骶管，与椎间盘和椎体的上、下缘紧密连结，而与椎体结合疏松，有限制脊柱过度前屈的作用。

2.**椎弓间的连结**　包括椎弓板、棘突、横突间的韧带连结和上、下关节突间的滑膜关节连结。

（1）黄韧带（ligamenta flava）：为连结相邻两椎弓板间的韧带，由黄色的弹力纤维构成。黄韧带协助围成椎管，并有限制脊柱过度前屈并维持脊柱于直立姿势的作用（图2-5）。

笔记栏

（2）棘间韧带（interspinal ligament）：是连结相邻棘突间的薄层纤维，附着于棘突根部到棘突尖。向前与黄韧带、向后与棘上韧带相移行（图2-5）。

（3）棘上韧带和项韧带（supraspinal ligament and ligamentum nucha）：连结胸、腰、骶椎各棘突尖端之间的纵行韧带，称棘上韧带，其前方与棘间韧带融合，并和棘间韧带都有限制脊柱前屈的作用（图2-5）。在颈部，棘上韧带从颈椎棘突尖向后扩展成三角形板状的弹性纤维膜，称项韧带（图2-6），向上附着于枕外隆凸及枕外嵴，向下达第7颈椎棘突，续于棘上韧带。

（4）横突间韧带（intertransverse ligament）：为连结相邻椎骨的横突之间的韧带，部分与横突间肌混合。

（5）关节突关节（zygapophysial joint）：由相邻椎骨上、下关节突的关节面构成，属平面关节，只能做轻微滑动，但各椎骨之间的运动总和却很大。两侧的关节突关节属联动关节（图2-4、图2-6）。

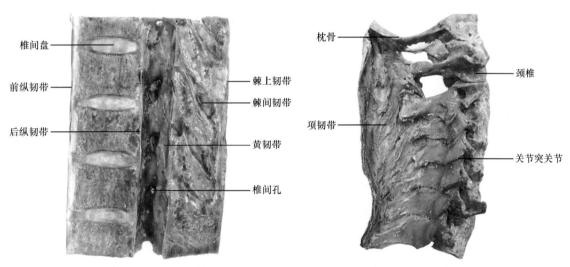

图2-5 椎骨间的连结

图2-6 项韧带

3. 寰椎与枕骨及枢椎的关节

（1）寰枕关节（atlantooccipital joint）：是由寰椎两侧的上关节凹与枕骨髁构成的联动关节，属椭圆关节。两侧关节同时活动，可使头做俯仰和侧屈运动（图2-7）。寰枕前膜（anterior altantooccipital membrane）连于寰椎前弓上缘与枕骨大孔前缘之间，是前纵韧带的最上部分；寰枕后膜（posterior altantooccipital membrane）连于寰椎后弓上缘与枕骨大孔后缘之间。

（2）寰枢关节（atlantoaxial joint）：包括寰枢外侧关节和寰枢正中关节。寰枢外侧关节由寰椎侧块的下关节面与枢椎的上关节面构成。寰枢正中关节由枢椎的齿突与寰椎前弓后面的齿突凹和寰椎横韧带构成。寰枢关节可沿齿突垂直轴做旋转运动。寰枢关节周围有下列韧带加强（图2-7）：①齿突尖韧带，由齿突尖向上延至枕骨大孔前缘。②翼状韧带，由齿突尖向外上方连至枕髁内侧。③寰椎横韧带，连结寰椎左右侧块，防止齿突向后脱位，从韧带中部向上有纤维束连于枕骨大孔前缘，向下有纤维束附于枢椎体后面。寰椎横韧带与上、下两纵行纤维束共同形成寰椎十字韧带。④覆膜，是坚韧的薄膜，覆盖于上述韧带的后面，向上连于斜坡，向下续为后纵韧带。

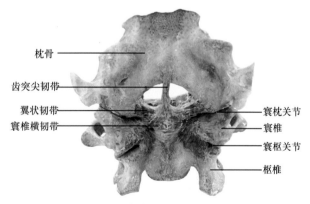

图2-7 寰枕关节和寰枢关节

（二）脊柱的整体观及其运动

脊柱（vertebral column）由24块椎骨、1块骶骨和1块尾骨借软骨、韧带和关节连结形成，构成人体的中轴，上端承托颅，下端连下肢带骨。

1. 脊柱的整体观（图2-8） 脊柱的功能是支持躯干和保护脊髓，成年男性脊柱长约70cm，女性略短，约 60cm。脊柱长度可因姿势不同而略有差异，静卧与站立相比时可长出 2 ～ 3cm，这是由于站立时椎间盘被压缩所致。椎间盘的总厚度约占脊柱全长的 1/4，老人因椎间盘变薄，骨质萎缩，脊柱可变短。

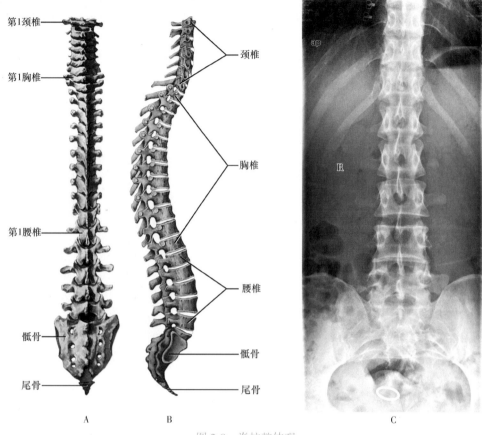

图 2-8　脊柱整体观

A.后面观；B.侧面观；C.脊柱 X 线正位平片（女性）

（1）脊柱前面观：从前面观察脊柱，自第 2 颈椎到第 3 腰椎的椎体宽度，自上而下随负载增加而逐渐加宽，到第 2 骶椎为最宽，这与椎体承受重力逐渐增加有关。自骶骨耳状面以下，由于重力经髋关节传至下肢骨，椎体已不负重，体积亦迅速缩小。正常人的脊柱有轻度侧屈，惯用右手的人，脊柱上部略凸向右侧，下部则代偿性略凸向左侧。

（2）脊柱后面观：从后面观察脊柱，可见所有椎骨棘突连贯形成纵嵴，位于背部正中线上。颈椎棘突短而分叉，近水平位。胸椎棘突细长，斜向后下方，呈叠瓦状排列。腰椎棘突呈板状，水平伸向后方。

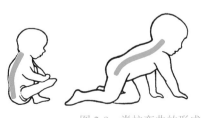

（3）脊柱侧面观：从侧面观察脊柱，可见成人脊柱有颈、胸、腰、骶 4 个生理性弯曲，其中，颈曲和腰曲凸向前，胸曲和骶曲凸向后。脊柱的这些弯曲对维持人体的重心稳定和吸收震荡有重要意义，从而对脑和胸腹腔脏器具有保护作用。胸曲和骶曲凹向前，在胚胎时已形成；颈曲和腰曲凹向后方，是在出生后获得的。当婴儿开始抬头时，出现颈曲；婴儿开始坐和站立时，出现腰曲（图 2-9）。脊柱的每一个弯曲，都有它的功能意义，颈曲支持头的抬起，腰曲使身体重心垂线后移，以维持身体的前后平衡，保持直立姿势，加强稳固性，而胸曲和骶曲凹向前方在一定意义上扩大了胸腔和盆腔的容积。

图 2-9　脊柱弯曲的形成

2. 脊柱的运动　脊柱除支持身体，保护脊髓、脊神经和内脏外，还有很大的运动性。相邻两椎骨之间的活动有限，但整个脊柱的活动范围较大，可做屈、伸、侧屈、旋转和环转运动。脊柱各部的运动性质和范围主要取决于关节突关节面的方向和形状、椎间盘的厚度、韧带的位置及厚薄等，同时也与年龄、性别和锻炼程度有关。在颈部，颈椎关节突关节面略呈水平位，关节囊松弛，椎间盘较厚，故屈伸及旋转运动幅度较大。在胸部，关节突关节面呈冠状位，棘突呈叠瓦状，椎间盘较薄，胸椎与肋骨相连，这些因素限制了胸椎的运动，故活动范围较小。在腰部，关节突关节面几乎呈矢状位，限制了旋转运动，但椎间盘最厚，屈伸运动灵活。由于颈、腰部运动灵活，故损伤也多见。

二、胸　廓

胸廓（thoracic cage）由 12 块胸椎、12 对肋、1 块胸骨和它们之间的连结共同构成。胸廓的主要关节有肋椎关节和胸肋关节。

1. **肋椎关节**（costovertebral joint）　为肋后端与胸椎之间构成的关节，包括肋头关节和肋横突关节（图 2-10）。

（1）肋头关节（joint of costal head）：由肋头的关节面与相邻胸椎体的上、下肋凹及椎间盘构成，关节囊前面有肋头辐射状韧带加强，属于微动平面关节。

（2）肋横突关节（costotransverse joint）：由肋结节关节面与胸椎横突肋凹构成，周围有韧带加强，亦属微动平面关节。有肋横突韧带、囊韧带、肋横突上韧带、肋横突外侧韧带。

这两个关节在功能上是联动关节，运动时肋骨沿肋头至肋结节的轴线旋转，使肋的前部上升或下降，以增大或缩小胸廓前后径和横径，从而改变胸腔的容积。

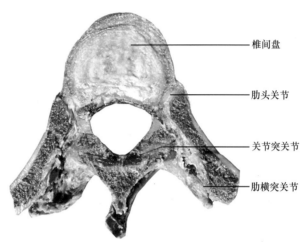

图 2-10　肋椎关节

2. **胸肋关节**（sternocostal joint）　由第 2～7 肋软骨与胸骨相应的肋切迹构成，属微动关节。第 1 肋与胸骨柄之间为软骨结合，第 8～10 肋软骨的前端不直接与胸骨相连，而依次与上位肋软骨形成软骨连结。因此，在两侧各形成一个肋弓，第 11 和 12 肋的前端游离于腹壁肌肉之中（图 2-11）。

3. **胸廓的整体观及其运动**　成人胸廓近似圆锥形，前后径较短，横径较长，上部窄而下部宽，容纳胸腔脏器。胸廓有上、下两口和前、后、外侧壁（图 2-12）。胸廓上口较小，呈肾形，由胸骨

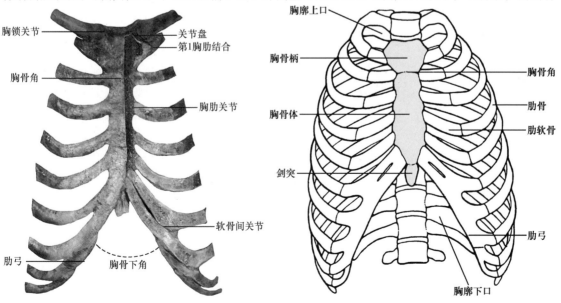

图 2-11　胸肋关节和胸锁关节　　　　　　　图 2-12　胸廓（前面观）

柄上缘、第 1 对肋和第 1 胸椎体围成，是胸腔与颈部的通道。由于胸廓上口的平面与第 1 肋的方向一致，即向前下倾斜，故胸骨柄上缘约平对第 2 胸椎体下缘。胸廓下口宽阔而不整齐，由第 12 胸椎体、第 12 对肋及第 11 对肋前端、两侧肋弓和剑突围成。两侧肋弓在前正中线相接，构成向下开放的胸骨下角。角的尖部夹有剑突，剑突尖约平对第 10 胸椎下缘。胸廓前壁最短，由胸骨、肋软骨及肋骨前端构成，后壁较长，由胸椎和肋角内侧的肋骨部分构成；外侧壁最长，由肋骨体构成。相邻两肋之间的间隙称肋间隙。

胸廓除具有保护和支持功能外，主要参与呼吸运动。吸气时，在肌的作用下，肋的前部抬高，胸骨上升，并伴有肋体向外扩展，从而加大了胸廓的前后径和横径，使胸腔容积增大。呼气时，在重力和肌肉作用下，胸廓做相反的运动，使胸腔容积减小。胸腔容积的改变，促成了肺呼吸。

案例 2-1 提示
1. 参见本节。
2. 经过的结构有皮肤、浅筋膜、胸腰筋膜、竖脊肌、棘突、黄韧带及椎板，并牵开硬脊膜及脊神经根。

第三节　上肢骨的连结

上肢骨的连结包括上肢带骨的连结和自由上肢骨的连结。

案例 2-2
患者，男，3 岁，左手被家长用力牵拉横穿公路，事后患儿哭闹不停，左上肢不肯举动，用玩具引诱左前臂抬举和屈肘均遭拒绝。送往医院检查发现：桡骨头部位有明显压痛，但无骨突扪及，X 线片显示左肘部无骨折发生。医生诊断为桡骨头半脱位，经手法治疗后疼痛消失，患肢能上举过头和握持玩具，并可以做前臂屈伸运动。

问题：
1. 简述肘关节的结构特点。
2. 幼儿为何易发生桡骨头半脱位？
3. 简述桡骨头半脱位的手法复位方法。

一、上肢带骨的连结

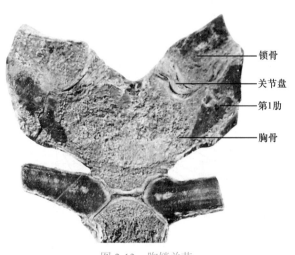

图 2-13　胸锁关节

标注：锁骨、关节盘、第 1 肋、胸骨

1. 胸锁关节（sternoclavicular joint） 是上肢骨与躯干骨间连结的唯一关节，由锁骨的胸骨端与胸骨的锁切迹及第 1 肋软骨的上面构成，属于多轴关节（图 2-13）。关节囊坚韧并有胸锁前、后韧带和锁间韧带、肋锁韧带加强。囊内有纤维软骨构成的关节盘，其上缘附于锁骨内侧端上方，下缘附着于第 1 肋软骨，故关节盘以对角线形式斜位于关节囊内，将关节腔分为外上和内下两部分。关节盘使关节头和关节窝相适应，并能阻止锁骨向内上方脱位。胸锁关节允许锁骨外侧端向上、下、前、后运动，还可绕冠状轴做微小的旋转和环转运动。胸锁关节的活动度虽小，但以此为支点，扩大了上肢的活动范围。

2. 肩锁关节（acromioclavicular joint） 由锁骨的肩峰端与肩峰的关节面构成，属于平面关节，关节活动度小，是肩胛骨活动的支点。关节的上方有肩锁韧带加强；关节囊和锁骨下面有坚韧的喙锁韧带连于喙突，防止肩胛骨向内侧移位并限制其下降。

3. 喙肩韧带（coracoacromial ligament） 为三角形的扁韧带（图 2-14），连于肩胛骨的喙突与肩峰之间，与喙突、肩峰共同构成喙肩弓，架于肩关节上方，防止肱骨头向上脱位。

二、自由上肢骨的连结

1. 肩关节（shoulder joint） 由肱骨头与肩胛骨关节盂构成，也称盂肱关节，是典型的多轴球窝关节（图2-14）。肱骨头大，关节盂小而浅。关节盂周缘有纤维软骨构成的盂唇，使之略为加深，但它仍仅容纳肱骨头的1/4～1/3。因此，肩关节的运动幅度较大。

肩关节囊薄而松弛，向上附着于关节盂周缘，向下附着于肱骨解剖颈，其内侧部可抵达外科颈。在某些部位，滑膜可形成滑液鞘或滑膜囊，以利于肌腱的活动。关节囊内有起于盂上结节的肱二头肌长头腱通过，滑膜包绕在肌腱的表面，形成结节间滑液鞘，经结节间沟穿出关节囊外。关节囊的上壁有喙肱韧带（coracohumeral ligament），连于喙突与肱骨大结节之间，其部分纤维编织入关节囊的纤维层，关节囊的前壁和后壁也有许多肌腱的纤维编入纤维层，从而增加了关节的稳固性。关节囊的下壁没有肌腱和韧带加强，最为薄弱，故肩关节脱位时，肱骨头常从下壁脱出，发生前下方脱位。

肩关节为全身最灵活的关节，可做三轴运动：即冠状轴上的屈和伸，矢状轴上的收和展，垂直轴上的旋内、旋外及环转运动。臂外展超过40°～60°角，继续抬高至180°时，常伴随有胸锁与肩锁关节的运动及肩胛骨的旋转运动。肩关节的灵活也带来了关节的易损，肩关节损伤的外科修复随着新设计的人工替代物进展，治疗效果也得到不断改善。

2. 肘关节（elbow joint） 是由肱骨下端与尺、桡骨上端构成的复关节（图2-15）。

（1）肘关节

1）肱尺关节（humeroulnar joint）：由肱骨滑车和尺骨滑车切迹构成，属滑车关节。

2）肱桡关节（humeroradial joint）：由肱骨小头和桡骨头上面的关节凹构成，属球窝关节。

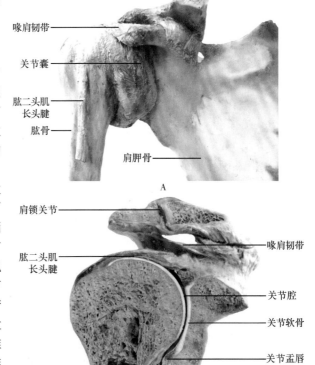

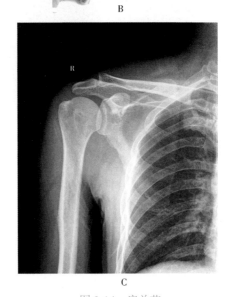

图 2-14 肩关节
A. 前面观；B. 冠状切反面；C. 肩关节X线正位片

3）桡尺近侧关节（proximal radioulnar joint）：由桡骨头周围的环状关节面和尺骨桡切迹构成，属车轴关节。

上述3个关节包在一个关节囊内。囊向上附着于肱骨冠突窝、桡窝和鹰嘴窝的上缘及肱骨滑车内侧和肱骨小头外侧的骨面，向下附于尺骨滑车切迹关节面周缘和桡骨环状韧带。肘关节囊前、后壁薄而松弛，两侧壁厚而紧张，并有韧带加强。关节囊的后壁最薄弱，故常见桡、尺两骨向后脱位，移向肱骨的后上方。

（2）肘关节的韧带

1）桡侧副韧带（radial collateral ligament）：位于囊的桡侧，由肱骨外上髁向下扩展，止于桡骨环

笔记栏

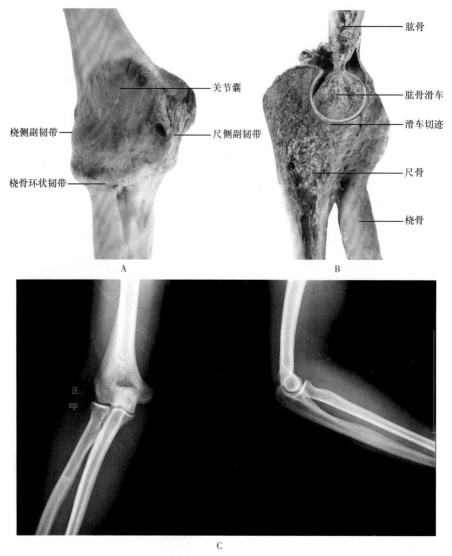

图 2-15　肘关节

A. 前面观；B. 矢状切面；C. 肘关节 X 线正侧位片

状韧带。

2）尺侧副韧带（ulnar collateral ligament）：位于囊的尺侧，由肱骨内上髁向下呈扇形扩展，止于尺骨滑车切迹内侧缘。

3）桡骨环状韧带（annular ligament of radius）：位于桡骨环状关节面的周围，前后端附着于尺骨桡切迹的前、后缘，与尺骨桡切迹共同构成一个上口大、下口小的漏斗状骨纤维环，容纳桡骨头在环内旋转而不易脱出。但是，幼儿在 4 岁以前，桡骨头发育不完全，桡骨环状韧带和肘关节囊较松弛，因此，在肘关节伸直位猛力牵拉前臂时，桡骨头被环状韧带卡住，或环状韧带部分夹在肱骨、桡骨之间，从而发生桡骨头半脱位。

肘关节的运动以肱尺关节为主，肱尺关节在冠状轴上做屈和伸运动。由于肱骨滑车的内侧唇较外侧唇更为向前向下突出，使关节的运动轴斜向下内，伸前臂时，前臂偏向外侧，构成约 10° 的外偏角，称提携角。肱桡关节虽属球窝关节，但因受肱尺关节的限制，只能做屈、伸和旋前、旋后运动。桡尺近侧关节与桡尺远侧关节联合，共同使前臂做旋前和旋后运动。

肱骨内、外上髁和尺骨鹰嘴均可在体表扪及，当肘关节伸直时，此三点位于一条直线上，当关节屈至 90° 角时，此三点的连线构成一尖朝下的等腰三角形。肘关节发生后脱位时，鹰嘴移向后上方，三点位置关系发生改变。

3. 前臂骨的连结（图 2-16）　包括前臂骨间膜、桡尺近侧关节和桡尺远侧关节。

（1）前臂骨间膜（interosseous membrane of forearm）：连结尺骨和桡骨的骨间缘，是一坚韧的纤维膜，纤维方向主要是从桡骨斜向下内达尺骨。当前臂处于半旋前时，前臂两骨骨间缘之间的宽度达最大，骨间膜也最紧张。因此，前臂骨折时，应将前臂固定于半旋前或半旋后位，以防止骨间膜挛缩，影响前臂愈后的旋转功能。

（2）桡尺近侧关节（见肘关节）。

（3）桡尺远侧关节（distal radioulnar joint）：由尺骨头的环状关节面与桡骨的尺切迹及尺骨下方的关节盘构成，属于车轴关节。关节盘为一个自桡骨的尺切迹下缘连至尺骨茎突根部的三角形纤维软骨板，将尺骨头与腕骨隔开。关节囊松弛，附着于关节面和关节盘周缘。

桡尺近侧和远侧关节是联动关节，前臂可做旋转运动，其旋转轴为通过桡骨头中心至尺骨头中心的连线。运动时，桡骨头在原位自转，而桡骨下端连同手围绕尺骨头旋转。当桡骨转至尺骨前方并与之相交叉时，手背向前，称为旋前。与此相反的运动，即桡骨转回到尺骨外侧而手掌向前时，称为旋后。

4. 手关节（joint of hand）（图 2-17） 包括桡腕关节、腕骨间关节、腕掌关节、掌骨间关节、掌指关节和指骨间关节。

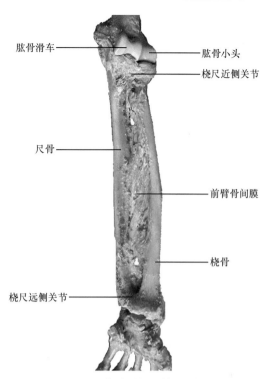

图 2-16 前臂骨的连结（左侧）

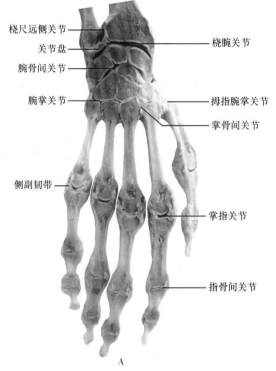

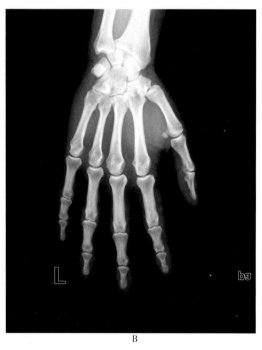

图 2-17 手关节

A. 冠状切面；B. 手掌 X 线正位片

（1）桡腕关节（radiocarpal joint）：又称腕关节（wrist joint），是典型的椭圆关节。由桡骨的腕关节面和尺骨头下方的关节盘构成关节窝，手舟骨、月骨和三角骨的近侧关节面构成关节头。关节囊松弛，关节的前、后和两侧均有韧带加强，其中掌侧韧带较坚韧，所以腕的后伸运动受到限制。桡腕关节可做屈、伸、收、展及环转运动。

（2）腕骨间关节（intercarpal joint）：为相邻各腕骨之间构成的关节，可分为近侧列腕骨间关节、

笔记栏

远侧列腕骨间关节、近侧列与远侧列腕骨之间的腕中关节。但各腕骨之间借韧带连成一整体，各关节腔彼此相通，属微动关节，只能做轻微的滑动和转动。腕骨间关节常和桡腕关节联合运动。

（3）腕掌关节（carpometacarpal joint）：由远侧列腕骨的远侧关节面与5个掌骨底构成。除拇指和小指的腕掌关节外，其余各指的腕掌关节运动范围极小。

拇指腕掌关节（carpometacarpal joint of thumb）：由大多角骨与第1掌骨底构成，是典型的鞍状关节，为灵长类动物所特有。关节囊松弛，可做屈、伸、收、展、环转和对掌运动。由于第1掌骨的位置向内侧旋转了近90°，故拇指的屈、伸运动发生在冠状面上，收、展运动发生在矢状面上。第1掌骨向内侧的运动为屈，向外侧为伸，向前为展，向后复位为收。对掌运动是拇指向掌心，拇指尖与其余四个指的掌侧面指尖相接触的运动。

（4）掌骨间关节（intermetacarpal joint）：是第2～5掌骨底相互之间的平面关节，其关节腔与腕掌关节腔交通，只能做轻微的滑动。

（5）掌指关节（metacarpophalangeal joint）：由掌骨头与相应各指的近节指骨底构成，共5个。关节囊薄而松弛，周围有韧带增强，其中前面为掌侧韧带，含有纤维软骨板；两侧是侧副韧带，从掌骨头两侧延向下附于指骨底两侧，此韧带在屈指时紧张，伸指时松弛。当指处于伸位时，掌指关节可做屈、伸、收、展及环转运动，旋转运动因受韧带限制，幅度小。当掌指关节处于屈位时，仅允许做屈伸运动。手指的收展是以通过中指的正中线为准，向中线靠拢为收，远离中线为展。握拳时，掌指关节显露于手背的凸出处是掌骨头。

（6）指间关节（interphalangeal joint of hand）：由各指相邻两节指骨的底与滑车构成，共9个，属典型的滑车关节。除拇指外，各指均有近侧和远侧两个指骨间关节。关节囊松弛，两侧有韧带加强，只能做屈、伸运动，屈指时，指背凸出的部分是指骨滑车。

> **案例2-2 提示**
> 1. 参见本节。
> 2. 参见本节。
> 3. 术者左手握患者左腕部，右手拇指按桡骨小头外侧面；术者左手稍用力牵引左臂，使之伸直，前臂旋后，同时右手拇指施压于桡骨头，可听到轻微响声或滑入腔隙有震动感则表明复位。

（李文春）

第四节　下肢骨的连结

下肢骨的连结包括下肢带骨的连结和自由下肢骨的连结。下肢的主要功能是支持体重和运动，以维持身体的直立姿势。下肢骨的形态结构为适应功能需要而变得更粗大强壮，适于支撑和对抗机械重力。髋骨则为适应女性分娩，其形态结构也表现出性别差异。

> **案例2-3**
> 　　患者，男，32岁，乘坐汽车时右大腿置于左大腿上，急刹车致其右膝部撞到前排椅背，感觉右髋部疼痛，下肢不能活动，被送至医院急诊。检查发现右髋关节呈屈曲、内收内旋状，下肢有缩短，臀部可触到异常隆起的股骨头。X线正位片提示：右髋关节后脱位。患者在腰麻下手法复位。
> **问题：**
> 　　1. 试述髋关节的构成、结构特征、运动方式。
> 　　2. 髋关节脱位的常见类型有哪些？

一、下肢带骨的连结

1. 骶髂关节（sacroiliac joint）（图2-18）　由骶骨的耳状面和髂骨的耳状面构成，由于关节面凹凸不平，彼此结合紧密。关节囊紧张，附于关节面的周缘，其前、后方分别有骶髂前、后韧带加强。此外，后上方还有骶、髂骨粗隆之间的骶髂骨间韧带充填和连结，防止髂骨向前下方移位。骶髂关节结构牢固，活动性甚微，以适应下肢支持体重的功能。在妊娠后期其活动度可略增大，以适应分娩功能。

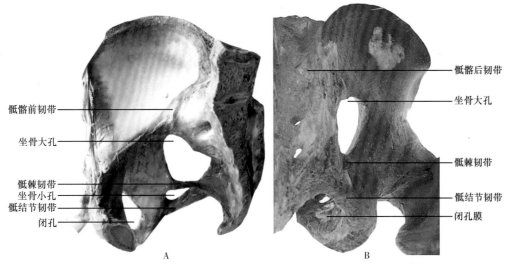

图 2-18　骨盆的韧带

A. 前面观；B. 后面观

2. 髋骨与脊柱间的韧带连结（图 2-18）

（1）髂腰韧带（iliolumbar ligament）：强韧肥厚，由第 5 腰椎横突横行放散至髂嵴的后上部，可防止腰椎向下脱位。

（2）骶结节韧带（sacrotuberous ligament）：位于骨盆后方，起于骶、尾骨侧缘和髂后上棘，呈扇形，集中附着于坐骨结节内侧缘。

（3）骶棘韧带（sacrospinous ligament）：位于骶结节韧带的前方，起于骶、尾骨侧缘，呈三角形，止于坐骨棘。

骶结节韧带、骶棘韧带分别与坐骨大、小切迹围成坐骨大孔和坐骨小孔，两孔有肌肉、血管和神经等从盆腔经坐骨大、小孔达臀部和会阴。

3. 耻骨联合（pubic symphysis）（图 2-19）由两侧耻骨联合面借耻骨间盘连结而成。耻骨间盘为纤维软骨，其内部常有一矢状位的裂隙，女性耻骨间盘较厚，裂隙也较大。在耻骨联合的上、下方分别有连结两侧耻骨的耻骨上韧带和耻骨弓状韧带。耻骨联合的活动甚微，但在分娩过程中，可有轻度分离，以增大骨盆的径线，有利于胎儿的娩出。

4. 闭孔膜（obturator membrane）（图 2-18）为封闭闭孔的纤维膜，是髋骨的固有韧带，其内、外有闭孔内、外肌肉附着。闭孔膜上部与闭孔沟围成闭膜管（obturator canal），有闭孔神经和血管通过。

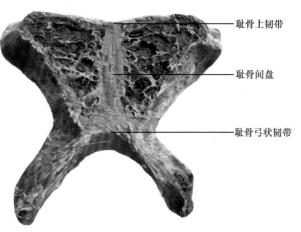

图 2-19　耻骨联合（冠状切面）

5. 骨盆（pelvis）（图 2-20）　由骶骨、尾骨和两侧髋骨借骨连结构成，被界线分为上方的大骨盆（或假骨盆）和下方的小骨盆（或真骨盆）。界线是由骶岬向两侧经骶骨翼、弓状线、耻骨梳、耻骨结节至耻骨联合上缘构成的环形线。小骨盆分为骨盆上口、骨盆下口和骨盆腔。骨盆上口由界线围成。骨盆下口由尾骨尖、两侧的骶结节韧带、坐骨结节、坐骨支、耻骨下支及耻骨联合下缘围成，呈菱形。坐骨支与耻骨下支连成耻骨弓，两侧耻骨弓之间的夹角称为耻骨下角。骨盆上、下口之间的腔称骨盆腔，是一个前壁短、侧壁及后壁长的弯曲管道，其中轴为骨盆轴，分娩时，胎儿沿此轴娩出。

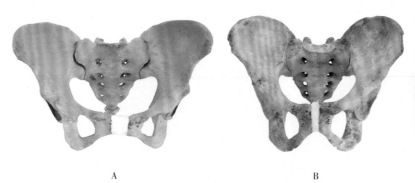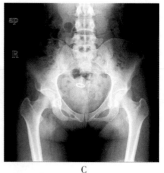

A   B   C

图 2-20 骨盆

A. 女性骨盆；B. 男性骨盆；C. 骨盆 X 线正位片（女性）

骨盆的位置，因人体姿势不同而变动。人体直立时，骨盆向前倾斜，两髂前上棘与两耻骨结节位于同一冠状面内，尾骨尖与耻骨联合上缘位于同一水平面上；骨盆上口的平面与水平面构成 50°～55°

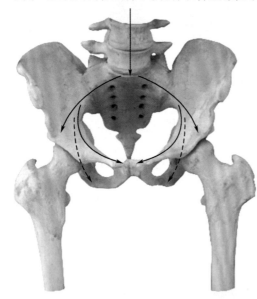

图 2-21 骨盆的力传导方向

的夹角（女性约为 60°），称为骨盆倾斜度。骨盆倾斜度的增减将影响脊柱的弯曲，如斜度增加，则重心前移，必然导致腰曲前凸增大。反之腰曲前凸减小。

骨盆是躯干与自由下肢骨之间的连结部分，起着传递重力、支持和保护盆腔脏器的作用。人体直立时，人体重力经第 5 腰椎、骶骨、两侧的骶髂关节、髋臼、股骨头传导至双下肢，这种弓形力传递线称股骶弓（图 2-21）。当人体处于坐位时，重力由骶髂关节传至两侧坐骨结节，这种弓形力传递线称坐骶弓。骨盆前部还有两条约束弓，以防止上述两弓向两侧分开。一条在耻骨联合处连结两侧耻骨上支，可防止股骶弓被压挤。另一条为两侧坐骨支和耻骨下支连成的耻骨弓，能约束坐骶弓不致散开。约束弓不如重力弓有力，外伤时，约束弓的耻骨上支较下支更易骨折。

在人类的全身骨骼中，性别差异最显著的是骨盆（表 2-1），女性骨盆特点主要与妊娠和分娩有关。

表 2-1 男、女骨盆的差异

项目	男性	女性
骨盆外形	窄而长	宽而短
髂骨翼	较垂直	较水平
骨盆上口	心形	近圆形
耻骨下角	70°～75°	90°～100°
骶骨	较长而曲度大	较短而曲度小
	骶岬突出明显	骶岬突出不明显
小骨盆腔	漏斗形	圆桶形
骨盆下口	较窄	较宽

二、自由下肢骨的连结

1. 髋关节（hip joint）（图 2-22，图 2-23） 由髋臼与股骨头构成，是典型的杵臼关节。股骨头大，髋臼较深。髋臼的周缘附有纤维软骨构成的髋臼唇（acetabular labrum），进一步增加髋臼的深度。髋臼切迹被髋臼横韧带封闭，使髋臼内的半月形关节面扩大为环形关节面，增大髋臼与股骨头的接触面。髋臼窝内充填有脂肪组织。

髋关节的关节囊坚韧而紧张，向上附着于髋臼周缘及横韧带，向下附着于股骨颈，前面达转子

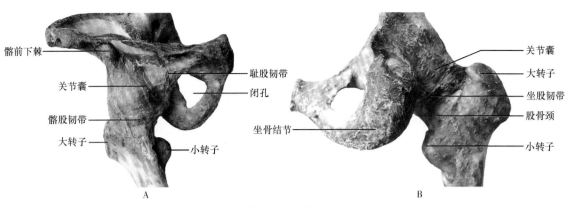

图 2-22 髋关节
A. 前面观；B. 后面观

间线，后面只包绕股骨颈的内侧 2/3。故股骨颈骨折有囊内骨折和囊外骨折之分。关节囊周围有多条韧带：

（1）髂股韧带（iliofemoral ligament）：由髂前下棘向下扩展成"人"字形，经关节囊前方止于转子间线，最为强韧，可限制大腿过伸，并对维持人体直立姿势有很大作用。

（2）股骨头韧带（ligament of head of femur）：位于关节囊内，连于股骨头凹和髋臼横韧带之间，为滑膜所包被，内含有营养股骨头的血管。

（3）耻股韧带（pubofemoral ligament）：自耻骨上支向外下与关节囊的前下壁融合，可限制大腿外展和旋外。

（4）坐股韧带（ischiofemoral ligament）：起于坐骨体，止于股骨大转子，可限制大腿旋内。

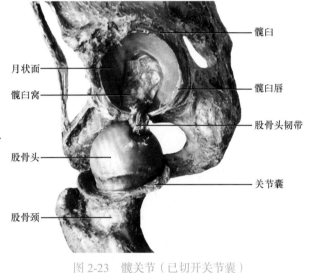

图 2-23 髋关节（已切开关节囊）

（5）轮匝带是关节囊深层纤维环绕股骨颈增厚而成，可限制股骨头向外脱出。

髋关节有三个运动轴，可做三轴运动：即绕冠状轴做屈、伸，绕矢状轴做收、展，绕垂直轴做旋内、旋外，并能做环转运动。但由于股骨头深藏于髋臼内，关节囊较坚韧而紧张，又受多条韧带的限制，故其运动幅度远不及肩关节，但稳固性增强，以适应其支持和下肢行走的功能。

2. 膝关节（knee joint）（图 2-24 ～图 2-26） 是人体最大最复杂的关节，由股骨下端、胫骨上端和髌骨构成。股骨的内、外侧髁分别与胫骨的内、外侧髁相对。髌骨与股骨的髌面相接。

膝关节的关节囊薄而松弛，附于各关节面的周缘，各部位厚薄不一，囊的前壁不完整，由股四头肌肌腱内的髌骨填补。膝关节有囊内、囊外韧带加强，限制关节活动，增加关节的稳固性。膝关节的囊内、外韧带主要有：

（1）髌韧带（patellar ligament）：位于囊的前壁，是股四头肌肌腱向下包绕髌骨，起于髌骨下缘，止于胫骨粗隆，是股四头肌肌腱的下续部分。

（2）腓侧副韧带（fibular collateral ligament）：位于囊的腓侧，呈条索状，起于股骨外上髁，止于腓骨头，与关节囊之间留有间隙。

（3）胫侧副韧带（tibial collateral ligament）：位于囊的胫侧，呈扁带状，起自股骨内上髁，止于胫骨内侧髁的内侧面，与关节囊和内侧半月板紧密结合。胫侧副韧带和腓侧副韧带在伸膝时紧张，屈膝时松弛，半屈膝时最松弛，因此，半屈膝时膝关节可做少许旋内和旋外运动。

（4）腘斜韧带（oblique popliteal ligament）：位于囊的后方，起于胫骨内侧髁，斜向外上方与关节囊后壁融合，止于股骨外上髁，部分纤维与关节囊融合，有防止膝关节过度前伸的作用。

（5）膝交叉韧带（cruciate ligament of knee）：位于膝关节中央稍后方，非常坚韧，由滑膜衬覆，可

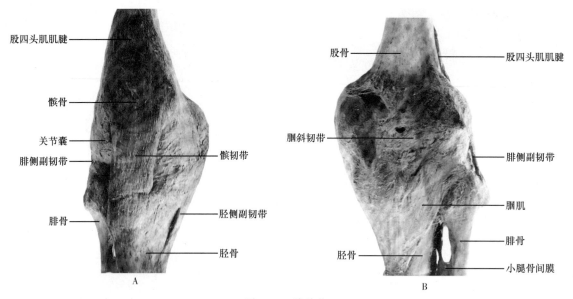

图 2-24 膝关节

A. 前面观；B. 后面观

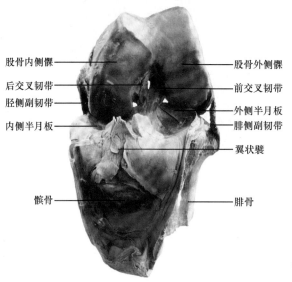

图 2-25 膝关节内部结构

分前、后两条。前交叉韧带（anterior cruciate ligament）起自胫骨髁间隆起的前方内侧，斜向后外上方，纤维呈放射状附着于股骨外侧髁的内侧面；后交叉韧带（posterior cruciate ligament）较前交叉韧带短而强韧，起自胫骨髁间隆起的后方，斜向前内上方，止于股骨内侧髁的外侧面。前交叉韧带在伸膝时最紧张，可防止胫骨前移；后交叉韧带在屈膝时最紧张，能防止胫骨后移。

在股骨内、外侧髁与胫骨内、外侧髁的关节面之间，垫有两块由纤维软骨构成的半月板，分别称内侧半月板和外侧半月板（图 2-26）。半月板下面平坦，上面凹陷，外缘肥厚，内缘锐利；两端借韧带附着于胫骨髁间隆起。内侧半月板（medial meniscus）较大，呈"C"形，前端窄、后端宽，外缘与关节囊及胫侧副韧带紧密相连。外侧半月板（lateral meniscus）较小，近似"O"

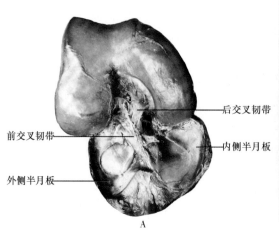

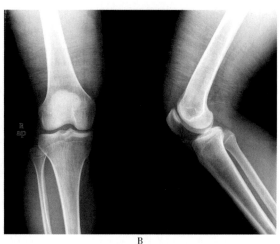

图 2-26 膝关节半月板

A. 膝关节内部结构；B. 膝关节 X 线正侧位片

形，外缘也与关节囊相连。两个半月板的前缘借膝横韧带连结。半月板的存在，一方面增大了关节窝的深度，使膝关节更稳固，另一方面可同股骨髁一起对胫骨做旋转运动。此外，半月板具有弹性，能缓冲压力和吸收震荡。由于半月板随着膝关节的运动而移动，因而当膝关节骤然发生强烈运动时，易造成损伤或撕裂。

关节囊的滑膜是全身关节中最宽阔最复杂的，附着于各骨的关节面周缘，覆盖关节内除关节软骨和半月板以外的所有结构，其面积远远超过纤维膜。因此，滑膜或突入关节腔形成滑膜皱襞，或突至纤维膜外面形成滑膜囊。在髌骨下方中线的两侧，部分滑膜突向关节腔内，形成翼状襞（alar fold），襞内含有脂肪组织，充填于关节腔内的空隙。滑膜在髌骨上缘以上，沿股骨下端和股四头肌肌腱之间，向上突出达 5cm 左右，形成髌上囊，此囊与关节腔相通。另外，还有不与关节腔相通的滑膜囊，如位于髌韧带与胫骨上端之间的髌下深囊。

膝关节属于屈戌关节，主要进行冠状轴上的屈、伸运动；在半屈膝时，还可做轻度的旋转运动，即胫骨髁沿垂直轴对半月板和股骨髁的运动。半月板的位置随膝关节的运动而改变，屈膝时，半月板滑向后方，伸膝时滑向前方；屈膝旋转时，一个半月板滑向前，另一个滑向后。由于股骨两髁关节面后部的曲度较下部的大，故在伸膝过程中，股骨两髁与胫骨两髁的接触面积逐渐增大，同时，两半月板也逐渐向前方滑动。因此，在急骤强力动作时，可造成半月板损伤。例如，当急剧伸小腿并做强力旋转（如踢足球）时，已经后移的半月板尚未来得及前滑，被膝关节上、下关节面挤住，即可发生半月板挤伤或破裂。由于内侧半月板与关节囊及胫侧副韧带紧密相连，因而内侧半月板损伤更为多见。

3. 小腿骨连结　包括 3 部分：上端是胫骨外侧髁上的腓关节面与腓骨头构成的胫腓关节，为微动关节；两骨干之间借坚韧的小腿骨间膜相连；下端是由胫腓前、后韧带构成的韧带连结。胫、腓两骨间活动度甚小。

4. 足关节（joint of foot）（图 2-27，图 2-28）　包括距小腿关节、跗骨间关节、跗跖关节、跖骨间关节、跖趾关节和趾骨间关节。

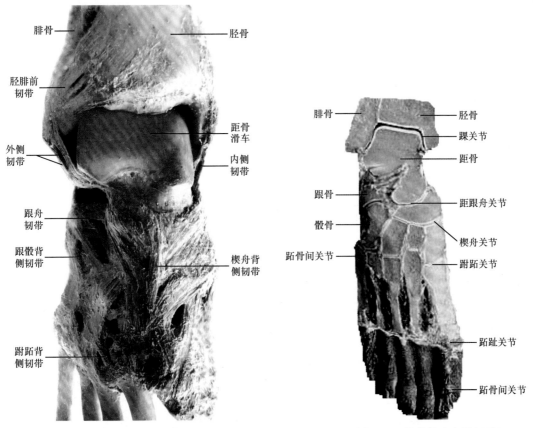

图 2-27　足关节及其韧带（上面观）　　　　图 2-28　足关节（水平切面）

（1）距小腿关节（talocrural joint）：又称踝关节（ankle joint），由胫、腓骨下端的关节面与距骨滑车构成，属屈戌关节。在足背屈或跖屈时，其旋转轴是可变的。关节囊附着于各关节面的周围，其前、后壁薄而松弛，两侧有韧带加强。内侧是坚韧的内侧韧带（又称三角韧带，medial ligament），起自内踝尖，向下呈扇形展开，止于足舟骨、跟骨和距骨。外侧是较薄弱的外侧韧带（lateral ligament），包括三条独立的韧带：前为距腓前韧带（anterior talofibular ligament），中为跟腓韧带（calcaneofibular ligament），后为距腓后韧带（posterior talofibular ligament）。三条韧带均起自外踝，分别向前、向下、向后内，止于距骨和跟骨。

踝关节主要能做背屈（伸）和跖屈（屈）运动。距骨滑车前宽后窄，当背屈时，较宽的前部进入关节窝内，关节较稳定；但在跖屈时，由于较窄的后部进入关节窝内，足便可做轻微的侧方运动，此时关节不够稳定，踝关节扭伤常在此情况下发生。

（2）跗骨间关节（tarsotarsal joint）：为相邻各跗骨之间构成的关节，数目较多，以距跟关节（talocalcaneal joint）、距跟舟关节（talocalcaneonavicular joint）和跟骰关节（calcaneocuboid joint）较为重要。距跟关节又名距下关节（subtalar joint），和距跟舟关节在功能上是联合关节，运动时，跟骨与足舟骨连同其余的足骨对距骨做内翻或外翻运动。足的内侧缘提起，足底转向内侧称内翻；足的外侧缘提起，足底转向外侧称外翻。内、外翻常与踝关节协同运动，即内翻常伴以足的跖屈，外翻常伴以足的背屈。跟骰关节和距跟舟关节联合构成跗横关节（transverse tarsal joint，又称 Chopart 关节），其关节线呈"S"形横过跗骨中份，内侧部凸向前，外侧部凸向后，但两关节的关节腔互不相通。临床上可沿此线进行足的离断。

跗骨之间还借许多坚强的韧带相连，主要的韧带有：分歧韧带（bifurcate ligament），呈"V"形，起自跟骨背面，向前分为两股，分别止于足舟骨和骰骨；跟舟足底韧带（plantar calcaneonavicular ligament），连于跟骨与足舟骨之间；在足底还有足底长韧带和跟骰足底韧带等，它们对维持足的纵弓具有重要意义。

（3）跗跖关节（tarsometatarsal joint）：由 3 块楔骨和骰骨的前端与 5 块跖骨的底构成，属平面关节，可做轻微滑动及屈、伸运动。

（4）跖骨间关节（intermetatarsal joint）：由第 2～5 跖骨底的毗邻面借韧带连结构成，属平面关节，活动甚微。

（5）跖趾关节（metatarsophalangeal joint）：由跖骨头与近节趾骨底构成，可做轻微的屈、伸、收、展运动。

（6）趾骨间关节（interphalangeal joint of foot）：由各趾相邻的两节趾骨的底与滑车构成，共 9 个，属滑车关节，可做屈、伸运动。

5. 足弓（图 2-29）　跗骨和跖骨借关节、韧带和肌腱而形成的凸向上的弓，称足弓，可分为前后方向的内、外侧纵弓和左右方向的一个横弓。

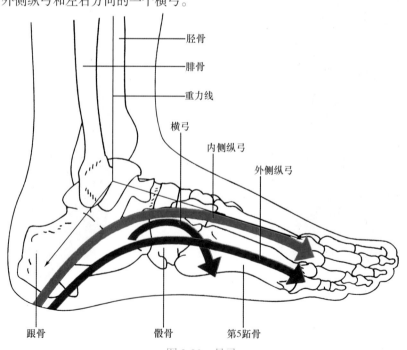

图 2-29　足弓

（1）内侧纵弓：由跟骨、距骨、足舟骨、3块楔骨以及内侧3个跖骨连结构成，弓的最高点为距骨头。此弓前端的承重点在第1跖骨头，后端的承重点是跟骨的跟结节。

（2）外侧纵弓：由跟骨、骰骨和外侧2个跖骨构成，弓的最高点在骰骨，其前端的承重点在第5跖骨头。内侧纵弓较外侧纵弓为高。

（3）横弓：由骰骨、3块楔骨和跖骨构成，最高点在中间楔骨。

人体的重力从踝关节经距骨向前、向后传到第1、5跖骨头和跟骨结节，这种具有弹性的"三足架"结构，不仅保证了直立时足底着地支撑的稳固性，而且可减轻运动时对体内器官的震荡。此外，还能保护足底的血管和神经免受压迫。足弓的维持，除各骨的连结外，足底的韧带以及足底长、短肌腱的牵引对足弓的维持也起着重要作用。这些韧带虽很坚韧，但缺乏主动收缩能力，如果维持足弓的组织过度劳损、先天发育不良或骨折损伤等，均可导致足弓塌陷，成为扁平足。

> **案例 2-3 提示**
> 1. 髋关节的构成、结构特征、运动方式见本节。
> 2. 髋关节常见脱位有前、后脱位和中心脱位三种类型，其中后脱位最常见。

第五节 颅骨的连结

颅骨的连结分为直接连结和间接连结两种，以直接连结为主。

一、颅骨的直接连结

各颅骨之间，大多数借缝、软骨和骨相连结，彼此间结合较为牢固。无活动性。

颅盖诸骨是在膜的基础上骨化的，骨与骨之间留有薄层结缔组织膜，构成缝，如冠状缝、矢状缝、人字缝和蝶顶缝等。随着年龄的增长，有的缝可发生骨化而成为骨性结合。

颅底诸骨是在软骨基础上骨化的，骨与骨之间的连结为软骨性的，如蝶枕、蝶岩、岩枕软骨结合等。随着年龄的增长，软骨结合骨化而成为骨性结合，但破裂孔处软骨终生不骨化。舌骨与颞骨茎突之间以茎突舌骨韧带相连结。

二、颅骨的关节

颅骨间的关节有颞下颌关节。

颞下颌关节（temporomandibular joint）（图2-30）：又称下颌关节，由下颌骨的下颌头与颞骨的下颌窝和关节结节构成。其关节面表面覆盖的是纤维软骨，关节囊松弛，上方附着于下颌窝和关节结节的周围，下方附着于下颌颈，囊外侧有从颧弓根部至下颌颈的外侧韧带加强，关节囊内有关节盘，盘呈椭圆形，由纤维软骨构成，关节盘的周缘与关节囊相接，将关节腔分成上、下两部。关节盘的矢状断面略呈"S"形，前部凹向上，后部凹向下与关节结节和下颌窝的形状相对应。关节囊的前部较薄弱，因此，下颌关节易向前脱位。

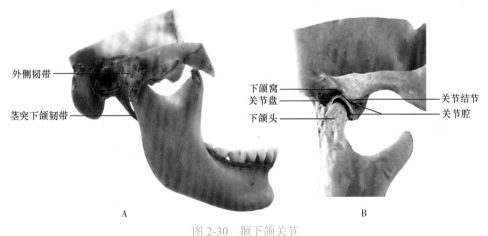

外侧韧带
茎突下颌韧带
A

下颌窝
关节盘
下颌头
关节结节
关节腔
B

图2-30 颞下颌关节
A.外侧面；B.矢状切面

颞下颌关节的运动：两侧下颌关节必须同时运动，故属联合关节。下颌骨可做上提和下降、前进和后退以及侧方运动。其中，下颌骨上提和下降的运动发生在下关节腔，前进和后退的运动发生在上关节腔。侧方运动是一侧的下颌头对关节盘做旋转运动，而对侧的下颌头和关节盘一起对关节窝做前进的运动。张口是下颌骨下降并伴有下颌头和关节盘向前的运动，故大张口时，下颌体向后下方下降，下颌头则随同关节盘滑至关节结节的下方。如果张口过大，关节囊过分松弛时，下颌头可滑至关节结节的前方，而不能退回关节窝，造成下颌关节的前脱位。复位时，必须先将下颌骨拉向下并超过关节结节，再将下颌骨推向后上方，才能将下颌头纳回下颌窝内。闭口则是下颌骨上提并伴有下颌头和下颌关节盘一起滑回关节窝的运动。

（王配军）

第 3 章 肌　　学

第一节　肌学总论

　　肌（muscle）根据构造和功能不同分为平滑肌、心肌和骨骼肌。平滑肌主要分布于内脏的中空性器官、血管壁和淋巴管壁；心肌为构成心壁的主要部分；骨骼肌主要分布于头颈、躯干和四肢，收缩迅速有力，可使躯体的空间位置改变。心肌与平滑肌受内脏神经调节，不直接受意志的管理，属于不随意肌。骨骼肌受躯体神经支配，受意志控制，称随意肌（voluntary muscle）。在显微镜下观察，骨骼肌与心肌一样有横纹，称横纹肌。

　　运动系统叙述的肌是骨骼肌，为运动系统的动力部分。绝大多数附着于骨骼，少数附着于皮肤，称皮肌，仅见于人类面部、颈部和手掌部。骨骼肌数量多，分布广泛，有 600 多块，约占体重的 40%。每块肌都具有一定的形态、构造，执行特定的功能，有丰富的血管和淋巴管分布，并接受神经的支配，所以每块肌都可视为一个器官。

一、肌 的 构 造

　　骨骼肌包括肌腹（muscle belly）和肌腱（muscle tendon）两部分。肌腹主要由肌纤维组成，色红而柔软，具有收缩和舒张功能。整个肌的外面包有肌外膜，由结缔组织构成，肌外膜发出若干纤维隔进入肌内将其分隔为较小的肌束，包被肌束的结缔组织称为肌束膜。肌束内每条肌纤维还包有一层薄的结缔组织膜，称肌内膜。供应肌的血管、神经和淋巴管等沿着这些结缔组织深入肌内，骨骼肌可有红肌与白肌之分。红肌主要由红肌纤维组成，较细小，收缩较慢，但作用持久；白肌主要由白肌纤维组成，较宽大，收缩较快，能迅速完成特定的动作，但作用不持久，每块肌肉大都含有这两种纤维。一般来讲，保持身体姿势的肌肉，含红肌纤维多；快速完成动作的肌肉，含白肌纤维多。肌腱主要由致密的胶原纤维束构成，色白、强韧而无收缩功能，位于肌腹的两端，有很强的抗牵引力，其抗张强度为肌的 112 ～ 233 倍。扁肌（阔肌）的腱性部分呈膜状，称腱膜（aponeurosis）。

二、肌的形态和分类

　　肌的形态多样（图 3-1），按其外形大致可分为长肌、短肌、扁肌和轮匝肌。长肌多分布于四肢，收缩时肌显著缩短，可引起大幅度的运动。有些长肌的起端有两个以上的头，以后聚成一个肌腹，称为二头肌、三头肌或四头肌；有些长肌肌腹被中间腱划分成两个肌腹，称二腹肌；有的由多个肌腹融合而成，中间隔以腱划，如腹直肌。短肌多见于躯干深层，小而短，具有明显的节段性，收缩幅度较小。扁肌（阔肌）宽扁呈薄片状，多见于胸腹壁，除运动功能外还兼有保护内脏的作用。轮匝肌主要由环形的肌纤维构成，位于孔裂的周围，收缩时可以关闭孔裂。

　　另外，根据肌束方向与肌长轴的关系可分为与肌束平行排列的梭形肌或菱形肌，如缝匠肌、肱二头肌；半羽状排列的有半膜肌、指伸肌；羽状排列的如股直肌、踇长屈肌；多羽状排列的如三角肌、肩胛下肌；还有放射状排列的如斜方肌等。

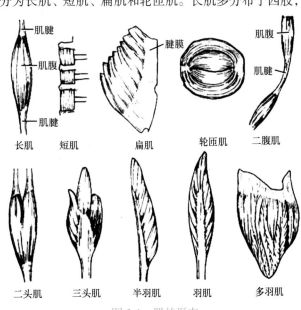

图 3-1　肌的形态

三、肌的起止、配布和作用

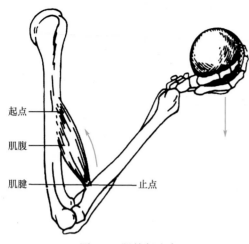

图 3-2 肌的起止点

肌通常以两端附着在两块或两块以上的骨面上，中间跨过一个或多个关节。肌收缩时使两骨彼此靠近或分离而产生运动。通常一块骨的位置相对固定，而另一块骨的位置相对移动。肌在固定骨上的附着点，称为起点或定点；移动骨上的附着点称为止点或动点。一般来说，接近身体正中面或四肢近侧端附着点作为起点，另一端则作为止点（图 3-2）。肌肉的起点和止点在一定条件下可以相互转换。例如胸大肌起于胸廓，止于肱骨，收缩时使上肢向胸廓靠拢，但在做引体向上动作时，胸大肌的起、止点易位，止于肱骨的一端相对固定作为定点，而附着于胸廓的一端作为动点，收缩时使胸廓向上肢靠拢，故能引体向上。

肌在关节周围配布的方式和多少与关节的运动轴密切相关。单轴关节通常配备两组肌，如肘关节，前方是屈肌，后方是伸肌，从而使关节完成屈和伸的运动。双轴关节通常有四组肌。三轴关节周围配备有六组肌。因此，每一个关节至少配布有两组运动方向相反的肌，这些在作用上相互对抗的肌称拮抗肌。此外，关节在完成某一种运动时，通常是由几块肌共同配合完成的，这些功能相似的肌称协同肌。

四、肌的命名法

肌按形态、大小、位置、起止点或作用等命名。如斜方肌、三角肌等是按形状命名；冈上肌、冈下肌、肋间肌等是按位置命名；肱二头肌、股四头肌等是按肌的形态结构和部位综合命名；胸大肌、腰大肌等又以大小和位置综合命名；胸锁乳突肌、胸骨舌骨肌等按其起止点命名；旋后肌、大收肌等是按作用命名；腹外斜肌、腹横肌根据肌的位置和肌束的方向命名。了解肌的命名原则有助于学习和记忆。

五、肌的辅助装置

肌的辅助装置位于肌的周围，具有协助肌的运动，保持肌的位置、减少肌运动时的摩擦和保护等功能，包括筋膜、滑膜囊、腱鞘等。

（一）筋膜

筋膜（fascia）遍布全身，分浅筋膜和深筋膜两种。

1. 浅筋膜（superficial fascia） 又称皮下筋膜（图 3-3），位于真皮之下，包被全身各部，由疏松结缔组织构成，内含浅动脉、浅静脉、皮神经、浅淋巴管和脂肪组织等，脂肪组织含量因身体的部位、性别及营养状态而不同，人体某些部位浅筋膜内缺乏脂肪组织，如眼睑、耳郭；部分浅筋膜还有乳腺和皮肌。浅筋膜对深层的肌、血管、神经等有一定的保护作用。

2. 深筋膜（deep fascia） 又称固有筋膜（图 3-3），由致密结缔组织构成，位于浅筋膜的深面，包被体壁、四肢肌和血管神经等。深筋膜插入肌群之间，并附着于骨，构成肌间隔，与包绕肌群的深筋膜构成筋膜鞘，保证其独立活动，减少肌之间的摩擦。深筋膜

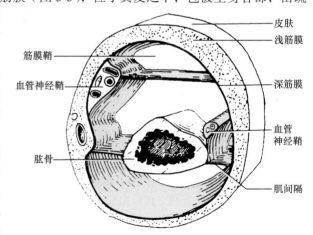

图 3-3 筋膜模式图（臂中部横切面）

筋膜鞘
血管神经鞘
肱骨
皮肤
浅筋膜
深筋膜
血管神经鞘
肌间隔

还包绕血管、神经形成血管神经鞘。在肌数目众多而骨面不够广阔的部位，它可供肌附着作为肌的起点。在某些部位，如腕和踝部，深筋膜增厚形成支持带，对肌腱具有支持和约束作用。

▎（二）滑膜囊

滑膜囊（synovial bursa）为封闭的结缔组织囊，形扁，壁薄，内有滑液，多位于肌腱与骨面相接触处，以减少两者之间的摩擦。关节附近的滑膜囊可与关节腔相交通。滑膜囊炎症可影响肢体局部的运动功能。

▎（三）腱鞘

腱鞘（tendinous sheath）（图 3-4）是包围在长肌腱外面的鞘管，存在于活动性较大的部位，如腕、踝、手指和足趾等处。腱鞘由纤维层和滑膜层构成。纤维层（fibrous layer）位于外层，为深筋膜增厚所形成的半环形纤维管道，与骨共同构成完整性的管道即骨纤维鞘，起着滑车和约束作用。滑膜层（synovial layer）位于纤维层内面，是由滑膜构成的双层圆筒形的鞘。其内层包在肌腱的表面，称为脏层；外层贴在腱鞘纤维层的内面，称为壁层。脏、壁两层互相移行，形成腔隙，内含少量滑液，使肌腱能在鞘内自由滑动。若手指不恰当地做长期、过度且快速的活动，可导致腱鞘损伤，产生疼痛并影响肌腱的滑动，称为腱鞘炎，为一种常见病。滑膜层的脏层和壁层相互移行的部分，称为腱系膜（mesotendon），其中有供应肌腱的血管通过。由于肌腱经常活动，腱系膜大部分消失，仅在血管神经出入处保留下来，称为腱纽（vincula tendinum）。

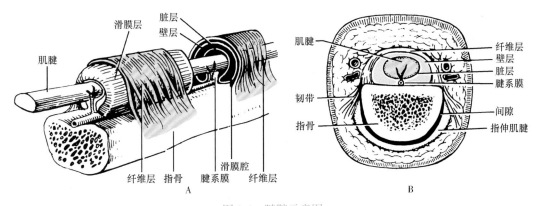

图 3-4　腱鞘示意图
A. 侧面观；B. 横断面

第二节　头　　肌

头肌可分为面肌和咀嚼肌两部分，其起止点、作用和神经支配见表 3-1。

表 3-1　头肌的起止点、作用和神经支配

肌群	名称	起点	止点	主要作用	神经支配
面肌	枕额肌	上项线	眉部皮肤	提眉，下牵皮肤，后牵头皮	面神经
	眼轮匝肌	环绕睑裂周围		闭合睑裂	
	口周围肌	口唇周围		运动口唇	
咀嚼肌	咬肌	颧弓	下颌骨咬肌粗隆	上提下颌（闭口）	三叉神经
	颞肌	颞窝	下颌骨冠突		
	翼内肌	翼窝	下颌骨内面	（1）单侧收缩拉下颌向对侧	
	翼外肌	翼突外侧板	下颌颈、颞下颌关节的关节盘	（2）两侧同时收缩拉下颌向前，协助张口	

一、面　　肌

面肌为扁薄的皮肌，位置表浅，大多起自颅骨的不同部位，止于面部皮肤，主要分布于口、眼、鼻等孔裂周围，可分为环形肌和辐射肌两种，有闭合或开大上述孔裂的作用，同时牵动面部皮肤显示喜怒哀乐等各种表情，故面肌又叫表情肌（图 3-5）。

笔记栏

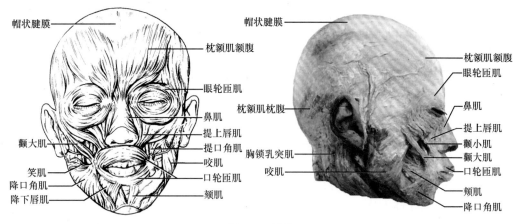

图 3-5 面肌

（一）枕额肌

枕额肌（occipitofrontalis），位于颅盖中线两侧，左右各有一块。该肌由两个肌腹和中间的帽状腱膜（galea aponeurotica）构成。额腹（frontal belly）即额肌，位于额部皮下，止于眉部皮肤，枕腹（occipital belly）即枕肌，位于枕部皮下，起自枕骨。两肌腹之间有坚韧的帽状腱膜相连，它们与颅部的皮肤和皮下组织紧密结合共同组成头皮，与深部的骨膜隔以疏松结缔组织。枕额肌枕腹收缩可向后牵拉帽状腱膜，额腹收缩时可提眉并使额部皮肤出现皱纹。

（二）眼轮匝肌

眼轮匝肌（orbicularis oculi）位于眼裂周围，呈扁椭圆形。眼轮匝肌收缩可使睑裂闭合，泪囊部纤维可扩大泪囊，使囊内产生负压，以利泪液的引流。

（三）口周围肌

口周围肌位于口裂周围，包括辐射状肌和环形肌。辐射状肌分别位于口唇的上、下方，能上提上唇、降下唇或拉口角向上、向下或向外。在面颊深部有一对颊肌（buccinator），此肌紧贴口腔侧壁，可使唇、颊紧贴牙齿，帮助咀嚼和吸吮。环绕口裂的环形肌称口轮匝肌（orbicularis oris），收缩时关闭口裂，并使上、下唇与牙贴紧。

二、咀　嚼　肌

咀嚼肌（masticatory muscle）包括咬肌、颞肌、翼外肌和翼内肌，配布于下颌关节周围，参与咀嚼运动（图 3-6）。

（一）咬肌

咬肌（masseter）起自颧弓的下缘和内面，纤维斜向后下止于咬肌粗隆，收缩时上提下颌骨。

（二）颞肌

颞肌（temporalis）起自颞窝，肌束如扇形向下会集，通过颧弓的深面，止于下颌骨冠突，收缩时使下颌骨上提，后部纤维使下颌骨向后。

（三）翼内肌

翼内肌（medial pterygoid）起自翼窝，向外下方止于下颌骨内面的翼内肌粗隆，收缩时上提下颌骨，并使其向前运动。

（四）翼外肌

翼外肌（lateral pterygoid）起自蝶骨大翼的下面和翼突的外侧面，向后外止于下颌颈和颞下颌关节的关节盘等处。收缩时拉颞下颌关节的关节盘连同下颌头向前至关节结节的下方，做张口运动。单侧收缩时，使下颌移向对侧。

由于闭口肌的力量大于张口肌的力量，所以下颌关节的自然姿势是闭口。当肌肉痉挛或下颌神经受刺激时，表现为牙关紧闭或张口困难。

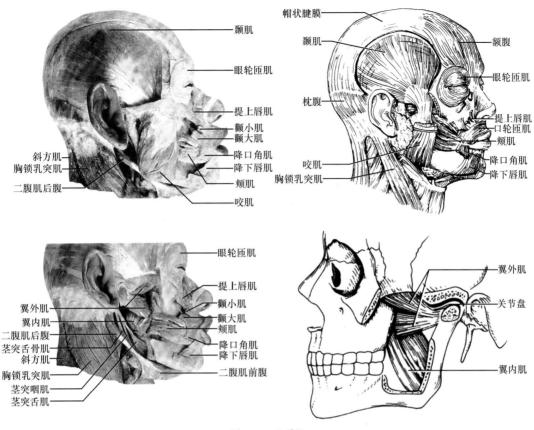

图 3-6　咀嚼肌

第三节　颈　肌

颈肌可依其所在位置分为颈浅肌、颈前肌和颈深肌三群（图 3-7，表 3-2）。

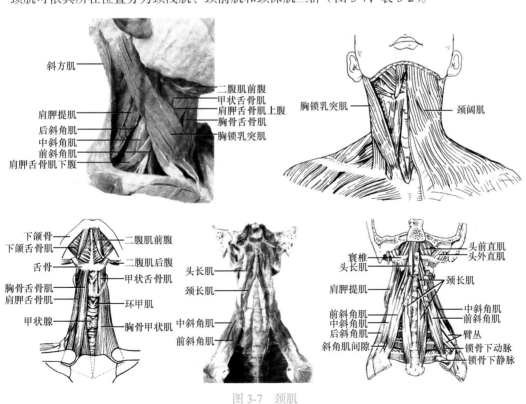

图 3-7　颈肌

表 3-2　颈肌的起止点、作用和神经支配

肌群		名称	起点	止点	作用	神经支配
颈浅肌		颈阔肌	三角肌、胸大肌筋膜	口角	紧张颈部皮肤	面神经
		胸锁乳突肌	胸骨柄，锁骨内侧端	颞骨乳突	一侧收缩，颈向同侧屈、脸转向对侧；双侧收缩，使头后仰	副神经
颈前肌	舌骨上肌群	二腹肌	前腹：下颌骨体 后腹：乳突	以中间腱附于舌骨	下降下颌骨 上提舌骨	前腹：三叉神经 后腹：面神经
		下颌舌骨肌	与名称一致		上提舌骨	三叉神经
		茎突舌骨肌				面神经
		颏舌骨肌				第1颈神经前支
	舌骨下肌群	肩胛舌骨肌	与名称一致		下降舌骨	颈襻
		胸骨舌骨肌				
		胸骨甲状肌				
		甲状舌骨肌				
颈深肌		前斜角肌	颈椎横突	第1肋上面	上提1～2肋助吸气	颈神经前支
		中斜角肌				
		后斜角肌		第2肋上面		

一、颈　浅　肌

（一）颈阔肌

颈阔肌（platysma）位于颈部浅筋膜中，为皮肌，薄而宽阔，起自胸大肌和三角肌表面的筋膜，向上止于下颌骨下缘和口角。作用：拉口角向下，并使颈部皮肤出现皱褶。

（二）胸锁乳突肌

胸锁乳突肌（sternocleidomastoid）在颈部两侧皮下，大部分为颈阔肌所覆盖，是一对强有力的肌。起自胸骨柄前面和锁骨的胸骨端，二头会合斜向后上方，止于颞骨乳突。作用：一侧胸锁乳突肌收缩使头向同侧倾斜，颜面转向对侧；两侧收缩可使头后仰。一侧病变使肌挛缩时，可引起斜颈。

案例 3-1

患儿，男，7岁。患儿出生后，在右侧胸锁乳突肌区可扪到一梭形肿块，在3～4个月消失。头部向右侧倾斜，下颏转向左侧，颜面不对称，健侧饱满，患侧面部缩小，两眼不在同一水平线上。体检：扪及胸锁乳突肌挛缩呈条索状。X线检查颈椎骨质无异常。

临床诊断：肌性斜颈。

问题：

1. 小儿肌性斜颈的主要体征是什么？

2. 胸锁乳突肌位于何处？主要功能是什么？

二、颈　前　肌

颈前肌包括舌骨上肌群和舌骨下肌群。

（一）舌骨上肌群

舌骨上肌群位于舌骨与下颌骨之间，包括二腹肌、下颌舌骨肌、茎突舌骨肌、颏舌骨肌。

1. 二腹肌（digastric）　在下颌骨的下方，有前、后两个肌腹。前腹起自下颌骨二腹肌窝，斜向后下方；后腹起自乳突内侧，斜向前下；两个肌腹以中间腱相连，中间腱借筋膜形成的滑车系于舌骨。

2. 下颌舌骨肌（mylohyoid）　宽而薄，位于二腹肌前腹深部，起自下颌骨，止于舌骨。

3. 茎突舌骨肌（stylohyoid）　位于二腹肌后腹之前上，并与之伴行，起自茎突，止于舌骨。

4. 颏舌骨肌（geniohyoid）　在下颌舌骨肌深面，起自颏棘，止于舌骨。

舌骨上肌群的作用：当舌骨固定时，下颌舌骨肌、颏舌骨肌和二腹肌前腹均能拉下颌骨向下而张

口。当下颌骨固定时，舌骨上肌群收缩上提舌骨，使舌升高，协助吞咽。

（二）舌骨下肌群

舌骨下肌群位于颈前部，在舌骨下方正中线的两侧，居喉、气管、甲状腺的前方，每侧有 4 块，分浅、深两层排列。浅层包括胸骨舌骨肌、肩胛舌骨肌；深层包括胸骨甲状肌、甲状舌骨肌。

1. 胸骨舌骨肌（sternohyoid）　为薄片带状肌，位于颈部正中线的两侧。

2. 肩胛舌骨肌（omohyoid）　在胸骨舌骨肌的外侧，为细长带状肌，分为上腹、下腹，由位于胸锁乳突肌下部深面的中间腱相连。

3. 胸骨甲状肌（sternothyroid）　在胸骨舌骨肌深面。

4. 甲状舌骨肌（thyrohyoid）　在胸骨甲状肌的上方，被胸骨舌骨肌遮盖。

舌骨下肌群的作用：下降舌骨和喉，甲状舌骨肌在吞咽时可提喉使之靠近舌骨。

三、颈　深　肌

颈深肌可分成内、外侧两群。

（一）外侧群

外侧群位于脊柱颈段的两侧，包括前斜角肌（scalenus anterior）、中斜角肌（scalenus medius）和后斜角肌（scalenus posterior）。各肌均起自颈椎横突，其中前、中斜角肌止于第 1 肋，后斜角肌止于第 2 肋。前、中斜角肌与第 1 肋之间的间隙为斜角肌间隙（scalenus interspace），有锁骨下动脉和臂丛通过。前斜角肌肥厚或痉挛可压迫这些结构，产生相应症状，称前斜角肌综合征。

作用：一侧斜角肌收缩，使颈向同侧屈；两侧肌同时收缩可上提第 1、2 肋助深吸气。如肋骨固定，则可使颈前屈。

（二）内侧群

内侧群在脊柱颈段的前方，有头长肌和颈长肌等，合称椎前肌。椎前肌收缩能屈头、屈颈。

颈肌的起止点、作用和神经支配见表 3-2。

案例 3-1 提示
1. 患侧胸锁乳突肌发生挛缩变短而出现斜颈。
2. 胸锁乳突肌的主要功能见正文部分。

第四节　躯　干　肌

躯干肌可分为背肌、胸肌、膈、腹肌和会阴肌。会阴肌在第 8 章 "生殖系统" 第三节 "会阴" 中讲述。

一、背　　肌

（一）背浅肌

背浅肌分为两层，浅层有斜方肌和背阔肌，深面有肩胛提肌和菱形肌（图 3-8）。

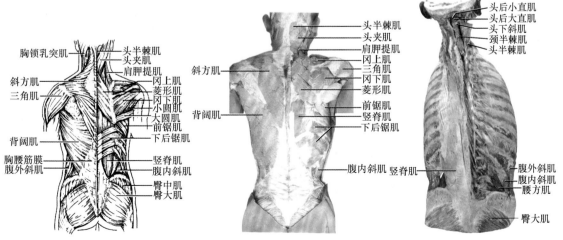

图 3-8　背肌

1. 斜方肌（trapezius）　位于项部和背上部的浅层，为三角形扁肌，左右两侧合在一起呈斜方形。该肌起自上项线、枕外隆凸、项韧带、第 7 颈椎和全部胸椎的棘突，上部的肌束斜向外下方，中部的平行向外，下部的斜向外上方，止于锁骨的外侧 1/3 部分、肩峰和肩胛冈。作用：使肩胛骨向脊柱靠拢，上部肌束可上提肩胛骨，下部肌束使肩胛骨下降。肩胛骨固定时，一侧肌收缩使颈向同侧屈，两侧同时收缩可使头后仰。该肌瘫痪时，产生"塌肩"。

2. 背阔肌（latissimus dorsi）　位于背的下部，为全身最大的扁肌，以腱膜起自下 6 个胸椎的棘突、全部腰椎的棘突、胸腰筋膜、骶正中嵴和髂嵴后部等处，肌束走向外上方，以扁腱止于肱骨小结节嵴。作用：使肱骨内收、旋内和后伸。当上肢上举固定时，可引体向上。临床上常利用背阔肌制作成肌皮瓣或肌瓣修复大面积缺损，或用于心肌成形术。

3. 肩胛提肌（levator scapulae）　位于颈部两侧、斜方肌深面，起自上 4 个颈椎的横突，止于肩胛骨的上角。作用：上提肩胛骨，并使肩胛骨下角转向内。如肩胛骨固定，可使颈向同侧屈。

4. 菱形肌（rhomboideus）　位于斜方肌深面，为菱形扁肌，起自第 6、7 颈椎和第 1～4 胸椎的棘突，纤维行向外下，止于肩胛骨的内侧缘。作用：牵引肩胛骨向内上并向脊柱靠拢。

（二）背深肌

背深肌位于脊柱两侧，分为长肌和短肌。长肌位置较浅，主要有竖脊肌和夹肌；短肌位于深部，种类较多而复杂，有枕下肌、棘间肌、横突间肌、肋提肌等（图 3-8）。背深部的长、短肌对维持人体直立姿势起重要作用，短肌还与脊柱的韧带一起保持各椎骨之间的固定连结。

1. 竖脊肌（erector spinae）　纵列于脊柱两侧的沟内，为背肌中最长的肌，起自骶骨背面和髂嵴的后部，向上分出三群肌束，沿途止于椎骨和肋骨，向上可达颞骨乳突。作用：使脊柱后伸和仰头，一侧收缩使脊柱侧屈。

2. 夹肌（splenius）　位于斜方肌、菱形肌的深面，起自项韧带下部、第 7 颈椎棘突和上部胸椎，向外上止于颞骨乳突和第 1～3 颈椎横突。作用：单侧收缩，使头转向同侧；两侧收缩，使头后仰。

（三）胸腰筋膜

被覆于斜方肌和背阔肌表面的深筋膜较薄弱，但在竖脊肌周围的筋膜特别发达，称胸腰筋膜（图 3-9）。胸腰筋膜（thoracolumbar fascia）包裹在竖脊肌和腰方肌的周围，分为浅、中和深层。浅层位于竖脊肌后面，向内附于棘上韧带，向外附于肋角，向下附于髂嵴，腰部显著增厚，也是背阔肌的起始腱膜，白色而有光泽。中层分隔竖脊肌和腰方肌，浅层和中层在竖脊肌外侧会合，构成竖脊肌鞘。深层覆盖腰方肌前面，三层筋膜在腰方肌外侧缘会合，并成为腹内斜肌和腹横肌的起点。由于腰部活动度大，在剧烈运动中，胸腰筋膜常可扭伤，为腰背劳损病因之一。

背肌的起止点、主要作用和神经支配见表 3-3。

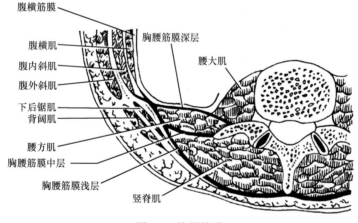

图 3-9　胸腰筋膜

表 3-3　背肌的起止点、主要作用和神经支配

肌群	名称	起点	止点	主要作用	神经支配
背浅肌	斜方肌	上项线，枕外隆凸，项韧带，第 7 颈椎全部胸椎棘突	锁骨外 1/3，肩峰、肩胛冈	拉肩胛骨向中线靠拢。上部纤维提肩胛骨，下部纤维降肩胛骨	副神经
	背阔肌	下 6 个胸椎棘突，全部腰椎棘突，胸腰筋膜、骶正中嵴髂嵴后部	肱骨小结节嵴	肱骨后伸、内收及旋内	胸背神经
	肩胛提肌	上 4 个颈椎横突	肩胛骨上角	上提肩胛骨	肩胛背神经
	菱形肌	第 6、7 颈椎和上 4 个胸椎棘突	肩胛骨内侧缘	上提和内牵肩胛骨	

图中标注：腹横筋膜、腹横肌、腹内斜肌、腹外斜肌、下后锯肌、背阔肌、腰方肌、胸腰筋膜中层、胸腰筋膜浅层、竖脊肌、胸腰筋膜深层、腰大肌

续表

肌群	名称	起点	止点	主要作用	神经支配
背深肌	竖脊肌	骶骨背面及其附近，下位椎骨的棘突、横突和肋骨等	上位椎骨的棘突、横突、肋骨及枕骨	后伸脊柱、仰头	脊神经后支
	夹肌	项韧带下部、第 7 颈椎棘突和上部胸椎	颞骨乳突和第 1 ～ 3 颈椎横突	单侧收缩，使头转向同侧；两侧收缩，使头后仰	颈神经后支

二、胸　　肌

　　胸肌可分两群，一群为胸上肢肌，起于胸廓，止于上肢带骨或肱骨；一群为胸固有肌，起止均在胸廓，参与胸壁的构成，仍保持着节段性（图 3-10）。

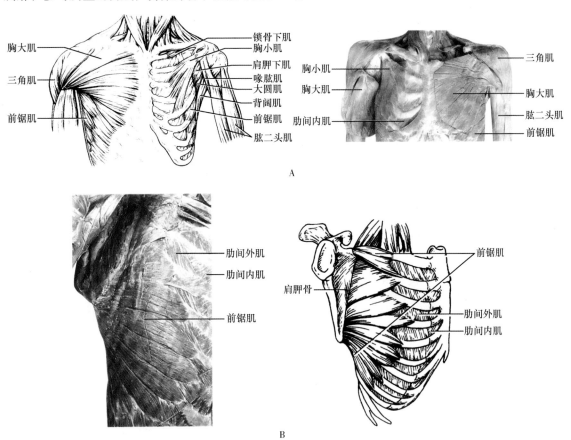

图 3-10　胸肌

A. 胸上肢肌；B. 胸固有肌

（一）胸上肢肌

　　1. 胸大肌（pectoralis major）　位于胸前外侧壁的上部，呈扇形，起自锁骨的内侧半、胸骨和第 1 ～ 6 肋软骨等处，各部肌束向外聚合，以扁腱止于肱骨大结节嵴。作用：使肩关节内收、旋内和前屈。如上肢固定，可上提躯干，与背阔肌一起完成引体向上的动作，也可提肋助吸气。

　　2. 胸小肌（pectoralis minor）　位于胸大肌深面，呈三角形，起自第 3 ～ 5 肋骨，止于肩胛骨的喙突。作用：拉肩胛骨向前下方。当肩胛骨固定时，可上提肋以助吸气。

　　3. 前锯肌（serratus anterior）　位于胸廓侧壁，以数个肌齿起自上 8 ～ 9 个肋骨，肌束斜向后上方，经肩胛骨的前方，止于肩胛骨内侧缘和下角。作用：拉肩胛骨向前，并使肩胛骨紧贴胸廓，下部肌束使肩胛骨下角旋外，助臂上举，当肩胛骨固定时，可上提肋骨助深吸气。若此肌瘫痪，则肩胛骨下角离开胸廓而突出于皮下，称为"翼状肩"。

（二）胸固有肌

　　1. 肋间外肌（intercostales externi）　共 11 对，位于各肋间隙的浅层，起自上位肋骨下缘，肌束斜向前下，止于下位肋骨的上缘，其前部肌束仅达肋骨与肋软骨的结合处，在肋软骨间隙处，移行为一片结缔组织膜，称肋间外膜。作用：提肋，使胸廓前后径及横径皆扩大，以助吸气。

2. 肋间内肌（intercostales interni） 位于肋间外肌的深面，起自下位肋骨的上缘，止于上位肋骨的下缘，肌束方向与肋间外肌相反，斜向前内上方，前部肌束达胸骨外侧缘，后部肌束只到肋角，自此向后为肋间内膜所代替。作用：降肋，助呼气。

3. 肋间最内肌（intercostales intimi） 位于肋间隙中份，肋间内肌的深面，肌束方向和作用与肋间内肌相同。

4. 胸横肌（transversus thoracis） 在胸前壁的内面，起自胸骨下部，纤维向上外，止于第 2～6 肋的内面。作用：拉肋骨向下，助呼气。

三、膈

膈（diaphragm）（图 3-11）位于胸腔和腹腔之间，是向上膨隆呈穹隆状的扁肌，膈的肌纤维起自胸廓下口的周缘和腰椎前面，可分为三部：胸骨部起自剑突后面；肋部起自下 6 对肋骨和肋软骨；腰部以左、右两个膈脚起自上 2～3 个腰椎体。各部肌纤维向中央移行为中心腱（central tendon）。

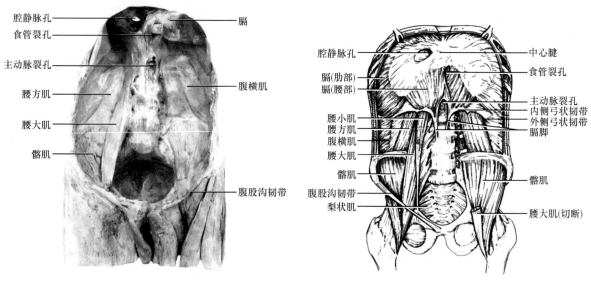

图 3-11　膈和腹后壁肌

膈上有 3 个裂孔：主动脉裂孔（aortic hiatus of diaphragm），在第 12 胸椎前方，由左右两个膈脚与脊柱围成，有降主动脉和胸导管通过；食管裂孔（esophageal hiatus），位于主动脉裂孔的左前方，约在第 10 胸椎水平，有食管和迷走神经通过；腔静脉孔（vena caval foramen），位于食管裂孔的右前方，约在第 8 胸椎水平，有下腔静脉通过。

膈肌三部起点之间的区域，无肌纤维，仅覆以结缔组织，为薄弱区，其中胸骨部与肋部起点之间的称胸肋三角（sternocostal triangle）；肋部与腰部之间的称腰肋三角（lumbocostal triangle），腹部脏器若经上述的三角区突入胸腔则称为膈疝。

膈为主要的呼吸肌，收缩时，膈穹隆下降，胸腔容积扩大，以助吸气；舒张时，膈穹隆上升恢复原位，胸腔容积减小，以助呼气。膈与腹肌同时收缩，则可增加腹压，协助排便、呕吐、咳嗽、喷嚏及分娩等活动。

胸肌与膈的起止点、主要作用和神经支配见表 3-4。

表 3-4　胸肌与膈的起止点、主要作用和神经支配

肌群	名称	起点	止点	主要作用	神经支配
胸上肢肌	胸大肌	锁骨内侧半、胸骨、第 1～6 肋软骨	肱骨大结节嵴	内收、旋内及屈肩关节	胸外侧神经 胸内侧神经
	胸小肌	第 3～5 肋骨	肩胛骨喙突	拉肩胛骨向下	胸内侧神经
	前锯肌	第 1～8 肋骨	肩胛骨内侧缘及下角	拉肩胛骨向前	胸长神经

续表

肌群	名称	起点	止点	主要作用	神经支配
胸固有肌	肋间外肌	上位肋骨下缘	下位肋骨上缘	提肋，助吸气	肋间神经
	肋间内肌	下位肋骨上缘	上位肋骨下缘	降肋，助呼气	
	胸横肌	胸骨内面下部	第2～6肋骨的内面	拉肋骨向下，助呼气	
膈	胸骨部 肋部 腰部	剑突后面 第7～12肋内面 上2～3腰椎体前面	中心腱	膈穹隆下降，扩大胸腔 助吸气，增加腹压	膈神经

四、腹　肌

腹肌（图 3-12）位于胸廓下部与骨盆之间，参与腹壁的组成，按其部位可分为前外侧群和后群两部分。腹肌形成的结构有腹直肌鞘、白线、腹股沟管等。

（一）前外侧群

腹前外侧群肌构成腹腔的前外侧壁，包括腹直肌、腹外斜肌、腹内斜肌和腹横肌。

1. 腹直肌（rectus abdominis）（图 3-13）　位于腹前壁正中线的两侧，被腹直肌鞘包裹，上宽下窄，起自耻骨联合和耻骨嵴，肌束向上止于胸骨剑突和第 5 ～ 7 肋软骨前面。肌的全长被 3 ～ 4 个横行的腱划（tendinous intersection）分成多个肌腹，腱划由结缔组织构成，与腹直肌鞘的前层紧密结合。在腹直肌的后面，腱划不明显，未与腹直肌鞘的后层愈合，因此腹直肌的后面是完全游离的。

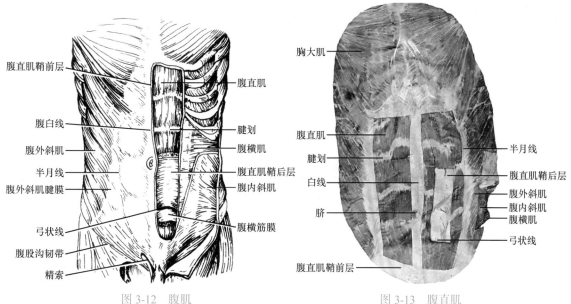

图 3-12　腹肌　　　　　　　　图 3-13　腹直肌

2. 腹外斜肌（obliquus externus abdominis）　为宽阔扁肌，位于腹前外侧部的浅层，以 8 个肌齿起自下位 8 个肋骨的外面，肌纤维斜向前下，后部肌束向下止于髂嵴前部，其余肌束向内移行于腱膜，经腹直肌的前面，并参与构成腹直肌鞘的前层，至腹前壁正中终于白线。腹外斜肌腱膜的下缘卷曲增厚，连于髂前上棘与耻骨结节之间称腹股沟韧带（inguinal ligament）。腹股沟韧带的内侧端有一小束腱纤维向下后方返折至耻骨梳，称腔隙韧带（陷凹韧带）（lacunar ligament），腔隙韧带延伸并附于耻骨梳的部分称耻骨梳韧带（pectineal ligament）。腹股沟韧带和耻骨梳韧带都是腹股沟疝修补术时用来加强腹股沟管壁的重要结构。在耻骨结节外上方，腱膜形成三角形的裂孔，为腹股沟管浅（皮下）环（superficial inguinal ring）。

3. 腹内斜肌（obliquus internus abdominis）　在腹外斜肌深面。起始于胸腰筋膜、髂嵴和腹股沟韧带的外侧 1/2，肌束呈扇形走向前上方，后部肌束几乎垂直上升，止于下位 3 个肋骨，其余肌束在腹直肌外侧缘延为腱膜，分前、后两层包裹腹直肌，参与构成腹直肌鞘的前层及后层，至腹前壁正中终于白线。腹内斜肌下部的肌束行向前下，越过精索前面，延为腱膜，与腹横肌的腱膜会合形成腹股沟镰（inguinal falx），或称联合腱（conjoint tendon），止于耻骨梳的内侧端及耻骨结节附近。

腹内斜肌的最下部发出一些细散的肌纤维，包绕精索、睾丸至阴囊，称为提睾肌（cremaster），收缩时可上提睾丸。此肌虽属骨骼肌，但不受意志支配。

4.腹横肌（transversus abdominis） 在腹内斜肌深面，起自下位6个肋软骨内面、胸腰筋膜、髂嵴和腹股沟韧带的外侧1/3，肌束横行向前、内延为腱膜，腱膜越过腹直肌后面参与组成腹直肌鞘后层，止于白线。腹横肌下部的肌纤维和部分腱膜分别参与构成提睾肌和腹股沟镰。

（二）后群

后群（图3-11）有腰大肌和腰方肌，腰大肌将在下肢肌中叙述。

腰方肌（quadratus lumborum）位于腹后壁，脊柱两侧，其内侧有腰大肌，后方有竖脊肌，腰方肌的前、后面为胸腰筋膜的深层和中层所包裹。该肌起自髂嵴的后部，向上止于第12肋和第1～4腰椎横突。作用：下降和固定第12肋，并使脊柱侧屈。

（三）腹直肌鞘

腹直肌鞘（sheath of rectus abdominis）（图3-13，图3-14）包绕腹直肌，由腹前外侧壁三块扁肌的腱膜构成，分前、后两层。前层由腹外斜肌腱膜与腹内斜肌腱膜的前层构成；后层由腹内斜肌腱膜的后层与腹横肌腱膜构成。在脐以下4～5cm处三块扁肌的腱膜全部转到腹直肌的前面构成腹直肌鞘的前层，使后层缺如，因此，腹直肌鞘的后层由于腱膜中断而形成一凸向上方的弧形边界线称弓状线（arcuate line）或半环线，此线于下腹直肌后面与腹横筋膜相贴。

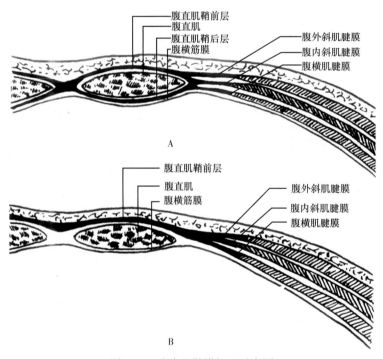

图3-14 腹直肌鞘横切面示意图

A. 弓状线以上；B. 弓状线以下

（四）白线

白线（linea alba）（图3-13）位于腹前壁正中线上，介于左右腹直肌鞘之间，由两侧三层扁肌腱膜的纤维交织而成，上方起自剑突，下方止于耻骨联合。白线坚韧而少血管，上宽下窄。在白线的中点有脐环，在胎儿时期，有脐血管通过，为腹壁的一个薄弱区，若腹腔脏器由此处膨出，称为脐疝。

（五）腹股沟管

腹股沟管（inguinal canal）（图3-15）位于腹股沟韧带内侧半的上方，是肌腱膜和筋膜之间的裂隙，男性有精索通过，女性有子宫圆韧带通过。腹股沟管长约4.5cm。管的内口称腹股沟管深（腹）环（deep inguinal ring），在腹股沟韧带中点上方约1.5cm处，为腹横筋膜向外的突出口。管的外口即腹股沟管浅（皮下）环，位于耻骨结节的外上方。其前壁是腹外斜肌腱膜和腹内斜肌；后壁是腹横筋膜和腹股沟镰；上壁为腹内斜肌和腹横肌的弓状下缘；下壁为腹股沟韧带。

患者，男，52 岁。因右腹股沟区无痛性肿物 2 年余，近 2 个月加重入院。体检肿物约鸡蛋大小，触诊软，无痛，平卧或用手按压，肿物可向腹腔内回纳消失。将指尖置于肿物回纳部位，嘱患者咳嗽，指尖有冲击感，肿物并不出现。

临床诊断：右腹股沟斜疝。

问题：

1. 试述腹股沟管的解剖结构。

2. 结合泌尿系统分析睾丸下降与斜疝的关系。

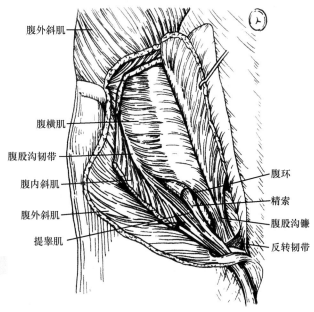

图 3-15　腹股沟管

（六）腹股沟三角

腹股沟三角（inguinal triangle）即 Hesselbach 三角，位于腹前壁下部，是由腹直肌外侧缘、腹股沟韧带和腹壁下动脉围成的三角区。腹股沟管和腹股沟三角是腹壁下部的薄弱区。

在病理情况下，如腹膜形成的鞘突未闭合，或腹壁肌肉薄弱、长期腹内压增高等，可致腹腔内容物由此区突出形成疝。若腹腔内容物经腹股沟管深环进入腹股沟管，再经腹股沟管浅环突出，下降入阴囊，形成腹股沟斜疝；若腹腔内容物不经腹股沟管深环，而从腹股沟三角处膨出，则为腹股沟直疝。

腹肌起止点、主要作用和神经支配见表 3-5。

表 3-5　腹肌的起止点、主要作用和神经支配

肌群	名称	起点	止点	主要作用	神经支配
	腹直肌	耻骨联合和耻骨嵴	胸骨剑突 第 5～7 肋软骨	脊柱前屈，降胸廓，增加腹压	肋间神经
前外侧群	腹外斜肌	下 8 肋外面	白线、髂嵴、腹股沟韧带	增加腹压、脊柱前屈、侧屈、旋转	肋间神经、髂腹下神经、髂腹股沟神经
	腹内斜肌	胸腰筋膜，髂嵴、腹股沟韧带 1/2	白线		
	腹横肌	下 6 肋软骨内面，胸腰筋膜、髂嵴腹股沟韧带外侧 1/3			
后群	腰方肌	髂嵴	第 12 肋	降第 12 肋，脊柱腰部侧屈	腰神经前支

1. 腹股沟管的解剖结构见正文。

2. 睾丸下降见第 7 章 "泌尿系统"。

（李　锋）

第五节 上 肢 肌

上肢肌分为上肢带肌、臂肌、前臂肌和手肌（图 3-16）。

一、上 肢 带 肌

上肢带肌又称肩带肌（图 3-17，表 3-6），配布于肩关节周围，包括三角肌、冈上肌、冈下肌、小圆肌、大圆肌和肩胛下肌，均起自上肢带骨，止于肱骨，既能运动肩关节，又能增加肩关节的稳固性。

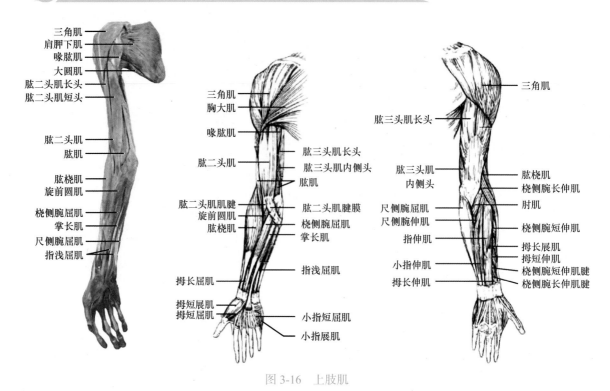

图 3-16　上肢肌

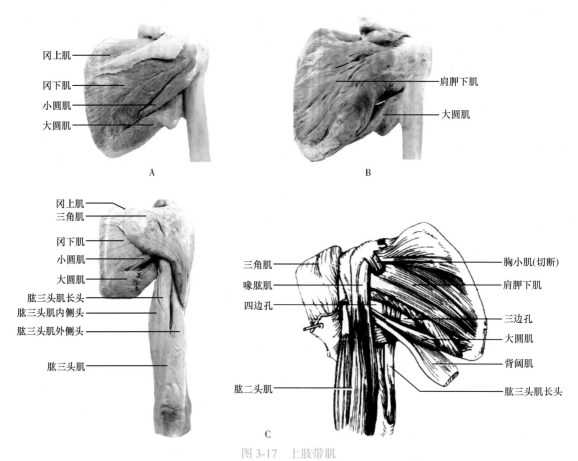

图 3-17　上肢带肌

A. 上肢带肌（后面观）；B. 上肢带肌（前面观）；C. 上肢带肌（左为后面观，右为前面观）

笔记栏

（一）三角肌

　　三角肌（deltoid）位于肩部，呈三角形。起自锁骨的外侧段、肩峰和肩胛冈，从前、外侧、后包裹肩关节，肌束逐渐向外下方集中，止于肱骨体外侧的三角肌粗隆。肱骨上端由于三角肌的覆盖，使肩部呈圆隆形。作用：使肩关节外展；前部肌束使肩关节前屈和旋内，中部肌束使肩关节外展，后部肌束使肩关节后伸和旋外。

（二）冈上肌

　　冈上肌（supraspinatus）位于斜方肌深面，起自肩胛骨的冈上窝，肌束向外侧经肩峰和喙肩韧带的下方，跨越肩关节，止于肱骨大结节的上部。作用：使肩关节外展。

（三）冈下肌

　　冈下肌（infraspinatus）位于冈下窝内，起自冈下窝，肌束向外侧经肩关节后面，止于肱骨大结节的中部。作用：使肩关节旋外和后伸。

（四）小圆肌

　　小圆肌（teres minor）位于冈下肌的下方，起自肩胛骨外侧缘背面，止于肱骨大结节的下部。作用：使肩关节旋外和后伸。

（五）大圆肌

　　大圆肌（teres major）位于小圆肌的下方，起自肩胛骨下角的背面，肌束向外上方，其下缘被背阔肌包绕，止于肱骨小结节嵴。作用：使肩关节内收、后伸和旋内。

（六）肩胛下肌

　　肩胛下肌（subscapularis）呈三角形，起自肩胛下窝，肌束向上外经肩关节的前方，止于肱骨小结节。作用：使肩关节内收和旋内。

　　上肢带肌的起止点、主要作用和神经支配见表 3-6。

表 3-6　上肢带肌的起止点、主要作用和神经支配

肌名称	起点	止点		主要作用	神经支配
三角肌	锁骨外方，肩峰及肩胛冈	肱骨三角肌粗隆		肩关节外展、前屈、后伸、旋内和旋外	腋神经
冈上肌	冈上窝	肱骨大结节	上部	肩关节外展	肩胛上神经
冈下肌	冈下窝		中部	肩关节旋外和后伸	肩胛上神经
小圆肌	冈下窝下部		下部	肩关节旋外和后伸	腋神经
大圆肌	肩胛骨下角背面	肱骨小结节嵴		肩关节内收、旋内、后伸	肩胛下神经
肩胛下肌	肩胛下窝	肱骨小结节		肩关节内收和旋内	肩胛下神经

二、臂 肌

　　臂肌覆盖肱骨，分为前（屈肌）、后（伸肌）两群。

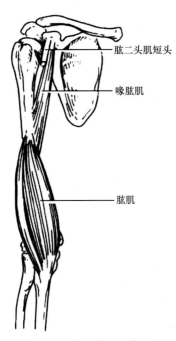

图 3-18　喙肱肌和肱肌

（一）前群

前群包括浅层的肱二头肌（图 3-16，图 3-17）和深层的喙肱肌及肱肌（图 3-18）。

1. 肱二头肌（biceps brachii）　起端有两个头，长头以长腱起自肩胛骨的盂上结节，通过肩关节囊，经结节间沟下降；短头在内侧，起自肩胛骨的喙突。两头在臂的下部合并成一个梭形的肌腹，向下移行为肌腱，止于桡骨粗隆。作用：屈肘关节；当前臂在旋前位时，能使其旋后；此外，还协助屈肩关节。

2. 喙肱肌（coracobrachialis）　在肱二头肌短头的后方，起自肩胛骨的喙突，止于肱骨中部的内侧。作用：协助肩关节屈和内收。

3. 肱肌（brachialis）　位于肱二头肌的深面，起自肱骨体下半的前面，止于尺骨粗隆。作用：屈肘关节。

（二）后群

肱三头肌（triceps brachii）（图 3-16）起端有三个头：长头以长腱起自肩胛骨盂下结节，向下经大、小圆肌之间；外侧头、内侧头分别起自肱骨后面桡神经沟的外上方、内下方的骨面。三个头向下以一扁腱止于尺骨鹰嘴。作用：伸肘关节，长头还可使肩关节后伸和内收。

臂肌的起止点、主要作用和神经支配见表 3-7。

表 3-7　臂肌的起止点、主要作用和神经支配

位置		肌名称	起点	止点	主要作用	神经支配
前群	浅层	肱二头肌	长头：肩胛骨盂上结节 短头：肩胛骨喙突	桡骨粗隆	屈肘，协助屈肩关节；当前臂处于旋前位时，能使前臂旋后	肌皮神经
	深层	喙肱肌	肩胛骨喙突	肱骨中部内侧	协助屈及内收肩关节	
		肱肌	肱骨下半前面	尺骨粗隆	屈肘	
后群		肱三头肌	长头：肩胛骨盂下结节 外侧头：肱骨后面桡神经沟的外上方 内侧头：桡神经沟内下方的骨面	尺骨鹰嘴	伸肘 协助肩关节后伸及内收（长头）	桡神经

三、前臂肌

前臂肌位于尺、桡骨的周围，分为前（屈肌）、后（伸肌）两群，主要运动腕关节、指间关节等。前臂肌大多数是长肌，肌腹位于近侧，细长的腱位于远侧。

（一）前群

前群位于前臂的前面，共 9 块、分四层（图 3-16，图 3-19）。

1. 第一层　有 5 块，自桡侧向尺侧依次为：

（1）肱桡肌（brachioradialis）：起自肱骨外上髁的上方，向下止于桡骨茎突，作用为屈肘关节。其他 4 块肌共同以屈肌总腱起自肱骨内上髁以及前臂深筋膜。

（2）旋前圆肌（pronator teres）：止于桡骨中部的外侧面，作用为使前臂旋前、屈肘关节。

（3）桡侧腕屈肌（flexor carpi radialis）：以长腱止于第 2 掌骨底，作用为屈腕、屈肘和使腕关节外展。

（4）掌长肌（palmaris longus）：肌腹很小而腱细长，连于掌腱膜，作用为屈腕和紧张掌腱膜。

（5）尺侧腕屈肌（flexor carpi ulnaris）：止于豌豆骨，作用为屈腕和使腕关节内收。

肱桡肌位置表浅，有较恒定的血供和神经支配，易于寻找，切除后几乎不影响前臂功能，因此为良好的肌瓣及肌皮瓣移植供体。掌长肌肌腱，可作为肌腱移植材料。

2. 第二层　即指浅屈肌（flexor digitorum superficialis），肌的上端为浅层肌所覆盖。起自肱骨内上髁、尺骨和桡骨前面，肌束向下移行为四条肌腱，通过腕管和手掌，分别进入第 2～5 指的指腱鞘，每条腱分为二脚，止于中节指骨体的两侧。作用为屈近侧指间关节、屈掌指关节和屈腕。

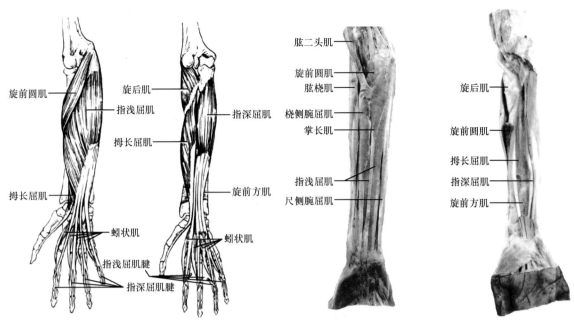

图 3-19 前臂肌前群

3. 第三层 有 2 块。

（1）拇长屈肌（flexor pollicis longus）：位于外侧半，起自桡骨前面和前臂骨间膜，以长腱通过腕管和手掌，止于拇指远节指骨底，作用为屈拇指指间关节和掌指关节。

（2）指深屈肌（flexor digitorum profundus）：位于内侧半，起自尺骨前面和前臂骨间膜，向下分成四条肌腱，经腕管入手掌，在指浅屈肌腱的深面分别进入第 2～5 指的指腱鞘，穿经指浅屈肌腱二脚之间、止于远节指骨底。作用为屈第 2～5 指的指间关节、掌指关节和屈腕。

4. 第四层 即旋前方肌（pronator quadratus），是四方形的小肌，贴在桡、尺骨远端的前面，起自尺骨，止于桡骨。作用为使前臂旋前。

（二）后群

案例 3-4

患者，女，52 岁。主诉：肘关节疼痛 3 周，渐加重。2 周前搬家后洗冷水澡，第 2 天发现右肘关节处疼痛，活动受限，疼痛还渐重，觉持物无力，拧毛巾、持重物时疼痛加剧。检查：右侧肱骨外上髁触痛明显，轻度肿胀，无畸形。前臂伸肌群抗阻试验阳性。X 线片未见异常。诊断：右侧肱骨外上髁炎（网球肘）。

问题：

1. 肱骨外上髁有哪些肌肉附着？

2. 这些肌肉的主要功能是什么？

后群位于前臂的后面，共 10 块，分浅、深两层（图 3-16，图 3-20）。

1. 浅层 有 5 块肌，以一个共同腱（伸肌总腱）起自肱骨外上髁以及邻近的深筋膜。

（1）桡侧腕长伸肌（extensor carpi radialis longus）：向下以其长腱至手背，止于第 2 掌骨底。作用主要为伸腕，还可使腕外展。

（2）桡侧腕短伸肌（extensor carpi radialis brevis）：在桡侧腕长伸肌的后内侧，止于第 3 掌骨底。作用为伸腕、使腕外展。

（3）指伸肌（extensor digitorum）：肌腹向下移行为四条肌腱，经手背，分别到第 2～5 指。在手背，四条肌腱之间由腱间结合相连，各腱到达指背时向两侧扩展为扁的指背腱膜，向远侧分为三束，止于中节和远节指骨底。作用为伸指和伸腕。

（4）小指伸肌（extensor digiti minimi）：是一条细长的肌，附于指伸肌内侧，肌腱经手背到小指，止于指背腱膜。作用为伸小指。

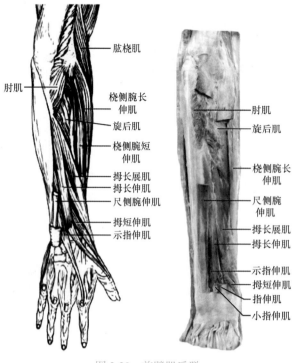

图 3-20 前臂肌后群

（5）尺侧腕伸肌（extensor carpi ulnaris）：止于第 5 掌骨底，作用为伸腕，使腕内收。

2.深层 有 5 块。

（1）旋后肌（supinator）：位置较深，起自肱骨外上髁和尺骨外侧缘上部，肌纤维斜向下外并向前包绕桡骨，止于桡骨上 1/3 的前面。作用为使前臂旋后，伸肘。

其余 4 肌皆起自桡、尺骨和骨间膜的背面，因其作用而得名。

（2）拇长展肌（abductor pollicis longus）：止于第 1 掌骨底。作用为外展拇指和手。

（3）拇短伸肌（extensor pollicis brevis）：止于拇指近节指骨底。作为伸拇指助手外展。

（4）拇长伸肌（extensor pollicis longus）：止于拇指远节指骨底。作用同拇短伸肌。

（5）示指伸肌（extensor indicis）：止于示指的指背腱膜。作用为伸腕，伸示指掌指关节及指间关节。

> **案例 3-4 提示**
> 1. 肱骨外上髁为肱桡肌及前臂伸肌总腱附着部。
> 2. 这些肌肉的主要作用是伸指、伸腕。手部用力及腕关节活动过度会损伤肌肉附着点，造成伸肌总腱的炎症、局部出血粘连，活动时引起剧痛。

前臂肌的起止点、主要作用和神经支配见表 3-8。

表 3-8 前臂肌的起止点、主要作用和神经支配

位置		肌名称	起点	止点	主要作用	神经支配
前臂前群	第一层	肱桡肌	肱骨外上髁上方	桡骨茎突	屈肘	桡神经
		旋前圆肌	肱骨内上髁，前臂深筋膜	桡骨中部外侧面	屈肘，前臂旋前	正中神经
		桡侧腕屈肌		第 2 掌骨底	屈肘，屈腕，腕外展	
		掌长肌		掌腱膜	屈腕，紧张掌腱膜	
		尺侧腕屈肌		豌豆骨	屈腕，腕内收	尺神经
	第二层	指浅屈肌	肱骨内上髁，尺桡骨前面	第 2～5 指的中节指骨体的两侧	屈腕，屈掌指关节和近侧指间关节	正中神经
	第三层	指深屈肌	桡、尺骨前面和前臂骨间膜	第 2～5 指的远节指骨底	屈腕，屈第 2～5 指间关节和掌指关节	正中神经和尺神经
		拇长屈肌		拇指远节指骨底	屈拇指的掌指和指间关节	正中神经
	第四层	旋前方肌	尺骨远端	桡骨远端	前臂旋前	正中神经
前臂后群	浅层	桡侧腕长伸肌		第 2 掌骨底	伸腕，腕外展	桡神经
		桡侧腕短伸肌		第 3 掌骨底		
		指伸肌	肱骨外上髁	第 2～5 指的指背腱膜（中远节指骨底背面）	伸腕，伸指	
		小指伸肌		小指指背腱膜	伸小指	
		尺侧腕伸肌		第 5 掌骨底	伸腕，腕内收	

续表

位置		肌名称	起点	止点	主要作用	神经支配
前臂后群	深层	旋后肌	肱骨外上髁和尺骨外侧缘的上部	桡骨前面上部	前臂旋后，伸肘	桡神经
		拇长展肌	桡、尺骨及骨间膜的背面	第 1 掌骨底	外展拇指和手	
		拇短伸肌		拇指近节指骨底	伸拇指辅助手外展	
		拇长伸肌		拇指远节指骨底		
		示指伸肌		示指的指背腱膜	伸腕，伸示指掌指关节及指间关节	

四、手　肌

运动手指的肌，除来自前臂的长肌外，还有许多短小的、集中于手掌的手肌。手肌分为外侧、中间和内侧三群（图 3-21，图 3-22）。

（一）外侧群

外侧群较发达，在手掌拇指侧形成一隆起，称鱼际（thenar），有 4 块，分浅、深两层。

1. 拇短展肌（abductor pollicis brevis）　位于浅层外侧。

2. 拇短屈肌（flexor pollicis brevis）　位于浅层内侧。

3. 拇对掌肌（opponens pollicis）　位于拇短展肌的深面。

4. 拇收肌（adductor pollicis）　位于拇对掌肌的内侧。

上述 4 肌作用可使拇指做展、屈、对掌和收等动作。

（二）内侧群

在手掌小指侧，形成一隆起称小鱼际（hypothenar），有 3 块，也分浅、深两层排列。

1. 小指展肌（abductor digiti minimi）　位于浅层内侧。

2. 小指短屈肌（flexor digiti minimi brevis）　位于浅层外侧。

3. 小指对掌肌（opponens digiti minimi）　位于上述两肌深面。

上述 3 肌分别使小指做外展、屈和对掌等动作。

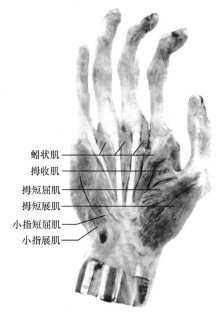

图 3-21　手肌前面观

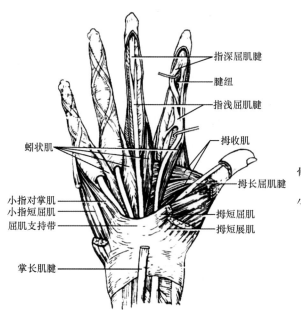

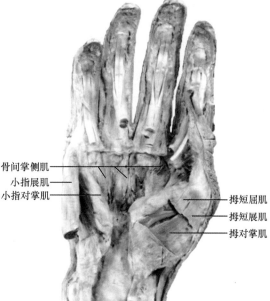

图 3-22　手肌深层

笔记栏

（三）中间群

中间群位于掌心，包括蚓状肌和骨间肌。

1.蚓状肌（lumbrical） 为4条细束状小肌，起自指深屈肌腱桡侧，经掌指关节桡侧至第2～5指的背面，止于指背腱膜。作用为屈掌指关节、伸指间关节。

2.骨间掌侧肌（palmar interossei） 3块，作用为使第2、4、5指向中指靠拢（内收）。

3.骨间背侧肌（dorsal interossei）（图3-23） 4块，作用为使第2、4指离开中指（外展）。

由于骨间肌也绕至第2～5指背面，止于指背腱膜，故能协同蚓状肌屈掌指关节、伸指骨间关节。

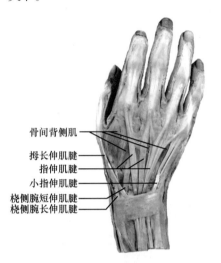
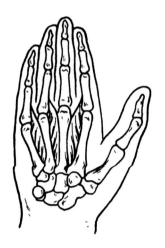
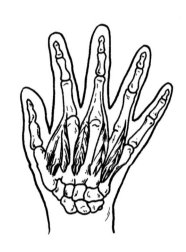

骨间背侧肌
拇长伸肌腱
指伸肌腱
小指伸肌腱
桡侧腕短伸肌腱
桡侧腕长伸肌腱

图 3-23　骨间肌

来自前臂的长肌完成手的用力运动，而手肌主要完成手的精细、技巧性动作。二者共同作用，使手能执行一系列的重要功能，如抓、捏、握、夹、提等。

手肌的起止点、主要作用和神经支配见表3-9。

表 3-9　手肌的起止点、主要作用和神经支配

位置		肌名称	起点	止点	主要作用	神经支配
外侧群	浅层	拇短展肌	屈肌支持带和舟骨	拇指近节指骨底	外展拇指	正中神经
		拇短屈肌			屈拇指近节指骨	
	深层	拇对掌肌	屈肌支持带和大多角骨	第1掌骨掌侧面外侧部	使拇指对掌	
		拇收肌	屈肌支持带，头状骨，第2、3掌骨	拇指近节指骨底	内收拇指和屈拇指近节指骨	尺神经
中间群		蚓状肌（4块）	各指深屈肌腱桡侧	第2～5指的指背腱膜	屈第2～5指的掌指关节和伸指间关节	正中神经尺神经
		骨间掌侧肌（3块）	第2掌骨的内侧，第4、5掌骨的外侧面	分别止于第2、4、5指的近节指骨底和指背腱膜	使第2、4、5指内收并屈掌指关节，伸指间关节	尺神经
		骨间背侧肌（4块）	各掌骨间隙，以二头起自掌骨的相对侧	分别止于第2～4指的近节指骨和指背腱膜	以中指为中轴使第2、4指外展，屈掌指关节和伸指间关节	
内侧群	浅层	小指展肌	豌豆骨和屈肌支持带	小指近节指骨底	外展小指和屈小指近节指骨	尺神经
		小指短屈肌	钩骨和屈肌支持带		屈小指近节指骨	
	深层	小指对掌肌		第5掌骨尺侧缘	小指对掌	

五、上肢的局部记载

1.腋窝（axillary fossa） 位于肩关节下方、臂上部和胸前外侧壁上部之间，在上肢外展时，向上呈穹隆状凹陷。由顶、底、前壁、后壁、内侧壁、外侧壁构成。其后壁肌肉之间有三边孔（trilateral foramen）和四边孔（quadrilateral foramen），三边孔内有旋肩胛血管、四边孔内有腋神经和旋肱后血管通过。

腋窝是颈部与上肢间的通道，其内容物包括腋动脉及其分支、腋静脉及其属支、臂丛及其分支、腋淋巴结和疏松结缔组织等。

2. 肘窝（cubital fossa） 位于肘关节前面，呈三角形。其上界为肱骨内、外上髁的连线，外侧界为肱桡肌内侧缘，内侧界为旋前圆肌的上缘。肘窝内有正中神经、肱动脉及其伴行静脉、肱二头肌肌腱、桡神经及其分支、肘深淋巴结等。

3. 腕管（carpal canal） 由屈肌支持带（腕横韧带）和腕骨沟围成。腕管内有9条屈肌腱（拇长屈肌腱，4条指浅屈肌腱、4条指深屈肌腱）和正中神经通过。

六、运动上肢主要关节的肌肉

1. 运动肩关节的主要肌肉 见表 3-10。

表 3-10 运动肩关节不同作用的主要肌肉

主要作用	主要肌肉
屈	三角肌（前部肌束）、胸大肌、喙肱肌、肱二头肌
伸	三角肌（后部肌束）、背阔肌、大圆肌、肱三头肌长头
外展	三角肌和冈上肌
内收	胸大肌、背阔肌、肩胛下肌、喙肱肌、大圆肌、肱三头肌长头
旋内	肩胛下肌、胸大肌、背阔肌、大圆肌、三角肌（前部肌束）
旋外	冈下肌、小圆肌、三角肌（后部肌束）

2. 运动肘关节的主要肌肉 见表 3-11。

表 3-11 运动肘关节不同作用的主要肌肉

主要作用	主要肌肉
屈	肱二头肌、肱肌、肱桡肌、旋前圆肌、桡侧腕屈肌等
伸	肱三头肌等

3. 运动（桡）腕关节的主要肌肉 见表 3-12。

表 3-12 运动（桡）腕关节不同作用的主要肌肉

主要作用	主要肌肉
屈	桡侧腕屈肌、尺侧腕屈肌、掌长肌、指浅屈肌、指深屈肌、拇长屈肌
伸	桡侧腕长伸肌、桡侧腕短伸肌、尺侧腕伸肌、指伸肌、示指伸肌、小指伸肌
内收	桡侧腕屈肌、桡侧腕长伸肌、桡侧腕短伸肌
外展	尺侧腕屈肌、尺侧腕伸肌

第六节 下 肢 肌

下肢肌可分为髋肌、大腿肌、小腿肌和足肌。由于下肢功能主要是维持直立姿势、支持体重和行走，故下肢肌比上肢肌粗壮。

一、髋 肌

髋肌即下肢带肌，主要起自骨盆的内、外面，跨过髋关节，止于股骨上部，主要运动髋关节。按其所在部位和作用，可分为前、后两群（图 3-24）。

（一）前群
前群有髂腰肌和阔筋膜张肌。

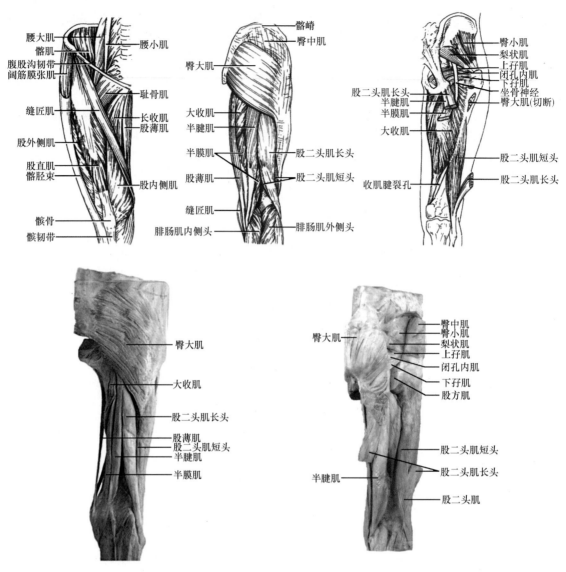

图 3-24　髋肌和大腿肌

1. 髂腰肌（iliopsoas）　由腰大肌和髂肌组成。腰大肌（psoas major）起自腰椎体侧面和横突。髂肌（iliacus）呈扇形，起自髂窝。两肌向下会合，经腹股沟韧带深面，止于股骨小转子。作用为使髋关节屈和旋外；下肢固定时，可使躯干前屈（如仰卧起坐）。

2. 阔筋膜张肌（tensor fasciae latae）　位于大腿上部前外侧，起自髂前上棘，肌腹在阔筋膜两层之间，向下移行于髂胫束，止于胫骨外侧髁。作用为使阔筋膜紧张、屈髋。

> **（二）后群**

后群主要位于臀部，又称臀肌。

1. 臀大肌（gluteus maximus）　位于臀部浅层、大而肥厚，形成特有的臀部隆起，覆盖臀中肌下半部及其他小肌，起自髂骨翼外面和骶骨背面，肌束斜向下外，止于髂胫束和股骨的臀肌粗隆。作用为使髋关节伸和旋外；下肢固定时，能伸直躯干，防止躯干前倾，是维持人体直立的重要肌肉。

2. 臀中肌（gluteus medius）　前上部位于皮下，后下部位于臀大肌深面。

3. 臀小肌（gluteus minimus）　位于臀中肌深面。

臀中肌、臀小肌都呈扇形，皆起自髂骨翼外面，肌束向下集中形成短腱，止于股骨大转子。二肌作用相同：使髋关节外展；前部肌束能使髋关节旋内，后部肌束则使髋关节旋外。

4. 梨状肌（piriformis）　起自盆内骶骨前面，纤维向外出坐骨大孔达臀部，止于股骨大转子。作用为使髋关节外展和旋外。

5. 闭孔内肌（obturator internus）　起自闭孔膜内面及其周围骨面，肌束向后集中成为肌腱，经坐骨小孔出骨盆，转向外侧。此肌腱上、下各有一小块肌，分别称上孖肌、下孖肌，与闭孔内肌一起止于转子窝。该肌使髋关节旋外。

6. 股方肌（quadratus femoris） 起自坐骨结节，向外侧止于转子间嵴。作用为使髋关节旋外。

7. 闭孔外肌（obturator externus） 在股方肌深面，起自闭孔膜外面及其周围骨面，经股骨颈的后方，止于转子窝。作用为使髋关节旋外。

髋肌的起止点、主要作用和神经支配见表 3-13。

表 3-13 髋肌的起止点、主要作用和神经支配

位置		肌名称	起点	止点	主要作用	神经支配
前群	髂腰肌	髂肌	髂窝	股骨小转子	使髋关节屈和旋外，下肢固定时，使躯干和骨盆前屈	腰丛分支
		腰大肌	腰椎体侧面和横突			
	阔筋膜张肌		髂前上棘	胫骨外侧髁	紧张阔筋膜并屈髋	臀上神经
后群	浅层	臀大肌	髂骨翼外面和骶骨背面	臀肌粗隆及髂胫束	使髋关节后伸和外旋	臀下神经
	中层	臀中肌	髂骨翼外面	股骨大转子	使髋关节外展、旋内（前部肌束）和旋外（后部肌束）	臀上神经
		梨状肌	盆内骶骨前面		使髋关节旋外和外展	骶丛分支
		闭孔内肌	闭孔膜内面及其周围骨面	股骨转子窝	使髋关节旋外	骶丛分支
		股方肌	坐骨结节	转子间嵴		
	深层	臀小肌	髂骨翼外面	股骨大转子	使髋关节外展、内旋（前部肌束）和旋外（后部肌束）	臀上神经
		闭孔外肌	闭孔膜外面及其周围骨面	股骨转子窝	使髋关节旋外	闭孔神经和骶丛分支

视窗 3-1　　　　　　　**臀肌注射的解剖要点**

目前，临床上习惯将臀部划为四部分，认为外上象限为安全区。其实，外上象限的内下角已接近梨状肌上、下孔，有损伤坐骨神经等结构的可能。

臀肌注射安全区的常用定位方法：①将髂前上棘与尾骨尖作连线，以此连线的中、外 1/3 交界部上方为注射区。此范围乃为臀部外上 1/4 象限的中区，是最佳的注射区。②髂前上棘到髂后上棘连线的中、外 1/3 交界处。③注射者用示指放在患者髂前上棘处（右侧用左手、左侧用右手），然后将中指沿髂嵴尽量呈扇形散开，示指、中指与患者髂嵴形成的三角形区域即为注射区。

此外，因性别、年龄和个体的差异还需考虑注射深度等。

二、大 腿 肌

大腿肌分前群、后群和内侧群（图 3-24，图 3-25）。

（一）前群

1. 缝匠肌（sartorius） 呈带状，是全身最长的肌。起于髂前上棘，斜向内下，止于胫骨上端的内侧面。作用为屈髋关节、膝关节，并使已屈的膝关节旋内。

2. 股四头肌（quadriceps femoris） 是全身最大的肌，包括股直肌、股内侧肌、股外侧肌和股中间肌四个头。股直肌起自髂前下棘；股内侧肌和股外侧肌分别起自股骨粗线内、外侧唇；股中间肌位于股内、外侧肌之间，起于股骨体的前面。四个头向下形成一腱，包绕髌骨续为髌韧带，止于胫骨粗隆。作用为伸膝关节，股直肌还可屈髋关节。

（二）内侧群

内侧群位于大腿内侧，起自闭孔周围的骨面，分层排列（图 3-25）。

1. 耻骨肌（pectineus） 长方形的短肌，髂腰肌的内侧。

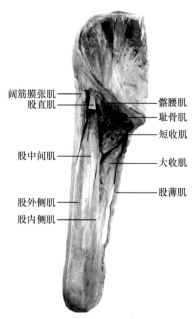

阔筋膜张肌
股直肌
髂腰肌
耻骨肌
短收肌
股中间肌
大收肌
股外侧肌
股薄肌
股内侧肌

图 3-25　大腿肌内侧群（部分）

2. 长收肌（adductor longus） 三角形，耻骨肌的内侧。

3. 股薄肌（gracilis） 长条肌，在最内侧。

4. 短收肌（adductor brevis） 近似三角形的扁肌，在耻骨肌和长收肌的深面。

5. 大收肌（adductor magnus） 在上述肌的深面，大而厚，呈三角形。

除股薄肌止于胫骨上端内侧面以外，其他各肌都止于股骨粗线，大收肌还有一个腱止于股骨内上髁上方的收肌结节，此腱与股骨之间形成收肌腱裂孔（adductor tendinous opening），有股血管通过。内侧肌群的主要作用为使髋关节内收和旋外。

（三）后群

后群有股二头肌、半腱肌、半膜肌，均起自坐骨结节，跨越髋关节、膝关节。

1. 股二头肌（biceps femoris） 位于股后部的外侧，长头起自坐骨结节、短头起自股骨粗线，两头会合后，止于腓骨头。

2. 半腱肌（semitendinosus） 位于股后部的内侧，肌腱细长，几乎占肌的一半，止于胫骨上端内侧。半腱肌亦是一块适合作肌瓣或肌皮瓣的良好供肌，临床常用来覆盖修补坐骨部压疮或外伤缺损。

3. 半膜肌（semimembranosus） 在半腱肌深面，上部是扁薄的腱膜，几乎占肌的一半，止于胫骨内侧髁的后面。

主要作用：后群 3 块肌可以屈膝关节、伸髋关节。屈膝时股二头肌可以使小腿旋外，半腱肌和半膜肌使小腿旋内。

视窗 3-2　**鹅足区与鹅足滑囊**

鹅足区是位于胫骨粗隆内侧缘与胫骨的内侧缘、胫骨平台下 5 ～ 9cm 之间的区域。此区域内有缝匠肌、股薄肌、半腱肌和胫侧副韧带附着，因三个肌腱有致密的纤维膜相连，形同鹅足而得名。

鹅足滑囊位于缝匠肌、股薄肌及半腱肌的联合腱止点与胫侧副韧带之间的一个 32mm×25mm 的腱滑膜囊。局部经常的反复小创伤（如骑马时）可导致鹅足滑囊炎。

大腿肌的起止点、主要作用和神经支配见表 3-14。

表 3-14　大腿肌的起止点、主要作用和神经支配

位置		肌名称	起点	止点	主要作用	神经支配
前群		缝匠肌	髂前上棘	胫骨上端的内侧面	屈髋关节、膝关节，使已屈的膝关节旋内	股神经
		股四头肌	髂前下棘、股骨粗线内外侧唇，股骨体的前面	胫骨粗隆	伸膝，股直肌有屈髋关节作用	
内侧群	浅层	耻骨肌	耻骨支和坐骨支前面	股骨粗线	主要使髋关节内收和外旋	股神经及闭孔神经
		长收肌		股骨粗线		
		股薄肌		胫骨上端内侧面		
	深层	短收肌		股骨粗线		闭孔神经
		大收肌	耻骨下支、坐骨支、坐骨结节	股骨粗线和内上髁的收肌结节		
后群		股二头肌	长头起自坐骨结节，短头起自股骨粗线	腓骨头	在屈膝时，可使小腿旋外，伸髋关节	坐骨神经
		半腱肌	坐骨结节	胫骨上端内侧	屈膝，伸髋关节，屈膝时使小腿旋内	
		半膜肌		胫骨内侧髁的后面		

三、小 腿 肌

小腿肌可分三群：前群在小腿骨间膜的前面，后群在小腿骨间膜的后面，外侧群在腓骨的外侧面。小腿肌的后群强大，与行走或跑步时足的跖屈动作、产生巨大推动力以及维持人体直立姿势有关。

（一）前群

前群（图 3-26）有 3 块肌。

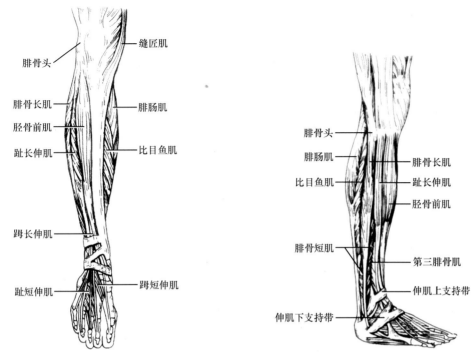

图 3-26 小腿肌和足背肌

1.胫骨前肌（tibialis anterior） 起自胫骨外侧面，肌腱向下穿经伸肌上、下支持带的深面，止于内侧楔骨内侧面和第 1 跖骨底。作用为伸踝关节（背屈）、足内翻。

2.趾长伸肌（extensor digitorum longus） 起自腓骨前面、胫骨上端和小腿骨间膜，向下经伸肌上、下支持带深面至足背分为四条腱，分别至第 2 ～ 5 趾，止于中节、远节趾骨底。作用为伸踝关节（背屈）、伸趾。

另外，趾长伸肌分出一腱，止于第 5 跖骨底，称第三腓骨肌（peroneus tertius），仅见于人类，是新发生的肌，可使足外翻。

3.踇长伸肌（extensor hallucis longus） 位于上述两肌之间，起自腓骨内侧面下 2/3 和骨间膜，止于拇趾远节趾骨底。作用为伸踝关节、伸拇趾。

（二）外侧群

外侧群（图 3-26）有腓骨长肌（peroneus longus）和腓骨短肌（peroneus brevis），两肌皆起自腓骨外侧面，长肌起点较高，并掩盖短肌。两肌的腱均经外踝后方转向前，通过腓骨肌上、下支持带的深面，腓骨短肌腱向前止于第 5 跖骨粗隆，腓骨长肌腱绕至足底，斜行向足内侧，止于内侧楔骨和第 1 跖骨底。

作用为使足外翻和屈踝关节（跖屈）。此外，腓骨长肌腱和胫骨前肌腱共同形成腱环，对维持足横弓有重要作用。

（三）后群

后群（图 3-27）分浅、深两层。

1.浅层 有强大的小腿三头肌（triceps surae），浅表的两个头称腓肠肌（gastrocnemius），起自股骨内、外侧髁的后面，内、外侧头会合，约在小腿中点移行为腱性结构；位置较深的一个头是比目鱼肌（soleus），起自腓骨后面的上部和胫骨的比目鱼肌线，肌束向下移行为肌腱，和腓肠肌的腱合成粗大的跟腱（tendo calcaneus），止于跟骨。作用为屈踝关节和膝关节；站立时能固定踝关节和膝关节，以防止身体向前倾斜。

视窗 3-3 **跟腱损伤**

　　跟腱是人体最厚、最强大的肌腱，长约 15cm，起于小腿中部，由上向下逐渐增厚变窄，止于跟骨中份的后面。跟腱在站立、行走和跑步时起重要作用。

笔记栏

跟腱断裂是一种常见的运动损伤，跟腱损伤的病因较多，可能是长期慢性劳损或不协调的训练，致慢性跟腱周围炎，造成跟腱缺血、缺氧及营养不良，如此时不适当的爆发力超过其承受的能力，则可引发跟腱损伤。

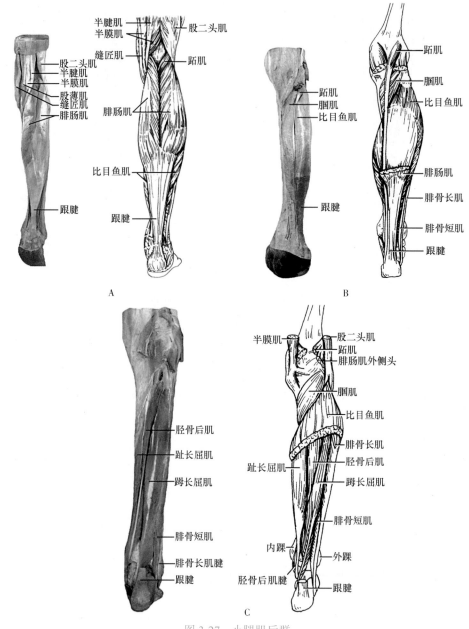

图 3-27 小腿肌后群
A. 浅层；B. 中层；C. 深层

2. 深层 有 4 块肌，腘肌在上方，另 3 块在下方。

（1）腘肌（popliteus）：位于腘窝底，起自股骨外侧髁的外侧部分，止于胫骨的比目鱼肌线以上的骨面。作用为屈膝关节并使小腿旋内。

（2）趾长屈肌（flexor digitorum longus）：位于胫侧，起自胫骨后面，其肌腱经内踝后方、屈肌支持带深面至足底，分为 4 条肌腱，止于第 2～5 趾的远节趾骨底。作用为屈踝关节和屈第 2～5 趾。

（3）姆长屈肌（flexor hallucis longus）：起自腓骨后面，其肌腱经内踝之后、屈肌支持带深面至足底，与趾长屈肌肌腱交叉，止于姆趾远节趾骨底。作用为屈踝关节和屈趾。

（4）胫骨后肌（tibialis posterior）：位于趾长屈肌和姆长屈肌之间，起自胫骨、腓骨和小腿骨间膜的后面，其肌腱经内踝之后、屈肌支持带深面到足底内侧，止于舟骨粗隆和内侧、中间及外侧楔骨。

作用为屈踝关节和使足内翻。

小腿肌的起止点、主要作用和神经支配见表 3-15。

表 3-15 小腿肌的起止点、主要作用和神经支配

位置		肌名称	起点	止点	主要作用	神经支配
前群		胫骨前肌	胫骨外侧面	内侧楔骨和第 1 跖骨底	背屈、足内翻	腓深神经
		踇长伸肌	腓骨内侧面下 2/3 和骨间膜	拇趾远节趾骨底	背屈，伸趾	
		趾长伸肌（第三腓骨肌）	腓骨前面、胫骨上端和小腿骨间膜	第 2～5 趾中远节趾骨底	背屈、伸第 2～5 趾，足外翻	
外侧群		腓骨长肌	腓骨外侧面	内侧楔骨和第 1 跖骨底	足外翻，跖屈，维持足横弓	腓浅神经
		腓骨短肌		第 5 跖骨粗隆		
后群	浅层	腓肠肌	股骨内、外侧髁后面	跟骨结节	屈膝，足跖屈，站立时固定膝关节、踝关节，防止身体前倾	胫神经
		比目鱼肌	胫骨比目鱼肌线和腓骨后面上部			
	深层	腘肌	股骨外侧髁的外侧份	胫骨比目鱼肌线以上的骨面	屈膝及内旋小腿	
		趾长屈肌	胫腓骨后面及骨间膜	第 2～5 趾的远节趾骨底	跖屈和屈第 2～5 趾	
		踇长屈肌		拇趾的远节趾骨底	跖屈和屈踇趾	
		胫骨后肌		舟骨粗隆，内侧、中间和外侧楔骨	足跖屈及使足内翻	

四、足 肌

足肌分为足背肌和足底肌。

（1）足背肌（图 3-26）：较薄弱，为伸拇趾的踇短伸肌和伸第 2～4 趾的趾短伸肌。

（2）足底肌：配布情况和作用与手肌相似，足底肌（图 3-28）分为内侧群、外侧群和中间群，但没有与拇指和小指相当的对掌肌。

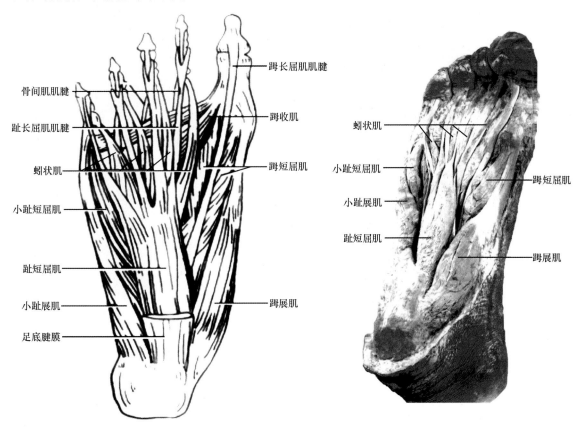

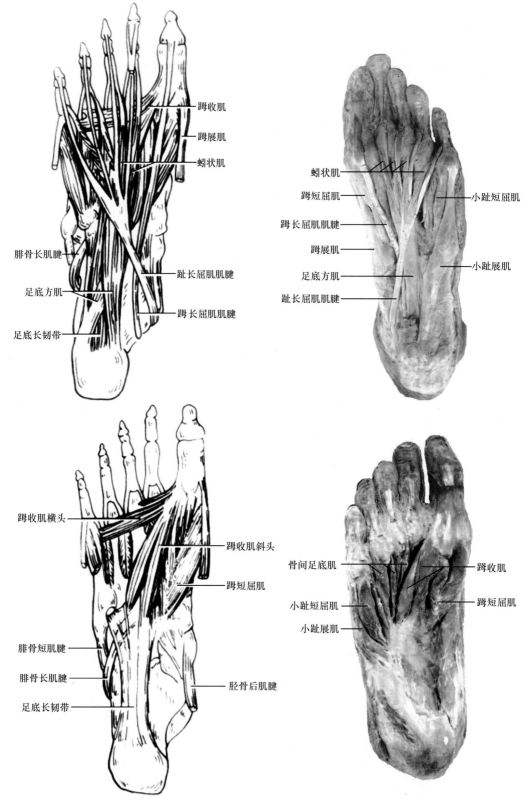

图 3-28　足底肌

　　内侧群有踇展肌、踇短屈肌和踇收肌；外侧群有小趾展肌和小趾短屈肌；中间群由浅入深排列有趾短屈肌、足底方肌、4 条蚓状肌、3 块骨间足底肌和 4 块骨间背侧肌。

　　足底肌多因其作用而得名，足底方肌有协助趾长屈肌屈趾的作用。总的说来，足底肌的主要作用在于维持足弓。

　　足肌的起止点、主要作用和神经支配见表 3-16。

表 3-16 足肌的起止点、主要作用和神经支配

位置		肌名称	起点	止点	主要作用	神经支配
足背肌		跗短伸肌	跟骨前端的上面和外侧面	拇趾近节趾骨底	伸拇趾	腓深神经
		趾短伸肌		第 2～4 趾近节趾骨底	伸第 2～4 趾	
足底肌	内侧群	拇展肌	跟骨、舟骨	拇趾近节趾骨底	外展拇趾	足底内侧神经
		拇短屈肌	内侧楔骨		屈拇趾	
		拇收肌	第 2、3、4 跖骨底等		拇趾内收和屈拇趾	
	中间群	趾短屈肌	跟骨	第 2～5 趾中节趾骨底	屈第 2～5 趾	足底内侧神经
		足底方肌	跟骨	趾长屈肌腱		足底外侧神经
		蚓状肌	趾长屈肌腱	趾背腱膜	屈跖趾关节，伸趾关节	足底内、外侧神经
		骨间足底肌	第 3～5 跖骨内侧半	第 3～5 趾近节跖骨底和趾背腱膜	内收第 3～5 趾	足底外侧神经
		骨间背侧肌	跖骨的相对面	第 2～4 趾近节跖骨底和趾背腱膜	外展第 2～4 趾	
	外侧群	小趾展肌	跟骨	小趾近节趾骨底	屈和外展小趾	足底外侧神经
		小趾短屈肌	第 5 跖骨底		屈小趾	

五、下肢的局部记载

1. 梨状肌上孔（suprapiriformi foramen）、梨状肌下孔（infrapiriformi foramen） 梨状肌经坐骨大孔时，将坐骨大孔分为上、下两部，分别称为梨状肌上孔、梨状肌下孔。盆部的血管、神经经此二孔到臀部、会阴、下肢。

2. 股三角（femoral triangle） 位于股前区上 1/3 段。上界为腹肌沟韧带，外侧界为缝匠肌的内侧缘，内侧界为长收肌的内侧缘。股三角内有股神经、股动脉、股静脉、股管等结构。

3. 收肌管（adductor canal） 位于大腿中部的前内侧、缝匠肌的深面，上接股三角，下借收肌腱裂孔（adductor tendinous opening）通腘窝。其内有隐神经、股动脉和股静脉等。

4. 腘窝（popliteal fossa） 位于膝关节后方，呈菱形。上外侧界为股二头肌，上内侧界为半腱肌及半膜肌，下外侧界和下内侧界分别为腓肠肌的外侧头和内侧头。腘窝内有胫神经、腓总神经、腘动脉、腘静脉、腘淋巴结等。

六、运动下肢主要关节的肌肉

1. 运动髋关节的主要肌肉 见表 3-17。

表 3-17 运动髋关节不同作用的主要肌肉

主要作用	主要肌肉
屈	髂腰肌、股直肌、阔筋膜张肌、缝匠肌等
伸	臀大肌、股二头肌、半腱肌、半膜肌等
外展	臀中肌、臀小肌
内收	长收肌、短收肌、大收肌、耻骨肌、股薄肌
旋内	臀中肌、臀小肌的前部肌束
旋外	髂腰肌、臀大肌、臀中肌、臀小肌、梨状肌、闭孔内肌、闭孔外肌、股方肌

2. 运动膝关节的主要肌肉 见表 3-18。

表 3-18 运动膝关节不同作用的主要肌肉及主要作用

主要作用	主要肌肉
屈	半腱肌、半膜肌、股二头肌、腘肌、缝匠肌、股薄肌、腓肠肌
伸	股四头肌

续表

主要作用	主要肌肉
旋内	半腱肌、半膜肌、缝匠肌、股薄肌、腘肌
旋外	股二头肌

3. 运动踝关节和跗骨间关节的主要肌肉　见表 3-19。

表 3-19　运动踝关节和跗骨间的主要肌肉

主要作用	主要肌肉
足跖屈（屈）	小腿三头肌、趾长屈肌、胫骨后肌、踇长屈肌、腓骨长肌、腓骨短肌
足背屈（伸）	胫骨前肌、踇长伸肌、趾长伸肌
足外翻	腓骨长肌、腓骨短肌
足内翻	胫骨前肌、胫骨后肌

（梁景岩　吴洪海）

第二篇 内 脏 学

第 4 章 内脏学总论

解剖学上通常将消化、呼吸、泌尿和生殖 4 个系统的器官合称内脏（viscera）。研究内脏各器官形态结构和位置的科学称内脏学（splanchnology）。某些与内脏密切相关的结构，如胸膜、腹膜和会阴等，也归于内脏学范畴。内脏各系统都由一套连续的管道和一个或几个实质性器官组成，绝大部分位于胸腔、腹腔和盆腔内，并借孔道直接或间接与外界相通。在功能上，消化系统是从外界摄取食物和吸取营养物质，并将食物残渣排出体外；呼吸系统是从空气中摄取氧气并将体内产生的二氧化碳等排出体外；泌尿系统是把机体产生的代谢产物，如尿酸、尿素和多余的水、盐等形成尿液排出体外；生殖系统能产生生殖细胞和分泌性激素，并进行生殖活动，借以繁衍后代。

一、内脏的一般结构

内脏各器官虽然各有其特征，但从基本构造上来看，可分为中空性器官和实质性器官两大类。

（一）中空性器官

这类器官内部均有空腔，如胃、肠、气管、支气管、输尿管、膀胱、输精管、输卵管、子宫等。这些器官的管壁由 4 层或 3 层组织构成，由内向外依次为：黏膜、黏膜下层、肌层（图 4-1）和外膜。

（二）实质性器官

这类器官多属腺组织，如肝、胰、肾及生殖腺等。其表面包以结缔组织的被膜或浆膜，并深入器官内，将器官分割成若干个小叶。器官的导管、血管、淋巴管和神经等出入处常为一凹陷，此处称为该器官的门（hilum），如肺门、肾门和肝门等。

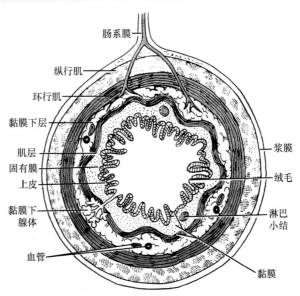

图 4-1 肠壁的一般构造模式图

二、胸腹部的标志线和腹部的分区

内脏各器官在胸、腹、盆腔内占据相对固定的位置，为了描述这些器官的位置及其体表投影，通常在胸、腹部体表确定一些标志线和分区（图 4-2）。

（一）胸部标志线

1. 前正中线（anterior median line）　沿身体前面正中作的垂直线。

2. 胸骨线（sternal line）　沿胸骨最宽处作的垂直线。

3. 锁骨中线（midclavicular line）　沿锁骨中点向下作的垂直线。

4. 胸骨旁线（parasternal line）　沿胸骨线与锁骨中线之间中点作的垂直线。

5. 腋前线（anterior axillary line）　沿腋前襞向下作的垂直线。

6. 腋后线（posterior axillary line）　沿腋后襞向下作的垂直线。

7. 腋中线（midaxillary line）　沿腋前、后线之间中点作的垂直线。

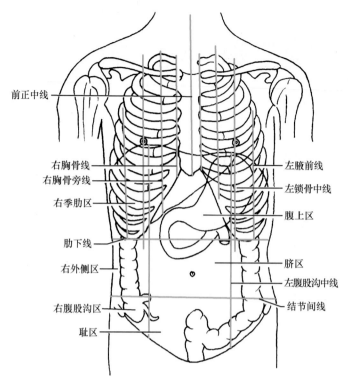

图 4-2　胸腹部的标志线及分区

8.肩胛线（scapular line）　沿肩胛骨下角作的垂直线。

9.后正中线（posterior median line）　沿身体后面正中作的垂直线。

（二）腹部分区

1.四分法　临床上通常通过脐作一横线和一垂直线，将腹部分为左上腹、右上腹、左下腹和右下腹 4 个区。

2.九分法　通过两侧肋弓最低点作一上水平线，通过两侧髂结节作一下水平线；再通过两侧腹股沟韧带中点向上作两条垂直线。上述 4 条线将腹部分成九个区，即腹上区和左、右季肋区；脐区和左、右腹外侧（腰）区；耻（腹下）区和左、右腹股沟（髂）区（图 4-2）。

（王登科　张莲香）

第 5 章 消化系统

消化系统（alimentary system）由消化管和消化腺两部分组成（图 5-1）。消化管（alimentary canal）包括口腔、咽、食管、胃、小肠（十二指肠、空肠和回肠）和大肠（盲肠、阑尾、结肠、直肠和肛管）。临床上通常把从口腔到十二指肠的这段消化管称上消化道，空肠以下的消化管称下消化道。消化腺（alimentary gland）可分为大消化腺和小消化腺两种。大消化腺位于消化管壁外，成为一个独立的器官，分泌的消化液经导管流入消化管腔内，如大唾液腺、肝和胰。小消化腺分布于消化管壁内，如唇腺、食管腺、胃腺和肠腺等。

第一节 消 化 管

一、口 腔

案例 5-1

患儿，3 岁，误食 1 枚硬币，2 天后在其大便中发现硬币。

问题：

1. 该硬币经过了哪些消化管？
2. 该硬币经过了消化管的哪些弯曲？
3. 该硬币经过了消化管的哪些狭窄？

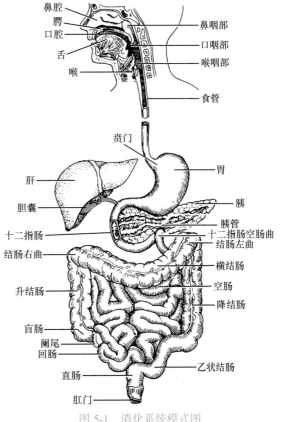

图 5-1　消化系统模式图

口腔（oral cavity）为消化管的起始部，向前经口裂通向外界，向后经咽峡通咽（图 5-2）。口腔分为 4 壁，前壁为上、下唇；侧壁为颊；上壁为腭；下壁为口腔底。口腔借上、下牙弓（包括牙槽突和牙列）和牙龈分为口腔前庭（oral vestibule）和固有口腔（oral cavity proper）。前者是上、下唇和颊与上、下牙弓和牙龈之间的空隙；后者是位于上、下牙弓和牙龈至咽峡之间的空隙，上为腭，下为口腔底。

（一）口唇和颊

1. 口唇（oral lip）由皮肤、皮下组织、口轮匝肌和黏膜组成。口唇的游离缘是皮肤与黏膜的移行部称唇红，呈红色，内含丰富的毛细血管，当缺氧时则呈暗紫色，临床称发绀。在上唇外面中线处的一纵行浅沟称人中（philtrum），为人类所特有。在上唇的外面两侧与颊部交界处的一浅沟称鼻唇沟（nasolabial sulcus）。上、下唇两侧结合处为口角。在上、下唇内面正中线上各有一从口唇连于牙龈基部的纵行皱襞，称上、下唇系带。

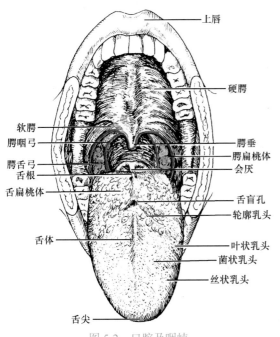

图 5-2　口腔及咽峡

2. 颊（cheek）其构造由皮肤、皮下组织、颊肌和黏膜组成。在上颌第二磨牙牙冠相对的颊黏膜上有腮腺管乳头（papilla of parotid duct），是腮腺管的开口。

（二）腭

腭（palate）是口腔的上壁，分隔鼻腔与口腔，包括前 2/3 的硬腭（hard palate）及后 1/3 的软腭（soft palate）。硬腭由骨腭表面覆以黏膜构成，黏膜厚而致密，与骨膜紧密相贴。软腭由肌、肌腱和黏膜构成，前份呈水平位，后份斜向后下称腭帆（velum palatinum）。腭帆后缘游离，其中部向下方的突起称腭垂（uvula）或称悬雍垂。自腭帆两侧各向下方延续于舌根外侧及咽侧壁分别形成了两条黏膜皱襞，前方的一对称腭舌弓（palatoglossal arch），后方的一对称腭咽弓（palatopharyngeal arch）。两弓间的三角形凹陷区称扁桃体窝，容纳腭扁桃体。腭垂、腭帆游离缘、两侧的腭舌弓及舌根共同围成咽峡（isthmus of fauces）（图 5-2），是口腔和咽之间的分界。软腭在静止状态时垂向下方，当吞咽或说话时，软腭上提，贴咽后壁，从而将鼻咽与口咽隔离开来。

> **案例 5-1 提示**
>
> 　　1. 该硬币经过口腔→咽→食管→胃→十二指肠→空肠→回肠→盲肠→结肠→直肠→肛管→肛门→体外。
>
> 　　2. 该硬币主要经过 7 处弯曲，十二指肠上曲、十二指肠下曲、十二指肠空肠曲、结肠右曲、结肠左曲、直肠骶曲、直肠会阴曲。
>
> 　　3. 该硬币主要经过 7 处狭窄，咽峡、食管起始处、食管与左主支气管交叉处、食管穿膈处、幽门瓣、回盲瓣、肛门。

（三）牙

> **案例 5-2**
>
> 　　患者，女，15 岁，牙痛就诊，发育正常。
>
> **问题：**
>
> 　　1. 检查时，数数有多少个牙。
>
> 　　2. 牙用什么数字、什么名称、什么牙式表示?
>
> 　　3. 牙的形态结构、牙组织和牙周组织各包括哪些?
>
> 　　4. 仔细检查发现，左上颌第一磨牙有龋洞，临床上怎样正确表达此牙的牙式?

牙（teeth）嵌于上、下颌骨的牙槽内，是人体内最坚硬的器官，具有咀嚼食物和辅助发音等作用。分别排列成上牙弓和下牙弓。

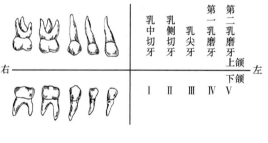

图 5-3　乳牙的名称及符号

1. 牙的萌出　人的一生中先后有两副牙（图 5-3，图 5-4）。①第一副牙称乳牙（deciduous teeth），一般在出生后 6 个月时开始萌出，到 3 岁左右出齐，上、下颌各 10 个，6 岁左右开始脱落更换。②第二副牙称恒牙（permanent teeth），在 6～7 岁时萌出第一磨牙，至 12～14 岁，其他恒牙逐渐萌出替换全部乳牙，仅第三磨牙要迟至 18～28 岁或更晚才萌出，故又称迟牙或智齿（wisdom tooth），有的终生不出此牙。上、下颌恒牙全部出齐各 16 个，共 32 个。

2. 牙的名称及牙式　①乳牙的名称：上、下颌左、右各 5 个，共计 20 个。分别称乳中切牙、乳侧切牙、乳尖牙、第一乳磨牙、第二乳磨牙（图 5-3）。②恒牙的名称：在上、下颌左、右各 8 个，共计 32 个。分别称中切牙、侧切牙、尖牙、第一前磨牙、第二前磨牙、第一磨牙、第二磨牙、第三磨牙（图 5-4）。

③牙式：在临床上为了记录牙的位置，是以被检查者的方位为准，以"+"记号划分成 4 区，并以罗马数字Ⅰ～Ⅴ标示乳牙，用阿拉伯数字 1～8 标示恒牙。具体表示如下：

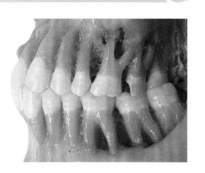

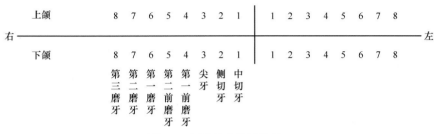

上颌	8	7	6	5	4	3	2	1	1	2	3	4	5	6	7	8
右																左
下颌	8	7	6	5	4	3	2	1	1	2	3	4	5	6	7	8

下颌: 第三磨牙　第二磨牙　第一磨牙　第二前磨牙　第一前磨牙　尖牙　侧切牙　中切牙

图 5-4　恒牙的名称及符号

3. 牙的形态　每个牙外形上可分为 3 部分（图 5-5）。

（1）牙冠（crown of tooth）：是暴露于口腔，露出于牙龈以外的部分。切牙的牙冠扁平，呈凿状；尖牙的牙冠呈锥形；前磨牙的牙冠较大，呈方圆形，上面（嚼面）有 2 个小结节；磨牙的牙冠最大，呈方形，上面（嚼面）有 4 个小结节。每个牙冠可分为 5 个不同的面：唇面，即牙冠与口唇相接触的面；颊面，即牙冠与颊相接触的面；舌面，即牙冠与舌相对应的面；邻面，即牙与牙之间相互邻接的面；嚼面为上下牙互相咬合、咀嚼食物的面。

（2）牙根（root of tooth）：是嵌入牙槽内的部分。切牙和尖牙只有 1 个牙根，前磨牙一般也只有 1 个牙根，下颌磨牙有 2 个牙根，上颌磨牙有 3 个牙根。

（3）牙颈（neck of tooth）：是牙冠与牙根之间的部分，被牙龈所包绕。

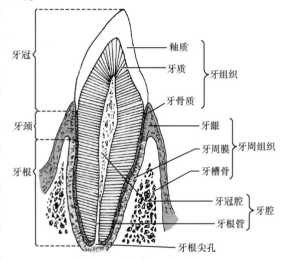

图 5-5　下颌切牙矢状切面

4. 牙腔　牙冠腔（pulp chamber）指牙冠内部的腔隙。牙根管（root canal）指牙根内的细管，此管开口于牙根尖端的孔称牙根尖孔（apical foramen）。牙根管与牙冠腔合称牙腔（dental cavity）或髓腔（pulp cavity）（图 5-5），其内容纳牙髓。

5. 牙组织　每个牙均由牙质、釉质、牙骨质和牙髓组成（图 5-5）。牙质（dentine of tooth）为构成牙主体的一种组织，呈淡黄色，硬度仅次于釉质，却大于牙骨质。釉质（enamel）为牙冠、牙质表面覆有的一层坚硬洁白的组织。牙骨质（cement）为牙根及牙颈的牙质外面包有的一层组织。牙髓（dental pulp）是牙腔内的血管、神经和结缔组织，其中的血管、神经由牙根尖孔进入。牙髓发炎时常可引起剧烈疼痛。

6. 牙周组织　包括牙槽骨、牙龈和牙周膜三部分（图 5-5），对牙起保护、固定和支持作用。牙槽骨（alveolar bone）即上、下颌骨的牙槽突。牙龈（gingiva）是口腔黏膜覆盖在牙颈及邻近的牙槽骨上的部分，血管丰富，呈淡红色，直接与骨膜相紧连，故牙龈不能移动。牙周膜（periodontal membrane）是介于牙槽骨与牙根之间的致密结缔组织膜，将牙根固定在牙槽内，具有缓解咀嚼时所产生压力的作用。

7. 牙的功能　切牙、尖牙分别用以咬切食物和撕扯食物，磨牙和前磨牙则有研磨和粉碎食物的功能。

（四）舌

案例 5-3

　　患者，男，72岁，发生脑血管意外。检查发现右侧上、下肢瘫痪，说话口齿不清，伸舌时舌尖偏向右侧。

问题：

　　1. 患者伸舌时舌尖为何偏向右侧？

　　2. 试述舌的形态结构和舌乳头。

　　舌（tongue）邻近口腔底，其基本结构是骨骼肌和表面覆盖的黏膜。舌具有协助咀嚼和吞咽食物、感受味觉及辅助发音等功能。

　　1. 舌的形态　舌分舌体（body of tongue）和舌根（root of tongue）两部分（图 5-6），二者之间在舌背以向前开放的"V"形的界沟（terminal sulcus）为界。界沟的尖端处有一小凹称舌盲孔（foramen cecum of tongue），是胚胎时甲状舌管的遗迹。舌体占舌的前 2/3，其前端为舌尖（apex of tongue），舌的上面为舌背，下面为舌下面。舌根占舌的后 1/3，以舌肌固定于舌骨和下颌骨等处。舌根的游离面向后朝向咽部。

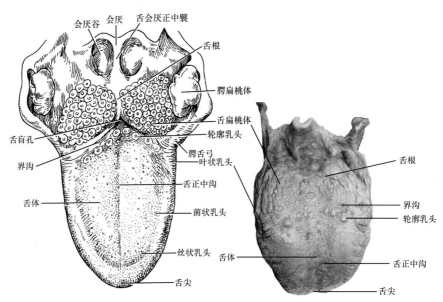

图 5-6　舌背面观

　　2. 舌黏膜　呈淡红色，覆于舌的表面（图 5-6）。其上可见许多小突起，称舌乳头（papilla of tongue）。按形态可分为四种：①丝状乳头（filiform papilla），数目最多，体积最小，呈白色，遍布于舌背前 2/3；②菌状乳头（fungiform papilla），形体稍大，数目较少，呈红色，散在于丝状乳头之间，多见于舌尖和舌侧缘；③叶状乳头（foliate papilla），位于舌侧缘的后部，人类已退化；④轮廓乳头（vallate papilla），最大，有 7～11 个，排列于界沟前方，其中央隆起，周围有环状沟。除丝状乳头外，其他舌乳头中含有味蕾，具有感受酸、甜、苦、咸等味觉的功能。

　　在舌根背部黏膜内，有许多由淋巴组织组成的大小不等的突起，称舌扁桃体（lingual tonsil）。舌下面正中线形成一向下连接口腔底的黏膜皱襞，称舌系带（frenulum of tongue）。如果系带过短，可影响舌的运动。在舌系带根部两侧各有一小黏膜隆起称舌下阜（sublingual caruncle），是下颌下腺管和舌下腺大管的开口。由舌下阜向口底后外侧延续的带状黏膜皱襞称舌下襞（sublingual fold），其深面藏有舌下腺。舌下腺小管开口于舌下襞表面（图 5-7）。

　　3. 舌肌　为骨骼肌，分舌内肌（intrinsic lingual muscles）和舌外肌（extrinsic lingual muscles）两部分（图 5-8，图 5-9）。舌内肌的起、止点均在舌内，有纵肌、横肌和垂直肌，收缩时，可改变舌的形态。舌外肌起于舌周围各骨，止于舌内，有颏舌肌、舌骨舌肌和茎突舌肌等，收缩时可改变舌的位置。其中，以颏舌肌（genioglossus）在临床上较为重要，该肌起自下颌体后面的颏棘，肌纤

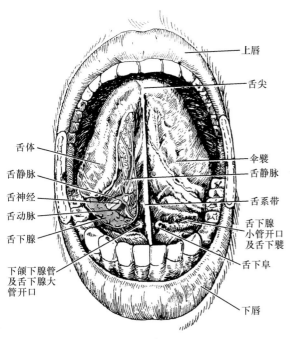

图 5-7 舌下面观

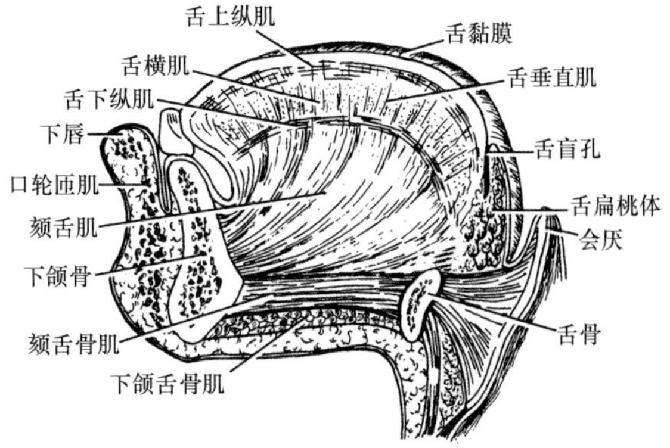

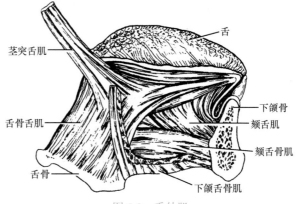

图 5-8 舌（矢状切面）

维呈扇形向后上方分散，止于舌正中线两侧。两侧颏舌肌同时收缩，拉舌向前下方，即伸舌；单侧收缩可使舌尖伸向对侧。如一侧颏舌肌瘫痪，当让患者伸舌时，舌尖偏向瘫痪侧。

案例 5-3 提示
1. 主要是右侧颏舌肌瘫痪所致。
2. 略。（见本节"舌"）

（五）唾液腺

唾液腺（salivary gland）位于口腔周围，能分泌唾液，分大、小两类。小唾液腺位于口腔各部黏膜内，如唇腺、颊腺、腭腺和舌腺等。

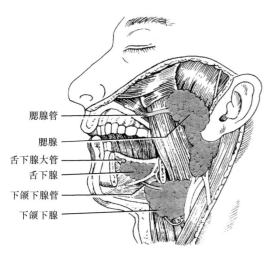

图 5-10 唾液腺

图 5-9 舌外肌

大唾液腺有三对（图 5-7，图 5-10）。

1. 腮腺（parotid gland） 最大，形状不规则，可分浅、深两部。浅部略呈三角形，上达颧弓，下至下颌角，前至咬肌后 1/3 的浅面；深部伸入下颌支与胸锁乳突肌之间。腮腺管（parotid duct）自腮腺浅部前缘发出，于颧弓下一横指向前横越咬肌表面，至咬肌前缘处弯向内侧，斜穿颊肌，开口于平对上颌第二磨牙牙冠颊黏膜上的腮腺管乳头。

2. 下颌下腺（submandibular gland） 位于下颌体下缘及二腹肌前、后腹所围成的下颌下三角内，其导管自腺的内侧面发出，沿口腔底黏膜深面前行，开口于舌下阜。

3. 舌下腺（sublingual gland） 较小，位于舌下襞的深面。导管有大、小两种，大管有一条，与下颌下腺管共同开口于舌下阜，小管约有 10 条，开口于舌下襞表面。

二、咽

（一）咽的形态和位置

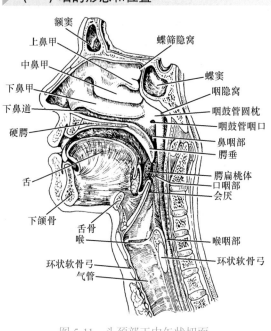

图 5-11　头颈部正中矢状切面

咽（pharynx）是一个前后略扁的漏斗形肌性管道，上起颅底，向下于第 6 颈椎体下缘平面续于食管，全长约 12cm（图 5-11）。咽后壁扁平，贴近上 6 个颈椎体前面。咽前壁不完整，有开口，分别与鼻腔、口腔和喉腔相通。

（二）咽的分部

咽腔是消化道与呼吸道的共同通道。咽以腭帆游离缘和会厌上缘平面为界，自上向下分为鼻咽、口咽和喉咽三部（图 5-11）。

1. 鼻咽（nasopharynx）　位于鼻腔后方，上达颅底，下至腭帆游离缘平面，向前经鼻后孔通鼻腔。相当于下鼻甲后方约 1cm 处，咽腔内两侧壁上，有咽鼓管咽口（pharyngeal opening of auditory tube），咽腔经此通过咽鼓管与中耳的鼓室相通。咽鼓管咽口的前、上、后方的弧形隆起称咽鼓管圆枕（tubal torus），它是寻找咽鼓管咽口的标志。咽鼓管圆枕后方与咽后壁之间的纵行深窝称咽隐窝（pharyngeal recess），是鼻咽癌的好发部位。位于咽鼓管咽口附近黏膜内的淋巴组织称咽鼓管扁桃体（tubal tonsil）。鼻咽部上壁后部黏膜内的淋巴组织称咽扁桃体（pharyngeal tonsil），幼儿时期较发达，6～7 岁时开始萎缩。

2. 口咽（oropharynx）　位于腭帆游离缘与会厌上缘平面之间，向前经咽峡与口腔相通，上续鼻咽部，下通喉咽部（图 5-11，图 5-12）。口咽的前壁主要为舌根后部，口咽侧壁上扁桃体窝内有腭扁桃体。腭扁桃体（palatine tonsil）是淋巴上皮器官，具有防御功能。腭扁桃体呈椭圆形，其内侧面朝向咽腔，表面覆以黏膜，并有许多深陷小凹称扁桃体小窝（tonsillar fossula），细菌易在此存留繁殖，成为感染病灶。腭扁桃体的外侧面及前、后面均被结缔组织形成的扁桃体囊包绕。囊与咽壁连接疏松，故扁桃体切除时，易于剥离。扁桃体窝上份未被扁桃体充填的空间称扁桃体上窝（supratonsillar fossa），异物常停留于此处。咽扁桃体、咽鼓管扁桃体、腭扁桃体和舌扁桃体等共同构成咽淋巴环（tonsillar ring），对消化道和呼吸道具有防御功能。

3. 喉咽（laryngopharynx）　上起会厌上缘平面，下至第 6 颈椎体下缘平面与食管相续，向前经喉口通喉腔。喉口两侧各有一深窝，称梨状隐窝（piriform recess）（图 5-11，图 5-12），为异物常滞留之处。

（三）咽壁的构造

咽壁由黏膜、纤维膜、肌层和外膜四层结构组成。其中肌层包括咽缩肌和咽提肌。咽缩肌（pharyngeal constrictor）包括咽上缩肌、咽中缩肌、咽下缩肌（图 5-13，图 5-14）。三块肌依次呈叠瓦状排列，吞咽时，自上而下依次收缩，将食团推向食管。咽提肌（pharyngeal levator）位于咽缩肌深部，肌纤维纵行，包括茎突咽肌、咽鼓管咽肌、腭咽肌，收缩上提咽和喉，以协助吞咽和封闭喉口。

笔记栏

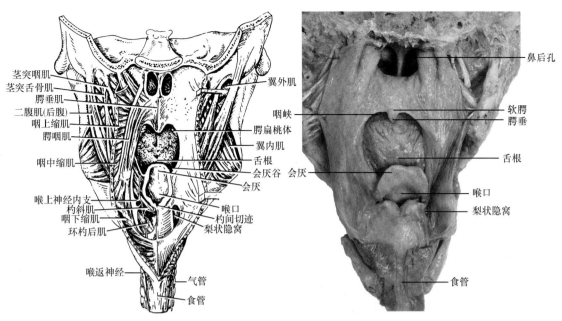

图 5-12　咽前壁（切开咽后壁）

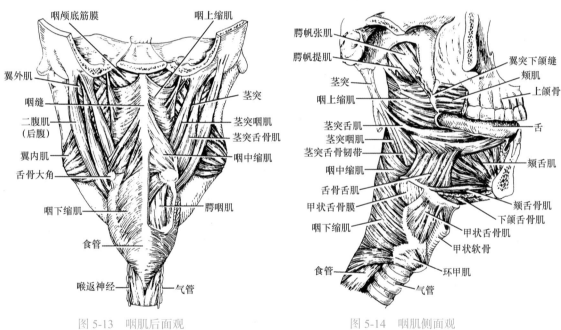

图 5-13　咽肌后面观　　　　　　图 5-14　咽肌侧面观

案例 5-4 提示

　　1. 鼻咽癌最常见的发生部位是咽隐窝。

　　2. 略。（见本节"咽"）

　　3. 略。（见本节"咽"）

三、食　管

案例 5-5

　　患者，男，62 岁，近 1 个月来进食时胸部疼痛，逐渐加重。行纤维胃镜检查，当胃镜进入约 25cm 处时，发现食管腔狭窄，有突起样肿物。经病理检查，确诊为食管癌。

问题：
1.胃镜进入约 25cm 处是食管的第几处狭窄？
2.食管有几处狭窄？距中切牙各有多少厘米？
3.食管黏膜和肌层的结构特点有哪些？

（一）食管的位置和分部

食管（esophagus）是一前后扁平的肌性管状器官，食管空虚时，前后壁贴近，全长约 25cm。上端于第 6 颈椎体下缘平面续咽，下端于第 11 胸椎左侧与胃的贲门相连。食管可分为颈部、胸部和腹部三段（图 5-15）。颈部长约 5cm，自始端至胸骨颈静脉切迹平面。胸部长 18 ～ 20cm，自胸骨颈静脉切迹平面至膈的食管裂孔。腹部长 1 ～ 2cm，自食管裂孔至贲门。

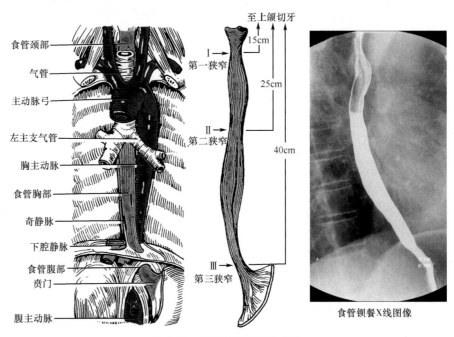

图 5-15　食管位置及三个狭窄

（二）食管的狭窄

食管全长沿脊柱的颈、胸曲除相应形成前后方向上的弯曲之外，在左右方向上亦有轻度弯曲。食管有 3 处生理性狭窄。第一狭窄为食管的起始处，距中切牙约 15cm；第二狭窄为食管在左主支气管的后方与其交叉处，距中切牙约 25cm；第三狭窄为食管通过膈的食管裂孔处，距中切牙约 40cm。这些狭窄处常是食管内异物容易滞留和肿瘤的好发部位。当进行食管内插管时，要注意不要擦伤狭窄处的管壁。

（三）食管的构造

食管壁具有消化管典型的 4 层结构。黏膜形成数条纵行皱襞，当食团通过时皱襞舒张变平。内镜观察，黏膜色泽浅红或浅黄。黏膜下层中含有大量的黏液腺。肌层分内环、外纵两层，其中上 1/3 段为骨骼肌，下 1/3 段为平滑肌，中 1/3 段由骨骼肌和平滑肌混合组成。外膜由疏松结缔组织构成。

案例 5-5 提示
1.胃镜进入约 25cm 处是食管的第二个狭窄。
2.略。（见本节"食管"）
3.略。（见本节"食管"）

四、胃

案例 5-6

　　患者，男，53 岁，患胃溃疡多年。饱餐后 2 小时突发上腹部剧痛，出现板状腹，X 线检查显示腹腔内有气体。诊断胃溃疡并胃穿孔。拟进行胃大部切除，施行空肠与胃残端吻合术。

问题：

　　1. 胃溃疡及穿孔最常见的部位在哪里？

　　2. 手术中确认空肠起始部的标志是什么？

　　3. 试述胃的形态结构和分部。

　　4. 试述胃黏膜和肌层的结构特点。

　　胃（stomach）是消化管各部中最膨大的部分，上连食管，下续十二指肠。成人胃的容量约 1500ml。胃有收纳食物、分泌胃液和初步消化食物的功能。

（一）胃的形态和分部

　　胃分入、出两口，大、小两弯和前、后两壁（图 5-16）。胃的近端与食管连接处称贲门（cardia），是胃的入口。贲门的左侧、食管末端左缘与胃底所形成的锐角称贲门切迹（cardiac incisure）。胃的远端续接十二指肠处称幽门（pylorus），是胃的出口。胃小弯（lesser curvature of stomach）凹向右上方，其最低点弯度明显折转处，称角切迹（angular incisure）。胃大弯（greater curvature of stomach）大部分凸向左下方。

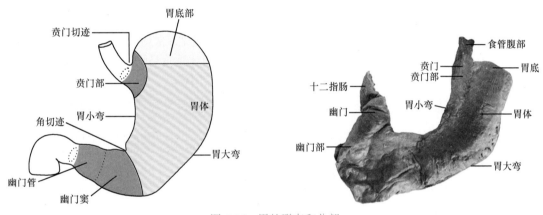

图 5-16　胃的形态和分部

　　通常将胃分为 4 部：贲门附近的部分称贲门部（cardiac part），界域不明显；贲门平面以上，向左上方膨出的部分为胃底（fundus of stomach），临床有时称胃穹隆，内含吞咽时进入的空气，约 50ml，X 线胃片可见此气泡，放射学中称其胃泡；自胃底向下至角切迹处的中间大部分，称胃体（body of stomach）；胃体下界与幽门之间的部分称幽门部（pyloric part）。幽门部的大弯侧有一不甚明显的浅沟称中间沟，将幽门部分为右侧的幽门管（pyloric canal）和左侧的幽门窦（pyloric antrum）。幽门窦通常位于胃的最低部，幽门管长 2～3cm。胃溃疡和胃癌多发生于胃的幽门窦近胃小弯处。临床上所称的胃窦，即幽门窦。

（二）胃壁的结构

　　胃壁分 4 层（图 5-17，图 5-18）。活体胃的黏膜层为淡红色，胃空虚时形成许多皱襞，充

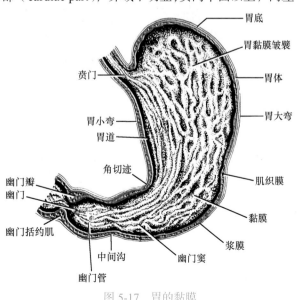

图 5-17　胃的黏膜

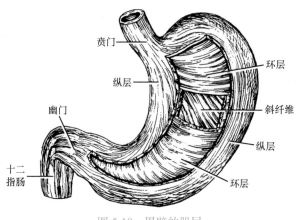

图 5-18 胃壁的肌层

盈时变平坦。沿胃小弯处有 4～5 条较恒定的纵行皱襞，襞间的沟称胃道。幽门处的黏膜形成环形的皱襞称幽门瓣（pyloric valve），突向十二指肠腔内，有阻止胃内容物进入十二指肠的功能。黏膜下层由疏松结缔组织构成，内有丰富的血管、淋巴管和神经。肌层较厚，由外纵、中环、内斜三层平滑肌构成。在幽门瓣处，中层肌增厚称幽门括约肌（pyloric sphincter），有延缓胃内容物排空和防止肠内容物逆流至胃的作用。在婴儿，如果幽门括约肌肥厚，可造成先天性幽门梗阻。外膜层为浆膜。

（三）胃的位置和毗邻

胃的位置常因体型、体位和充盈程度不同而有较大变化。通常，胃在中等程度充盈时，大部分位于左季肋区，小部分位于腹上区。胃贲门和幽门的位置比较固定，贲门位于第 11 胸椎体左侧，幽门约在第 1 腰椎体右侧。胃的前壁在右侧与肝左叶相近，在左侧与膈相邻，被左肋弓掩盖。胃前壁的中间部分位于剑突下方，直接与腹前壁相贴，是临床上进行胃触诊的部位。胃后壁与胰、横结肠、左肾、左肾上腺、膈和脾相邻。

（四）胃的分型

活体 X 线钡餐透视，可将胃分成 3 型（图 5-19）。①钩型胃：呈丁字形，胃体垂直，胃角呈明显的鱼钩形，胃大弯下缘几乎与髂嵴同高，此型多见于中等体型的人。②角型胃：胃的位置较高，呈牛角形，略近横位，多位于腹上部，胃大弯常在脐以上，胃角不明显，常见于矮胖体型的人。③长胃：胃的紧张力较低，全胃几乎均在中线左侧。内腔上窄下宽，胃体垂直呈水袋样，胃大弯可达髂嵴水平面以下，多见于体型瘦弱的人，以女性多见。

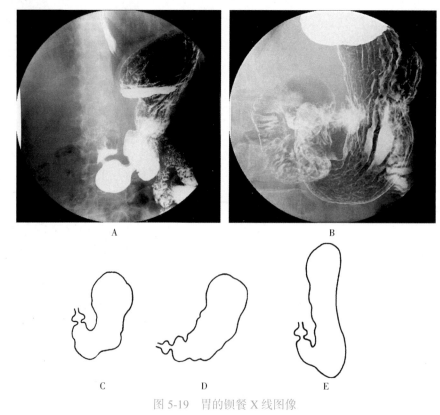

图 5-19 胃的钡餐 X 线图像

A. 充盈相；B. 黏膜相；C. 钩型胃；D. 角型胃；E. 长胃

案例 **5-6** 提示

　　1. 胃溃疡及穿孔最常见的部位是胃的幽门窦近胃小弯处。

　　2. 手术中确认空肠起始部的标志是十二指肠悬韧带。

　　3. 略。（见本节"胃"）

　　4. 略。（见本节"胃"）

<h2 style="text-align:center">五、小　　肠</h2>

　　小肠（small intestine）是消化管中最长的一段，成人长 5 ～ 7m。上起自幽门，下续接盲肠，分为十二指肠、空肠与回肠三部。小肠是消化和吸收的重要器官。

（一）十二指肠

　　十二指肠（duodenum）介于胃与空肠之间，全长约 25cm，呈 "C" 形包绕胰头，可分上部、降部、水平部和升部（图 5-20）。

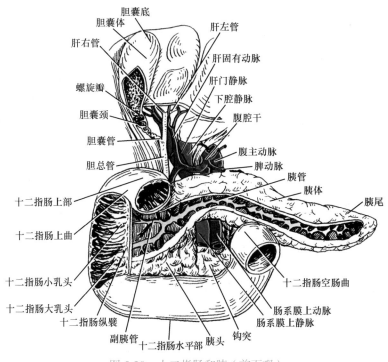

图 5-20　十二指肠和胰（前面观）

　　1. 上部（superior part）　长约 5cm，起自胃的幽门，水平行向右至肝门下方急转向下移行为降部，转折处形成的弯曲称十二指肠上曲（superior duodenal flexure）。十二指肠上部近侧其肠壁薄，管径大，黏膜面光滑无环状襞，故临床常称此段为十二指肠球（duodenal bulb），是十二指肠溃疡及其穿孔的好发部位。

　　2. 降部（descending part）　长 7 ～ 8cm，起自十二指肠上曲，垂直下行于第 1 ～ 3 腰椎体和胰头的右侧，至第 3 腰椎体右侧，弯向左行，移行为水平部，转折处弯曲称十二指肠下曲（inferior duodenal flexure）。降部内面环状黏膜襞发达，其中份后内侧壁上有一纵行的皱襞称十二指肠纵襞（longitudinal fold of duodenum），其下端的圆形隆起称十二指肠大乳头（major duodenal papilla），距中切牙约 75cm，为肝胰壶腹的开口处。有时在大乳头上方 1 ～ 2cm 处，可见十二指肠小乳头（minor duodenal papilla），是副胰管的开口处。

　　3. 水平部（horizontal part）　长约 10cm，起自十二指肠下曲，横过下腔静脉和第 3 腰椎体的前方，至腹主动脉前方移行于升部。肠系膜上动、静脉紧贴此部前面下行，在某些情况下，肠系膜上动脉可压迫该部引起十二指肠梗阻。

　　4. 升部（ascending part）　最短，仅 2 ～ 3cm，起自水平部末端，斜向左上方，达第 2 腰椎体左侧转向下移行为十二指肠空肠曲（duodenojejunal flexure）。十二指肠空肠曲的上后壁借十二指肠悬肌固定于右膈脚上。十二指肠悬肌和包绕于其下段表面的腹膜皱襞共同构成十二指肠悬韧带（suspensory ligament of duodenum），又称 Treitz 韧带，是确定空肠起始的重要标志。

（二）空肠与回肠

空肠（jejunum）与回肠（ileum）上端起自十二指肠空肠曲，下端续接盲肠。被肠系膜悬系于腹后壁，故又合称系膜小肠，有系膜附着的边缘称系膜缘，其相对缘称游离缘或对系膜缘（图 5-21）。

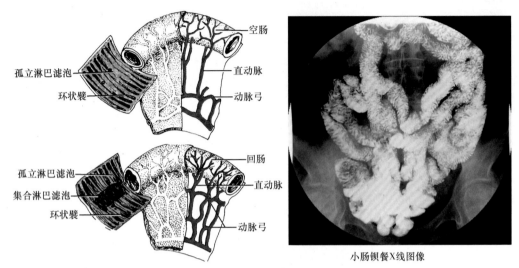

小肠钡餐X线图像

图 5-21　空肠与回肠

空肠和回肠形态结构不完全一致，也无明显界线。二者区别如下：①空肠一般约占全长近侧的 2/5，常位于腹腔左腰区和脐区，管径较粗，管壁较厚，血供丰富，颜色较红，肠系膜内血管弓少（1～2级），直血管长，黏膜环状襞密而高，有散在的孤立淋巴滤泡（solitary lymphatic follicle）。②回肠约占全长远侧 3/5，多位于脐区、右腹股沟区和盆腔内，管径较细，管壁较薄，血供较差，颜色较浅，肠系膜内血管弓多（4～5级），直血管短，黏膜环状襞稀而低，除有散在的孤立淋巴滤泡外，还有集合淋巴滤泡（aggregated lymphatic follicle），又称 Peyer 斑，有 20～30 个，呈长椭圆形，其长轴与肠管的长轴一致，常位于回肠下部对系膜缘的肠壁内（图 5-21）。肠伤寒时，病变多侵犯集合淋巴滤泡，可并发肠穿孔或肠出血。

此外，约 2% 的人，在距回肠末端 0.3～1.0m 肠系膜缘上有长 2～5cm 的囊状突起，称 Meckel 憩室，为胚胎时期卵黄囊管未完全消失的遗迹。发炎时易误诊为阑尾炎。

（王登科　张莲香）

六、大　肠

大肠（large intestine）全长约 1.5m，起自回肠末端，终于肛门。全程围绕于空、回肠的周围，分为盲肠、阑尾、结肠、直肠和肛管 5 部分（图 5-1）。大肠的主要功能为吸收水分、维生素和无机盐等，并将食物残渣形成粪便后排出体外。

除直肠、肛管和阑尾外，结肠和盲肠具有以下 3 种特征性结构，即结肠带、结肠袋和肠脂垂（图 5-22）。结肠带（colic band）有 3 条，由肠壁的纵行肌增厚而形成，沿大肠的纵轴平行排列（图 5-22）。3 条结肠带在盲肠的后内侧壁汇集于阑尾根部，这也是阑尾手术时寻找阑尾的定位性标志。结肠袋（haustum of colon）是肠壁向外膨出的囊状突起，相邻结肠袋之间由横沟隔开。由于结肠带短于肠管的长度，从而使肠管皱缩而形成结肠袋。肠脂垂（epiploicae appendice）是沿结肠带两侧分布的许多指状小突起，由浆膜包含脂肪组织形成。在正常情况下，大肠管径较粗，肠壁较薄，但在病理条件下其外形可能发生变化。因此在腹部手术时，上述大肠的 3 个特征性结构是鉴别大、小肠的主要依据。

（一）盲肠

盲肠（caecum）是大肠的起始部，长 6～8cm，大多位于右髂窝内，左侧接回肠末端，下端为盲端，向上续于升结肠。回肠末端向盲肠的开口称回盲口（ileocecal orifice）。此处肠壁内的环形肌

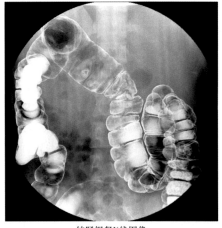

结肠钡餐X线图像

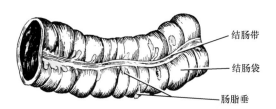

结肠带

结肠袋

肠脂垂

图 5-22　结肠的特征性结构

增厚，并覆以黏膜形成上、下两片半月形的皱襞，称回盲瓣（ileocecal valve）。此瓣既可阻止未完全消化的小肠内容物过快地流入大肠，又可防止盲肠内容物逆流入小肠。在盲肠的后内侧壁，距回盲口下方约2cm处有阑尾的开口（图 5-23）。

（二）阑尾

案例 5-7

　　患者，女，30岁，腹痛4小时入院。患者于4小时前突感上腹部持续性疼痛，伴恶心、呕吐，约2小时后上腹部疼痛减轻，但疼痛转移至右下腹。检查：急性病容，右下腹肌紧张，有压痛和反跳痛。确诊为阑尾炎而收入院。

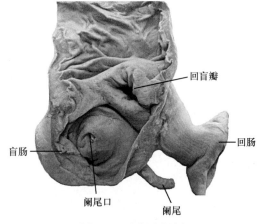

回盲瓣

盲肠

回肠

阑尾口

阑尾

图 5-23　盲肠和阑尾

问题：

　　1. 阑尾炎患者对压痛和反跳痛最敏感的位置应在何处？

　　2. 阑尾炎手术时寻找阑尾最可靠的方法是什么？

　　3. 试述阑尾的形态及结构。

　　4. 试述阑尾在腹腔内可能的位置变化有哪些？

　　阑尾（vermiform appendix）外形如蚯蚓，又称蚓突，长 6 ～ 8cm。阑尾根部较固定，连于盲肠后内侧壁三条结肠带汇集处。阑尾腔狭小，经阑尾口通盲肠。阑尾尖端为游离的盲端，位置不固定。根据国内体质调查资料，回肠前位约占 28%，盆位约占 26%，盲肠后位约占 24%，回肠后位约占 8%，盲肠下位约占 6%，有的位于盲肠后壁与腹后壁之间。由于阑尾根部连于盲肠，所以阑尾的位置也可随盲肠的位置而变动，既可高达肝下，亦可低达骨盆腔内，甚或越过中线至左侧。

　　阑尾位置变化较多，手术中有时寻找困难，可沿着 3 条结肠带向下找到它们在盲肠下端的汇集点，这也是阑尾根部的附着处，是寻找阑尾最可靠的方法。通常认为右髂前上棘与脐连线中、外 1/3 交点处，是阑尾根部的体表投影点，该点称 McBurney 点。有时也以 Lanz 点表示，即左、右髂前上棘连线的右、中 1/3 交点处。急性阑尾炎时，此点附近有压痛。

案例 5-7提示

　　1. 阑尾炎患者压痛和反跳痛最敏感点应是阑尾根部的体表投影点（即 McBurney 点或 Lanz 点）。

　　2. 当打开腹腔时，寻找阑尾的最可靠的方法是终止于阑尾根部的 3 条结肠带。

　　3. 略。（见本节"阑尾"）

　　4. 略。（见本节"阑尾"）

笔
记
栏

（三）结肠

结肠（colon）是介于盲肠与直肠之间的一段大肠，包绕于空、回肠周围，分为升结肠、横结肠、降结肠和乙状结肠 4 部分（图 5-1）。

1. 升结肠（ascending colon） 长约 15cm，起自盲肠，沿右腰方肌和右肾前面上升至肝右叶下方，转折向左移行于横结肠，转折处的弯曲称结肠右曲（right colic flexure）或称肝曲。

2. 横结肠（transverse colon） 长约 50cm，起自结肠右曲，向左横行至脾的下方转折向下续于降结肠，转折处称结肠左曲（left colic flexure）或称脾曲。横结肠由横结肠系膜连于腹后壁，活动度较大，其中间部可下垂至脐或低于脐平面。

3. 降结肠（descending colon） 长约 25cm，起自结肠左曲，沿左肾外侧缘和左腰方肌前面下降，至左髂嵴处续于乙状结肠。

4. 乙状结肠（sigmoid colon） 长约 40cm，起自降结肠，沿左髂窝下行转入盆腔内，全长呈"乙"字形弯曲，至第 3 骶椎平面续于直肠。乙状结肠借乙状结肠系膜连于盆腔左后壁，活动度较大，有时可造成乙状结肠扭转。

（四）直肠

直肠（rectum）位于盆腔下部，全长 10～16cm，平第 3 骶椎高度续于乙状结肠，沿骶、尾骨前面下行，于盆膈上方移行于肛管。直肠并不直，在矢状面上有两个弯曲，即随骶骨凸向后的直肠骶曲（sacral flexure of rectum）和绕尾骨尖凸向前的直肠会阴曲（perineal flexure of rectum）。在冠状面上也有轻度的弯曲，但不恒定。临床进行直肠镜、乙状结肠镜检查时应注意这些弯曲部位，以免损伤肠壁（图 5-24，图 5-25）。

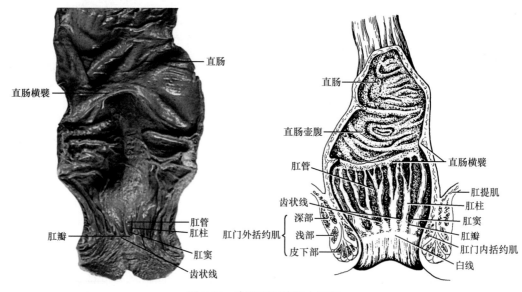

图 5-24　直肠和肛管的内面观

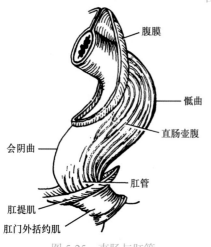

图 5-25　直肠与肛管

直肠上端与乙状结肠交接处管径较细，向下肠腔显著扩大，称直肠壶腹（ampulla of rectum）。直肠内面有 3 个呈半月形的直肠横襞，或称 Houston 瓣，由黏膜覆盖环形肌构成。上、下两个直肠横襞一般位于左侧壁，分别距肛门约 11cm 和 5cm，下横襞有时缺如。中间的直肠横襞大而明显，位置恒定，位于右侧壁上，距肛门约 7cm，可作为直肠镜检时的定位标志（图 5-24，图 5-25）。

（五）肛管

案例 5-8

患者，女，40 岁，自述有慢性便血史，为确诊拟行结、直肠镜检查。

问题：

1. 当肠镜进入肛管和直肠腔内时，应能观察到哪些正常结构？

2. 可能观察到哪些病变结构？

3. 肛管齿状线上、下部组织结构有何不同？

4. 协助和控制排便的结构基础有哪些？

肛管（anal canal）在盆膈上方续接直肠，下端终于肛门，长 3～4cm。肛管内面有 6～10 条纵行的黏膜皱襞称肛柱（anal column）。各肛柱上端的连线称肛直肠线（anorectal line），是直肠与肛管的分界线。连接相邻肛柱下端的半月形黏膜皱襞称肛瓣（anal valve）；肛瓣与其相邻两个肛柱下端之间形成开口向上的小隐窝，称肛窦（anal sinus），窦深 3～5mm。肛窦内容易积存粪屑，导致感染而引起肛窦炎。

各肛柱下端与肛瓣边缘相互连接成一锯齿状环形线，称齿状线（dentate line）或肛皮线（anocutaneous line）（图 5-24）。以齿状线为界，肛管上、下两部分的胚层发生不同，故两者的覆盖上皮、动脉来源、静脉回流、淋巴引流及神经来源也不同（表 5-1）。

表 5-1 肛管齿状线上、下部的比较

不同点	齿状线以上	齿状线以下
覆盖上皮	单层立方上皮	复层扁平上皮
动脉来源	直肠上、下动脉	肛门动脉
静脉回流	直肠上静脉→肠系膜下静脉→脾静脉→肝门静脉	肛门静脉→阴部内静脉→髂内静脉→髂总静脉
淋巴引流	肠系膜下淋巴结和髂内淋巴结	腹股沟浅淋巴结
神经支配	内脏神经	躯体神经

齿状线下方有一宽约 1cm 的环形光滑区域，称肛梳（anal pecten）或痔环（anal pecten），呈浅蓝色。肛梳下缘有一不甚明显的环形线，称白线（white line）或 Hilton 线，活体肛门指诊时可触知此白线处有一环形浅沟，是肛门内、外括约肌的分界处。肛梳部的皮下组织和肛柱部的黏膜下层内含有丰富的静脉丛，如在病理情况下静脉丛曲张突向肛管腔内，称为痔。痔发生在齿状线以上，称内痔；发生在齿状线以下，称外痔；如同时发生于齿状线上、下则称为混合痔。由于神经分布不同，所以内痔痛觉不明显，而外痔常感疼痛。

肛管的下口即肛门（anus），为一前后纵行的裂孔，前后径为 2～3cm。肛门周围皮肤富有色素，呈暗褐色。

肛管周围有内、外两种括约肌环绕。肛门内括约肌（sphincter ani internus）为肠壁环形平滑肌增厚形成，可协助排便，但控制排便的作用不明显。肛门外括约肌（sphincter ani externus）属于骨骼肌，围绕于肛门内括约肌的外下方。肛门外括约肌根据肌纤维所在位置可分为 3 部分，即皮下部、浅部和深部（图 5-24，图 5-25），其中浅部和深部是控制排便的主要部分，若手术损伤将导致大便失禁。

第二节　消　化　腺

一、肝

肝（liver）是人体内最大的消化腺，参与糖类、蛋白质、脂类和维生素等物质的合成、转化和分解。肝的血液供应非常丰富，除接受肝动脉的血液外，肝门静脉的血液也注入肝内，故在活体上肝呈红褐色。肝质软而脆，受外力撞击易破裂。我国成人肝的重量，男性为 1154～1447g，女性为 1029～1379g。

肝的功能十分复杂和重要，具有分泌胆汁、贮藏糖原、解毒、防御和吞噬等功能。在胚胎时期还具有造血等功能。

（一）肝的形态

肝呈不规则的楔形，可分为上、下两面，前、后、左、右 4 缘。肝上面膨隆，与膈相贴，又称膈面（diaphragmatic surface）（图 5-26）。膈面上有呈矢状位的镰状韧带（falciform ligament）附着，借此将肝分为大而厚的肝右叶（right lobe of liver）和小而薄的肝左叶（left lobe of liver）。膈面后部没有腹膜被覆的部分称肝裸区（bare area）。

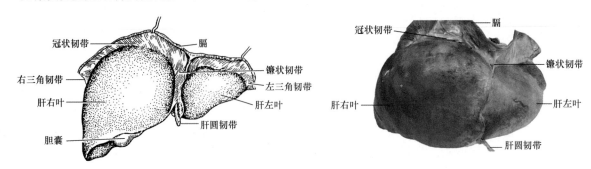

图 5-26　肝的膈面观

肝下面邻接腹腔脏器，又称为脏面（visceral surface），凹凸不平。脏面中部有近似"H"形的沟，即中间的横沟和左右两侧的纵沟。横沟又称为肝门（porta hepatis），是肝左、右管，肝固有动脉左、右支，肝门静脉左、右支和肝的神经、淋巴管等出入之处。出入肝门的这些结构被结缔组织包裹称为肝蒂。左纵沟的前部称肝圆韧带裂（fissure for ligamentum teres hepatis），有肝圆韧带（由胎儿时期的脐静脉闭锁而成）通过，经肝镰状韧带的游离缘行至脐。左纵沟的后部称静脉韧带裂（fissure for ligamentum venosum），容纳静脉韧带（由胎儿时期的静脉导管闭锁而成）。右纵沟的前部称胆囊窝（fossa for gallbladder），容纳胆囊。右纵沟的后部有下腔静脉通过，称腔静脉沟（sulcus for vena cava），此沟向后上延伸至膈面。在腔静脉沟的上端处，有肝左、中、右静脉出肝后立即注入下腔静脉，故临床上常将此处称为第二肝门（secondary porta of liver）。肝脏面借"H"形的沟将肝分成4叶，即右纵沟以右的肝右叶，左纵沟以左的肝左叶，左右纵沟之间、横沟前方的方叶（quadrate lobe）和后方的尾状叶（caudate lobe）（图 5-27）。从形态上膈面左叶与脏面左叶相一致，而脏面的右叶、方叶和尾状叶则与膈面的右叶相当。

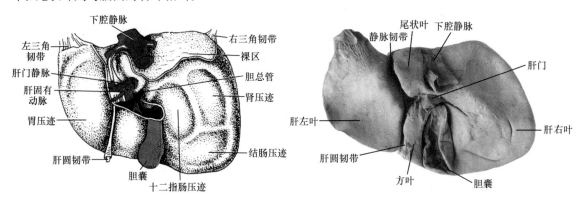

图 5-27　肝的脏面观

肝的前缘亦称下缘，是膈面与脏面之间的交界线，薄而锐利。在胆囊窝处，肝前缘有胆囊切迹，胆囊底常在此处露出肝前缘；肝前缘在肝圆韧带通过处有肝圆韧带切迹，或称脐切迹。肝后缘钝圆，朝向脊柱。肝右缘是肝右叶的下缘，亦钝圆。肝左缘即肝左叶的左缘，薄而锐利。

（二）肝的位置和毗邻

肝大部分位于右季肋区及腹上区，小部分位于左季肋区。肝的前面大部分被肋所掩盖，仅在腹上区的左、右肋弓之间有小部分直接与腹前壁相接触。当腹上区和右季肋区遭到冲击或肋骨骨折时，很容易伤及肝。肝上方为膈，膈上有右侧胸膜腔、右肺及心等。肝右叶下面从前向后分别邻接结肠右曲、十二指肠上曲、右肾上腺和右肾。肝左叶下面与胃前壁相邻，后上方邻接食管腹部。肝借镰状韧带和冠状韧带连于膈下面和腹前壁，因而在呼吸时，肝可随膈上下移动。

（三）肝的体表投影

肝上界与膈穹隆一致，可用下述3点的连线来表示：即右锁骨中线与第5肋的交点；前正中线与剑胸结合线的交点；左锁骨中线与第5肋间隙的交点。肝前缘即为肝下界，右侧与右肋弓一致，中部超出剑突下约 3cm，左侧被左肋弓掩盖。故体检时，在右肋弓下不能触及肝。但 3 岁以下的健康幼儿，由于腹腔容积较小，而肝的体积相对较大，肝前缘常低于右肋弓下 1.5 ～ 2.0cm。大约到 7 岁以后，在右肋弓下则不能触到肝，若能触到时，可能为病理性肝大。

（四）肝的分叶与分段

按外形分类，肝可分为左叶、右叶、方叶与尾状叶。这种分叶的方法不符合肝内管道系统的分布规律，因此不能适应肝部切除的要求。

肝内有 4 套管道，形成两个系统，即 Glisson 系统和肝静脉系统。肝门静脉、肝固有动脉和肝管的各级分支在肝叶、肝段内的走行、分支和配布基本一致，组成 Glisson 系统。Glisson 系统分布于肝段内，而肝静脉系统的各属支走行于各肝段间，最后在腔静脉沟的上端（第二肝门处）出肝，分别注入下腔静脉。根据两个系统在肝内的分支和分布情况，将肝分为左右两个半肝、5 个叶和 6 个段（图 5-28）。

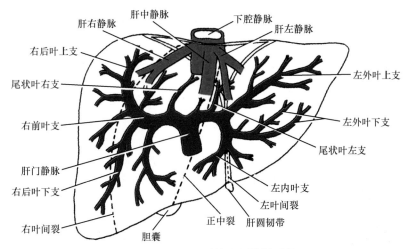

图 5-28 Glisson 系统和肝静脉系统

肝裂是肝内各叶或段之间的自然裂隙。肝内有 3 个叶间裂，即正中裂、左叶间裂和右叶间裂；2 个段间裂，即左外叶段间裂和右后叶段间裂。

1. 正中裂 在肝的膈面上，相当于从胆囊切迹中点至下腔静脉左缘的连线；在脏面以胆囊窝和腔静脉沟为标志。裂内有肝中静脉走行。此裂将肝分为左、右半肝，同时将尾状叶也分为左、右两半（即尾状叶左、右段）。

2. 右叶间裂 位于正中裂的右侧，在膈面相当于从胆囊切迹右侧部的外、中 1/3 交界处，斜向右上方达下腔静脉右缘连线的平面。裂内有肝右静脉走行。此裂将右半肝分为右前叶和右后叶。

3. 左叶间裂 位于正中裂的左侧，在膈面相当于镰状韧带附着线的左侧 1cm 处，起自肝前缘肝圆韧带切迹，向后上方至肝左静脉汇入下腔静脉处。脏面以左纵沟为标志。裂内有肝左静脉的左叶间支走行。此裂将左半肝分为左外叶和左内叶。

4. 右后叶段间裂 在肝脏面相当于肝门横沟右端与肝右缘中点的连线，转至膈面向左延伸至右叶间裂。此裂将右后叶分为上、下两段。

5. 左外叶段间裂 相当于肝左静脉汇入下腔静脉处与肝左缘的中、上 1/3 交界处的连线，转至脏面止于左纵沟中点稍后上方处。裂内有肝左静脉走行。此裂将左外叶分为上、下两段（图 5-29）。

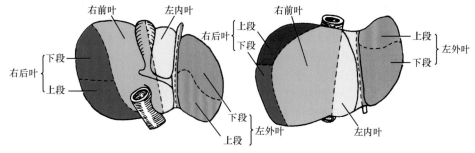

图 5-29 肝叶与肝段

　　临床可根据肝叶和肝段的划分，对肝占位性病变进行较为精确的诊断和定位。在肝脏外科手术中，可根据病情施行半肝、肝叶或肝段切除。

<h2 align="center">二、肝外胆道</h2>

案例 5-9

　　患者，女，46 岁。突发右上腹阵发性绞痛就诊入院。检查时右上腹压痛、肌紧张，Murphy 征阳性。B 超检查胆囊内有结石阴影。确诊为胆囊结石、急性胆囊炎。经抗感染治疗病情好转后行胆囊结石手术。

　　问题：

　　1. 何为 Murphy 征阳性，有什么临床意义？

　　2. 手术入腹腔后如何寻找胆囊和胆囊动脉？

　　3. 试述胆囊的形态和分部。

　　4. 试述胆囊与输胆管道的关系。

　　肝外胆道系统是指将肝细胞产生的胆汁运送到十二指肠的一套管道，包括胆囊和输胆管道。

（一）胆囊

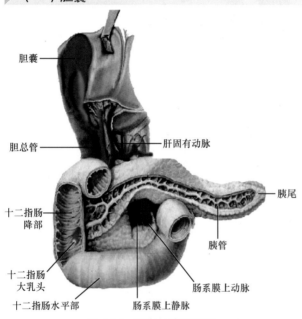

图 5-30　胆囊与输胆管道

　　胆囊（gall bladder）是外形呈梨状的囊状器官，位于胆囊窝内，上面借结缔组织与肝相连，下面覆以腹膜。可储存和浓缩胆汁，容量为 40～60ml。胆囊可分为底、体、颈、管 4 部分。胆囊底（fundus of gallbladder）常露出于胆囊切迹外。当充满胆汁时，胆囊底可贴近腹前壁。右腹直肌外侧缘与肋弓交点处即其体表投影点。胆囊发炎时，此处可有压痛，称 Murphy 征阳性。胆囊体（body of gallbladder）是胆囊的主体部分。胆囊颈（neck of gallbladder）是胆囊体向下延续并变细的部分，常以直角向左下弯移行于胆囊管。胆囊管（cystic duct）比胆囊颈稍细。长 3～4cm，直径为 0.2～0.3cm，与其左侧的肝总管汇合形成胆总管（图 5-30）。在胆囊腔内有黏膜覆盖，衬于胆囊底和体内面的黏膜呈蜂窝状，而颈部和管部的黏膜形成皱襞，呈螺旋状突入管腔内，称为螺旋襞（spiral fold）或 Heister 瓣，可控制胆汁的出入，胆囊结石易嵌顿于此。

　　胆囊管、肝总管和肝的脏面围成一三角形区域，称胆囊三角（Calot 三角），在此三角内，常有起于肝固有动脉右支的胆囊动脉通过，是手术中寻找胆囊动脉的标志。

（二）输胆管道

　　输胆管道包括肝左管、肝右管、肝总管和胆总管四部分。

　　1. 肝管与肝总管　　左、右半肝内的毛细胆管逐渐汇合形成肝左管和肝右管，肝左、右管出肝门后汇合形成肝总管。肝总管（common hepatic duct）长约 3cm，与胆囊管以锐角合成胆总管。

　　2. 胆总管（common bile duct）　长 4～8cm，在肝十二指肠韧带内于肝固有动脉的右侧、肝门静脉的前方下行，向下经十二指肠上部的后方，降至胰头与十二指肠降部之间，与胰管汇合形成肝胰壶腹（hepatopancreatic ampulla）或称 Vater 壶腹，开口于十二指肠大乳头。在肝胰壶腹周围有增厚的环形平滑肌称肝胰壶腹括约肌（sphincter of hepatopancreatic ampulla）或称 Oddi 括约肌。平时此括约肌保持收缩状态，由肝分泌的胆汁，经肝左右管、肝总管、胆囊管进入胆囊内储存；进食后，尤其进高脂肪食物，在神经体液因素调节下，胆囊收缩，肝胰壶腹括约肌舒张，胆汁自胆囊经胆囊管、胆总管、肝胰壶腹、十二指肠大乳头，排入十二指肠腔内。

（图中标注）胆囊　胆总管　肝固有动脉　十二指肠降部　胰尾　胰管　十二指肠大乳头　十二指肠水平部　肠系膜上动脉　肠系膜上静脉

三、胰

胰（pancreas）是人体内第二大消化腺，由外分泌部和内分泌部组成。胰的内分泌部即胰岛，散在于胰实质内，胰尾部较多，主要分泌胰岛素，调节血糖浓度。胰的外分泌部（腺细胞）能分泌胰液，内含多种消化酶（如蛋白酶、脂肪酶及淀粉酶等），有分解消化蛋白质、脂肪和糖类等作用。

胰外形狭长，质地柔软，呈灰红色，重 82～117g。胰可分为胰头、胰颈、胰体、胰尾四部分。胰管（pancreatic duct）位于胰实质内，其走行与胰的长轴一致，从胰尾经胰体走向胰头，沿途接受许多小叶间导管，最后于十二指肠降部的壁内与胆总管汇合成肝胰壶腹，开口于十二指肠大乳头（图 5-31）。在胰头上部有时可见一小管，行于胰管上方，称为副胰管（accessory pancreatic duct），开口于十二指肠小乳头。

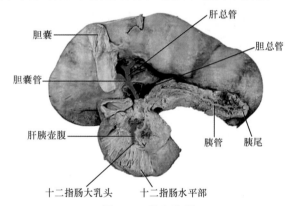

图 5-31　胰和胰管

胰横置于腹后壁，平对第 1～2 腰椎体。胰的前面隔网膜囊与胃相邻，后方有下腔静脉、胆总管、肝门静脉和腹主动脉等重要结构。其右端（即胰头）被十二指肠环抱，胆总管于胰头后面和十二指肠降部之间经过（图 5-31），因此胰头癌时可压迫胆总管而出现阻塞性黄疸。在胰头的下部有一突向左后上方的钩突。钩突和胰头之间有肠系膜上动、静脉经过。胰头癌时可压迫其后面的肝门静脉起始部，阻碍其血液回流，出现腹水、脾大等症状。左端（即胰尾）抵达脾门。胰的上缘有脾血管走行。由于胰的位置较深，故胰病变时，增加了诊断的难度。

（王登科　李军平）

第6章 呼吸系统

呼吸系统（respiratory system）由呼吸道和肺两大部分组成。呼吸道包括鼻、咽、喉、气管和各级支气管，它们的壁内均有骨或软骨支持，以保证气体畅通。临床常把鼻、咽和喉称上呼吸道，把气管和各级支气管称下呼吸道。肺由肺实质（肺内各级支气管和大量肺泡）以及肺间质（结缔组织、血管、淋巴管、淋巴结和神经）组成，表面包有脏胸膜（图6-1）。肺泡是气体交换的场所。

呼吸系统的主要功能是进行气体交换，即吸入含氧量高的新鲜空气，呼出含二氧化碳高的气体。呼和吸是节律性而不间断，是生命现象的重要体征。此外，呼吸系统还有嗅觉（鼻）、食物和空气的交叉通道（咽）、发音（喉）、内分泌（肺）及协助静脉血回流入心等功能。

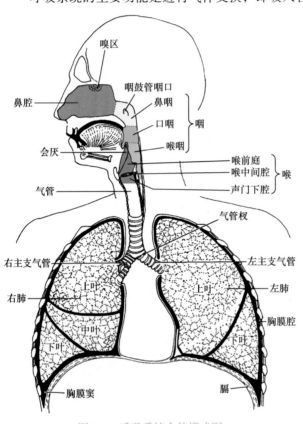

图 6-1　呼吸系统全貌模式图

案例 6-1

　　患儿，男，12个月，因咳嗽2天，呼吸困难伴喉鸣来院急诊，婴儿呼吸很费力，伴鼻翼扇动，惊恐不安，口唇发绀，脉搏增快，体温38.9℃，时有哮吼样阵咳，咽喉红肿，胸部听诊有啰音（异常呼吸音）。诊断为上呼吸道急性炎症（包括气管和支气管），黏膜肿胀引起呼吸道部分梗阻。尽管采用吸氧等多种方法治疗，患者却更加烦躁不安，发绀加重，显得更加衰弱，经做气管造口术，症状缓解。

问题：

　　1. 呼吸困难时，有哪些辅助呼吸肌参与活动？

　　2. 气管切开在何处进行？

　　3. 气管切开经过哪些层次？

第一节　呼　吸　道

一、鼻

鼻（nose）由外鼻、鼻腔和鼻旁窦三部分组成，它既是呼吸道的起始部，又是嗅觉器官。

（一）外鼻

外鼻（external nose）位于面部中份，由鼻骨和软骨作支架，外鼻表面由皮肤覆盖，在鼻背部薄，皮下组织较少、易于活动，鼻尖和鼻翼处皮肤较厚，富含皮脂腺和汗腺。痤疮和酒糟鼻可发生于软骨部的皮肤。因其与皮下组织、软骨连接较紧，故炎症局部肿胀压迫神经末梢，可引起比较剧烈的疼痛。

外鼻上部较窄、与额部相连的部分称鼻根，向下延成隆起的鼻背，末端突出部为鼻尖。鼻尖两侧略呈弧状隆突的部分称鼻翼，在呼吸困难时，可见鼻翼扇动。小儿呼吸困难时，鼻翼扇动更为明显。从鼻翼向外下方到口角的浅沟称鼻唇沟（nasolabial sulcus）。正常人，两侧鼻唇沟的深度对称；面肌瘫痪时，瘫痪侧的鼻唇沟变浅或消失。外鼻下方的一对开口称鼻孔（nostril），是鼻的前口。

（二）鼻腔

鼻腔（nasal cavity）由骨和软骨及其内面被覆的黏膜和皮肤围成。鼻中隔将鼻腔分成左右两腔，各腔向前以鼻孔通外界，向后经鼻后孔（posterior nare）通鼻咽（图6-2，图6-3）。鼻腔前下部、接近鼻孔的部分称鼻前庭（nasal vestibule），起于鼻孔，止于鼻阈。鼻阈是皮肤与鼻黏膜的分界处。鼻前庭处被覆皮肤且生有粗硬的鼻毛，有滤过尘埃、净化吸入空气的作用。鼻前庭皮肤富含皮脂腺和汗腺，是疖肿好发的部位之一。由于缺少皮下组织，皮肤直接与软骨膜紧密相连，故发生疖肿时，疼痛明显。

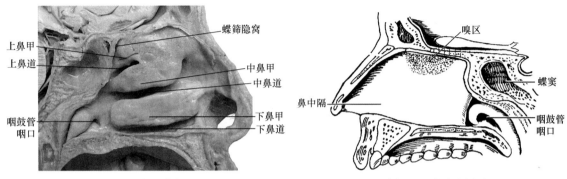

图 6-2　鼻腔外侧壁　　　　　　　　　　　图 6-3　鼻腔内侧壁

鼻中隔（nasal septum）是两侧鼻腔的共同内侧壁，由筛骨垂直板、犁骨及鼻中隔软骨覆以黏膜而成。鼻中隔少有完全居正中矢状位，往往是偏向一侧。鼻中隔前下份有一区域，称为易出血区（Little区或 Kiesselbach区），此区血管丰富而位置表浅，受外伤或干燥空气刺激，血管易破裂而出血。90%左右的鼻出血发生于此区。

在鼻腔外侧壁上有上鼻甲、中鼻甲和下鼻甲，以及各鼻甲下方分别形成的上鼻道、中鼻道和下鼻道。鼻甲与鼻中隔之间的腔隙，称总鼻道。在上鼻甲的后上方有时有最上鼻甲，上鼻甲或最上鼻甲后上方有蝶筛隐窝。由于鼻甲及鼻道的形成大大扩展了鼻黏膜的表面积，有利于对吸入空气的加温与湿润。

在切除鼻甲的标本上，于中鼻道中部可见一凹向上的弧形裂隙，称半月裂孔，裂孔的前端有通向前上方的漏斗形管道，名筛漏斗。半月裂孔上方的圆形隆起为筛泡。中鼻道为众多鼻旁窦开口之处。下鼻甲的前端距鼻孔约2cm，后端距咽鼓管咽口约1cm。在下鼻道内，鼻泪管开口于其前上方，距鼻孔约3cm。

鼻黏膜包括两个部分，按其生理功能分为嗅区与呼吸区。嗅区位于上鼻甲以及与其相对的鼻中隔以上的黏膜，活体呈苍白或淡黄色，面积约5cm²。嗅区黏膜有感受嗅觉刺激的嗅细胞分布。呼吸区的黏膜覆于其余部分并与各鼻旁窦黏膜延续，活体呈淡红色，以具有丰富的静脉海绵丛为其特征，在鼻甲，尤其是下鼻甲，鼻甲海绵丛呈丰富的血管腔隙，这些血管腔隙周围有平滑肌纤维分布，以调节鼻甲的充血程度。鼻黏膜内有丰富的鼻腺（黏液腺、浆液腺、混合腺及杯状细胞），能产生大量分泌物，并净化空气中的灰尘和细菌。

（三）鼻旁窦

鼻旁窦（paranasal sinus）或称副鼻窦，是鼻腔周围颅骨内一些开口鼻腔的含气空腔，系由黏膜覆盖各骨性鼻旁窦而成，共四对，即上颌窦、额窦、筛窦和蝶窦（图6-4～图6-6）。

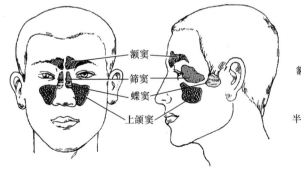

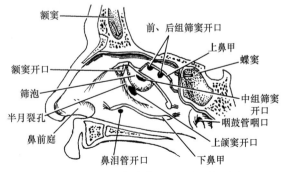

图 6-4　鼻旁窦位置　　　　　　　　　　　图 6-5　鼻旁窦开口（鼻甲切除）

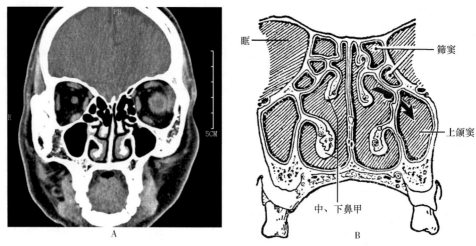

图 6-6　鼻腔冠状切面

A. CT 图像；B. 示意图

1. 上颌窦（maxillary sinus）　是鼻旁窦中最大的一个，位于上颌骨体内，平均容积在 12～15ml。几乎占整个上颌骨的体部，其形状与上颌体部外形相符。上颌窦一般可分为前、后、内侧、上、底 5 个壁。前壁向内略凹陷，即上颌骨体前面的尖牙窝，上颌窦前壁中份，即尖牙窝处，骨质较薄，常选为手术入路，炎症时此处可有压痛。后壁较厚，与翼腭窝毗邻。内侧壁即鼻腔之外侧壁，相当于中鼻道和下鼻道的大部分，此壁有上颌窦口，开口于中鼻道。上颌窦口的形状与大小不一，多呈椭圆形裂缝，少数为圆形或肾形，其直径约 3mm，此壁在下鼻甲附着处下方的骨质最薄，是上颌窦穿刺的进针位置。上壁为眶的下壁。亦较薄，故上颌窦炎症或癌肿可经此壁侵入眶腔。底壁邻上颌骨磨牙根，此处骨质菲薄，且约有 20% 牙槽窝与窦底相通，尤以第一、二磨牙多见，故牙根感染常引起牙源性上颌窦炎。上颌窦开口高于窦底，发炎后引流不畅，易造成窦内积脓，治疗时可进行上颌窦穿刺冲洗。

2. 额窦（frontal sinus）　多为一对，位于筛窦前上方、额骨内外板之间，约相当于眉弓深面处、额骨两层骨板之间。急性炎症时，其压痛点常在眶内上角处。窦的大小不一致，但基本为一三角锥形。眶的内上角为额窦底部，骨质最薄，急性额窦炎时此处有压痛。额窦向下开口于中鼻道。额窦在 15 岁左右才发育完全，大小、形状个体差异很大。

3. 筛窦（ethmoidal sinus）　位于鼻腔外侧壁上份与眶内侧壁上份之间，是主要位于筛骨迷路间的一群小房，共 3～18 个，可分前、中、后 3 组。前筛窦的气房较小，为 5～6 个，中筛窦的气房平均 3～4 个。前筛窦、中筛窦开口于中鼻道。后筛窦开口于上鼻道，偶有后筛窦的个别气房开口于蝶筛隐窝。

4. 蝶窦（sphenoidal sinus）　位于蝶骨体内。垂体下方并邻近视神经管，窦中隔将其分为左右各一，通过其前壁的孔开口于上鼻甲后上方的蝶筛隐窝。临床上经蝶窦入路可行垂体、海绵窦等手术。

二、喉

喉（larynx）既是呼吸时空气出入的通道，也是发声的器官。喉位于颈前部中份、喉咽部的前方，成年人喉的上界约平对第 4、5 颈椎间盘，下界平对第 6 颈椎体下缘附近，女性者略高，小儿比成人高，随年龄增长逐步下降至成人的位置。喉以软骨为基础，借关节、韧带和肌肉连接而成。

（一）喉的软骨

喉软骨构成喉的支架，包括单一的甲状软骨、环状软骨、会厌软骨和成对的杓状软骨（图 6-7）。

1. 甲状软骨（thyroid cartilage）　是最大的喉软骨，构成喉的前外侧壁，由两块甲状软骨板在正中线结合而成。两板的前缘彼此融合成直角（女性为钝角）。前角上端向前突出，称喉结（laryngeal prominence），成年男子特别突出，喉结上方呈"V"形的切迹，称上切迹。左、右板的后缘游离，并向上下发出的突起称上角和下角。上角较长，借韧带与舌骨大角相连，下角较短，内侧面有关节面，与环状软骨形成环甲关节。

2. 环状软骨（cricoid cartilage）　位于甲状软骨下方，形似指环，前部狭低，称环状软骨弓，环状软骨弓平对第 6 颈椎，是颈部的重要标志之一。后面高而宽，称环状软骨板。环状软骨弓为喉和气管中唯一呈完整环形的软骨，对支撑呼吸道有极为重要的作用。损伤后易引起喉狭窄。环状软骨板位于后方，构成喉后壁的大部分。板上缘两侧各有一长圆形的关节面与杓状软骨构成环杓关节。环状软骨弓构成喉的下份之前外侧壁。环状软骨弓与板交界处，两侧各有一与甲状软骨下角相连的关节面。

3. 会厌软骨（epiglottic cartilage） 呈树叶状。其下端狭细的颈附于甲状软骨前角内面，前面稍突，对向舌根，后面略凹，朝向喉前庭。会厌软骨的前、后面均由黏膜被覆则称为会厌（epiglottis）。会厌位于喉入口的前方，当吞咽时，喉上提，会厌关闭喉口，防止食物误入喉腔。

4. 杓状软骨（arytenoid cartilage） 呈三棱锥形，底朝下，与环状软骨板上缘构成关节，由底向前方的突起有声韧带附着，称声带突。向外侧较钝的突起有喉肌附着，称肌突。

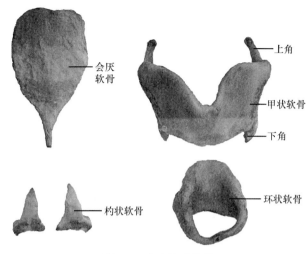

图 6-7 分离的喉软骨

（二）喉的连结

喉的连结包括喉软骨间以及喉与舌骨、气管间的连结（图 6-8 ～图 6-10）。

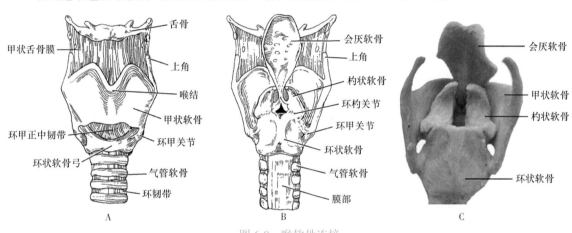

图 6-8 喉软骨连接

A. 前面观；B. 后面观；C. 实物图

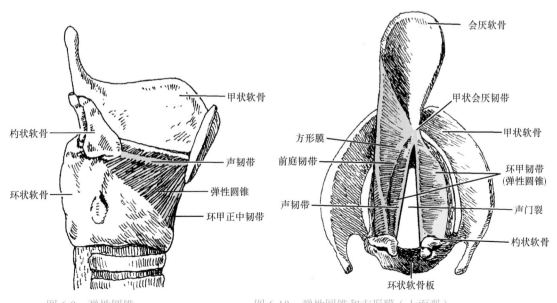

图 6-9 弹性圆锥　　　　　　图 6-10 弹性圆锥和方形膜（上面观）

1.环杓关节（cricoarytenoid joint） 由杓状软骨底与环状软骨板上缘的关节面构成。杓状软骨在此关节上可沿垂直轴做旋转运动，使声带突向内、外侧移动，因而能开大及缩小声门，杓状软骨也可向左右滑行。

2.环甲关节（cricothyroid joint） 由甲状软骨下角与环状软骨板侧部的关节面构成，属联合关节，主要使甲状软骨在冠状轴上做前倾和复位运动。前倾时，加大甲状软骨前角与杓状软骨间的距离，使声带紧张；复位时，两者间的距离缩小，声带松弛。

3.弹性圆锥（conus elasticus） 是张于环状软骨弓上缘，甲状软骨前角后面和杓状软骨声带突之间的膜状结构。主要由弹性纤维构成，又称环甲膜，整体形成上窄下宽的圆锥状。此膜的上缘游离，紧张于甲状软骨前角与杓状软骨声带突之间，称声韧带（vocal ligament），位于声襞内，是发音的主要结构。弹性圆锥前份较厚，张于甲状软骨下缘与环状软骨弓上缘之间，称环甲正中韧带。当急性喉阻塞造成窒息来不及进行气管切开术时，可切开此韧带或在此作穿刺，以建立暂时的通气道，挽救患者的生命。

4.方形膜（quadrangular membrane） 略呈斜方形，由会厌软骨的两侧缘和甲状软骨前角的后面向后连着于杓状软骨的前内侧缘，左右各一，方形膜的下缘游离，形成大致与声韧带平行的前庭韧带（vestibular ligament）。有支持杓会厌襞和前庭襞的作用。

5.甲状舌骨膜（thyrohyoid membrane） 连于甲状软骨上缘与舌骨之间。

6.环状软骨气管韧带（cricotracheal ligament） 连于环状软骨下缘与第1气管软骨环之间。

（三）喉肌

喉肌（laryngeal muscle）属横纹肌，根据位置可分为内群肌和外群肌（图6-11，图6-12，表6-1）。其作用是运动喉的软骨和关节，进而紧张或松弛声带，开大或缩小声门裂，并可缩小喉口。

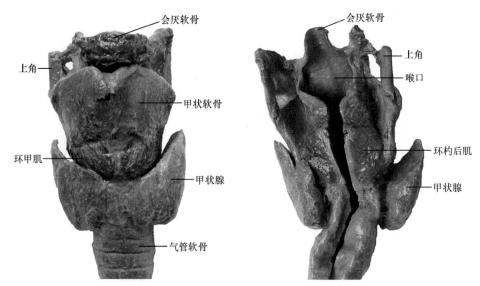

图6-11　喉肌

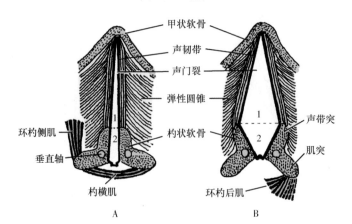

图6-12　声门裂上面观和喉肌作用示意图

A.声门裂缩小；B.声门裂开大；1.膜间部；2.软骨间部

表 6-1　喉肌的名称、起止和作用

名称	起止	作用
环杓后肌	起于环状软骨板后面，止于杓状软骨的肌突	开大声门裂、紧张声韧带
环杓侧肌	起于环状软骨弓上缘和外侧面，止于杓状软骨的肌突	缩小声门裂
杓横肌	肌束横行连于两侧杓状软骨后面	缩小声门裂
环甲肌	起于环状软骨弓前外侧面，止于甲状软骨下缘和下角	紧张声带
甲杓肌	起于甲状软骨前角的内面，其内侧部止于声带突，外侧部止于杓状软骨外侧面和声带	松弛声带、缩小声门裂
杓斜肌	起于杓状软骨肌突，止于对侧杓状软骨尖	缩小喉口

1. 环甲肌（cricothyroid muscle）　起自环状软骨弓的前外侧面，止于甲状软骨下缘和下角。收缩时，使甲状软骨前倾，从而拉长并紧张声带。

2. 环杓后肌（posterior cricoarytenoid muscle）　起自环状软骨板后面，纤维行向外上，止于杓状软骨的肌突，收缩时，使杓状软骨肌突向后外侧、杓状软骨在垂直轴上旋转，声带突外展、声门裂开大、声韧带紧张。

3. 环杓侧肌（lateral cricoarytenoid muscle）　起自环状软骨弓的上缘和外侧面，纤维斜向后上方，止于杓状软骨肌突。肌收缩时，牵拉肌突向前下；主要作用是使声带突转向内侧，声门裂变窄。

4. 甲杓肌（thyroarytenoid muscle）　起自甲状软骨前角内面，循弹性圆锥并与声韧带平行向后，止于杓状软骨的外侧面和声带突。其中止于声带突的肌肉，紧贴声韧带，称声带肌（vocal muscle），收缩时使声襞变短、松弛。

除上述各肌外，还有位于两侧杓状软骨之间的杓横肌与杓斜肌，可缩小喉口并使声门裂变窄。杓会厌肌，位于杓会厌襞内，收缩时牵拉会厌，使喉口缩小。

（四）喉腔

喉腔（laryngeal cavity）是由软骨支架围成的筒状腔隙，上经喉口与喉咽相通，下达环状软骨下缘，向下与气管内腔相续。内面衬以黏膜，喉腔黏膜亦与咽和气管的黏膜相连续。

喉的入口称喉口（aditus laryngis）为喉腔的上口，朝向后上方，由会厌上缘、杓会厌襞和杓间切迹等围成（图 6-13，图 6-14）。

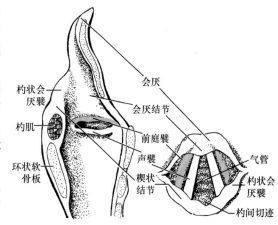

图 6-13　喉正中矢状切面及喉镜检查所见

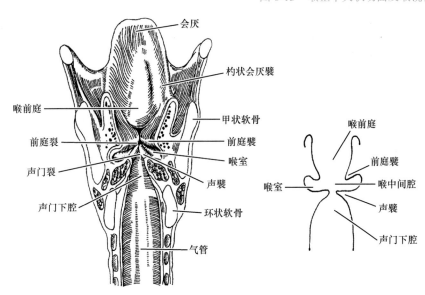

图 6-14　喉冠状切面及喉腔示意图

喉腔可借前庭襞和声襞分为上、中、下三部分：喉前庭、喉中间腔和声门下腔。上方的一对黏膜皱襞称前庭襞（vestibular fold），活体呈粉红色，自甲状软骨前角内面连至杓状软骨声带突上方。左右二襞间的裂隙，前窄后宽，此裂隙称前庭裂（rima vestibule）。下一对黏膜皱襞称声襞（vocal fold），在活体颜色较白，且较前庭襞更为突向喉腔，自甲状软骨前角中部连至杓状软骨的声带突。位于两侧声襞及杓状软骨基底部之间的窄隙，称声门裂（rima glottidis）。声门裂是喉腔最狭窄的部位。中国成年男性长约23mm，成年女性长约17mm。声门裂3/5位于两侧声襞游离缘之间，称膜间部（intermembranous part），与发音有关，为喉癌的好发部位；后2/5在杓状软骨之间，称软骨间部（intercartilaginous part），是喉结核的好发部位。声带（vocal cord）是由声襞及其覆盖的声韧带和声带肌共同构成。

由喉口至前庭裂平面间的部分，称喉前庭（laryngeal vestibule），呈上宽下窄的漏斗状，前壁主要由会厌的喉面构成。前壁中央部相当于会厌软骨柄附着之处的上方，呈结节状隆起，称会厌结节。

喉腔在前庭裂平面至声门裂平面之间的部分，称喉中间腔（intermedial cavity of larynx）。此部是喉腔三部中容积最小的。其两侧有向侧方突出至前庭襞与声襞间的梭形隐窝，称喉室（ventricle of larynx）。

喉腔自声门裂平面至环状软骨下缘平面之间的部分，称声门下腔（infraglottic cavity）。向下通气管，呈上窄下宽的圆锥形。声门下腔黏膜下组织比较疏松，故炎症时易引起喉水肿。婴幼儿喉腔较窄小，水肿时易引起喉阻塞，造成呼吸困难。

间接喉镜检查可见到会厌喉面的会厌结节，两侧可看到粉红色的前庭襞以及在声门裂两旁呈珠白色的声襞，表面光滑，边缘菲薄。平静呼吸时，膜间部呈三角形，深度呼吸时，由于声带突的外转而使整个声门裂呈菱形，发声时，两侧声带紧张、靠近甚至关闭（图6-12）。

临床上常将喉腔三部分分别称声门上区、声门区和声门下区。

三、气　　管

气管（trachea）为后壁略扁平的圆筒形管道，位于喉与气管杈之间，成人男性平均长10.31cm，女性平均长9.71cm。上端平第6颈椎下缘，经颈部正中，下行入胸腔。根据行程和位置，气管可分为颈、胸两部。颈部较粗，位置表浅，沿前正中线下行，在颈静脉切迹上方可以摸到。前面除舌骨下肌群外，在第2~4气管软骨的前方有甲状腺峡，两侧邻近颈部大血管和甲状腺侧叶；后方贴近食管。胸部较长，位于上纵隔内、两侧胸膜腔之间。前方有胸腺、左头臂静脉和主动脉弓；后方紧贴食管。至胸骨角平面（平对第4胸椎体下缘）分为左、右主支气管（图6-15）分杈处称气管杈（bifurcation of trachea），气管杈内面有一向上凸的纵嵴，呈半月形，称气管隆嵴（carina of trachea）（图6-16），常略偏向左侧，是支气管镜检查时判断气管分叉的重要标志。

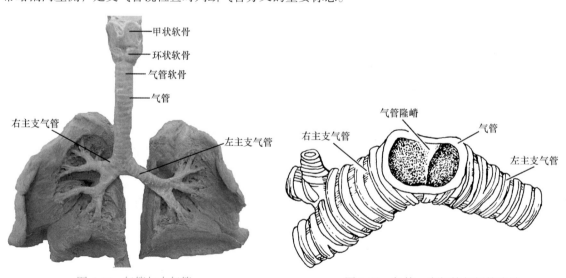

图6-15　气管与支气管　　　　　　　　　图6-16　气管、支气管与气管隆嵴

气管由14~18个"C"形的软骨环以及连接各环之间的结缔组织和平滑肌构成，内面衬以黏膜。气管的后壁缺口由气管的膜壁（membranous wall）封闭。该膜壁由弹性纤维以及平滑肌构成的

气管肌所封闭。环状软骨可作为向下检查气管软骨环的标志，气管切开术常在第 3～5 气管软骨环处施行（图 6-16）。

四、支 气 管

支气管（bronchi）是气管分出的各级分支。由气管分出左、右主支气管（一级支气管），主支气管在肺门附近分出肺叶支气管（二级支气管），进入肺叶后再分为肺段支气管（三级支气管），以后再经数级分支，形成支气管树。支气管分支总共可达 23～25 级，最后连于肺泡。

右主支气管（right principal bronchus）平均长 1.9～2.3cm，外径 1.2～1.5cm，短粗而走向纵直，与气管中线的延长线形成 22°～25° 的角。此外，由于气管隆嵴偏向左侧，右肺通气量较大等因素，经气管堕入的异物多进入右主支气管。

左主支气管（left principal bronchus）平均长 4.5～5.2cm，外径 0.9～1.4cm，较细长而走向倾斜，与气管中线延长线的夹角为 35°～40°。

第二节 肺

一、肺的位置和形态

胸腔由胸廓和膈围成，上界为胸廓上口，可与颈部连通，下界借膈与腹腔分隔，胸腔中部为纵隔，两侧容纳左、右肺。

肺（lung）位于胸腔内，在膈的上方和纵隔的两侧。膈的右侧份因肝的影响而位置较高，故右肺宽短；左肺因心脏位置偏左，故扁窄而较长（图 6-17、图 6-18）。肺表面为脏胸膜所被覆，光滑润泽。透过脏胸膜可见许多多边形的小区，即肺小叶的轮廓。肺的颜色随年龄、职业的不同而不同，幼儿肺新鲜呈淡红色，随着年龄的增长，由于吸入空气中的尘埃的沉积，肺的颜色逐步变为灰暗或蓝黑色。正常肺组织柔软，富有弹性。肺内小支气管及肺泡内含有大量空气，故能浮于水面，而未经呼吸的肺，入水则下沉。法医学常借此鉴别生前死亡或生后死亡的胎儿。

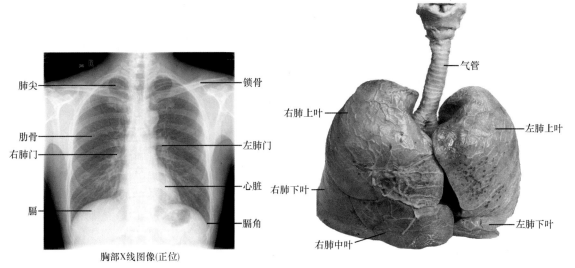

胸部X线图像(正位)

图 6-17　肺的位置和形态

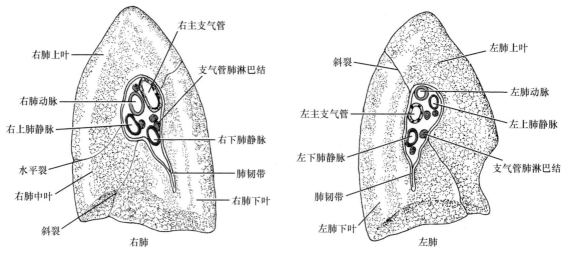

图 6-18　肺的纵隔面

　　肺大致呈圆锥形，具有一尖、一底、肋面和纵隔面及前、后、下三缘。肺尖（apex of lung），圆钝，经胸廓上口突至颈根，超出锁骨内侧 1/3 段上方 2.5cm。肺底（base of lung），又称膈面，与膈相邻，稍向上方凹。肋面（costal surface），圆突而广阔，邻接肋和肋间肌。内侧面亦称纵隔面（mediastinal surface），此面的中部有一长圆形的凹陷处，称肺门（hilum of lung）是主支气管、肺动脉、肺静脉、支气管动脉、支气管静脉、淋巴管和神经进出肺部位。这些进出肺门的结构被结缔组织包绕，统称为肺根（root of lung）。肺根内诸结构的排列自前向后，依次为：上肺静脉、肺动脉、主支气管。自上而下，左肺根内各结构的排列为：肺动脉、左主支气管、左下肺静脉；右肺根为：右主支气管、右肺动脉、右下肺静脉。肺门附近有支气管肺淋巴结（肺门淋巴结）。

　　右肺门后方有食管压迹，上方有奇静脉沟。左肺门上方和后方有主动脉弓和胸主动脉的压迹。两侧肺门的前下方均有心压迹，左肺尤为明显。

　　前缘为肋面与纵隔面在前方的移行处，前缘锐利，左肺前缘下部有左肺心切迹（cardiac notch of left lung），切迹下方的舌状突出部，称左肺小舌（lingula of left lung）。下缘为肋面与膈面在下方的移行处，也较锐，伸入膈与胸壁之间的肋膈隐窝内。后缘为肋面与纵隔面在后方的移行处，位于脊柱两侧的肺沟中。

　　左肺由斜裂分为上、下两叶，此裂自后上斜向前下，分隔到内侧面。右肺由斜裂和右肺副裂划分为上叶、中叶和下叶。左肺有时可见 3 叶，右肺有时可有 5 叶。

二、支气管肺段

　　每一肺段支气管及其所属的肺组织，称为支气管肺段（bronchopulmonary segment），简称肺段。每一肺段由一个肺段支气管分布。肺动脉分支与支气管的分支相伴行进入肺段（lung segment），肺静脉的属支则位于两肺段之间。相邻肺段之间还有少许疏松结缔组织分隔。各肺段略呈圆锥形，尖端朝向肺门，底部在肺表面。当肺段支气管阻塞时，此段的空气出入被阻。以上说明肺段的结构和功能有相对的独立性。根据这些特点，临床可以肺段为单位进行定位诊断，如确定病变仅局限在某肺段之内，就可仅作该肺段的切除，使手术局限化。

　　依照肺段支气管的分支分布，左、右肺各分为 10 个肺段（图 6-19）。左肺上叶的尖段和后段支气管以及下叶的内侧底段和前底段支气管常发自一个共干，此时，左肺也可分为 8 个肺段。

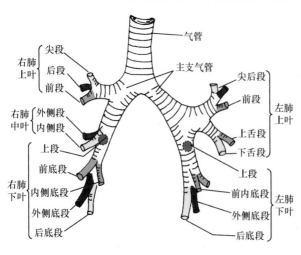

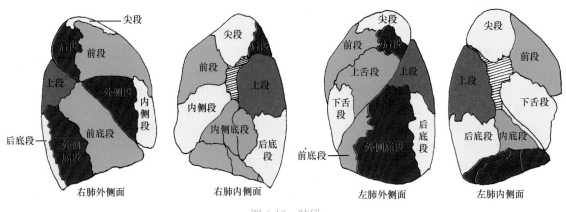

图 6-19 肺段

第三节 胸 膜

一、胸膜与胸膜腔

案例 6-2

患者，男，40 岁，因发热，时有畏寒及出汗，虚弱，全身不适，脉搏中度增速，气急，端坐呼吸，并有发绀现象，干咳而入院。叩诊是实音。听诊呼吸音减弱。X 线检查：肺野下部密度增加，膈影被遮，阴影上缘由腋部向内下呈弧形。确诊为结核性渗出性胸膜炎。

问题：

1. 何谓壁、脏胸膜？

2. 何谓胸膜腔？

3. 肺、胸膜下界在何处？

4. 在胸膜腔穿刺时，临床常选用穿刺点在何处？

5. 胸腔穿刺由外向内经过哪些结构？

胸膜（pleura）是覆被于胸壁内面、膈上面、纵隔两侧面以及肺表面等处的一薄层浆膜，可分为脏胸膜与壁胸膜两层（图 6-20）。

（一）脏胸膜

脏胸膜（visceral pleura）为被覆于肺表面的胸膜部分。脏胸膜在个体发生中来源于内脏间充质，由于肺的生长，包绕并贴附肺表面的间充质演变为肺表面的浆膜层，即脏胸膜。脏胸膜伸入到肺叶间裂内，并相互移行转折。因其与肺实质连接紧密，故又称为肺胸膜。

（二）壁胸膜

图 6-20 胸膜与胸膜腔示意图

壁胸膜（parietal pleura）为覆被于胸壁内面、膈上面和纵隔表面的胸膜部分。按其所衬覆的部位可分为四部分。

1. 肋胸膜（costal pleura） 衬覆于肋骨、胸骨、肋间肌、胸横肌及胸内筋膜等诸结构内面的浆膜。其前缘位于胸骨后方，后缘达脊柱两侧，下缘以锐角返折移行为膈胸膜，上部移行为胸膜顶。由于肋胸膜与肋骨和肋间肌之间有胸内筋膜存在，故较易剥离。

2. 膈胸膜（diaphragmatic pleura） 覆盖于膈的上面，与膈紧密相贴，不易剥离。

3. 纵隔胸膜（mediastinal pleura） 衬贴在纵隔的两侧面，纵隔胸膜的中部包裹肺根移行于脏胸膜，此移行部在肺根下方，前后两层胸膜重叠，连于纵隔外侧面与肺内侧面之间，称肺韧带（pulmonary ligament）。

4. 胸膜顶（cupula of pleura） 是肋胸膜与纵隔胸膜向上延续的部分，呈穹隆状，覆盖于肺尖上方。胸膜顶突出胸廓上口，伸向颈根部，高出锁骨内侧 1/3 段上方约 2.5cm。在颈根部施行臂丛阻滞麻醉时，不应在锁骨内侧 1/3 上方进行，以避免发生气胸。

（三）胸膜腔

胸膜腔（pleural cavity）是脏胸膜与壁胸膜在肺根处相互移行，二者之间围成的一个封闭的潜在性浆膜囊腔隙。内有少量浆液，可减少呼吸时的摩擦。胸膜腔内的压力，不论吸气或呼气时，总是低于外界大气压，故称负压。由于胸膜腔内是负压，脏胸膜与壁胸膜相互贴在一起，所以胸膜腔实际上是两个潜在性的腔隙，在积气或积液时才形成明显的腔隙。由于纵隔的分隔，两侧胸膜腔是独立的，故左右胸膜腔互不相通。

（四）胸膜隐窝

胸膜隐窝（pleural recess）是各部壁胸膜相互移行转折之处的隐窝。即使在深吸气时，肺缘也不能充满此隐窝。在前方覆盖心包表面的纵隔胸膜与肋胸膜转折之处，肺前缘未能伸入，称肋纵隔隐窝（costomediastinal recess）。因左肺前缘有心切迹，所以左侧肋纵隔隐窝较大。在下方，肋胸膜与膈胸膜相互转折处的胸膜隐窝，肺下缘不能充满其内，这部分的胸膜腔称肋膈隐窝（costodiaphragmatic recess）。肋膈隐窝是胸膜腔的最低部位，胸膜腔积液首先聚积于此，深吸气时，肺下缘也不能充满此隐窝。

二、胸膜与肺的体表投影

胸膜的体表投影是指壁胸膜各部相互转折之处形成的胸膜返折线在体表的投影。其中有临床意义的是胸膜的前界和胸膜下界。胸膜返折线在体表的投影位置，标志着胸膜腔的范围。

1. **胸膜返折线前界的体表投影**　肋胸膜转折为纵隔胸膜的返折线，形成胸膜返折线的前界（图 6-21）。两侧均起自锁骨中、内 1/3 交界处上方 2～3cm 处的胸膜顶，向内下斜行，经胸锁关节后方至第 2 胸肋关节水平，两侧互相靠拢，在中线附近垂直下行。右侧者在第 6 胸肋关节处越过剑肋角与胸膜下界相移行，即移行于胸膜下返折线；左侧前返折线在第 4 胸肋关节处转向外下，沿胸骨侧缘外侧 2.0～2.5cm 的距离向下行，至第 6 肋软骨后方移行于胸膜下返折线。两侧胸膜前返折

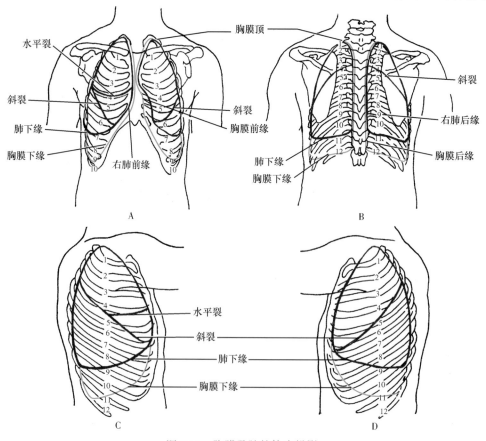

图 6-21　胸膜及肺的体表投影

A. 前面观；B. 后面观；C. 右侧面观；D. 左侧面观

线在第 2～4 肋软骨平面相互靠拢。上方在第 2 胸肋关节平面以上，胸骨柄后方，两侧胸膜前返折线相互离开，形成上方的倒三角形间隙，称胸腺区（thymus region），内有胸腺。下方在第 4 胸肋关节平面以下，胸骨体下份的左半和左第 4～6 肋软骨后方，两侧胸膜前返折线相互离开，形成下方的三角形间隙，称心包区（percardial region）或心包裸区。此区心包前方无胸膜遮盖，是临床进行心包穿刺术的安全区。

2. 胸膜返折线下界的体表投影 肋胸膜转折为膈胸膜的返折线为胸膜返折线的下界。下界在右侧起自第 6 胸肋关节后方，左侧起自第 6 肋软骨中点后方，两侧均行向下外方，在锁骨中线与第 8 肋相交，在腋中线与第 10 肋相交并转向后内侧，肩胛线与第 11 肋相交，最后在椎体外侧终于第 12 肋的肋颈下方。在右侧由于受肝的影响，膈的位置较高，所以右侧胸膜下界常略高于左侧。

3. 肺的体表投影 肺的前界几乎与胸膜前界相同。两肺下缘的体表投影略同，但较胸膜下界在各标志线处的位置高出约两个肋骨，即在锁骨中线处与第 6 肋相交，在腋中线与第 8 肋相交，最后在脊柱侧方终止于第 10 胸椎棘突平面。

案例 6-2 提示

1. 脏胸膜、壁胸膜、胸膜腔见本节。
2. 肺、胸膜下界见本节。
3. 临床上根据积液所在位置常选用的穿刺点在肩胛线第 8（或 9）肋间隙进行。
4. 穿刺时由外向内依次经过皮肤→浅筋膜→深筋膜→肋间隙（肋间内、外肌）→胸内筋膜→肋胸膜→胸膜腔。

第四节 纵 隔

纵隔（mediastinum）是左右纵隔胸膜间全部器官、结构与结缔组织的总称。前界为胸骨，后界为脊柱胸段，两侧为纵隔胸膜，向上达胸廓上口，向下至膈。

通常以胸骨角平面（平对第 4 胸椎体下缘）将纵隔分为上纵隔与下纵隔，下纵隔再以心包为界，分为前纵隔、中纵隔和后纵隔（图 6-22）。

上纵隔（superior mediastinum）内的主要内容：胸腺，左、右头臂静脉及上腔静脉，左、右膈神经，迷走神经，喉返神经，主动脉及其三个大分支，食管，气管，胸导管及淋巴结等。

前纵隔（anterior mediastinum）位于胸骨与心包之间，内有胸腺的下部、部分纵隔前淋巴结及疏松结缔组织等。

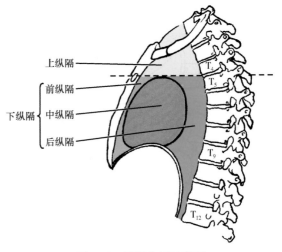

图 6-22 纵隔分区示意图

中纵隔（middle mediastinum）位于前、后纵隔之间，内含心包、心及出入心的大血管等。

后纵隔（posterior mediastinum）位于心包与脊柱之间，气管杈和左右主支气管占据后纵隔上部前份；食管及神经丛自气管杈以下居后纵隔前部，紧贴心包之后；胸主动脉在食管的左后，两侧为奇静脉、半奇静脉和胸交感干；胸导管位于食管后方，胸主动脉和奇静脉之间；食管和胸主动脉周围有许多纵隔后淋巴结。

（张志军）

第 7 章　泌尿系统

泌尿系统（urinary system）由两个肾脏、两条输尿管、一个膀胱和一条尿道四部分组成（图7-1）。血液循环将人体代谢产生的废物（如尿素、尿酸、肌酐等）和水分运至肾脏，经过肾脏的过滤形成尿液，肾脏产生的尿液由两侧的输尿管送至膀胱储存，到达一定量后，在神经调节和环境适合的情况下，膀胱收缩，尿道开放，使尿液经尿道排出体外。肾脏在滤过、排出体内水溶性代谢产物时，也维持着人体内水和电解质的平衡，从而保证人体内环境的稳定。如果肾脏功能障碍，体内代谢物堆积，水和电解质紊乱，出现严重后果，严重时可引起尿毒症，甚至危及生命。此外，泌尿系统还有一定的内分泌功能。

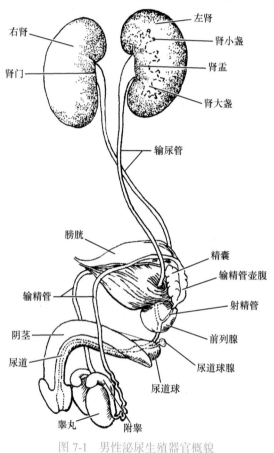

图 7-1　男性泌尿生殖器官概貌

（图中标注）右肾、肾门、左肾、肾小盏、肾盂、肾大盏、输尿管、膀胱、精囊、输精管壶腹、输精管、射精管、阴茎、前列腺、尿道、尿道球腺、尿道球、睾丸、附睾

第一节　肾

肾（kidney）主要调控人体水、盐代谢平衡，排出体内水溶性代谢产物，还兼有内分泌功能。

案例 7-1

　　患者，男，28岁，在斗殴时被弹簧刀刺中左腰部，疼痛剧烈，出血较多。立即被送往医院急诊科，经检查发现左侧第12肋尖内侧5cm，下方2cm处见一长4cm伤口，四周皮肤肿胀，有轻压痛。B超检查左肾后下方包膜断裂，肾实质裂开。CT检查提示：左肾挫裂伤。患者经急诊外科手术施行肾缝合手术，10余天后恢复正常。

问题：

　　1. 弹簧刀从腰部刺入，从外向内经过哪些结构到达肾脏实质？

　　2. 请描述肾脏与第12肋之间的关系。

　　3. 肾脏裂伤严重时须肾脏切除手术，请问手术中要结扎哪些结构？

一、肾的外形

肾为实质性器官，左右各一，形似蚕豆，正常时呈红褐色，质地柔软，表面光滑。国人的肾长约9.9cm（8～14cm），宽约5.9cm（5～7cm），厚约4cm，重量为134～148g，女性的肾略小于男性。肾分内、外侧缘，上、下端及前、后面。前面突向前外侧，后面紧贴腹后壁。上端宽而薄，被肾上腺部分覆盖，下端窄而厚。肾外侧缘隆凸，内侧缘凹陷，中部呈四边形的凹陷称肾门（renal hilum），有肾盂、肾动脉、肾静脉、淋巴管和神经通过。这些出入肾门的结构被结缔组织包裹形成肾蒂（renal pedicle），右肾蒂因靠近下腔静脉，因而短于左肾蒂。肾蒂内结构的排列关系如下：自前向后分别为肾静脉、肾动脉和肾盂；自上向下分别为肾动脉、肾静脉和肾盂。肾门的边缘称肾唇。自肾门向肾实质凹入的腔为肾窦（renal sinus），内含肾动脉及其分支、肾静脉及其属支、肾小盏、肾大盏、肾盂、淋巴管、神经等，这些结构之间的空余部分被脂肪充填。

二、肾的构造

在冠状切面上，肾实质可分为皮质和髓质两部分（图7-2）。肾皮质位于肾实质的浅层，约占肾实

笔记栏

质厚度的 1/3，厚 0.5 ～ 1.5cm，富含血管，新鲜标本色泽稍深，可见密布的细小红色点状颗粒。肾皮质由肾小体（renal corpuscle）和肾小管（renal tubule）组成。肾髓质（renal medulla）位于肾皮质的深部，色淡红，约占肾实质厚度的 2/3，由 15 ～ 20 个肾锥体（renal pyramid）组成。肾锥体呈圆锥形，底朝向皮质，尖朝向肾窦，致密而有光泽，可见由肾直小管和平行血管形成的放射状条纹。每 2 ～ 3 个肾锥体尖端合成一个肾乳头（renal papilla），肾乳头顶端有许多小孔，称乳头孔。肾滤过形成的尿液经乳头孔流入肾小盏内。肾皮质深入到肾锥体之间的皮质称肾柱（renal column）。肾小盏（minor renal calyx）位于肾窦内，切面上可见 7 ～ 8 个呈漏斗形膜状结构，边缘处包绕肾乳头，以承接经肾乳头排出的尿液。在肾窦内，2 ～ 3 个肾小盏汇合成一个较大的膜管状结构，称肾大盏（major renal calyx）。2 ～ 3

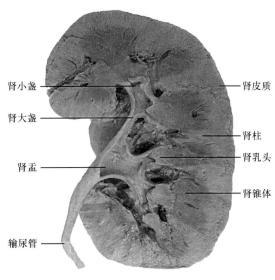

图 7-2　右肾冠状切面（后面观）

个肾大盏汇合成肾盂（renal pelvis）。肾盂呈前后扁平的漏斗样囊状结构，出肾门后向下弯行，约在第 2 腰椎体上缘水平移行为输尿管。成人肾盂容积约为 5ml。肾盂是尿路炎症和肾结石的好发部位。

三、肾 的 位 置

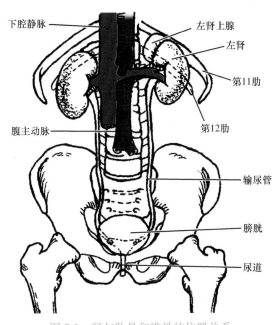

图 7-3　肾与肋骨和椎骨的位置关系

肾位于脊柱的两侧，在腹膜后间隙内，为腹膜外位器官。因受肝的影响，右肾略低于左肾 1 ～ 2cm。左肾在第 12 胸椎体上缘至第 3 腰椎体上缘之间，右肾在第 12 胸椎体下缘至第 3 腰椎体下缘之间。两肾上端靠近略呈"八"字形排列。肾上端与后正中线的距离，左侧约为 4.2cm，右侧约为 4.0cm。肾下端与后正中线的距离，左侧约为 5.4m，右侧约为 5.6cm。第 12 肋斜越左肾后面的中部和右肾后面的上部。由于胸膜低点附着于第 12 肋，在进行肾手术时要防止误伤膈和胸膜。肾门约平对第 1 腰椎，距后正中线约 5cm，临床上常将躯干背面竖脊肌外侧缘与第 12 肋之间形成的夹角，称为肾区，肾病变时，叩击或触压肾区常引起疼痛。肾的位置随年龄、性别、体型、体位的不同而有差异（图 7-3）。

肾的毗邻：肾上腺（suprarenal gland）位于肾的上方，二者均被肾筋膜包绕，其间有疏松结缔组织分隔。右肾前上部与肝右叶相邻，下部与结肠右曲接触，内侧缘邻近十二指肠降部。左肾前上部与胃

底后面相邻，中部和内侧与胰尾和脾血管接触，下部邻近空肠和结肠左曲。两肾后面的上 1/3 借膈与肋膈隐窝相邻，下 2/3 部自内向外与腰大肌、腰方肌及腹横肌相邻。在临床上，了解肾与邻近器官的复杂关系十分重要，因为它们的病变可以相互波及，彼此影响。

肾的异常及畸形：肾在发育过程中，可出现部位、形态、数目等方面的畸形或异常，常见的有马蹄肾、异位肾、多囊肾等。此外还有肾的数目异常，如单肾、附加肾以及双肾、双输尿管等异常。

四、肾 的 被 膜

肾的表面由内向外包有纤维囊、脂肪囊和肾筋膜三层被膜（图 7-4）。

1. 纤维囊（fibrous capsule）紧贴于肾实质的表面，由致密结缔组织和少量弹性纤维构成，薄而坚韧，正常情况下，纤维囊与肾实质连接疏松，易于剥离。在肾破裂或肾部分切除时应缝合纤维

囊。在病理情况下,纤维囊与肾实质粘连不易剥离。纤维囊在肾门处分为两层,一层贴于肾实质表面,另一层包被肾窦内结构的表面,并移行为肾血管鞘,随肾血管进入肾实质。

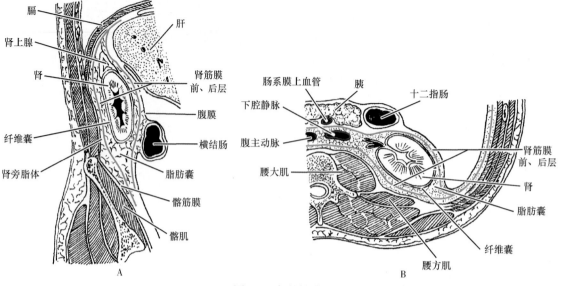

图 7-4　肾的被膜

A. 矢状切面;B. 水平切面

2. 脂肪囊　由脂肪组成,临床上又称肾床,起保护和支持作用,位于纤维囊与肾筋膜之间,上端包被肾和肾上腺。脂肪囊在肾的内侧边缘部和下端较为丰富。脂肪囊经肾门伸入到肾窦内,充填于肾窦内各结构之间。临床上作肾囊封闭,就是将药液注入肾脂肪囊内。

3. 肾筋膜（renal fascia）　为肾脏最外层的结缔组织膜,为腹横筋膜及腹后筋膜的延续,从前、后两面包裹肾、肾上腺和脂肪囊。肾筋膜发出的一些结缔组织小梁穿过脂肪囊与纤维囊相连,为肾的主要固定结构。肾筋膜分前、后两层,分别称为肾前筋膜和肾后筋膜,二者在肾上腺的上方和肾的外侧缘相互融合,在肾的下方两层分开,其间有输尿管通过。在肾的内侧,肾前筋膜被覆于肾血管的前面,越过腹主动脉和下腔静脉前面与对侧的肾前筋膜相移行。肾后筋膜向内经肾血管和输尿管等结构的后方附于腰大肌、椎体和椎间盘筋膜。

肾的正常位置维持主要依靠这三层被膜,另外肾的血管、腹内压及邻近器官等也有一定的固定作用。当肾周围脂肪减少或肾的固定结构薄弱时,肾可向下移位,出现肾下垂或游走肾。肾周积脓时,脓液可在肾前、后筋膜间向下蔓延至髂窝。

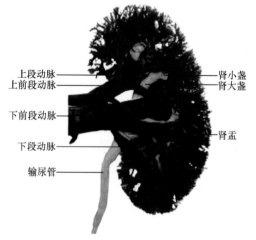

图 7-5　肾血管及输尿管塑化灌注

> **案例 7-1 提示**
> 1. 弹簧刀刺入可经过以下结构:皮肤、浅筋膜、背阔肌、腹外斜肌、腹内斜肌、腹横肌、肾筋膜、肾脂肪囊、肾纤维囊到达肾实质。
> 2. 见肾脏的位置和结构。
> 3. 切除肾脏时须先结扎、切断肾蒂,包括:肾动脉、肾静脉、肾盂或输尿管,须注意肾血管的变异。

五、肾的血管与肾段

肾动脉在肾门处通常分为前支和后支。前支较粗,分出肾段动脉（renal segmental artery）与后支一起进入肾实质内。这些肾段动脉分布的肾实质区域称肾段（renal segment）。每侧肾可分为上段、上前段、下前段、下段以及后段 5 段。各段由同名动脉供应,它们与肾静脉、肾盂及输尿管之间的关系较为复杂,肾段手术时要小心结扎（图 7-5）。由于肾段动脉分支之间缺乏吻合,不存在侧支循环,故肾段间称乏血管带，一个肾段动脉如出现血液循环障碍，它所供应的肾段可出现坏死。肾段切除时应沿乏血管带切开。肾静脉及其属支与同名动脉伴行。

第二节　输 尿 管

输尿管（ureter）为成对的肌性管道，在约平第 2 腰椎体上缘与肾盂相连，下通于膀胱，全长 20 ～ 30cm，管径 4 ～ 7mm（图 7-6）。输尿管按走行和部位可分为三部：输尿管腹部、输尿管盆部和输尿管壁内部。

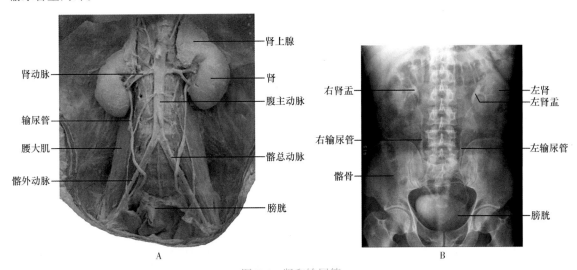

图 7-6　肾和输尿管

A. 腹后壁示肾，输尿管；B. 逆行尿路造影图像

1. 输尿管腹部（abdominal part of ureter）　起自肾盂下端，经腰大肌前面下行，逐渐斜向内侧，在小骨盆入口处，左输尿管越过左髂总动脉末端前方，右输尿管越过右髂外动脉起始部的前方。

2. 输尿管盆部（pelvic part of ureter）　自小骨盆入口处下行于盆腔侧壁，在髂内血管、腰骶干和骶髂关节前方，跨过闭孔神经血管束，达坐骨棘水平，男性输尿管绕过输精管进入膀胱壁，女性则于子宫颈外侧 2 ～ 5cm 处，从子宫动脉后下方经过，向下内至膀胱底，穿入膀胱壁。施行子宫手术结扎子宫动脉时，要注意这一毗邻关系，避免损伤其后方的输尿管。

3. 输尿管壁内部（intramural part of ureter）　是指斜穿膀胱壁的部分，长约 1.5cm，在膀胱底部斜行穿过膀胱壁，经输尿管口（ureteric orifice）开口于膀胱。在膀胱空虚时，两输尿管口间相距 2 ～ 5cm。当膀胱充盈时，膀胱内压升高引起壁内部管腔闭合，以阻止尿液由膀胱向输尿管逆流，但尿液仍可不断地流入膀胱。

输尿管全长有三处狭窄：①上狭窄（superior stricture），位于肾盂输尿管移行处；②中狭窄（middle stricture），位于小骨盆上口，跨越髂血管处；③下狭窄（inferior stricture），位于输尿管壁内部，此处为最窄处，管径 0.2 ～ 0.3cm。这些狭窄处为输尿管结石易嵌留部位。

第三节　膀 胱

膀胱（urinary bladder）为储存尿液的囊状肌性器官，其形态、大小、壁的厚度、位置和毗邻关系均可随尿液的充盈程度以及年龄不同而变化。正常成年人的膀胱容量为 350 ～ 500ml。超过 500ml 时，因膀胱壁张力过大而产生疼痛，最大容量可达 800ml，新生儿的膀胱容量约为成人的 1/10，女性的膀胱容量小于男性，老年人因膀胱肌张力降低而容量增大。

一、膀胱的形态和分部

成人膀胱在空虚时似锥形，分为膀胱尖、膀胱体、膀胱底和膀胱颈四部（图 7-7），各部之间无明显分界线。膀胱尖（apex of bladder）朝向前上方，由膀胱尖至脐之间可见有一纤维索紧贴腹前壁后面正中线，称脐正中韧带，又名脐尿管索，为胚胎时期脐尿管闭锁的遗迹。膀胱底（fundus of bladder），朝向后下方，呈三角形，为左、右输尿管末端和膀胱出口围成的区域。膀胱尖与底之间的部分为膀

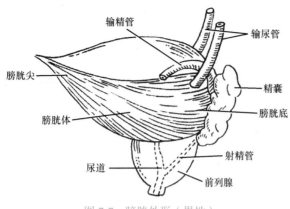

图 7-7 膀胱外形（男性）

胱体（body of bladder）。膀胱的最下部，称膀胱颈（neck of bladder），与前列腺底（男性）或盆膈（女性）相邻，颈的下端为尿道内口（internal urethral orifice）。

二、膀胱的位置和毗邻

成人膀胱位于小骨盆内，耻骨联合的后方，故耻骨骨折易损伤膀胱。膀胱与耻骨联合二者之间为膀胱前间隙（prevesical space）（Retzius 间隙）或耻骨后间隙。在男性，膀胱上方有腹膜覆盖，后方有精囊、输精管壶腹和直肠相毗邻，膀胱颈下方邻接前列腺。在女性，膀胱上方有子宫伏在其上，膀胱后方与子宫和阴道相邻接，下方邻接尿生殖膈。膀胱空虚时位于盆腔内，充盈时膀胱腹膜返折线可上移到耻骨联合上方，临床上常利用这种解剖关系于耻骨联合上缘上方进行膀胱穿刺或做手术切口，可不伤及腹膜和污染腹膜腔（图 7-8）。耻骨前列腺韧带（男性）和耻骨膀胱韧带（女性）以及脐正中襞与脐外侧襞等结构将膀胱固定于盆腔。儿童的膀胱位置比成人的高，大部分位于腹腔内，到六岁才逐渐降至盆腔。老年人因盆底肌肉松弛，膀胱位置更低。

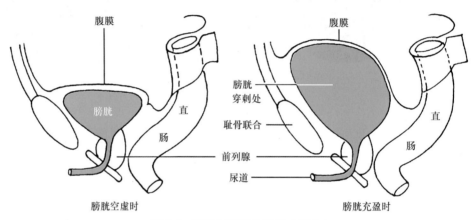

图 7-8 膀胱与腹膜的关系（男性）

三、膀胱壁的结构

膀胱壁自外向内分外膜（一部分覆以浆膜）、肌层、黏膜下层（不发达）和黏膜层四层（图 7-9）。肌层为平滑肌，统称为膀胱逼尿肌（detrusor of bladder），分外纵、中环和内纵三层。在尿道内口周围，环形平滑肌增厚形成膀胱括约肌（sphincter of bladder）（即尿道内括约肌）。膀胱的内面被覆黏膜，大部分黏膜与肌层连接疏松，当膀胱收缩时，黏膜聚集成皱襞，称膀胱皱襞（vesical plica）。膀胱充盈时，皱襞消失。但在两侧输尿管口与尿道内口形成的三角区内，缺少黏膜下层，黏膜层与肌层直接紧密结合，无论膀胱收缩或充盈，都保持平滑状态，此区称膀胱三角（trigone of bladder），是肿瘤、结核和炎症的好发部位。在膀胱三角的底部，两输尿管口之间有一横行黏膜皱襞，称输尿管间襞（interureteric fold），膀胱镜下所见为一苍白带，是临床上寻找输尿管口的标志。男性中年以后，尿道内口的后方因前列腺中叶的存在而形成一嵴状隆起，称膀胱垂（vesical uvula）。

第四节 尿 道

尿道（urethra）是排尿的管道，男性尿道（male urethra）细长，兼有排精的功能，详见男性生殖系统。女性尿道（female urethra）（图 7-10），长 3～5cm，

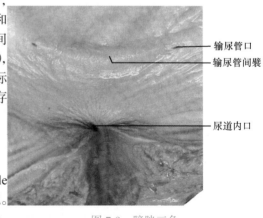

输尿管口
输尿管间襞

尿道内口

图 7-9 膀胱三角

笔记栏

直径约 0.6cm，较男性尿道短而直，易于扩张。女性尿道约平耻骨联合下缘，起自膀胱的尿道内口（internal orifice of urethra），向前下方走行，穿过尿生殖膈，止于阴道前庭的尿道外口（external orifice of urethra）。尿道外口位于阴道口的前上方，阴蒂头后方 2.0 ～ 2.5cm 处。尿道内口周围有平滑肌构成的膀胱括约肌环绕。尿道穿过尿生殖膈处有横纹肌形成的尿道阴道括约肌环绕。尿道后方与阴道之间由尿道阴道隔分隔。在尿道下端两侧有尿道旁腺，其导管开口于尿道外口后部。这些腺体感染可形成囊肿，阻塞尿道，影响排尿。由于女性尿道短而直，且开口于阴道前庭，距阴道口和肛门较近，故尿路逆行感染，以女性较为多见（图 7-10）。

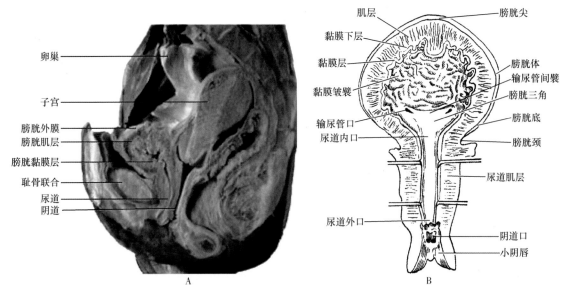

图 7-10　女性膀胱与尿道
A.实物（矢状切面）; B.示意图（冠状切面，前面观）

视窗 7-1 **肾移植（renal transplantation）**

世界上第一次肾移植发生于 20 世纪 50 年代，在美国伊利诺伊州玛丽医院，一名患有多囊肾的 44 岁妇女（Ruth Tucker）成功地接受了肾移植，由于当时没有很好的免疫抑制剂，移植后 10 个月，移植肾脏遭到免疫攻击。

当今的肾移植已较为常见，由于移植所需的肾来源十分有限，每年仅有部分肾脏病患者接受肾移植。肾移植不仅能挽救患者的生命，还能大大地改善患者的生活质量，有的还能重返工作岗位。

肾脏移植的过程是将供体肾脏固定放置在受移植患者的下腹部某个位置，先将移植肾的肾动脉、静脉连接在患者动静脉上，让血液循环重新进入移植肾，待尿液从移植肾中流出后再将输尿管连接于患者输尿管或膀胱上。

肾移植后的并发症轻重不一，有的可能导致移植失败，有的则经过及时药物治疗及调整后进入移植正常状态。主要的并发症包括：移植后排斥反应、感染或败血症、移植后淋巴细胞增殖（淋巴瘤）、电解质代谢紊乱、消化道感染、溃疡等。

肾移植后平均存活 15 年，最长的存活 40 多年，接受肾移植最大年龄是 75 岁，老年组平均延长寿命 4 年。与肾病患者血液透析相比，肾移植是最佳的选择，术后生存年比接受血液透析多 10 ～ 15 年。因此肾移植是治疗失代偿性肾衰竭的最佳选择方法。

目前，肾脏移植后最大的问题是宿主排斥反应的抑制与宿主自身抵抗力失控之间的矛盾。临床医生一方面要通过药物抑制宿主的免疫反应力，减少宿主对移植肾的"攻击"，延长移植肾的存活时间，另一方面也要保证患者对感染性疾病有足够的抵抗力。如何保持这种"平衡"是医生和研究者当前的难题。

（李　健　雍刘军）

第 8 章　生殖系统

生殖系统（reproductive system）分为男性生殖器和女性生殖器，其主要功能是繁衍后代和分泌性激素。会阴与生殖系统解剖关系密切，也在本章叙述。

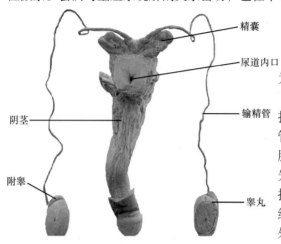

图 8-1　男性生殖器概观

第一节　男性生殖器

男性生殖器（male genital organ）（图 8-1）可分为内生殖器和外生殖器。

男性内生殖器（male internal genital organ）包括生殖腺（睾丸）、输送管道（附睾、输精管、射精管、男性尿道）和附属腺（精囊、前列腺、尿道球腺）。睾丸是产生精子和分泌雄性激素的器官。精子先储存在附睾内，当射精时经输精管、射精管和尿道排至体外。精囊、前列腺和尿道球腺的分泌物参与组成精液，供给精子营养并增加精子的活力。男性外生殖器（male external genital organ）包括阴囊和阴茎。阴囊容纳睾丸和附睾。阴茎是男性的交接器官。

案例 8-1

患者，男，65 岁，自述一年前尿频且夜尿增多，近日尿频加重，排尿费力，尿线细而无力，尿后滴沥。直肠指诊发现前列腺表面光滑，质韧，有弹性，中间沟消失，B 超显示前列腺中叶及两侧叶增生明显而确诊为前列腺增生症。

问题：

1. 前列腺分哪几叶？排尿困难是由哪叶增生引起的？
2. 对男性患者行直肠指诊时，可触及哪些结构？
3. 如果行经尿道前列腺切除术，应注意些什么？

一、男性内生殖器

（一）睾丸

睾丸（testis）　位于阴囊内，左右各一，一般左侧位置略低于右侧。睾丸（图 8-2，图 8-3）是稍扁的椭圆体，表面光滑，呈白色，重 10～15g。睾丸分内、外侧面，前、后缘和上、下端。前缘游离；

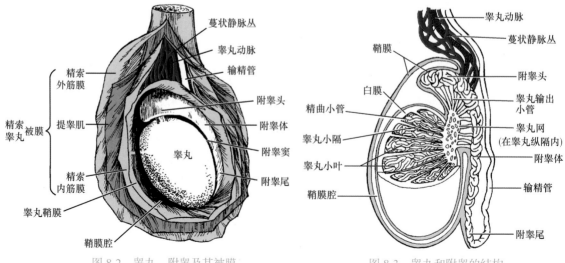

图 8-2　睾丸、附睾及其被膜　　　　　　图 8-3　睾丸和附睾的结构

笔记栏

后缘有系膜附着，称系膜缘，有血管、神经和淋巴管出入，并与附睾和输精管睾丸部相接触。在性发育期以前，睾丸发育缓慢；至性发育期，发育迅速；老年人睾丸随性功能衰退而萎缩。

睾丸表面有一层坚厚而致密的纤维膜，称白膜（tunica albuginea），包被整个睾丸。白膜在睾丸的后缘增厚，并突入睾丸内形成睾丸纵隔（mediastinum testis）。从纵隔发出许多睾丸小隔（septula testis），呈放射状将睾丸实质分成 100～200 个睾丸小叶（lobule of testis）。每一小叶内含有 2～4 条盘曲的精曲小管（contorted seminiferous tubule）。精子由精曲小管产生。小管之间的结缔组织内有分泌雄性激素的间质细胞。精曲小管汇合成精直小管（straight seminiferous tubule）。精直小管进入睾丸纵隔后交织成睾丸网（rete testis）。由睾丸网发出 12～15 条睾丸输出小管（efferent ductule of testis），经睾丸后缘上部进入附睾头。

（二）附睾

附睾（epididymis）（图 8-2，图 8-3）呈新月形，紧贴睾丸的上端和后缘。上端膨大为附睾头，中部为附睾体，下端变细为附睾尾。

附睾头由睾丸输出小管弯曲盘绕而成。输出小管最终汇成一条附睾管，迂回盘曲，构成附睾体和附睾尾；附睾尾向上下折转移行为输精管。附睾除储存精子外，还分泌液体营养精子，促进其成熟。附睾是结核的好发部位。

（三）输精管、射精管和精索

1. 输精管（ductus deferens）（图 8-3，图 8-4）　是附睾管的直接延续，全长约 50cm，管壁厚而管腔峡细，活体触摸时呈圆索状。输精管行程较长，全程可分为四部。

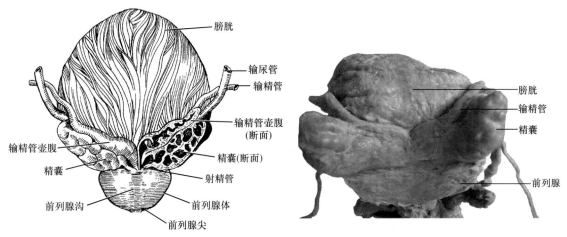

图 8-4　膀胱、前列腺及精囊腺（后面观）

（1）睾丸部：最短，起自附睾尾，沿睾丸后缘和附睾内侧上行至附睾头处。

（2）精索部：由附睾头至腹股沟管浅环处，位于精索的后内侧部。此部位置表浅，在活体上容易摸到。输精管结扎术常在此部进行。

（3）腹股沟部：位于腹股沟管的精索内。

（4）盆部：为输精管最长的一段，由腹股沟管深环处起始，沿盆腔侧壁向后下行，越过输尿管末端的前上方至其内侧，与对侧输精管并列于膀胱底的后方。输精管末端膨大，称输精管壶腹（ampulla of ductus deferens）。壶腹末端变细，在前列腺底处与精囊排泄管汇合成射精管。

2. 射精管（ejaculatory duct）　长约 2cm，向前下斜穿前列腺实质，开口于尿道前列腺部的精阜处。

3. 精索（spermatic cord）　是一对柔软的圆索状结构，由腹股沟管深环处延伸至睾丸上端，全长为 11～15cm。精索内主要有输精管、睾丸动脉和蔓状静脉丛，另外还有神经丛、淋巴管、腹膜鞘突的残余等。精索表面包有三层被膜，由外向内依次为精索外筋膜、提睾肌和精索内筋膜。

（四）精囊

精囊（seminal vesicle）又称精囊腺（图 8-4），是一对长椭圆形的囊状器官，表面凹凸不平。位于膀胱底后方，输精管壶腹的外侧，精囊由一迂曲的管道构成，其排泄管与输精管壶腹末端合成射精管。精囊的分泌物参与精液的组成。

笔记栏

（五）前列腺

前列腺（prostate）（图 8-4、图 8-5）是不成对的实质性器官，由腺组织和肌组织构成。其分泌物是精液的主要成分，由 16～32 条排泄管排泄到尿道前列腺部。

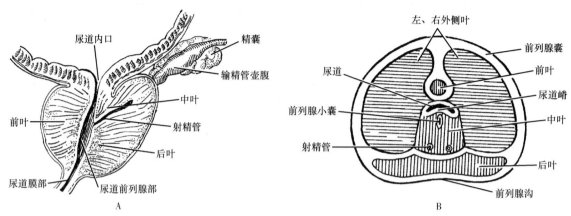

图 8-5　前列腺结构

A. 矢状切面；B. 水平切面

前列腺呈前后稍扁的栗子形，质硬，稍带灰红色。腺的上端宽大，称前列腺底（base of prostate），与膀胱颈相接；下端尖细称前列腺尖（apex of prostate），向前下方，与尿生殖膈上面相邻。尿道从前列腺底的前部穿入，贯通腺实质后由前列腺尖穿出。近前列腺底的后缘处，有左、右射精管穿入，斜向前下方，开口于尿道前列腺部后壁的精阜上。前列腺尖与底之间的部分称前列腺体（body of prostate）。在体后面的正中线上有一纵行浅沟，称前列腺沟。

前列腺可分为五叶，即前、中、后和两侧叶。前叶很小，位于尿道前方，左、右侧叶之间。中叶又名前列腺峡，呈楔形，位于尿道后方，左、右射精管和两侧叶之间。后叶位于射精管的后下方，并向上包在中叶和两侧叶的后面。两侧叶紧贴尿道的侧壁，位于后叶的前面。老年人患前列腺肥大时，常发生在中叶和侧叶，可压迫尿道引起排尿困难。后叶是前列腺肿瘤的易发部位。

前列腺位于盆腔内，在膀胱与尿生殖膈之间。体的前面正对耻骨联合下部的后面，体的后面平坦，借结缔组织与直肠下部相接。直肠指诊时，经直肠前壁可摸到前列腺和前列腺沟，向上可触到精囊和输精管壶腹。

（六）尿道球腺

尿道球腺（bulbourethral gland）又称 Cowper 腺，是一对豌豆大的球形腺体，位于尿道膜部的后外侧，包藏在会阴深横肌内。尿道球腺的排泄管细长，开口于尿道球部。其分泌物参与精液的组成。

> 视窗 8-1　　　　　　　　　　**精　液**
>
> 　精液（semen）是由睾丸产生的精子和各附属腺以及各输送管道分泌的液体混合而成，呈乳白色，呈弱碱性。正常成年男性，一次射精 2～5ml 精液，含精子 3 亿～5 亿个。

二、男性外生殖器

（一）阴囊

阴囊（scrotum）是位于阴茎后下方的囊袋状结构。阴囊壁由皮肤和肉膜组成。阴囊皮肤薄而柔软，有少量阴毛，富有伸缩性，呈黑褐色，含有大量皮脂腺和汗腺。阴囊皮肤正中有一条纵行缝，称阴囊缝，与内部的阴囊中隔相对。阴囊的皮下缺乏脂肪而致密，含有平滑肌纤维，称肉膜（dartos coat）。平滑肌随外界温度高低而反射性地舒与缩，以调节阴囊内的温度，有利于精子的发育。肉膜在正中线处向深处发出阴囊中隔，将阴囊分为左、右两腔，分别容纳两侧睾丸、附睾及精索下部等。

阴囊深面有包被睾丸和精索的被膜（图 8-6），最外层为精索外筋膜（external spermatic fascia），是腹外斜肌腱膜的直接延续。中层是提睾肌（cremaster），来自腹内斜肌和腹横肌的肌束。最内层为精索内筋膜（internal spermatic fascia），是腹横筋膜的延续。这三层共同包被睾丸、附睾和精索。在三层被膜深面睾丸还有由腹膜形成的睾丸鞘膜（tunica vaginalis testis）。鞘膜分壁层和脏层。脏层紧密包裹睾丸和附睾，壁层则贴在精索内筋膜内面。壁、脏两层在睾丸后缘处相互连续。壁、脏两层之间的腔称鞘膜腔（vaginal cavity），腔内有少量浆液。炎症时液体增多，形成鞘膜积液。

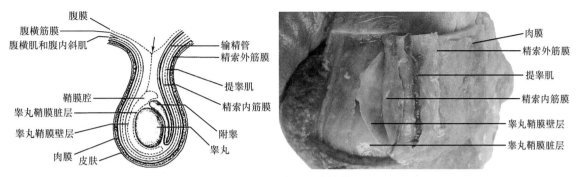

图 8-6 阴囊的层次结构

（二）阴茎

阴茎（penis）可分为头、体、根三部分（图 8-7）。后部为阴茎根，附着于耻骨弓和尿生殖膈下面。中部为阴茎体，呈圆柱状，以韧带悬于耻骨联合的前下方，为可动部。体的前端膨大为阴茎头，头的尖端处有尿道外口（external orifice of urethra）。头后稍细的部分为阴茎颈。

阴茎由两个阴茎海绵体和一个尿道海绵体构成，外面包有筋膜和皮肤（图 8-8）。阴茎海绵体（cavernous body of penis）为两端尖细的圆柱体，左右各一，紧密并列，位于阴茎背侧。前端嵌入阴茎头底面的凹窝内，后端称阴茎脚，左、右分离，附着于耻骨弓。尿道海绵体（cavernous body of urethra）呈圆柱形，位于阴茎海绵体的腹侧。其前端膨大称为阴茎头；后端亦膨大称为尿道球（bulb of urethra），位于两侧阴茎脚之间，固定在尿生殖膈下面。尿道贯穿其全长。

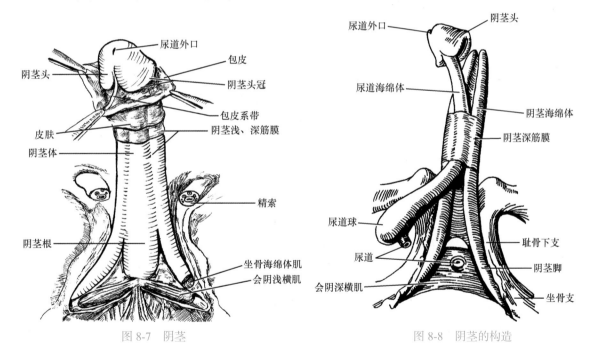

图 8-7 阴茎　　　　　　　　　　　　　图 8-8 阴茎的构造

每个海绵体外面都包有坚厚的纤维膜称海绵体白膜。海绵体由许多海绵体小梁和腔隙组成（图 8-9）。腔隙与血管相通。当这些腔隙充血时，阴茎变粗变硬而勃起。三个海绵体外面共同包有浅、深筋膜和皮肤。阴茎皮肤薄而柔软，富有伸展性。皮肤在阴茎颈处折叠形成双层游离的环形皱襞，包绕阴茎头称阴茎包皮（prepuce of penis）。包皮与阴茎头之间的腔隙称包皮腔。其游离缘围成的口称包皮口。在阴茎头腹侧中线上，包皮与尿道外口相连的皮肤皱襞，称包皮系带（frenulum of prepuce）。

包皮的长短因人而异。儿童的包皮较长，包裹整个阴茎头。随年龄的增长，包皮逐渐向后退缩，包皮口也逐渐扩大，阴茎头显露于外。若成人包皮包住阴茎头，但能翻露出阴茎头者，称包皮过长。如果包皮口过小，不能翻露出阴茎头，则称包茎。在上述两种情况下，包皮腔内易积存污物，由于长期刺激，易引起阴茎头炎，也可成为诱发阴茎癌的原因之一。因此包皮过长或包茎应做包皮环切术，露出阴茎头。做包皮手术时，注意勿伤及包皮系带，以免术后影响阴茎正常的勃起（图8-10）。

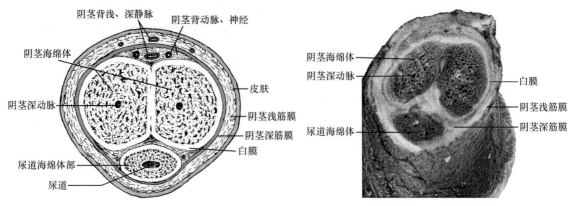

图 8-9　阴茎中部横切面

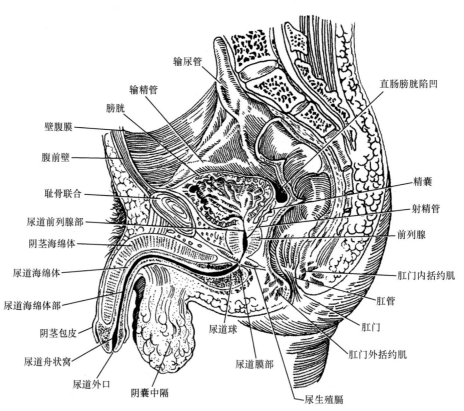

图 8-10　男性盆腔正中矢状切面

三、男性尿道

男性尿道（male urethra）兼有排尿和排精的功能。起于膀胱的尿道内口，终于阴茎头的尿道外口。成人尿道长 16～22cm，管径平均为 0.5～0.7cm。男性尿道可分为三部，即前列腺部、膜部和海绵体部。临床上将前列腺部和膜部称后尿道，海绵体部称前尿道（图8-10）。

（一）前列腺部

前列腺部（prostatic part）是尿道穿过前列腺的部分，长约2.5cm，其管径以中部最大，是尿道最宽阔处。其后壁中线处，有纵行隆起，称尿道嵴（urethral ridge）。嵴的中部有一小丘，称精阜（seminal colliculus）。精阜中央部有一小凹陷，称前列腺小囊（prostatic utricle），其两侧面各有一细小的射精管开口。精阜及其附近的黏膜上有许多前列腺排泄管的开口（图8-11）。

（二）膜部

膜部（membranous part）为尿道穿过尿生殖膈的部分，长约1.5cm，管径最细，周围有尿道膜部括约肌（即尿道外括约肌）环绕，是横纹肌，有控制排尿的功能。

（三）海绵体部

海绵体部（spongy part）为尿道通过尿道海绵体的部分，长约15cm。此部在尿道球内扩大，称尿道球部。尿道球腺的导管开口于此部。在近尿道外口处，尿道扩大称尿道舟状窝。尿道黏膜下组织内有许多尿道腺，其排泄管开口于尿道黏膜。

男性尿道全程粗细不等，有三个狭窄、三个扩大和两个弯曲。三个狭窄是在尿道内口、膜部和尿道外口，以尿道外口最窄。三个扩大是在尿道前列腺部、尿道球部和尿道舟状窝。两个弯曲是耻骨下弯和耻骨前弯。前者位于耻骨联合下方2cm处，凹向前上方，是固定的，不能人为改变，由尿道前列腺部、膜部和海绵体部的起始段组成；后者位于耻骨联合的前下方，凹向下后方，在阴茎根与体之间，由尿道海绵体部组成，若将阴茎向上举，此弯曲可变直而消失。

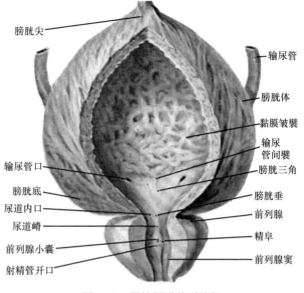

图 8-11　男性尿道前列腺部

膀胱尖
输尿管
膀胱体
黏膜皱襞
输尿管间襞
膀胱三角
膀胱垂
前列腺
精阜
前列腺窦
输尿管口
膀胱底
尿道内口
尿道嵴
前列腺小囊
射精管开口

视窗 8-2

男性导尿

临床上进行尿道内插入导管或器械时，应将阴茎提起，使之与腹壁间成60°角，耻骨前弯消失，尿道形成一个凹面向上的大弯。导管自尿道外口插入约20cm，见有尿液流出，再插入2cm即可。距尿道外口7～8cm处黏膜上有许多尿道腺开口形成凹陷，入导管顶端抵至凹陷处可出现阻力，稍后退并转动导管便可顺利通过。膜部与海绵体部交界处管壁最薄，尤其是前壁最容易受损。导管达膜部时，因刺激可导致尿道括约肌收缩，应稍待片刻，使患者会阴部放松，再缓慢插入。老年患者因前列腺增生可使尿道前列腺部狭窄，造成插管困难，应予注意。

案例 8-1 提示

1. 前列腺分前叶、中叶、后叶和两侧叶，排尿困难常由中叶及侧叶增生引起。
2. 对男性患者行肛门指诊时，可触及前列腺、精囊及输精管壶腹。
3. 行经尿道前列腺切除术应注意男性尿道的三个狭窄和两个弯曲。

（王　鹏）

第二节　女性生殖器

女性生殖器（female genital organ）也分内生殖器和外生殖器。女性内生殖器位于盆腔内，由生殖腺（卵巢）和输送管道（输卵管、子宫、阴道）组成（图8-12，图8-13）。卵巢是产生卵细胞和分泌雌性激素的器官。输卵管是输送卵子和受精卵的管道。子宫有孕育胎儿和定期排出经血的作用。成熟的卵细胞突破卵巢表面至腹膜腔中，再经输卵管腹腔口进入输卵管。卵细胞在输卵管内受精后，受精卵被输送至子宫腔，在子宫内膜内发育成长，成熟胎儿在分娩时出子宫口经阴道娩出；如不受精，卵细胞则经子宫、阴道排出体外。女性外生殖器统称女阴。女性乳房是授乳器官，也附在本节叙述。

笔记栏

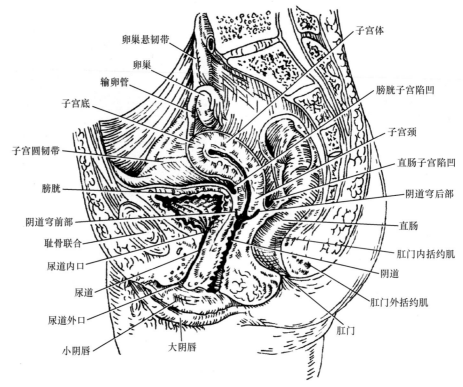

图 8-12　女性盆腔正中矢状切面

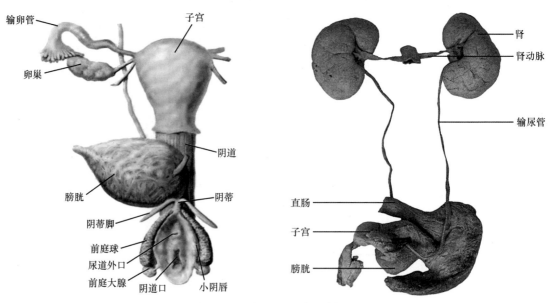

图 8-13　女性泌尿生殖系统概观

案例 8-2

患者，女，30 岁。停经 45 天，2 小时前无明显诱因突发下腹撕裂样疼痛来院就诊。查体：腹部平坦，下腹压痛、反跳痛（＋），左侧明显，轻微肌紧张，未触及包块。尿妊娠试验阳性，B 超提示：宫腔内空虚，子宫后方偏左侧可见一杂乱低回声包块，门诊拟诊断为"异位妊娠"。术中探查可见腹腔内有陈旧性血液及凝血块，左侧输卵管充血，有新鲜血液自伞端溢出，明确诊断为左侧输卵管妊娠流产。

问题：

1. 试述输卵管的位置、形态、分部。

2. 卵子多在何处受精？输卵管结扎术的结扎部位是什么？

患者，女，46岁。两年前出现月经不规律，经量增加，伴血块，近日无明显诱因出现尿频、尿急症状来院就诊。查体：腹部平坦，全腹无压痛、反跳痛和肌紧张，未触及包块。B超检查：子宫前位，子宫壁回声不均匀，肌壁间可见多个大小不等的低回声结节。门诊以"子宫多发肌瘤"收入院。

问题：

1. 试述子宫的位置、形态、结构、分部。

2. 子宫的固定装置有哪些？

3. 此患者行子宫次全切除术，在结扎子宫动脉时应注意什么？

一、女性内生殖器

（一）卵巢

卵巢（ovary）（图 8-13，图 8-14）位于盆腔内，为成对的实质性器官。

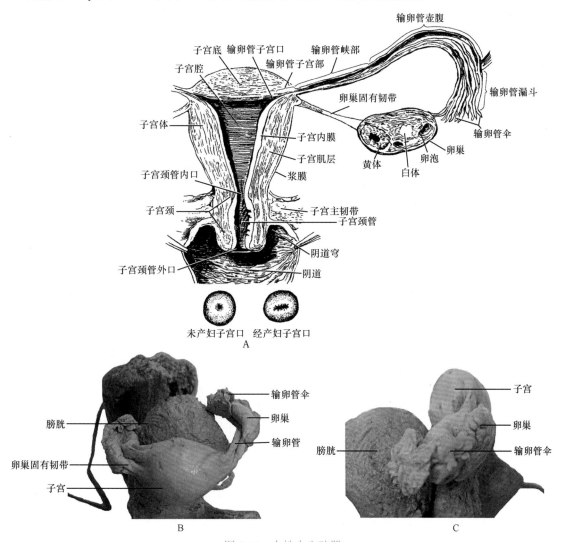

图 8-14　女性内生殖器

A. 冠状剖面示意图；B. 前面观；C. 侧面观

1. 形态　卵巢呈扁卵圆形，灰红色。幼女的卵巢甚小，表面光滑。成人卵巢如拇指指头大小，由于不断排卵，表面出现许多瘢痕，凹凸不平。40～50 岁以后，随着月经停止，卵巢逐渐萎缩。卵巢可分内、外侧面，前、后缘和上、下端。外侧面紧贴盆腔侧壁的卵巢窝；内侧面朝向骨盆腔，与小肠相邻；上端与输卵管伞接触，称输卵管端；下端借卵巢固有韧带连于子宫底，称子宫端。前缘借卵巢系膜附于子宫阔韧带的后面，称系膜缘，其内有血管、神经、淋巴管出入，称卵巢门（hilum of ovary）；后缘游离称独立缘。卵巢表面完全被腹膜覆盖，故为腹膜内位器官。卵巢表面上皮在胚胎期为立方上皮，是卵细胞的发源处，成年后变为扁平上皮。上皮下面有一层致密的结缔组织，称卵巢白膜。白膜深面的卵巢实质分为浅层的皮质和深层的髓质。皮质内含数以万计不同发育阶段的卵泡。成熟的卵泡以破溃的方式将卵细胞从卵巢表面排入腹膜腔。髓质内无卵泡，由血管、淋巴管和结缔组织构成。

2. 固定装置　卵巢借韧带维持在盆腔内。

（1）卵巢悬韧带（suspensory ligament of ovary）：是一个腹膜纵行皱襞，起自骨盆上口侧缘，向下连于卵巢的输卵管端，内含卵巢血管、淋巴管和神经丛等。

（2）卵巢固有韧带（proper ligament of ovary）：又名卵巢子宫索，连于卵巢子宫端与子宫角之间，由平滑肌和纤维组织构成，内含血管，表面覆以浆膜，形成一腹膜皱襞。

（二）输卵管

输卵管（uterine tube）（图 8-14）是一对输送卵细胞的细长管道，长 10～12cm，管径平均为 0.5cm，连于子宫底两侧，包藏在子宫阔韧带上缘内，内侧端通子宫腔，外侧端开口于腹膜腔。输卵管由内向外可分为四部。

1. 输卵管子宫部　即壁内部，是从子宫侧缘上端穿入子宫壁内的一段，开口于子宫腔，此口称输卵管子宫口。

2. 输卵管峡　短而细，壁较厚，血管较少，水平向内侧接子宫部。输卵管结扎术常在此部进行。输卵管炎易造成该部堵塞或狭窄而导致不孕或宫外孕。

3. 输卵管壶腹　是输卵管最长的一段，约占输卵管全长的 2/3，管径粗而弯曲，血供较丰富。卵细胞多在此部受精，然后经输卵管进入子宫腔着床。若受精卵未能移入子宫腔，而在输卵管内或在腹膜腔内发育，即成为宫外孕。

4. 输卵管漏斗　是外端的扩大部分，呈漏斗状，向后弯曲覆盖在卵巢的上端和后内侧。漏斗的末端有输卵管腹腔口，开口于腹膜腔。卵细胞经此口进入输卵管。漏斗的周缘有许多指状突起，称输卵管伞（fimbria of uterine tube），是手术中识别输卵管的标志性结构，其中最长的一条称卵巢伞（ovarian fimbria），连于卵巢表面，有引导卵子经输卵管腹腔口进入输卵管的作用。

（三）子宫

子宫（uterus）是壁厚而腔小的肌性器官，为孕育胎儿的场所。

1. 形态　成人未产妇的子宫前后略扁，呈倒置的梨形，长 7～8cm，最宽处约 4cm，厚 2～3cm。子宫可分前、后面和左、右缘。前面与膀胱毗邻，后面邻接直肠。两缘钝圆，朝向骨盆腔侧壁。子宫可分底、体、颈三部：子宫底（fundus of uterus）为输卵管子宫口以上的部分，宽而圆隆。子宫颈（neck of uterus）为下部狭窄的部分，是肿瘤的好发部位。子宫颈在成人长 2.5～3cm，由突入阴道内的子宫颈阴道部和阴道以上的子宫颈阴道上部组成。底与颈之间的部分，称为子宫体（body of uterus）。子宫颈阴道上部与子宫体相接处的狭窄部分，称子宫峡（isthmus of uterus）。在未妊娠期，子宫峡不明显，仅有 1cm 长；在妊娠期间，子宫峡逐渐伸展变长，形成子宫下段；妊娠末期，此部可延长至 7～11cm，峡壁逐渐变薄，产科剖宫术经常在此部切开子宫。子宫内的腔隙在未妊娠时，甚为狭窄，可分上、下两部。上部在子宫体内，称子宫腔（cavity of uterus），呈前后扁窄的倒置三角形，底的两侧端各有一输卵管子宫口；下部在子宫颈内，称子宫颈管（cervical canal）。管呈梭形，其上口通子宫腔，下口通阴道称子宫口（orifice of uterus）。未产妇子宫口呈平滑圆形，经产妇子宫口呈横裂状。子宫口的前、后缘分别称前唇和后唇；后唇较长，位置也较高。

2. 构造　子宫壁由外向内可分为浆膜（脏腹膜）、肌层和黏膜三层。肌层最厚，由平滑肌构成。黏膜又称子宫内膜，子宫腔的黏膜随月经周期增生和脱落，而子宫颈管的黏膜则不随月经周期变化。

3. 位置　子宫位于盆腔中央，在膀胱与直肠之间，下端突入阴道，两侧连有输卵管和子宫阔韧带等。成年未孕的子宫底位于骨盆上口平面以下；子宫颈下端在坐骨棘平面稍上方。在膀胱空虚时，成人子宫呈轻度前倾、前屈位。前倾是指子宫的长轴与阴道间形成的向前开放的钝角，稍大于 90°；前屈是指子宫体与子宫颈之间的弯曲，凹向前，亦成钝角，约为 170°。子宫是活动性较大的器官，膀胱和直肠的充盈程度可影响其位置。当膀胱充盈时，迫使子宫向上伸直，直肠充盈时可使子宫底向前移。若两者都充盈时，可使子宫上移。妊娠子宫位置随妊娠的时间而变化：妊娠前 3 个月仍位于骨盆腔内，至 3 个月末时可达到耻骨联合上缘，4 个月时突入腹腔，6 个月末时，子宫底高度可达脐部，至 9 个月末时，子宫底可达剑突下方，至 10 个月，子宫底稍下移，为临近产期的征兆。

4.固定装置 维持子宫位置的主要韧带如下（图 8-15）：

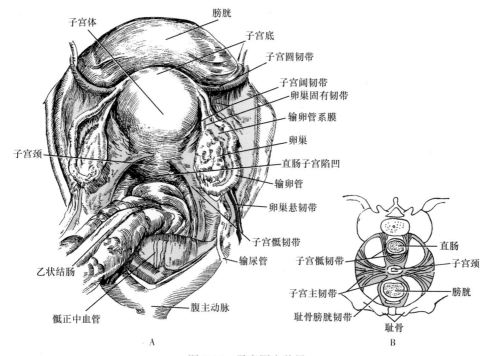

图 8-15 子宫固定装置

A.上面观；B.盆底的韧带（水平切面）

（1）子宫阔韧带（broad ligament of uterus）：是子宫两侧双层腹膜结构，呈额状位。韧带的内侧缘连于子宫侧缘，与子宫前、后面的脏腹膜相连续。韧带的上缘游离，包裹输卵管；下缘与侧缘均与骨盆腔内的壁腹膜相连续。阔韧带两层间包有输卵管、卵巢、卵巢固有韧带、子宫圆韧带、血管、淋巴管、神经和结缔组织等。此韧带可限制子宫向两侧移动。

（2）子宫圆韧带（round ligament of uterus）：是由平滑肌和结缔组织构成的圆索。起自子宫前面、输卵管内侧端的下方，在子宫阔韧带内，走向前外侧，经过腹股沟管，止于阴阜和大阴唇皮下。其功能是维持子宫的前倾。

（3）子宫主韧带（cardinal ligament of uterus）：由子宫阔韧带下部两层间的结缔组织和平滑肌纤维构成，由子宫颈连至骨盆腔侧壁。它是维持子宫正常位置防止其向下脱垂的主要结构。

（4）子宫骶韧带（uterosacral ligament）：又名直肠子宫韧带，也由平滑肌和结缔组织构成。起自子宫颈后面，向后绕过直肠，止于第 2～3 骶椎的前面筋膜。此韧带表面覆盖的腹膜形成弧形皱襞。此韧带牵引子宫颈向后上方，与子宫圆韧带协同作用，维持子宫的前倾前屈位。

除上述韧带外，盆底肌和子宫周围的结缔组织对子宫的固定也起很大作用。上述的子宫固定装置如果薄弱或损伤，可导致子宫位置异常，或出现不同程度的子宫脱垂。严重者子宫可脱垂至阴道口之外。

（四）阴道

阴道（vagina）是前后稍扁的肌性管道，由黏膜、肌层和外膜构成。属于女性的交接器官，也是导入精液、排出月经和娩出胎儿的通道。阴道下部较窄，以阴道口（vaginal orifice）开口于阴道前庭。阴道口周围有处女膜（hymen），由结缔组织和黏膜构成。膜不完整，形状因人而异，一般呈半月形或环形，也有呈筛状或其他形状的。如果处女膜将阴道口完全封闭，则称处女膜闭锁。此种情况，月经来潮时，可造成经血潴留，需要手术治疗。性交后，处女膜破裂，只留痕迹。阴道上端较宽阔，包绕子宫颈阴道部。在子宫颈下端与阴道壁之间形成一环形凹陷，称阴道穹（fornix of vagina）。阴道穹可分前、后和左、右侧部（穹），后部最深，与直肠子宫陷凹之间只有阴道后壁和一层腹膜相隔。直肠子宫陷凹如有积液或积脓，可经阴道穹后部穿刺或引流。阴道位于盆腔内，前邻膀胱底和尿道，后邻直肠。阴道下部穿过尿生殖膈处，有肛提肌和尿道阴道括约肌列于阴道两侧，对阴道下部有括约作用。

二、女性外生殖器

女性外生殖器统称女阴（female pudendum），包括阴阜、大阴唇、小阴唇、阴道前庭、阴蒂、前庭球和前庭大腺（图 8-16）。

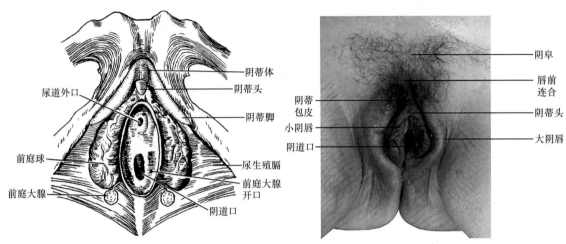

图 8-16　女性外生殖器

（一）阴阜
阴阜（mons pubis）是耻骨联合前面的皮肤隆起，皮下含有较多的脂肪，青春期后长有阴毛。

（二）大阴唇
大阴唇（greater lip of pudendum）是一对纵行的皮肤隆起，列于阴裂的两侧，青春期后长有阴毛及色素沉着。两侧大阴唇之间围成女阴裂。两侧大阴唇在阴裂前、后端互相连合，形成唇前连合和唇后连合。

（三）小阴唇
小阴唇（lesser lip of pudendum）位于大阴唇的内侧，为一对较薄的皮肤皱襞，表面光滑无阴毛。两侧小阴唇后端互相会合，形成阴唇系带。小阴唇的前端形成两个小皱襞，外侧襞至阴蒂背侧，左、右相连，形成阴蒂包皮；内侧襞至阴蒂腹侧，左、右相合，连于阴蒂，称阴蒂系带。

（四）阴道前庭
阴道前庭（vaginal vestibule）是两侧小阴唇之间的裂隙。前部有尿道外口，后部有较大的阴道口。在小阴唇与阴道口之间的沟内，左、右各有一前庭大腺导管的开口。

（五）阴蒂
阴蒂（clitoris）由两个阴蒂海绵体（相当于男性的阴茎海绵体）组成，以阴蒂脚附于耻骨弓。左、右阴蒂海绵体向前合成阴蒂体，表面盖以阴蒂包皮，露出阴蒂包皮外面的部分，称阴蒂头，富有感觉神经末梢，感觉敏锐。

（六）前庭球
前庭球（bulb of vestibule）相当于男性的尿道海绵体，呈蹄铁形，位于阴道口和尿道外口两侧，在球海绵体肌（阴道括约肌）深面。

（七）前庭大腺
前庭大腺（greater vestibular gland）又称 Bartholin 腺，形如豌豆，位于阴道口两侧，前庭球的后方，阴道括约肌的深面。以细小导管开口于阴道口的两侧，其分泌物有润滑阴道口的作用。该腺导管阻塞，可形成前庭大腺囊肿。

案例 8-2 提示
　　1. 输卵管是一对输送卵细胞的细长管道，连于子宫底两侧，包藏在子宫阔韧带上缘内。输卵管由内向外可分为四部：输卵管子宫部、输卵管峡、输卵管壶腹、输卵管漏斗。

笔记栏

2. 卵子多在输卵管壶腹部受精,然后经输卵管进入子宫腔着床。输卵管结扎术常在输卵管峡部进行。

案例8-3 提示

1. 子宫位于盆腔中央,在膀胱与直肠之间,在膀胱空虚时,成人子宫呈轻度前倾、前屈位。成人未产妇的子宫前后略扁,呈倒置的梨形。子宫可分底、体、颈三部。

2. 子宫的固定装置主要有子宫阔韧带、子宫主韧带、子宫圆韧带、子宫骶韧带。

3. 子宫动脉在子宫颈外侧1.5～2.0cm处跨过输尿管的前上方,结扎子宫动脉时应注意勿误结扎输尿管。

视窗8-3   **乳　房**

乳房(mamma)为人类和哺乳动物特有的腺体,是最大的皮肤腺。男性乳房不发达,女性乳房于青春期后开始显著发育生长,在妊娠和哺乳期有分泌活动。

1. **形态**(图8-17) 成年未产妇的乳房呈半球形,紧张而富有弹性。乳房中心有乳头(papilla),平第4肋间隙或第5肋。乳头表面有许多裂隙状陷窝,窝内有输乳管开口,称输乳孔。乳头的周围有色泽较深的环形皮肤区,称乳晕(areola of breast),其表面有许多小结节,深面为乳晕腺,可分泌脂状物润滑乳头。乳头和乳晕的皮肤较薄,易受损伤而感染。

2. **位置** 位于胸大肌和胸肌筋膜表面,在第3～6肋之间,内侧至胸骨旁线,外侧至腋中线。

3. **构造** 乳房(图8-18)主要由皮肤、皮下脂肪、纤维组织和乳腺构成。纤维组织主要包绕乳腺,并嵌入乳腺,将乳腺分成15～20个乳腺叶(lobe of mammary gland)。乳腺叶以乳头为中心呈放射状排列。每叶有一排泄管,称输乳管(lactiferous duct)。输乳管在近乳头处扩大成输乳管窦(lactiferous sinus),其末端变细,开口于乳头。乳房手术时,应采用放射状切口,以减少对输乳管和乳腺的损伤。乳房表面的皮肤与乳腺深面的深筋膜之间,连有许多结缔组织小束,称为乳房悬韧带(suspensory ligament of breast)或Cooper韧带,对乳房有支持和固定作用。当有癌组织浸润时,此韧带缩短,牵引皮肤出现不同程度的凹陷,同时淋巴管被阻塞,皮肤局部水肿,毛囊呈许多点状小凹,外观呈橘皮样改变,是乳腺癌早期体征之一。

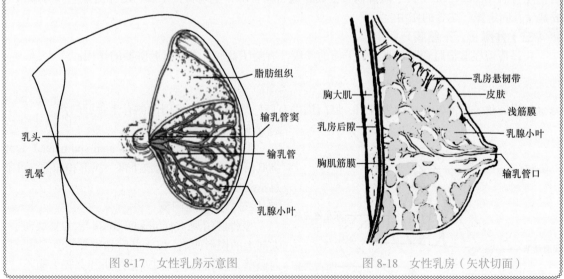

图8-17　女性乳房示意图　　　　　　　图8-18　女性乳房(矢状切面)

第三节　会　阴

会阴(perineum)(图8-19)有广义和狭义之分。广义的会阴是指盆膈以下封闭骨盆下口的全部软组织。会阴呈菱形,前界为耻骨联合下缘,后界为尾骨尖,两侧界为耻骨下支、坐骨支、坐骨结节和骶结节韧带。以两侧坐骨结节之间的连线为界,可将会阴分为前、后两部。前部为尿生殖三角

（尿生殖区），男性有尿道通过，女性有尿道和阴道通过；后部为肛门三角（肛区），其内有肛管通过。狭义的会阴仅指肛门和外生殖器之间的软组织。妇女分娩时要保护此区，以免造成会阴撕裂。

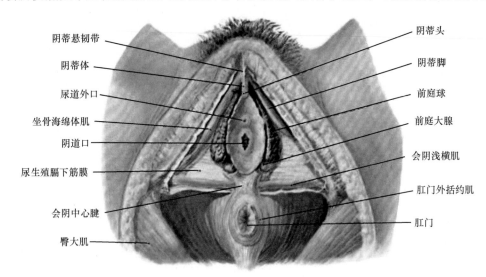

图 8-19　会阴

一、盆膈

盆膈（pelvic diaphragm）是封闭骨盆下口的所有软组织的总称，由肛提肌、尾骨肌和覆盖在两肌上下面的盆膈上、下筋膜组成。

（一）肛提肌

肛提肌（levator ani）是一对宽而薄的肌，两侧会合成尖朝下的漏斗形。肛提肌起自盆腔前、外侧壁筋膜形成的腱弓上，肌纤维向后下方，止于会阴中心腱、肛管两侧、肛尾韧带和尾骨尖。在会阴中心腱前方，两侧肛提肌之间留有三角形裂隙，称盆膈裂孔。男性有尿道通过；女性有尿道和阴道通过。此肌有加强和托起盆底、协助排便、承托盆腔脏器等作用。

（二）尾骨肌

尾骨肌（coccygeus）覆于骶棘韧带上面，起自坐骨棘，呈扇状止于骶、尾骨侧缘。具有参与构成盆底及固定骶、尾骨的作用。

（三）盆膈上、下筋膜

它是覆盖在肛提肌和尾骨肌上、下面的筋膜。有封闭盆底、支持盆腔脏器的作用。

二、肛门三角

肛门三角（图 8-20）中央为肛门，肛门周围有肛门外括约肌，肛门两侧有坐骨肛门窝。

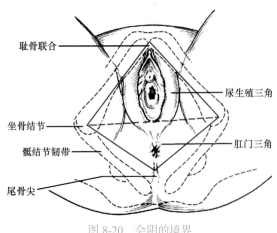

图 8-20　会阴的境界

（一）肛门外括约肌

肛门外括约肌（externus anal sphincter）为环绕肛门的骨骼肌，分为皮下部、浅部和深部，可随意括约肛门。

（二）坐骨肛门窝

坐骨肛门窝（ischioanal fossa），为呈底向下、尖向上的楔形凹陷，位于肛门和坐骨结节之间，其内侧壁为肛提肌、肛门外括约肌和盆膈下筋膜；外侧壁为闭孔内肌及其筋膜、坐骨结节和臀大肌后缘；前界为尿生殖膈后缘；后界为臀大肌下缘。窝内充满脂肪组织，并有至会阴的血管和神经通过。肛门周围脓肿多发生于此处。

三、尿生殖三角

尿生殖三角（图 8-20）即两侧耻骨下支和坐骨支（耻骨弓）之间的部分，三角形尖向前，底朝后。尿生殖区由筋膜和筋膜之间的肌肉构成。

（一）尿生殖区的筋膜

尿生殖区的筋膜有 3 层。由浅到深：第 1 层是浅筋膜的深层，称浅会阴筋膜（Colles 筋膜），在两侧附于耻骨弓，向前上方与阴囊肉膜、浅阴茎筋膜及腹前外侧壁浅筋膜的深层（Scarpa 筋膜）相连续；第 2 层是尿生殖膈下筋膜；第 3 层是尿生殖膈上筋膜。后两层筋膜在两侧亦附于耻骨弓。上述 3 层筋膜向后在尿生殖膈底部互相愈合。由这 3 层筋膜形成两个筋膜间隙，第 1、2 层之间的称会阴浅间隙，第 2、3 层之间的称会阴深间隙（图 8-21，图 8-22）。

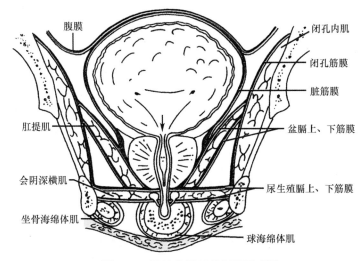

图 8-21　男性盆腔冠状切面示意图

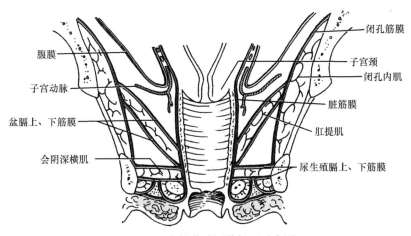

图 8-22　女性盆腔冠状切面示意图

（二）尿生殖区的肌肉

1. 会阴浅间隙内的肌肉　有会阴浅横肌、球海绵体肌、坐骨海绵体肌（图 8-23，图 8-24）。

（1）会阴浅横肌：为一对小肌，起自坐骨结节，向内侧止于会阴中心腱。

（2）球海绵体肌：在男性覆盖在尿道球表面，收缩时可协助排尿和射精；在女性，覆盖在前庭球表面，有缩小阴道口的作用，故又称阴道括约肌。

（3）坐骨海绵体肌：覆盖在阴茎脚（或阴蒂脚）表面，起自坐骨结节，止于阴茎脚（或阴蒂脚）。收缩时压迫阴茎（或阴蒂）海绵体根部，阻止静脉血回流，使阴茎（或阴蒂）勃起。

2. 会阴深间隙内的肌肉　有会阴深横肌和尿道括约肌。

（1）会阴深横肌：两端附着于左、右侧坐骨支。一部分纤维止于会阴中心腱，收缩时可稳定会阴中心腱。此肌中埋有尿道球腺。

（2）尿道括约肌：在会阴深横肌的前方。在男性，该肌围绕尿道膜部，又称尿道外括约肌；在女性，则围绕尿道和阴道，又称尿道阴道括约肌。

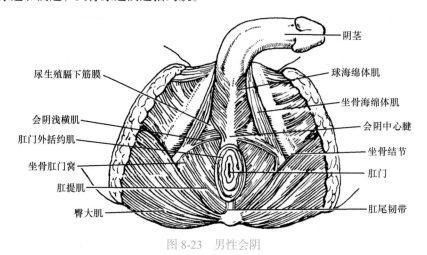

图 8-23　男性会阴

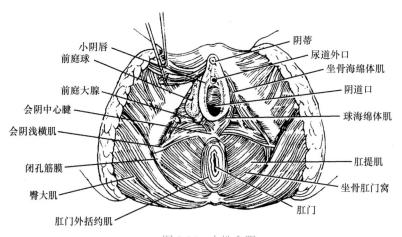

图 8-24　女性会阴

会阴深间隙内的肌肉连同覆盖在其浅、深面的上、下筋膜，统称为尿生殖膈（urogenital diaphragm）。此膈在盆膈的浅面封闭尿生殖区。

视窗 8-4

急性乳腺炎：是乳房的急性化脓性感染，绝大部分发生在产后哺乳的妇女，尤以初产妇多见，发病常在产后 3～4 周。

急性乳腺炎的发生原因，除产后全身抵抗力下降外，尚有以下两大诱因。

1. **乳汁淤积**　此为发病的重要原因。乳汁淤积的原因有：乳头发育不良（过小或内陷）妨碍哺乳；乳汁过多或婴儿吸乳少，致乳汁不能完全排空；乳管不通，影响排乳。

2. **细菌侵入**　乳头破裂，乳晕周围皮肤糜烂，这是感染的主要途径。婴儿口腔感染，吸乳或含乳头睡眠，致使细菌直接进入乳管也是感染的途径之一。

治疗原则：消除感染，排空乳汁。

预防关键：避免乳汁淤积，防止乳头损伤，并保持其清洁。

（温玉新）

第 9 章 腹　膜

腹膜（peritoneum）位于腹腔内，为一层浆膜，薄而光滑，呈半透明状，由单层扁平上皮和少许结缔组织构成，覆盖于腹盆壁内面和腹盆腔各脏器的表面。

根据腹膜覆盖的部位不同，可分为壁腹膜和脏腹膜（图 9-1）。壁腹膜（parietal peritoneum），也称腹膜壁层，贴衬于腹、盆腔壁的内面。壁腹膜与腹、盆腔壁之间还有一层薄而不均匀的疏松结缔组织，称为腹膜外筋膜（extraperitoneal fascia），临床常称其为腹膜外组织，在腹后壁和腹前壁下部的腹膜外组织中含有较多脂肪。脏腹膜（visceral peritoneum），也称腹膜脏层，覆盖于腹、盆腔各脏器的表面，与其所覆盖的器官紧密相连，从形态、功能、病理或临床的角度来看，把脏腹膜视为脏器的组成部分，即各脏器的浆膜，如胃、空肠等器官的浆膜。脏、壁两层腹膜互相移行、延续，共同在腹、盆腔内形成一个极不规则的囊状间隙，称为腹膜腔（peritoneal cavity）。男性的腹膜腔完全封闭；而女性的腹膜腔则经输卵管腹腔口、输卵管、子宫和阴道与外界相通。

腹膜正常分泌少许浆液（100～200ml）至腹膜腔内，起润滑作用。腹膜具有分泌、吸

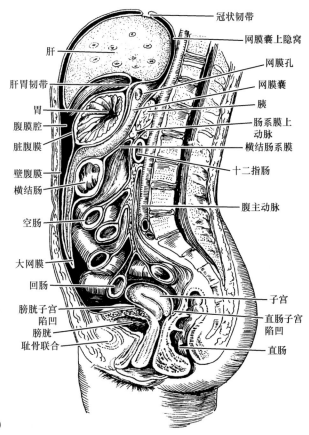

图 9-1　腹腔正中矢状面示意图（女性）

收、保护、支持、修复等功能。腹膜具有吸收腹膜腔内的液体和气体的能力，一般认为上腹部特别是膈下区的腹膜吸收能力最强，故腹膜炎和腹部手术后的患者多采取半卧位，使渗出液或脓液流至下腹部，以减缓对有害液体的吸收。腹膜具有很强的修复和再生能力。腹膜受刺激后所分泌的浆液中含有很多纤维素，使腹膜具有很强的粘连作用，这一方面可防止腹膜腔内炎症的扩散，另一方面也容易造成肠袢纤维性粘连等病症。腹膜和腹膜腔内浆液中含有大量的巨噬细胞，可吞噬细菌和有害物质，具有重要防御功能。

案例 9-1

患者，女，29 岁，某日突感全腹剧痛并伴恶心、呕吐而来医院检查，体温 39.2℃，脉搏 102 次 / 分，腹胀明显，全腹压痛和反跳痛，叩诊有移动性浊音，经 X 线检查可见大、小肠普遍胀气并有多数小液平面等肠麻痹征象。诊断为急性腹膜炎。

问题：

1. 什么是腹膜？与被覆脏器关系有哪几种？
2. 为什么腹膜炎患者宜取半卧位？
3. 女性应在何处穿刺抽取腹水？

一、腹膜与所覆被脏器的关系

脏腹膜覆被各脏器的情况不同，按照其覆被的范围大小，可将腹腔和盆腔内的脏器分为三类（图 9-2）。

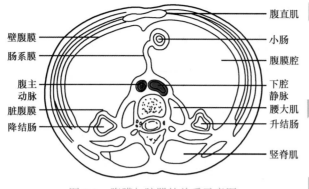

图 9-2　腹膜与脏器的关系示意图

图中标注：壁腹膜、肠系膜、腹主动脉、脏腹膜、降结肠；腹直肌、小肠、腹膜腔、下腔静脉、腰大肌、升结肠、竖脊肌

（一）腹膜内位器官

凡器官的表面几乎全被腹膜覆被者，称为腹膜内位器官。包括胃、十二指肠上部、空肠、回肠、盲肠、阑尾、横结肠、乙状结肠、脾、卵巢和输卵管等。

（二）腹膜间位器官

凡器官的三面或表面大部分被腹膜覆被者，称为腹膜间位器官。包括肝、胆囊、升结肠、降结肠、直肠上段、膀胱和子宫等。

（三）腹膜外位器官

凡器官仅有一面（多为前面）被腹膜覆被者，称为腹膜外位器官。包括十二指肠降部和水平部、直肠中段、胰头和胰体、肾、肾上腺、输尿管等。

了解器官与腹膜的覆被关系有重要临床意义。部分腹膜间位器官和腹膜外位器官（如肾、肾上腺、输尿管、膀胱等）的手术，常可在腹膜腔外进行，不需打开腹膜通过腹膜腔，这样可避免腹膜腔的感染和术后器官的粘连。

二、腹膜形成的结构

腹膜从腹腔和盆腔壁移行于脏器或者从一个器官移行到另一个器官的过程中，形成了许多腹膜结构，包括网膜、系膜和韧带等，对器官起支持、固定作用。

（一）网膜

网膜薄而透明，是与胃大弯和胃小弯相连的双层腹膜皱襞（图 9-3，图 9-4）。

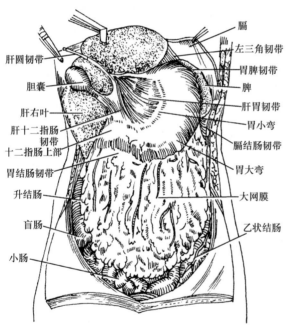

图 9-3　大网膜和小网膜

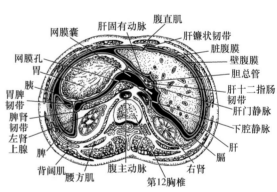

图 9-4　腹腔横切面（平网膜孔）

1. 小网膜（lesser omentum）　是连于肝门和胃小弯及十二指肠上部之间的双层腹膜结构。在其左侧，连于肝门和胃小弯之间的部分称为肝胃韧带（hepatogastric ligament）。在其右侧，连于肝门和十二指肠上部之间的部分称为肝十二指肠韧带（hepatoduodenal ligament），内含进出肝门的三个重要结构，即：右前方的胆总管、左前方的肝固有动脉和后方的肝门静脉。了解肝十二指肠韧带内这种排列关系有利于手术中寻认结构并能在肝、胆囊出血时压迫这些管道而达到暂时控制出血的目的。

2. 系网膜（greater omentum）　是连于胃大弯和横结肠之间的双层腹膜结构，其返折后形成四层，形似围裙覆盖于小肠和结肠前面。其中前两层自胃大弯和十二指肠上部向下延续而成，约达脐平面以下，返折向上，成为大网膜的后两层，上行至横结肠，再分别包绕横结肠前、后面并向上方延续为横结肠系膜。大网膜的前两层经横结肠前面下垂时常与横结肠前壁愈合，此时自胃大弯至横结肠之间的大网膜前两层称为胃结肠韧带（gastrocolic ligament）。在成人，大网膜的四层常愈合在一起，内含丰富的脂肪组织、血管等，并有吞噬细胞，后者具有重要的防御功能。当腹膜腔内有炎症时，大网膜可向病变处移位，将其包围、吸附，以限制炎症蔓延、扩散。小儿大网膜较短，当阑尾穿孔或下腹部有炎症时，病变不易被大网膜包裹，常造成弥漫性腹膜炎。

3. 网膜囊（omental bursa）　是位于小网膜和胃后壁与腹后壁之间的一个扁窄的腹膜间隙，属于腹膜腔的一部分，又称小腹膜腔，区别于网膜囊以外的大腹膜腔，二者间借网膜孔相通。

网膜囊的前壁为小网膜、胃后壁和大网膜前两层；后壁为大网膜后两层、横结肠及其系膜和覆被于左肾上腺、左肾上端和胰前面的腹膜；上壁为肝尾状叶及膈下面的腹膜；下壁为大网膜第二层与第三层的转折处；左壁为胃脾韧带、脾和脾肾韧带；右侧借网膜孔通大腹膜腔。

4. 网膜孔（epiploic foramen）　又称 Winslow 孔，孔径仅可容纳 1～2 指。网膜孔的上界为肝尾状叶，下界为十二指肠上部，前界为肝十二指肠韧带，后界为覆盖于下腔静脉前面的腹膜。

（二）系膜

系膜指将器官连至腹后壁的双层腹膜结构，两层间夹有出入该器官的血管、神经、淋巴管、淋巴结和脂肪（图 9-5）。

1. 小肠系膜（mesentery）　是将空、回肠系连于腹后壁的双层腹膜。肠系膜附着于腹后壁的部分称为肠系膜根（radix of mesentery），起自第 2 腰椎体左侧，斜向右下，止于右侧骶髂关节前方。肠系膜内含有肠系膜上动、静脉及其分支、属支，以及淋巴管、淋巴结、神经和脂肪等。由于肠系膜根仅长 15cm，而其小肠缘长达 6～7m，故肠系膜形成扇形，并折叠成许多皱褶。肠系膜长而宽，使空、回肠具有较大的活动度，当肠蠕动失调时易造成系膜和肠袢的扭转。

2. 阑尾系膜（mesoappendix）　是阑尾与肠系膜下端间的三角形双层腹膜。阑尾动、静脉行经其游离缘，故阑尾切除术时应从系膜游离缘结扎阑尾动、静脉。

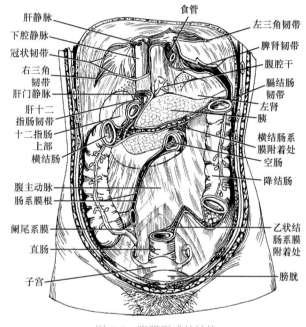

图 9-5　腹膜形成的结构

3. 横结肠系膜（transverse mesocolon）　是较宽的双层腹膜，将横结肠连于腹后壁，其根部附着线自结肠右曲起向左行，主要是沿胰体前缘到达结肠左曲。系膜内有横结肠动、静脉通过。

4. 乙状结肠系膜（sigmoid mesocolon）　是将乙状结肠系连于左髂窝和盆腔左后壁上的双层腹膜。系膜内含有乙状结肠动、静脉等。系膜较长，故乙状结肠活动度较大，是系膜扭转产生肠梗阻的易发部位。

（三）韧带

腹膜形成的韧带，不同于运动系统中的韧带，由壁腹膜移行于脏腹膜或连系于各器官之间的腹膜构成，多数为双层，少数为单层，对脏器有固定作用。

1. 肝韧带（ligament of liver）　除前已述及的肝胃韧带和肝十二指肠韧带外，还有镰状韧带、冠状韧带和左、右三角韧带等。

（1）镰状韧带（falciform ligament）：是腹前外侧壁上部和膈下面连于肝上面双层腹膜结构，呈矢状位走行，其游离缘肥厚，内含肝圆韧带。

（2）冠状韧带（coronary ligament）：是肝与膈之间相互移行的腹膜，呈冠状位，分前、后两层。两层在肝的膈面分开，使肝的膈面后部直接与膈相贴连，形成肝裸区。冠状韧带的左、右端，前后两层彼此黏合增厚，形成左、右三角韧带。

2. 脾韧带（ligament of spleen）　主要是胃脾韧带、脾肾韧带和膈脾韧带。

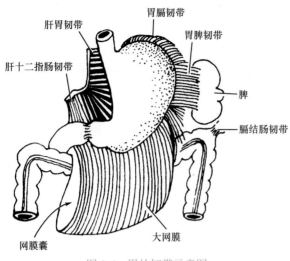

图 9-6　胃的韧带示意图

（1）胃脾韧带（gastrosplenic ligament）：为连于脾门至胃底的双层腹膜，其间有胃短动、静脉和胃网膜左动、静脉起始部通过。

（2）脾肾韧带（splenorenal ligament）：为从脾门连至左肾前面的双层腹膜，内含脾血管、胰尾及淋巴、神经等。

（3）膈脾韧带（phrenicosplenic ligament）：是脾肾韧带向上延伸将脾上极连于膈下面的腹膜结构。

3. 胃韧带（ligament of stomach）包括肝胃韧带、胃脾韧带、胃结肠韧带和胃膈韧带。胃膈韧带（gastrophrenic ligament），是将贲门左侧和食管腹段连于膈下面的腹膜结构（图 9-6）。

此外，在膈与结肠左曲之间还有呈横位的膈结肠韧带（phrenicocolic ligament），有固定结肠左曲并承托脾的作用。

（四）腹膜的皱襞、隐窝和陷凹

腹膜皱襞是腹、盆壁与脏器之间或脏器与脏器之间腹膜形成的隆起，其深部常有血管走行。在皱襞之间或皱襞与腹、盆壁之间形成的腹膜凹陷称隐窝，较大的隐窝称陷凹。

1. 腹膜皱襞　在腹前外侧壁脐以下的内面有五条腹膜皱襞，即一条位于正中的脐正中襞、一对脐内侧襞和一对脐外侧襞。脐正中襞连于脐和膀胱尖之间，内含由胚胎时期的脐尿管闭锁而成的脐正中韧带（脐尿管索）。脐内侧襞位于脐正中襞的外侧，内含由胚胎时期的脐动脉闭锁而成的脐内侧韧带（脐动脉索）。脐外侧襞位于脐内侧襞的外侧，内含腹壁下血管，故又称腹壁动脉襞。

2. 腹膜隐窝（peritoneal recess）　是指腹膜形成的皱襞与皱襞之间或皱襞与壁腹膜之间围成的小间隙。常见的有：位于十二指肠空肠曲和腹主动脉左侧的十二指肠上、下隐窝，位于盲肠后方的盲肠后隐窝，位于乙状结肠系膜左下方的乙状结肠间隐窝，位于肝右叶下面与右肾之间的肝肾隐窝等。在腹股沟韧带上方，于上述五条皱襞之间形成了三对浅窝，由内向外依次为膀胱上窝、腹股沟内侧窝和腹股沟外侧窝。腹股沟内侧窝与腹股沟管的浅（皮下）环位置相对应，而腹股沟外侧窝则与腹股沟管的深（腹）环位置相对应（图 9-7）。各隐窝都是液体易于积聚之处。

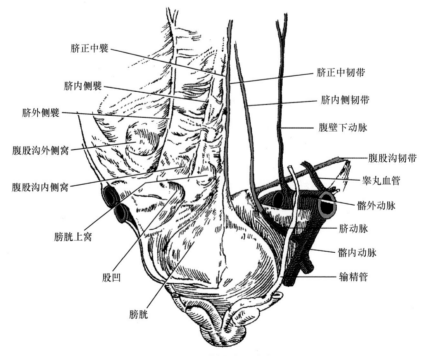

图 9-7　腹膜皱襞和隐窝

3. 腹膜陷凹（peritoneal pouch） 为腹膜在盆腔脏器之间移行返折形成。男性在膀胱与直肠之间有直肠膀胱陷凹（rectovesical pouch）；女性在膀胱与子宫之间有膀胱子宫陷凹（vesicouterine pouch），在直肠与子宫之间有直肠子宫陷凹（rectouterine pouch），后者又称 Douglas 腔，其底部的腹膜遮盖在阴道穹后部上面。在坐位、半卧位和立位时，男性直肠膀胱陷凹和女性直肠子宫陷凹是腹膜腔最低的部位，腹膜腔内的炎性渗出液、脓液等，常因重力关系而易于积存在陷凹内。临床上可经直肠前壁或阴道穹后部进行穿刺或切开引流。

另外，腹膜腔内还有一些沟和间隙。例如，升、降结肠的外侧，分别有右、左结肠旁沟；膈下方肝周围有膈下间隙等。

> **案例 9-1 提示**
>
> 1. 腹膜概念见本章第一段；腹膜与所覆被脏器关系有三类：腹膜内位器官、腹膜间位器官和腹膜外位器官。
>
> 2. 膈下区的腹膜比盆部的吸收能力强，故腹膜炎和腹部手术后的患者多采取半卧位，使渗出液或脓汁在重力作用下聚集于盆腔内，以减缓吸收有害液体的速度。半卧位使腹肌松弛，膈肌免受压迫，呼吸和循环得以改善。
>
> 3. 阴道穹后部与直肠子宫陷凹紧密相连，临床上常在阴道穹后部进行穿刺或切开引流。

（史树堂 牛小龙）

笔记栏

第三篇 脉 管 学

脉管系统（vascular system）是分布于全身各部的连续密闭管道，包括心血管系统和淋巴系统。心血管系统由心、动脉、毛细血管和静脉组成，其内循环流动的是血液。淋巴系统由淋巴管道、淋巴器官和淋巴组织组成，其内流动的是淋巴液，淋巴液沿着一系列的淋巴管道向心流动，最终汇入静脉，因此，淋巴系统也可认为是静脉系统的辅助部分。

脉管系统的主要功能是物质运输，即将消化系统内吸收的营养物质和肺吸入的氧运送到全身各器官、组织和细胞；同时又将组织和细胞的代谢产物如二氧化碳、尿素等运送到肺、肾、皮肤等器官排出体外，保证机体新陈代谢的正常进行。脉管系统还承担了维持体内酸碱平衡、体温调节和内分泌器官或细胞分泌的激素及生物活性物质的输送功能；此外，脉管系统本身还具有重要的内分泌功能，如心肌细胞可产生心钠素、血管紧张素、肾素和抗心律失常肽等；心的神经和血管内皮细胞都能产生和分泌一些激素和生物活性物质，它们共同参与机体的功能调节。

淋巴系统内的淋巴结等淋巴器官和组织能产生淋巴细胞和抗体，它们参与机体的免疫功能，构成机体重要的免疫防御体系。

第 10 章　心血管系统

第一节　心血管系统总论

一、心血管系统的组成

心血管系统（cardiovascular system）包括心、动脉、毛细血管和静脉。

（一）心

心（heart）是中空的肌性器官，它是连接动、静脉的枢纽和心血管系统的动力装置，也具有重要的内分泌功能。心借房间隔和室间隔分成互不相通的左半心和右半心，又借房室口将每半侧心分为上方的心房、下方的心室。心房和心室借房室口相通，因此，心形成四个腔，即右心房、右心室、左心房、左心室。心房接受静脉的血液汇入，心室射出血液到动脉。在每个房室口和动脉的出口处均有瓣膜，它们似泵的阀门，顺血流瓣膜开放，逆血流瓣膜关闭，以保证血液的定向流动。在神经和体液的调节下，心有节律地收缩和舒张，像泵一样将血液从静脉吸入，并由动脉射出，使血液能周而复始地循环。

（二）动脉

动脉（artery）是运送血液离心的血管。动脉在行程中不断分支，依管腔大小分为大、中、小动脉，最后移行为毛细血管。动脉的管壁较厚，管腔呈圆形，并随心舒缩而搏动。动脉的结构特点与其功能密切相关，由内膜、中膜和外膜三层构成。内膜由一层内皮细胞和少量结缔组织构成，薄而光滑，可减少血流阻力。中膜较厚，由弹性纤维和平滑肌构成。大动脉管壁内弹性纤维多，故有较大弹性，当心室射血时，动脉管壁扩张，心室舒张时，管壁回缩，推动血液不断向前流动。中、小动脉，特别是小动脉的管壁平滑肌较厚，在神经和体液调节下，通过血管的收缩和舒张改变管腔的大小，调节局部血流量和血管阻力，维持和调节机体的血压。外膜由结缔组织构成，具有抗张力作用。

（三）毛细血管

毛细血管（capillary）是连于小动脉、小静脉之间的细微血管，相互交织成网状，管径为 6～9μm。毛细血管除了软骨、眼的角膜和晶状体、毛发、牙釉质和被覆上皮外，遍布全身各部。毛细血管数量多，管壁薄，主要为一层内皮细胞，通透性较大，血液在毛细血管内流动缓慢，因此，有利于血液和组织、细胞之间进行物质交换。毛细血管的开放和关闭与组织器官的功能状态有关。当组织处于静息时，许多毛细血管关闭；组织功能活跃时，毛细血管大量开放，增加血液的供应和物质交换。此外，机体内还有一种腔大、形状不规则的毛细血管，称血窦，它存在于肝、脾、骨髓和某些内分泌器官等中。

（四）静脉

静脉（vein）是引导血液回心的血管，起始于毛细血管的静脉端，在回心的过程中不断接受其属支，逐渐汇合成中静脉和大静脉，最后注入心房。静脉因承受的压力较小，管壁较薄，弹性小，管腔大，平滑肌和弹力纤维均较少，缺乏收缩性和弹性。血液在静脉内流动缓慢，因此，静脉的数量较动脉多，以保证回心的血流量。

二、血液循环途径

血液从心室射出，经动脉、毛细血管和静脉返回心房。这种周而复始的循环流动，称为血液循环。血液循环可分为相互连续的体循环和肺循环两部分（图 10-1）。

（一）体循环

体循环（systemic circulation）是指左心室收缩时，将富含氧和营养的血液由左心室射入主动脉，经主动脉及其各级分支到达全身的毛细血管。血液在此与周围组织和细胞进行物质交换，将代谢产物和二氧化碳等带回血液，通过各级静脉属支，最后经上、下腔静脉及冠状窦汇入右心房，这一循环途径称为体循环。此循环的特点是途径长，流经范围广，也称大循环。

（二）肺循环

肺循环（pulmonary circulation）是指右心室收缩时将富含二氧化碳的静脉血从右心室射出，经肺动脉主干及其各级分支，到达肺泡壁的毛细血管网，血液在肺泡内进行气体交换，排出二氧化碳，吸进新鲜氧气，将富含氧的血液经肺静脉汇入左心房，这一循环途径称肺循环。该循环的特点是路程较短，流经范围窄，主要是经肺进行气体交换，故又称小循环。

血液循环的动力主要来源于心脏搏动，其次是动脉和静脉壁的弹性回缩、周围骨骼肌的收缩以及筋膜、韧带对血管尤其对静脉造成压力，形成血液循环的动力。此外，血液的黏滞性，与血管内皮的摩擦力以及重力等因素也都会对血流造成影响。

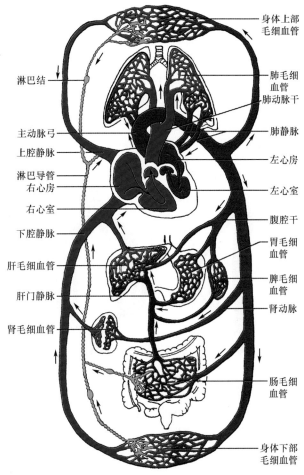

图 10-1　血液循环示意图

身体上部毛细血管
淋巴结
主动脉弓
上腔静脉
淋巴导管
右心房
右心室
下腔静脉
肝毛细血管
肝门静脉
肾毛细血管
肺毛细血管
肺动脉干
肺静脉
左心房
左心室
腹腔干
胃毛细血管
脾毛细血管
肾动脉
肠毛细血管
身体下部毛细血管

三、血管吻合和侧支循环

血管除经动脉、毛细血管、静脉相连通外，在动脉与动脉之间、静脉与静脉之间以及动、静脉之间，都可借血管支（吻合支或交通支）彼此相连，形成非常广泛的血管吻合（vascular anastomosis）（图 10-2）。

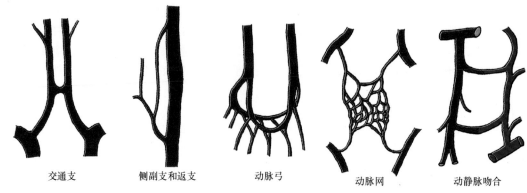

| 交通支 | 侧副支和返支 | 动脉弓 | 动脉网 | 动静脉吻合 |

图 10-2 血管吻合形式

（一）动脉间吻合

人体的许多部位或器官的两条动脉干之间借交通支相连。如脑底动脉之间形成的大脑动脉环；在功能活动多或易受压的部位，邻近的多条动脉分支常吻合成动脉网，如关节的动脉网；在经常改变形态的器官，动脉末端或其分支吻合形成动脉弓，如胃肠道动脉弓、手掌和足底动脉弓等。这些吻合都有缩短血液循环时间和调节血流量的作用。

（二）静脉间吻合

静脉间吻合远比动脉间吻合丰富，除具有和动脉相似的吻合形式外，在体表浅静脉之间常吻合成静脉弓（网），在体内深静脉之间常吻合形成静脉丛，尤其是在脏器周围或脏器壁内，如食管静脉丛、直肠静脉丛等，以保证在脏器扩大或受压时血流通畅。

（三）动静脉吻合

动静脉吻合是小动脉与小静脉间直接连接的血管吻合，如指尖、消化道黏膜、肾皮质、生殖器勃起组织和甲状腺等处。这种吻合具有缩短循环途径，调节局部血流量和温度的作用。

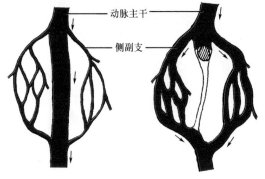

图 10-3 侧支吻合和侧支循环

（四）侧支吻合

较大的动脉干在行程中发出与其平行的侧副支，它与同一主干远侧端发出的侧副支吻合相通，形成侧支吻合。当主干阻塞时，侧副支逐渐增粗，血流可经扩大的侧副吻合到达阻塞远端的血管主干，使远端血供得到不同程度的代偿和恢复，这种通过侧支建立的循环称侧支循环（collateral circulation）（图 10-3）。侧支循环的建立，显示了血管的适应能力和可塑性，对于保证器官在病理状态下的血供有重要意义。

（五）微循环

微循环（microcirculation）是指在微动脉和微静脉之间微细血管内的血液循环，称微循环。它包括微动脉、毛细血管前微动脉、真毛细血管、动静脉吻合和微静脉等，它是血液循环的基本功能单位。血液通过微循环直接向组织细胞提供氧、激素和营养物质等，同时带走二氧化碳和废物。微动脉管壁的平滑肌和毛细血管前括约肌在交感神经和血管活性物质等作用下，可使微循环的小血管舒缩，起"闸门"样作用，用以调控局部的血流，因此对局部组织和细胞的血供有重要意义。若微循环长时间障碍，会导致有关器官的功能失调，甚至发展为器官、组织的局部坏死。

（六）终动脉

有人认为在体内某些部分，小动脉分支和邻近动脉间无吻合，这些小动脉称为终动脉（end artery）。一旦栓塞，其所供应区域会导致缺血或坏死。通常认为视网膜中央动脉为终动脉，此外在脾和肾等器官内也存在终动脉，但也有人持不同意见，认为没有终动脉存在，故尚待进一步研究。

四、血管的变异和异常

胚胎时期，血管是在毛细血管网的基础上发展起来的。在发育过程中，由于功能需要以及血流动力因素的影响，有些血管扩大形成主干或分支，有些退化、消失，有的则以吻合管的形式存留下来。由于某种因素的影响,血管的起始或汇入、分支、管径、数目和行程常有不同变化。所以,血管系统的形态、数值并非所有人都完全一样,有时可出现变异,甚至异常(畸形)。

第二节　心

案例 10-1

　　患儿,男,4 岁,在激烈活动时出现气促、心悸,检查发现:肺动脉区可听到 Ⅱ～Ⅲ 级收缩期杂音,第二心音亢进、分离;心电图提示伴有不完全性右束支传导阻滞,P—R 间期延长;X 线检查发现心影扩大和肺门血管增大。诊断为先天性房间隔缺损。

问题:

　　1. 试述心腔的结构。

　　2. 维持心内血液正常流动的结构有哪些?

　　3. 试述心传导系统的组成和功能。

一、心的位置和外形

(一)心的位置

　　心是血液循环的动力器官,为中空的肌性器官,周围裹以心包。

　　心位于胸腔前下部的中纵隔内,约 2/3 居身体正中线的左侧,1/3 位于正中线的右侧(图 10-4)。前方平对胸骨体及第 2～6 肋软骨;后方平对第 5～8 胸椎,与左主支气管、食管、左迷走神经、主动脉胸部相邻;两侧借纵隔胸膜与肺相邻;上方连有出入心的大血管;下方邻膈。心的长轴与正中线构成约 45° 角。心底被出入心的大血管根部和心包返折缘所固定,而心室部分较活动。

　　心的位置可随生理功能、年龄、体型和体位等状况不同而有所改变。

(二)心的外形

　　心的外形似前后略扁呈倒置的圆锥体,大小似本人拳头,心脏重量为男性(284±50)g,女性(258±49)g,在胚胎发育过程中,沿心纵轴发生轻度向左旋转,故右半心在右前,左半心在左后(图 10-5、图 10-6)。心的外形可分为一尖、一底、二面、三缘和四条沟。

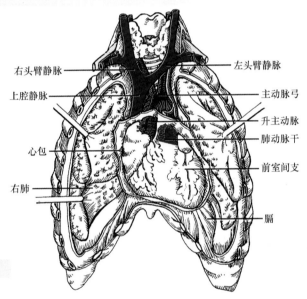

图 10-4　心的位置

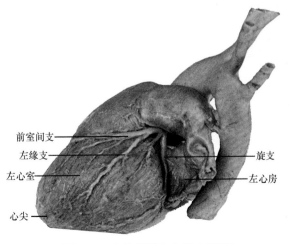

图 10-5　心的外形和血管(前面)

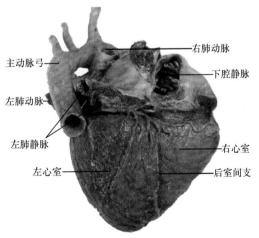

图 10-6　心的外形和血管(后面)

1. 心尖（cardiac apex） 钝圆、游离，由左心室构成，朝向左前下方，与左胸前壁贴近，故其在胸骨左侧第 5 肋间隙锁骨中线内侧 1～2cm 处，可扪及心尖冲动。

2. 心底（cardiac base） 朝向右后上方，大部分由左心房、小部分由右心房构成。上、下腔静脉分别从上、下方开口于右心房；左、右两对肺静脉分别从两侧注入左心房。心底后面隔心包后壁与食管、左迷走神经和主动脉胸部等相邻。

3. 两面 胸肋面或前面，朝向前方，大部分由右心房和右心室构成，小部分由左心耳和左心室构成。胸肋面上部可见起于右心室的肺动脉干，行向左上方，起于左心室的升主动脉在肺动脉干后方向右上方走行。心的前方大部分被肺和胸膜所覆盖，只有左肺心切迹内侧部分与胸骨体下部左半及左侧第 4～6 肋软骨相邻。临床心内注射多在胸骨左缘第 4 肋间进针，可不伤及肺和胸膜。膈面或下面，朝向下后，近乎水平位，隔心包与膈相邻。该面约 2/3 由左心室、1/3 由右心室构成。

4. 三缘 下缘较锐利，近水平位，略向左下方倾斜，大部分由右心室和心尖构成。右缘垂直向下，由右心房构成。左缘斜向左下，钝圆，绝大部分由左心室构成，仅上方小部分有左心耳参与。左、右两缘隔心包分别与左、右膈神经和心包膈血管以及左、右纵隔胸膜与肺相邻。

5. 四条沟 心表面有 4 条沟可作为心腔在心表面的分界。冠状沟（coronary sulcus）靠近心底处近似冠状位，近似环形，前方被肺动脉干所中断，它是心房和心室在心表面的分界标志。在心室的胸肋面和膈面各有一条自冠状沟向心尖右侧延伸的浅沟，分别称为前室间沟（anterior interventricular groove）和后室间沟（posterior interventricular groove），是左、右心室在心表面的分界。前、后室间沟在心尖右侧的会合处稍凹陷，称心尖切迹（cardiac apical incisure）。在心底，右心房与右上、下肺静脉交界处的浅沟称房间沟（interatrial sulcus），与房间隔后缘一致，是左、右心房在心表面的分界。后房间沟、后室间沟与冠状沟的相交处称房室交点（crux），是心表面的一个重要标志。此处是左、右心房与左、右心室在心后面相互接近之处，其深面有重要的血管和神经等结构。

二、心 腔 结 构

心被房间隔和室间隔分为左、右两半心，左、右半心又被分成左、右心房和左、右心室 4 个腔，同侧心房和心室借房室口相通。

（一）右心房

右心房（right atrium）（图 10-7）位于心的右上部，壁薄而腔大，可分为前方的固有心房和后方的腔静脉窦两部分。固有心房由原始心房衍变而来，其前上部呈锥形突出的部分称右心耳（right auricle），腔静脉窦由原始静脉窦发育而成。两部在表面以上、下腔静脉前缘间的浅沟即界沟（sulcus terminalis）为界，在腔面以与界沟相对应的一条纵行肌性隆起即界嵴（crista terminalis）为界。固有心房腔面有许多大致平行的肌束，称梳状肌（pectinate muscle），它们起自界嵴，止于右房室口。梳

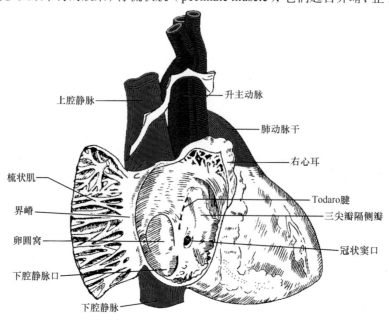

图 10-7　右心房

上腔静脉 —— 升主动脉
—— 肺动脉干
—— 右心耳
梳状肌 ——
界嵴 —— Todaro 腱
卵圆窝 —— 三尖瓣隔侧瓣
—— 冠状窦口
下腔静脉口 ——
下腔静脉 ——

状肌之间壁薄，呈半透明状，应避免心导管插管时损伤。右心耳内面梳状肌发达，似海绵状，当心功能障碍时，心耳处因血流缓慢、血液的淤积，易导致血栓形成。右心房的腔静脉窦内壁光滑，上方有上腔静脉口（orifice of superior vena cava），下方有下腔静脉口（orifice of inferior vena cava），后者的前缘有胚胎时残留的下腔静脉瓣（valve of inferior vena cava）（Eustachian 瓣）。此瓣呈半月形，胎儿时期引导来自胎盘富含氧的血液通过下腔静脉经房间隔上面的卵圆孔注入左心房。位于下腔静脉口和右房室口之间，有冠状窦口（orifice of coronary sinus），窦口下部有半月形的冠状窦瓣（Thebesian瓣），出现率为 70%。心脏大部分静脉血回流入冠状窦。

　　右心房的后内侧壁为房间隔，其下部有一卵圆形凹陷，称卵圆窝（fossa ovalis），为胎儿时期卵圆孔闭合后的遗迹，此处缺乏心肌，心壁较薄弱，是房间隔缺损的好发部位。卵圆窝前上方边缘隆起，称卵圆窝缘，可作为心导管从房间隔入左心房的标志。位于房间隔前上部的右心房内侧壁，有与左侧的主动脉窦相应的隆起部，称主动脉隆凸，为临床上重要标志，手术时防止误伤。此外，在右侧房间隔的基部，由冠状窦口的前内缘、三尖瓣隔侧尖的附着缘和托达罗（Todaro）腱围成的三角区，称 Koch 三角。Todaro 腱位于心内膜下，是由心的中心纤维体连到下腔静脉瓣前缘的腱性纤维束。Koch 三角前部的心内膜深面有房室结所在，直接位于胸骨左缘第 4、5 肋软骨后方，因此该三角为心内直视手术中的重要标志。右心房的出口为右房室口（right atrioventricular orifice），右心房的血液经此口流入右心室。

（二）右心室

　　右心室（right ventricle）（图 10-8）位于右心房的前下方，构成胸肋面的大部分。右心室室腔略呈锥形，壁较薄，约是左心室厚度的1/3。室腔底部有右房室口和肺动脉口，两口之间的室壁上有一条弓状肌性隆起，称室上嵴（supraventricular crest），将右心室分为流入道（窦部）和流出道（漏斗部）两部分。

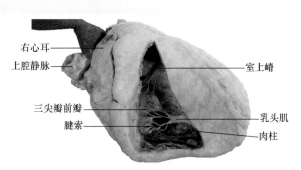

图 10-8　右心室

　　1. 右心室流入道　从右房室口至心尖，室壁有许多纵横交错的肌性隆起，称肉柱（trabeculae carneae），其中基部附于心室壁，尖端突入心室腔，呈锥形肌肉隆起，称乳头肌（papillary muscles），分为 3 群：前乳头肌，较大，1～2 个，位于右心室前壁中下部，其尖端发出腱索连于三尖瓣前尖和后尖。在前乳头肌根部有一条肌束横过室腔到室间隔，称隔缘肉柱（septomarginal trabecula）（节制索 moderator band），其内含心的传导纤维束，有防止心室过度扩张的功能。后乳头肌较小，位于下壁，发出腱索大多连于三尖瓣后尖。隔侧乳头肌（圆锥乳头肌）最小，位于室间隔右侧面中上部，其腱索连至三尖瓣的前尖和隔侧尖。在该乳头肌的后下方心内膜下有心传导系中房室束的右束支通过。右心室流入道的入口为右房室口，呈卵圆形。其周围由致密结缔组织构成的三尖瓣环围绕。该纤维环上附有 3 个近似三角形的瓣叶，称三尖瓣（tricuspid valve），分为前尖、后尖和隔侧尖（图 10-9）。

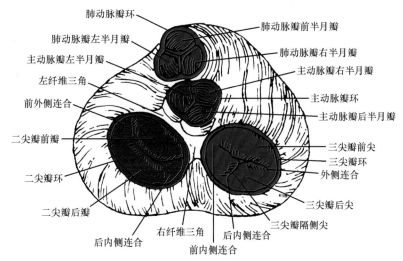

图 10-9　心瓣膜和瓣环

两个相邻瓣膜之间的瓣膜组织称连合，因此有 3 个瓣连合即前内侧连合、后内侧连合和外侧连合，瓣膜粘连常发生在连合处。各个瓣膜的边缘与其心室面连有多条腱索，腱索向下连于室壁上的乳头肌。心室的纤维环、瓣膜、腱索和乳头肌在功能上是一个整体，称三尖瓣复合体（tricuspid valve complex）（图 10-10）。它们共同保证血液的单向流动。当心室收缩时，由于瓣环的缩小及血液推动，使三尖瓣紧闭，封闭房室口，同时，由于乳头肌收缩、腱索的牵拉，瓣膜不致翻向心房，防止血液逆流入心房。复合体中任何一部分结构损伤，都将导致心内的血流动力学改变。

2. 右心室流出道　又称动脉圆锥（conus arteriosus）或漏斗部，位于右心室前上方，内壁光滑无肉柱，呈锥体状，其上端借肺动脉口（orifice of pulmonary trunk）通肺动脉干。肺动脉口周缘有 3 个彼此相连的半月形纤维环为肺动脉环，环上附有 3 个半月形的肺动脉瓣（pulmonary valve），瓣膜游离缘中点增厚部分称为半月瓣小结。当心室收缩时，肺动脉瓣开放血液流入肺动脉；当心室舒张时，3 个袋状瓣膜被倒流的血液充盈，使瓣膜相互靠拢，肺动脉口关闭，半月瓣小结互相紧贴，阻止血液反流入心室。动脉圆锥的下界为室上嵴，前壁为右心室前壁，内侧壁为室间隔。

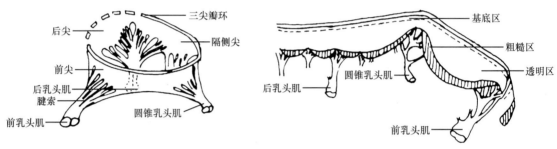

图 10-10　三尖瓣复合体（示意图）

（三）左心房

左心房（left atrium）（图 10-11）位于右心房的左后方，构成心底的大部，是 4 个心腔最靠后的部分，其前方有升主动脉和肺动脉，后方隔着心包与食管相毗邻。因此，经食管钡餐 X 线造影，可诊断有无左心房的扩大。左心房前部向右前突出的部分，称左心耳（left auricle），内壁有梳状肌，凹凸不平呈海绵状。在心功能障碍时，血流缓慢，在心耳内易形成血栓。左心房后部腔面光滑，后部两侧各有左、右、上、下肺静脉的开口，将肺循环内富含氧的血液经肺静脉注入左心房，左心房出口为左房室口（left atrioventricular orifice）。血流经此口进入左心室。

（四）左心室

左心室（left ventricle）（图 10-12）位于右心室的左后方，室腔近似圆锥形，心室壁厚 9 ～ 12mm，约为右心室的 3 倍，左心室腔以二尖瓣前尖为界可分为流入道（窦部）和流出道（主动脉前庭）两部分。

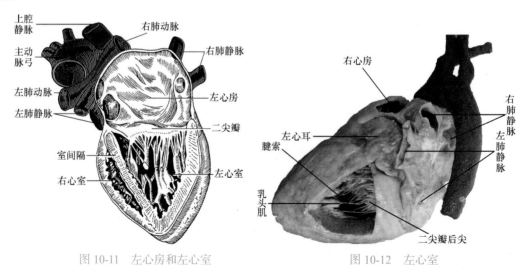

图 10-11　左心房和左心室　　　　　　　　　　图 10-12　左心室

1. 左心室流入道　是左心室左下较大区域，又称为左心室窦部，内壁粗糙不平，入口是左房室口，口周围有纤维环，称二尖瓣环（mitral annulus），较三尖瓣环略小。环上有两片近似三角形的瓣膜，称二尖瓣（mitral valve）。二尖瓣分成前尖和后尖两个瓣，前尖呈半卵圆形，位于前内侧，介于左房室口与主动脉口之间；后尖略似长条形，位于后外侧，前、后尖融合，称前外侧连合和后内侧连合。各瓣都通过腱索连于前后壁上的前、后乳头肌上，左心室乳头肌较右心室强大。前乳头肌指向二尖瓣的前外侧连合，后乳头肌较小，对向二尖瓣的后内侧连合。同样，二尖瓣环、二尖瓣、腱索和乳头肌在功能上作为一个整体，称二尖瓣复合体（mitral complex）（图 10-13）。

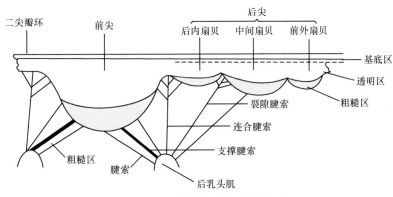

图 10-13　二尖瓣复合体（示意图）

2. 左心室流出道　是左心室前内侧的部分，又称主动脉前庭（aortic vestibule），壁光滑无肉柱，缺乏伸展性和收缩性，其出口是主动脉口（aortic orifice），口周围有纤维性的主动脉瓣环，瓣环上也附有 3 个袋口向上的半月形瓣膜，称主动脉瓣（aortic valve），大而坚韧，按瓣的方位可分为主动脉瓣左、右和后半月瓣，每瓣游离缘中央的半月瓣小结明显。每个瓣膜与主动脉壁之间形成袋状的内腔，称主动脉窦（aortic sinus）或称 Valsalva 窦，分别为左、右、后 3 个窦。左、右窦内分别有左、右冠状动脉的开口。

两侧心房和心室的收缩和舒张是同步的。当心室舒张时，二尖瓣和三尖瓣开放，主动脉瓣和肺动脉瓣关闭，血液由心房射入心室。当心室收缩时，二尖瓣和三尖瓣关闭，主动脉瓣和肺动脉瓣开放，血液由心室射入主动脉。

左、右半心的共性：

$$静脉 \xrightarrow[\text{环形肌}]{\text{静脉口}} 心房 \xrightarrow[\text{尖瓣}]{\text{房室口}} 心室 \xrightarrow[\text{动脉瓣}]{\text{动脉口}} 动脉$$

三、心的构造

（一）心壁

心壁由心内膜、心肌层和心外膜构成。

1. 心内膜（endocardium）　是衬在心腔内面的一层光滑的薄膜，由内皮和内皮下层构成，心内膜的内皮与血管内皮相连续。内皮下层位于基膜外，以结缔组织为主，此层有小血管、淋巴管、神经及心传导系分支，心的各瓣膜就是由心内膜折叠并夹一层致密的结缔组织而构成的。

2. 心肌层（myocardium）　是构成心壁的主体，由心肌和心肌间质组成。心肌包括心房肌和心室肌，心房肌较薄，由浅、深两层组成，浅层横行，深层呈袢形或环状。位于腔静脉口、肺静脉口及卵圆窝周围的心肌有括约作用，可防止血液逆流。心室肌肥厚，左心室肌最发达，分为浅、中、深 3 层（图 10-14），浅层斜行，在心尖处肌捻成心涡，然后进入深部移行为深层的乳头肌

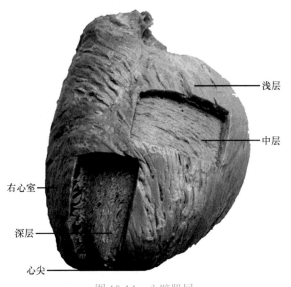

图 10-14　心壁肌层

和肉柱。中层的环形位于浅、深两层之间，环绕左、右心室。深层纵行，位于中层的深面。在心房肌与心室肌之间有结缔组织形成的支持性结构，称心纤维骨骼，它构成心的支架，心肌纤维和心瓣膜附于其上。心房、心室肌都附着于心纤维骨骼，并将心房与心室肌分开而不延续，故心房和心室可分别收缩。心肌间质包括心肌胶原纤维、弹性纤维、血管、淋巴管、神经及一些非心肌细胞成分等，充填于心肌纤维之间。

3. 心外膜（epicardium） 被覆于心肌层和大血管根部的表面，即浆膜性心包的脏层，表面为间皮，间皮下为薄层疏松结缔组织，含较多的脂肪组织。

（二）心纤维性支架

心纤维性支架，又称心纤维骨骼（fibrous skeleton），位于左右房室口、肺动脉口和主动脉口的周围，由致密结缔组织构成（图 10-15）。心纤维性支架质地坚韧而富有弹性，提供了心肌纤维和心瓣膜的附着处，在心肌运动中起支持和稳定作用。

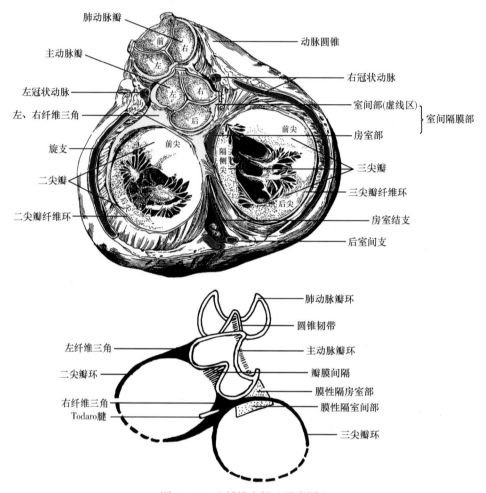

图 10-15　心纤维支架（示意图）

心纤维性支架包括左右纤维三角、4 个瓣纤维环（肺动脉瓣环、主动脉瓣环、二尖瓣环和三尖瓣环）、圆锥韧带和室间隔膜部等。

1. 右纤维三角（right fibrous trigone） 位于二尖瓣环、三尖瓣环和主动脉后瓣环之间，向下附着于室间隔肌部，向前移行为室间隔膜部，略呈三角形。右纤维三角位于心的中央，又称中心纤维体（central fibrous body），前方与室间隔膜部相延续，向后发出 Todaro 腱，位于右心房心内膜深面，终于下腔静脉瓣的前端。中心纤维体与房室结、房室束关系密切，已为心外科所重视。

2. 左纤维三角（left fibrous trigone） 位于主动脉左瓣环外侧与二尖瓣环之间，呈三角形，体积较小，其前方与主动脉左瓣环相连，向后方发出纤维带，与右纤维三角发出的纤维带共同形成二尖瓣环。左纤维三角位于二尖瓣前外连合之前，外侧与左冠状动脉旋支相邻近，是二尖瓣手术时的重要外科标志，也是易于损伤冠状动脉的部位。

二尖瓣环、三尖瓣环和主动脉瓣环彼此靠近，肺动脉瓣环位于较高平面，借圆锥韧带（又称漏斗腱）与主动脉瓣环相连。主动脉瓣环和肺动脉瓣环各由 3 个弧形瓣环首尾相互连接而成，位于 3 个半月瓣的基底部、主动脉左瓣环和后瓣环之间的三角形致密结缔组织板，称瓣膜间隔，向下与二尖瓣前瓣相连续，同时向左延伸连接左纤维三角，向右与右纤维三角相连。

（三）房间隔和室间隔

左、右心房之间为房间隔，左、右心室之间为室间隔。

1. 房间隔（interatrial septum） 又称房中隔，位于左、右心房之间（图 10-16），房间隔向左前方倾斜，由两层心内膜中间夹心房肌纤维和结缔组织构成，其前缘与升主动脉后面相适应，稍向后弯曲，后缘邻近心表面的后房间沟。房间隔右侧面中下部有卵圆窝，是房间隔最薄弱处。

2. 室间隔（interventricular septum） 又称室中隔，位于左、右心室之间（图 10-16），与正中矢状面成 45° 角，室间隔可分为肌部和膜部两部分。

（1）肌部：位于室间隔下方的大部分，由心肌和心内膜构成，厚 1～2cm，其左侧面心内膜深面有左束支及其分支通过，其右侧面有右束支通过。

（2）膜部：为室间隔上部中份一卵圆形，介于心房与心室交界处，缺乏心肌的薄膜部。

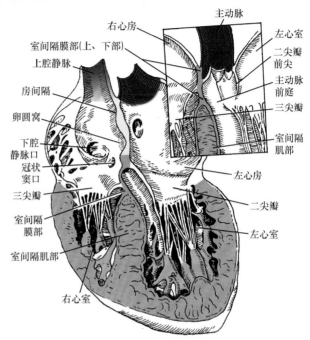

图 10-16 房间隔和室间隔

膜部左侧面位于主动脉瓣右瓣和后瓣的下方，右侧面被三尖瓣隔侧尖的附着缘分为上部的房室部和下部的室间部。前者分隔右心房和左心室，后者分隔左、右心室。室间隔膜部为室间隔缺损的好发部位。

四、心的传导系

心传导系是由特殊分化的心肌细胞构成，它主要功能是产生和传导兴奋，控制心的节律性活动。

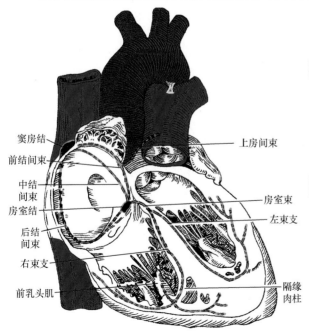

图 10-17 心传导系

心传导系包括：窦房结、结间束、房室结、房室束、左右束支和浦肯野（Purkinje）纤维网（图 10-17）。

（一）窦房结

窦房结（sinuatrial node）是心的正常起搏点。它位于上腔静脉与右心房交界处，在界沟上端的心外膜下。窦房结呈长梭形（或半月形），其长轴与界沟大致平行，结的中央有窦房结动脉穿过。

（二）房室结

房室结（atrioventricular node）呈扁椭圆形，位于冠状窦口与右房室口之间，Koch 三角的尖端。结的左下面邻右纤维三角，右侧被薄层心房肌及心内膜覆盖。结的前端变细，穿入中心纤维体，即为房室束。结的后上端，接受数条纤维束伸至房间隔和冠状窦口周围，被称为房室结的心房扩展部，有人认为其为结间束的入结部分。房室结、房室结的心房扩展部

（结间束的终末部）以及房室束的近侧部，合称为房室结区（房室交界面），是心传导系在心房与心室的互相连接部位，也是兴奋从心房传到心室的必经之路。

（三）结间束

窦房结是心的起搏点，关于窦房结产生的冲动如何传至左、右心房和房室结，长期以来一直未定论。国外有学者认为窦房结和房室结之间由结间束相连，左、右心房之间亦有房间束连接，但至今形态学的证据尚不充分，通常认为结间束的途径有 3 条：

1. 前结间束　由窦房结头端发出向左行，弓状绕上腔静脉前方和右心房前壁，向左行至房间隔上缘分为两束：一束左行分布于左房前壁，称上房间束（Bachmann 束）；另一束下行经卵圆窝前方的房间隔，下降至房室结的上缘。

2. 中结间束　由窦房结右上缘发出，向右、向后弓状绕过上腔静脉，然后进入房间隔，经卵圆窝前缘，下降至房室结上缘，此束即 Wenckebach 束。

3. 后结间束　又名 Thorel 束，由窦房结下端（尾部）发出，在界嵴内下行，然后转向下内，经下腔静脉瓣，越冠状窦口的上方，至房室结的后缘。此束在行程中分出纤维至右心房壁。

各结间束在房室结上方相互交织，并有分支与房间隔左侧的左心房肌纤维相连，从而将冲动传至左心房。

（四）房室束

房室束（atrioventricular bundle）又称 His 束，起于房室结前端，穿右纤维三角前行，沿室间隔膜部后下缘至室间隔肌部上缘分为左、右束支。

（五）左、右束支

右束支（right bundle branch）细长，呈圆索状，沿室间隔膜部下缘，在右侧心内膜深面下行，经右室圆锥乳头肌的后方，向下沿隔缘肉柱至右心室前乳头肌根部，分散成浦肯野纤维，并吻合成网，分布于右心室乳头肌和右室心肌细胞。左束支（left bundle branch）呈扁带状，沿室间隔左侧心内膜深面下行，在肌性室间隔上、中 1/3 交界水平分为前、后两支或前、中、后 3 支，分别到前、后乳头肌根部和室间隔，分散交织成浦肯野纤维网，最后与心肌纤维相连，支配心肌纤维收缩。

（六）浦肯野纤维网

左、右束支的分支在心内膜下交织成心内膜下浦肯野纤维网，主要分布在室间隔中下部，乳头肌的下部和游离室壁的下部，由该网发出的纤维进入心肌，在心肌内形成肌内浦肯野纤维网。

组成心脏传导系统的细胞主要有起搏细胞、移行细胞和浦肯野纤维。浦肯野纤维又称束细胞，与心肌比较，纤维粗而短，染色浅，闰盘发达，在心内膜下交织成浦肯野纤维网。

心的节律性收缩始于窦房结，它产生的兴奋借纤维传到左、右心房，使心房收缩，同时兴奋又借结间束传到房室结。在房室结内兴奋传导缓慢（约延搁 0.04s），再沿房室束、左右束支及浦肯野纤维网传至心室肌，使心室肌开始收缩。

（七）变异的副传导束

有学者认为，在心房与心室间，除正常传导系的通路外，还可有副传导束存在。常见的副传导束有下列几种（图 10-18）。

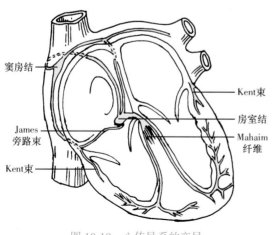

图 10-18　心传导系的变异

1. Kent 束　心房与心室之间通常只有房室束相连，但少数人在纤维环浅面出现另一肌束连接心房肌和心室肌，称 Kent 束（房室副束）。Kent 束可出现在二尖瓣环、三尖瓣环的任何部位，也可出现在间隔内，以二尖瓣环的后外侧、三尖瓣环的外侧和后间隔区较多见。

2. Mahaim 纤维　分为两种：①结室副束，由房室结直接发出纤维连于室间隔心肌。②束室副束，由房室束和束支主干直接发出纤维连于室间隔心肌。

3. James 旁路束　后结间束的大部分纤维和前、中结间束的小部分纤维可绕过房室结右侧面止于结的下部或房室束的近侧部，构成旁路纤维，即 James 旁路束。

变异的副传导束的存在可将心房的冲动过早地传到心室肌,使之提前接受兴奋而收缩,与临床上的预激综合征有关。

五、心的血管

心的血液供应来自左、右冠状动脉;心的静脉血绝大部分经冠状窦回流到右心房,小部分直接汇入右心房。心本身的循环称为冠状循环。

（一）心的动脉

1. 左冠状动脉（left coronary artery）（图 10-5,图 10-6,图 10-19）　起于主动脉左窦,一般较右冠状动脉粗,长 5 ~ 10mm,经左心耳与肺动脉根部之间向左行,随即分为前室间支和旋支。

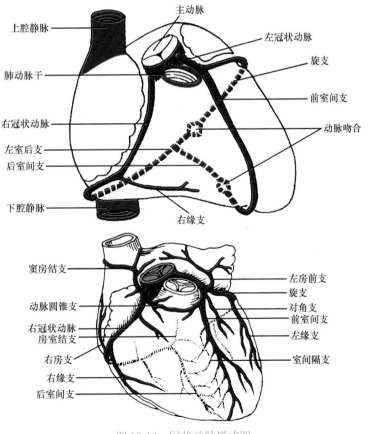

图 10-19　冠状动脉模式图

（1）前室间支（anterior interventricular branch）:也称前降支,沿前室间沟下行,绕过心尖切迹终于后室间沟下 1/3 部。前室间支分支分布于左室前壁、右室前壁一小部分、室间隔的前 2/3 及心传导系的右束支和左束支的前半。此外,从前室间支与旋支起端夹角处,还常发出对角支,斜向左下分布于左室前壁的一部分。

（2）旋支（circumflex branch）:起始后沿冠状沟向左行,绕过心左缘至心膈面,多在心的左缘和后室间沟之间分支而终,发出左室后支分布于左室膈面。旋支的分支:①左缘支,于旋支过左缘处分出，此支恒定，也较发达，向下分布于左室侧壁。此支作为冠状动脉造影辨认分支的标志之一。②窦房结支：近40%的人此支起于旋支的起始段，向上经左心耳内侧壁，沿左心房前壁向上向右分布于窦房结。③房室结支：近10%的人此支起于旋支，因此该旋支较长可达房室交点处。起始后进入深部，分布于房室结。④其他的心房支和心室支。

2. **右冠状动脉**（right coronary artery）（图10-5，图10-6，图10-19）　起于主动脉右窦，经右心耳和肺动脉根部之间入冠状沟，向右行绕过心右缘经冠状沟后部至房室交点处常分为两支。一支较粗，为主干的延续，向下弯行，移行为后室间支（posterior interventricular branch），沿后室间沟下行，终于后室间沟下部，或与前室间支末梢吻合，分支分布于后室间沟两侧心室壁及室间隔后1/3部。另一支较细，为左室后支，向左，然后向下分布于左室后壁。

右冠状动脉的分支：①动脉圆锥支，为右冠状动脉向右室壁发出的第1个分支，与前室间支的相应分支相吻合，该吻合为左、右冠状动脉间重要的侧支循环。②右缘支，恒定、较粗大，沿心下缘行走，是冠状动脉造影中分辨分支的标志血管。③窦房结支，近60%的人此支起于右冠状动脉近侧端，沿右心耳内侧面上行，分布于窦房结，还发出分支与附近的心房支相吻合。④房室结支，约90%的人此支在房室交点处起于右冠状动脉主干或其分支，起始处的右冠状动脉多呈"U"形弯曲，由此曲的顶点发出后向深部分布于房室结和房室束的近侧部。此支还发出分支分布于附近的室间隔心肌，并与邻近的动脉吻合。⑤其他的心房支和心室支。

3. **冠状动脉的分布类型**　左、右冠状动脉在心胸肋面的分布变化不大而在膈面的分布范围变异较大，根据左、右冠状动脉在膈面分布区域的大小可分为三型（图10-20）。

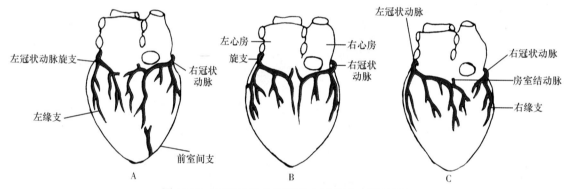

图10-20　冠状动脉分布类型（示意图，膈面观）

A.右优势型；B.均衡型；C.左优势型

（1）右优势型：右冠状动脉除发出后室间支外，还分布于左室膈面的一部分或全部，此类型最多见，占71.35%。

（2）均衡型：左、右冠状动脉的分布区互不越过房室交点和后室间沟，此类型占22.92%。

（3）左优势型：左冠状动脉较粗大，除发出分支分布于左室膈面外，还越过房室交点和后室间沟。分布于右室膈面的一部分，此型的后室间支和房室结动脉均来自左冠状动脉，约占5.73%。

当冠状动脉主干有阻塞时，由于有不同的分布类型，因此可产生不同的临床表现及后果。

（二）心的静脉

心壁的静脉最后大部分汇入冠状窦，然后注入右心房。此外，还有一些小静脉直接注入心腔，多见于右心房（图10-21）。

1. **冠状窦**（coronary sinus）　位于心的膈面、左心房与左心室之间的冠状沟内，长约5cm，向右最终借冠状窦口注入右心房。其主要的属支有：

（1）心大静脉（great cardiac vein）：在前室间沟内，与左冠状动脉的前室间支伴行，上行至冠状沟，向左绕过心的左缘至心后面，注入冠状窦左侧。收纳左心室前壁、侧壁、右心室前壁的小部分、室间隔前部及左心房前外侧壁的静脉血。

（2）心中静脉（middle cardiac vein）：起于心尖，与后室间支伴行，上行注入冠状窦末端。收纳左右心室后壁、室间隔后部、心尖部的静脉血。

（3）心小静脉（small cardiac vein）：起于心右缘，上行至右冠状沟内，伴右冠状动脉向左注入冠状窦。收纳右心室前后壁的静脉血。

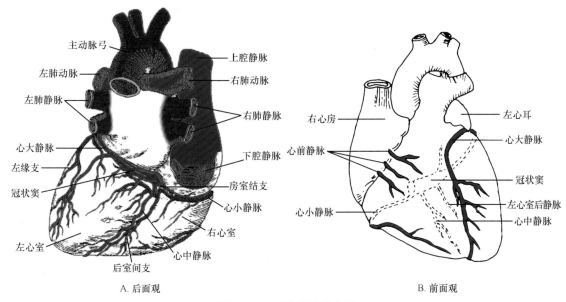

A. 后面观

B. 前面观

图 10-21 心的静脉示意图

2. 心前静脉（anterior cardiac vein） 起于右室前壁，可有 1～4 支，向上越过冠状沟直接注入右心房。

3. 心最小静脉（smallest cardiac vein） 又称 Thebesius 静脉，是位于心壁内的小静脉，直接开口于心房或心室腔。

心的血管间存在广泛的吻合，如冠状动脉分支间的吻合；冠状动脉和心外动脉间的吻合，常见的有与胸廓内动脉、支气管动脉和主动脉、肺动脉壁动脉网等之间的吻合；此外还有壁腔吻合，是心壁内的特殊血管，与心腔之间交通，包括冠状动脉与心腔直接交通血管、心最小静脉和心肌窦状隙等。

六、心的神经

心的神经包括交感神经、副交感神经和感觉神经。

1. 交感神经 分布于窦房结、房室结、冠状动脉及其分支，并随其分支到达心肌。交感神经兴奋使窦房结发出冲动频率增加，房室传导加快，心房和心室收缩力加强并使冠状动脉扩张。

2. 副交感神经 分布至窦房结、房室结、心房和心室肌及冠状动脉。副交感神经兴奋，可抑制房室传导，使心跳变慢，降低心房和心室的收缩力，并使冠状动脉收缩。

3. 感觉神经 传导痛觉的传入纤维与交感神经同行，至胸髓 1～4（5）节段的后角灰质；传导压力和牵张等感觉的传入纤维随迷走神经至延髓孤束核。与副交感神经同行的感觉纤维至延髓的孤束核、迷走神经背核，也可至疑核和网状结构，形成反射性冲动，心的感觉冲动最终传向背侧丘脑、下丘脑和大脑皮质，但具体传导路径不明确。

七、心 包

心包（pericardium）（图 10-22）为包裹心和出入心的大血管根部的锥形纤维浆膜囊，分外层纤维心包、内层浆膜心包。

1. 纤维心包（fibrous pericardium） 是坚韧的结缔组织囊，上方与大血管的外膜相连，下方与膈的中心腱愈着。

2. 浆膜心包（serous pericardium） 薄而光滑，分脏、壁两层。脏层紧贴心肌层表面，即心外膜，壁层居于纤维心包内面，脏、壁两层之间的潜在

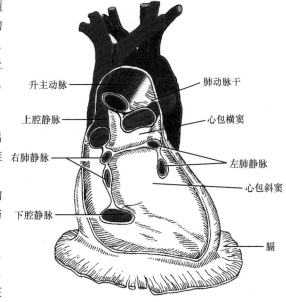

图 10-22 心包

腔隙称心包腔（pericardial cavity），内含少量浆液，起润滑作用。

3.心包窦 心包腔内位于升主动脉、肺动脉干后壁与上腔静脉、左心房前壁之间的间隙称心包横窦（transverse sinus of pericardium）。在心直视手术需阻断主动脉和肺动脉血流时，可通过横窦从前后钳夹这两个动脉。在左心房后壁，左、右肺静脉，下腔静脉与心包后壁之间的间隙称心包斜窦（oblique sinus of pericardium）。手术时若需阻断下腔静脉的血流，可经斜窦下部进行。此外，位于心包腔前下部，即心包前壁与下壁之间的转折间隙，称心包前下窦（anterior inferior sinus of pericardium），此处为从左剑肋角行心包穿刺的较安全部位。心包的主要功能：一是可减少心脏跳动时的摩擦；二是防止心过度扩张，以保持血容量的相对恒定。同时作为一种屏障，可有效防止邻近部位的感染波及心。浆膜心包炎症时可产生过多的液体，导致心受到压迫，影响心的泵血功能。在缩窄性心包炎时，心包形成纤维瘢痕，使心包增厚、收缩，限制心的舒缩活动，导致血流动力学的障碍和心功能不全。

<h2 style="text-align:center">八、心的体表投影</h2>

心的体表投影可分为心外形和瓣膜位置的投影，心外形体表投影一般采用4点及其连线表示（图10-23）。

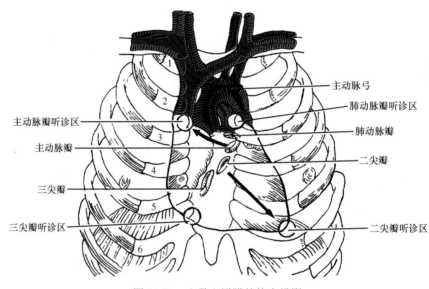

图 10-23　心及心瓣膜的体表投影

（1）左上点在左侧第2肋软骨下缘，距胸骨左缘约1.2cm。

（2）右上点在右侧第3肋软骨上缘，距胸骨右缘约1cm。

（3）左下点在左侧第5肋间隙、左锁骨中线内侧缘1～2cm，距前正中线7～9cm。

（4）右下点在右侧第6胸肋关节处。

左、右上点连线为心上界；左、右下点连线为心下界；右上、下点连线为心右界，略向右凸。左上、下点连线为心左界，略向左凸。了解心在胸前壁的投影，对叩诊时判断心界是否扩大有实用意义。

心各瓣膜的体表投影：①肺动脉瓣，在左侧第3胸肋关节的稍上方，部分位于胸骨后方；②主动脉瓣，在胸骨左缘第3肋间隙，部分胸骨后方；③二尖瓣，在左侧第4胸肋关节及胸骨左半的后方；④三尖瓣，在胸骨正中线的后方，平对第4肋间隙。

各心腔出、入口及结构见表10-1。

表 10-1　各心腔出口、入口及结构简表

心腔	右心房	右心室	左心房	左心室
开口（出、入口）	右房室口	右房室口	左房室口	左房室口
	上腔静脉口	肺动脉口	左上肺静脉口	主动脉口
	下腔静脉口		左下肺静脉口	
	冠状窦口		右上肺静脉口	
			右下肺静脉口	

续表

心腔	右心房	右心室	左心房	左心室
结构	梳状肌 卵圆窝 下腔静脉瓣 冠状窦瓣	三尖瓣复合体（三尖瓣环、三尖瓣、腱索、乳头肌） 肺动脉瓣	梳状肌 静脉口环形肌	二尖瓣复合体（二尖瓣环、二尖瓣、腱索、乳头肌） 主动脉瓣

案例 10-1 提示

1. 心被心间隔分为左、右两半心，左、右半心又被分成左、右心房和左、右心室 4 个腔，同侧心房和心室借房室口相通。右心房被界嵴分为固有心房和腔静脉窦，腔静脉窦内壁光滑，其上方有上腔静脉口，下方有下腔静脉口，在下腔静脉口与右房室口之间有冠状窦口。固有心房向前上部的突出部分称右心耳，固有心房内壁有心肌隆起，称梳状肌，血液流经此处时，血流缓慢、易形成血栓，其前下方有右房室口。右心室被室上嵴分为流入道和流出道，流入道室壁有肌性隆起，称肉柱，其发出腱索与瓣膜相连的肉柱称乳头肌，分前、后和隔侧乳头肌，流入道的入口为右房室口，其周围有三尖瓣环，三尖瓣附于该环上。三尖瓣环、三尖瓣、腱索和乳头肌在结构和功能上是一个整体，称三尖瓣复合体。流出道内壁光滑无肉柱，其出口为肺动脉口，周围有肺动脉瓣。左心房前部向右前突出的部分，为左心耳，内有梳状肌，血液流经此处时，血流缓慢也易形成血栓。左心房的入口为左、右肺上、下静脉口，出口为左房室口。左心室被二尖瓣前瓣分为流入道和流出道，流入道内壁有肉柱和乳头肌，入口为左房室口，周围有二尖瓣环和二尖瓣，流出道壁光滑无肉柱，其出口为主动脉口，周围有主动脉瓣。

2. 二尖瓣、三尖瓣、主动脉瓣和肺动脉瓣的完整性；房间隔、室间隔的完整性。

3. 心传导系：窦房结→结间束→房室结→房室束→左、右束支→浦肯野纤维。主要功能是产生和传导冲动，控制心的节律性。

案例 10-2 提示

1. 心的动脉主要由左、右冠状动脉供应，分别起于主动脉左、右窦。沿冠状沟向左、向右行。心的静脉大部分经冠状窦注入右心房，小部分直接注入心腔。

2. 左心室前壁、右心室前壁小部分及室间隔 2/3。

视窗 10-1　　　心脏是个什么器官？对于人来说有多重要？

心脏是人体的"发动机"，如同一个强壮的、不知疲倦的、努力工作的强力泵发动机，它把营养血液带到全身，维持新陈代谢。心脏对于人体而言，如同汽车的发动机。心脏平均每分钟跳70 次，按一个人寿命 70 岁计算的话，人的一生心脏要连续跳动近 26 亿次。一旦心脏停止跳动，那人的生命就终止了。

1. 人类心脏还可能有记忆。我们都知道，大脑是记忆的器官。那么，心脏有记忆吗？美国科学家认为人类的心脏也许有某种"思考和记忆功能"。这可能是许多接受心脏移植的患者突然性格大变、继承了心脏捐赠者性格的原因。

40 岁的杰姆·克拉克是一位退休货车司机，从不多愁善感，他 15 岁就离校辍学了，文化水平很低，以前他不曾给妻子玛吉写过情书。在去年的一天，杰姆突然坐到桌子前，开始给妻子写下一行行的情诗，表达细腻的感情，连他自己都震惊了。原来，就在半年前，杰姆接受了心脏移植手术，他确信自己写诗的"怪癖"来自那颗移植的心脏，因为捐赠者一家都爱写诗。根据科学统计，从第一例心脏移植手术实施后的 40 年中，每 10 例接受换心手术的患者中，就有 1 人会出现性格改变现象。美国有关专家也深信心脏并非一个"泵"那么简单，他们最近发现一种能够具有长期记忆和短期记忆的神经细胞的确在心脏中工作，并且组成了一个微小但却复杂的神经系统。

"心脏具有记忆"的观点目前仍未获得主流医学界的认可，但许多接受心脏移植的患者都深信，没有任何其他理论可以解释发生在他们身上的一连串怪事。

当我们的情绪改变时，大脑会将信号传递给心脏，而心脏会以非常复杂的形式表现出来。如果心脏有情绪反应，那么是否也会思考呢？这个新发现又是否能给破解心脏记忆的谜案提供新线索呢？这一切的谜团都有待科学家的进一步研究，"人心难测"，现在还不是下结论的时候。

2.心脏病是人类健康的头号杀手。全世界1/3的人口死亡是心脏病引起的，而我国，每年平均有几十万人死于心脏病。

（1）高发人群：①45岁以上的男性、55岁以上的女性。②吸烟者。③高血压患者。④糖尿病患者。⑤高胆固醇血症患者。⑥有家族遗传病史者。⑦肥胖者。⑧过度运动或工作紧张者。

（2）早期症状：察言观色早发现。俗话讲，无病早防，防患于未然；有病早治，亡羊补牢未为晚。心脏的防病与治疗关键是"早"。那么如何在早期发现心脏病呢？那就是察言观色：心脏病除常见的心悸、心前区疼痛等人们熟知的症状外，还有一些体表征兆。注意观察这些先兆症状，就能早期发现，早期治疗。

（3）体表征兆：呼吸短促现象，但不伴咳嗽、咳痰。可能是左心功能不全的表现。

脸色灰白而发紫、表情淡漠，这是心脏病晚期的病危面容。脸色呈暗红色，这是风湿性心脏病、二尖瓣狭窄的特征。脸呈苍白色，则有可能是二尖瓣关闭不全的征象。心脏患者在早期多有不同程度的耳鸣表现，左肩、左手臂内侧有阵阵酸痛并放射至小指，这有可能是冠心病。手指末端或趾端明显粗大，并且甲面凸起如鼓槌状，常见于慢性肺源性心脏病或紫绀型先天性心脏病患者。中老年人下肢水肿，往往是心脏功能不全导致静脉血回流受阻的表现。

重视胸闷与心慌：不少中老年人对自己的一些症状缺乏认识，而一些年轻人对出现胸闷、心慌等症状也未引起重视，往往认为没多大关系，忍一下就过去了。正是这些想法延误了最佳诊疗时间。

虽然年龄、性别、家族遗传病史等危险因素难以改变，但是如果有效控制其危险因素，就能有效预防某些心脏病。在日常生活中学会自我管理，建立良好的健康的生活方式，对心脏病患者而言，至关重要。

美国第34任总统艾森豪威尔曾患严重的心力衰竭。他的私人医生建议他改变某些生活方式，如减肥、戒烟酒，并坚持锻炼等。艾森豪威尔接受了医生的建议并坚持不懈，后来居然恢复了全日制工作，活跃在政治舞台上。由此可见，科学的生活方式，不但能预防疾病，还可能减轻疾病程度。

（4）预防的措施：①控制体重。研究表明：体重增加10%，胆固醇平均增加18.5%，冠心病危险增加38%；体重增加20%，冠心病危险增加86%。②戒烟。烟草中的烟碱可使心跳加快、血压升高，而且吸烟还是造成心绞痛发作和突然死亡的重要原因。③戒酒。美国科学家的一项实验证实乙醇对心脏具有毒害作用。过量的乙醇摄入能降低心肌的收缩能力。对于患有心脏病的人来说，酗酒不仅会加重心脏的负担，甚至会导致心律失常。④改善生活环境。污染严重及噪声强度较大的地方，可能诱发心脏病。⑤避免拥挤。避免到人员拥挤的地方去。无论是病毒性心肌炎、扩张型心肌病，还是冠心病、风湿性心脏病，都与病毒感染有关。⑥合理饮食。应有合理的饮食安排。高脂血症、不平衡膳食、糖尿病和肥胖都和膳食营养有关，营养因素十分重要。原则上应做到"三低"，即低热量、低脂肪、低胆固醇。⑦适量运动。维持经常性适当的运动，有利于增强心脏功能，促进新陈代谢，尤其对促进脂肪代谢、防止动脉粥样硬化的发生有重要作用。⑧规律生活。养成健康的生活习惯。生活有规律，心情愉快，避免情绪激动和过度劳累。

（邹智荣）

第三节　动　脉

动脉（artery）是将血液由心脏运送到全身各器官的血管。左心室发出的主动脉及其分支运送的是富含营养物质及氧饱和的动脉血；而由右心室发出的肺动脉干及其分支运送的是富含代谢产物及二氧化碳的静脉血。动脉在走行过程中不断分支，越来越细，最后移行为组织间隙内的毛细血管。动脉分支在进入各器官前的一段称为器官外动脉；进入器官后的一段称为器官内动脉。动脉在全身各部的走行和分布具有如下规律：

1.器官外动脉分布的特点

（1）动脉的分布与人体结构相适应，基本以左、右对称的形式进行分布。

（2）人体躯干部在结构上分体壁及内脏，据此，分布于体壁的动脉分支称为壁支，分布于内脏器官的动脉分支称为脏支。

（3）动脉有静脉和神经伴行，组成血管神经束。四肢的血管神经束走向多与长骨平行。

（4）人体每一个局部都有一条动脉主干。

（5）动脉干大多位于身体的屈侧、深部及隐蔽的部位。

（6）动脉常以最短的距离到达它所分布的器官。

（7）动脉分布的形式与器官的形态相关。

（8）动脉管径的大小与其所供血器官的大小无关，而与该器官的功能有关。

2. 器官内动脉的分布特点（图10-24）

（1）实质性器官的动脉常从器官的"门"进入，然后呈放射型、纵行型、集中型分布；具有分叶结构的器官，动脉分支分布常作为该器官分叶、分段的基础。

（2）中空性或管状器官的动脉一般呈放射型、横行型或纵行型分布。

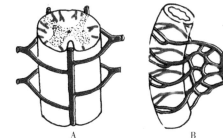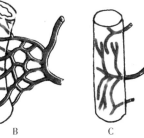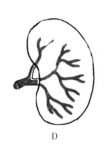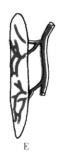

图 10-24　器官内动脉分布模式图

A. 放射型（脊髓）；B. 横行型（肠管）；C. 纵行型（输尿管）；D. 放射型（肾）；E. 纵行型（肌）

一、肺循环的动脉

案例 10-3

患儿，因先天性心脏病动脉导管未闭而入院，准备择期施行手术结扎动脉导管。

问题：

1. 动脉导管位于何处？

2. 动脉导管未闭，怎样改变血流方向？

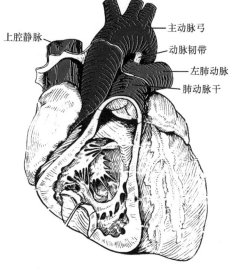

图 10-25　肺循环的动脉：动脉韧带

肺动脉干（pulmonary trunk）由右心室发出，是一粗短的动脉干，在升主动脉前方行向左后上方，于主动脉弓下方分为左、右两支：左肺动脉（left pulmonary artery）较短，于左主支气管前方横行至左肺门处分 2 支进入左肺上、下叶；右肺动脉（right pulmonary artery）长而粗，于升主动脉和上腔静脉后方行向右至右肺门处分 3 支进入右肺上、中、下叶。

动脉韧带（arterial ligament）（图 10-25），是连于肺动脉干分叉处偏左侧与主动脉弓凹侧的一条纤维性条索状韧带。在胚胎时期是一导管，出生后逐渐闭锁形成韧带，此动脉导管若在出生后 6 个月仍未闭锁，即为先天性心脏病，称动脉导管未闭。

案例 10-3 提示

1. 详见肺循环的动脉：动脉韧带。

2. 动脉导管未闭初期，由于主动脉压力较肺动脉高，出现左向右分流，即主动脉血液流向肺动脉，肺动脉同时接受来自右心室及主动脉的血流，导致肺循环血流量增多。随病情进展，当肺动脉压力增高超过主动脉时，即出现右向左分流，肺动脉内低氧饱和度的静脉血经未闭的动脉导管进入降主动脉，而上肢血液仍来自高血氧饱和度的左心室，表现为下半身青紫而上肢正常，称差异性发绀。

二、体循环的动脉

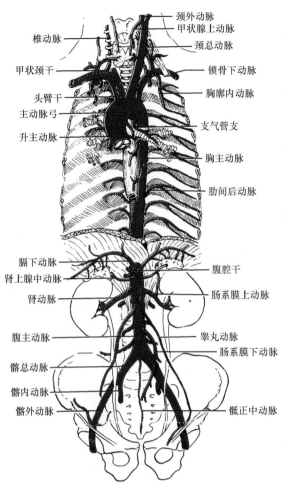

图 10-26　体循环的动脉主干及其分支

主动脉（aorta）发自左心室，是体循环的动脉主干（图 10-26），起始后向右前上方斜行称升主动脉（ascending aorta），上行至右侧第 2 胸肋关节后方移行为主动脉弓（aortic arch），然后呈弓形转向左后至脊柱左前方，于第 4 胸椎体下缘水平，向下移行为降主动脉（descending aorta）。升主动脉在起始处，即左、右主动脉窦处，发出左、右冠状动脉至心。在主动脉弓外膜下分布有丰富的游离神经末梢，为压力感受器，可以感受血压的变化，参与血压的调节；主动脉弓下方，靠近动脉韧带处有 2～3 个粟粒状小体，称主动脉小球，为化学感受器。主动脉弓的凹侧发出数条细小的气管支和支气管支，营养气管和支气管。主动脉弓凸侧自右向左依次发出 3 大分支：头臂干、左颈总动脉和左锁骨下动脉。头臂干（brachiocephalic trunk）为一较粗的短干，发出后向右上方行至右胸锁关节的后方，分为右颈总动脉和右锁骨下动脉。

降主动脉根据其行程可分为胸主动脉和腹主动脉。胸主动脉（thoracic aorta）由第 4 胸椎体下缘处，沿脊柱左前方下行，至第 12 胸椎前方，穿膈肌的主动脉裂孔进入腹腔，移行为腹主动脉（abdominal aorta）。腹主动脉在腹后壁沿脊柱左前方下行至第 4 腰椎下缘处分为左、右髂总动脉。髂总动脉沿腰大肌内侧下行至盆腔，在骶髂关节处分为髂内动脉和髂外动脉。

体循环的动脉在全身各部的动脉主干分布可概括为：颈总动脉至头颈部；锁骨下动脉至上肢；胸主动脉至胸部；腹主动脉至腹部；髂内动脉至盆部；髂外动脉至下肢。

（一）头颈部的动脉（图 10-27）

案例 10-4

　　患者，男，30 岁，被钝器猛烈击打右侧头部后出现短暂昏迷，苏醒后感头昏、头痛，呕吐两次，急送医院检查，发现头部无明显外伤出血，但呼吸快，脉搏弱，血压下降，X 线片报告：右侧颞区见骨折线通过脑膜中动脉沟，颅内见大片模糊阴影。诊断：右侧颞区颅骨（翼点）骨折，脑膜中动脉破裂，硬脑膜外血肿。经急诊开颅手术、缝合止血等对症治疗后，患者病情好转，脱离危险期，半个月后痊愈出院。

问题：

　　1. 简述脑膜中动脉的来源、行程及分布区域。

　　2. 颞区颅骨翼点处为何易骨折？

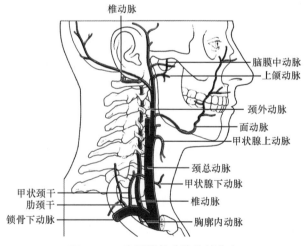

图 10-27　头颈部的动脉及其分支

颈总动脉（common carotid artery）是分布至头颈部的主要动脉干，左侧直接起自主动脉弓，右侧起自头臂干。两侧的颈总动脉均经胸锁关节的后方,沿食管、气管和喉的外侧上行,至甲状软骨上缘处分为颈内动脉和颈外动脉。颈总动脉分叉处有颈动脉窦和颈动脉小球两个重要结构。

颈动脉窦(carotid sinus)是颈总动脉末与颈内动脉起始处的膨大部分,窦壁外膜中分布有丰富的游离神经末梢,为压力感受器。如果血压升高致窦壁扩张,刺激了压力感受器,可反射性地引起心跳减慢、末梢血管舒张,使血压下降。

颈动脉小球(carotid glomus)是米粒大小的扁椭圆形小体,借结缔组织连于颈动脉叉的后壁,为化学感受器,能感受血液中二氧化碳分压、氧分压及血液中氢离子浓度的变化。当血液中的氧分压降低,二氧化碳分压升高时,可反射性地引起呼吸加深加快,吸入氧,排出二氧化碳。

颈总动脉上段的位置较表浅,活体上可触及其搏动。当休克急救时可用来计数脉搏;头面部大出血时,可在胸锁乳突肌前缘、平环状软骨高度将颈总动脉向后内侧压至第 6 颈椎横突的颈动脉结节上进行止血。但应注意避免刺激颈动脉窦引起血压下降。

1. 颈外动脉(external carotid artery) 由颈总动脉发出后行于颈内动脉前内侧,逐渐上行至其外侧,上行穿腮腺,至下颌颈水平分为颞浅动脉和上颌动脉两条终支。主要的分支有:

(1)甲状腺上动脉(superior thyroid artery):由颈外动脉的起始处发出,行向前下方,至甲状腺侧叶上端附近分为前后两支,进入甲状腺,并在腺体中部与甲状腺下动脉相吻合。

(2)舌动脉(lingual artery):在平舌骨大角处发出,行向前内上方,经舌骨舌肌深面分布于舌、舌下腺、腭扁桃体和口腔底等处。

(3)面动脉(facial artery):起始处平下颌角,向前经下颌下腺深面达咬肌前缘处浅出,绕下颌骨下缘上升至面部,沿口角及鼻翼外侧,迂回行向上内,末支至眼内眦部变细,改称为内眦动脉。沿途分支营养下颌下腺、腭扁桃体及面侧区软组织。在咬肌前缘与下颌骨下缘交汇处可触摸到面动脉的搏动,当一侧面部出血时,可在此压迫同侧的面动脉进行止血。

(4)上颌动脉(maxillary artery):经下颌颈深面入颞下窝,在翼内、外肌之间行向前内至翼腭窝,沿途分支营养外耳道、鼓室、牙及牙龈、鼻腔、腭、颊、咀嚼肌、硬脑膜等结构。在下颌颈深面发出的脑膜中动脉(middle meningeal artery),向上穿棘孔入颅腔后分为前、后两支,紧贴颅骨内面走行,分布于硬脑膜。前支经过颅骨翼点内面,颞部骨折时易受损伤,导致硬脑膜外血肿。上颌动脉在下颌颈深面向下发出下牙槽动脉(inferior alveolar artery),经下颌孔入下颌管分布于下颌骨、牙龈等处,自颏孔穿出后,改名为颏动脉。

(5)颞浅动脉(superficial temporal artery):在外耳门前方上行至颞部浅出达皮下,沿途分支营养腮腺及额、颞、顶部软组织。在外耳门前上方颧弓根部可摸到其搏动,当头前外侧部外伤出血时,可在此处压迫止血。在小儿,可触摸此处计数脉搏。

此外,颈外动脉向后还发出枕动脉、耳后动脉及咽升动脉等。

2. 颈内动脉(internal carotid artery) 由颈总动脉发出后,行向后内侧,在颅外无分支,垂直上升至颅底,穿颈动脉管入颅腔,分支营养脑及视器(详见视器及中枢神经系统)。

> **案例 10-4 提示**
> 1. 详见上颌动脉的分支:脑膜中动脉。
> 2. 详见运动系统中颅骨侧面观。

(二)上肢的动脉(图 10-28)

> **案例 10-5**
> 患者,男,30 岁,因车祸致右上臂受伤,送医院急救,检查发现:右肘窝肿胀压痛,肘关节呈半屈位畸形,右侧桡动脉搏动消失,前臂、手部皮肤苍白发凉,肱骨下端触及骨擦音,X 线片报告:右臂肱骨髁上骨折并肱动脉损伤,经急诊手术缝合破损动脉,骨折端固定后,桡动脉恢复搏动,手部皮肤红润温暖,7 天后出院回家静养。
> 问题:
> 1. 简述肱动脉的行程特点及营养范围。
> 2. 肱骨髁上骨折时,为何出现前臂、手部缺血征象?

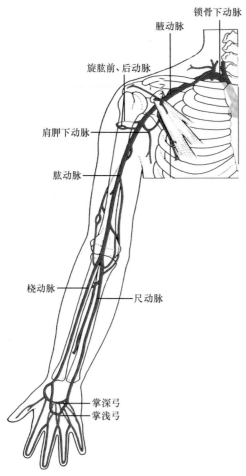

锁骨下动脉

腋动脉

旋肱前、后动脉

肩胛下动脉

肱动脉

桡动脉

尺动脉

掌深弓
掌浅弓

图 10-28　上肢的动脉及其分支

1. 锁骨下动脉（subclavian artery）　左侧起自主动脉弓，右侧起自头臂干。锁骨下动脉在胸锁关节后方斜向外上至颈根部，呈弓形经胸膜顶前方，穿斜角肌间隙，至第 1 肋外侧缘延续为腋动脉。

当上肢大出血时，可在同侧锁骨中点上方的锁骨上窝处向后下方将锁骨下动脉压向第 1 肋进行止血。该动脉主要的分支有：

（1）椎动脉（vertebral artery）：在前斜角肌的内侧由锁骨下动脉起始段的上壁发出，向上穿第 6 至第 1 颈椎横突孔达颅底，沿寰椎的椎动脉沟向内弯行，再经枕骨大孔入颅腔。在枕骨大孔前方斜坡处，两侧椎动脉汇合成一条基底动脉。椎动脉主要营养脑和脊髓。

（2）胸廓内动脉（internal thoracic artery）：在椎动脉起始的对侧发出，向下进入胸腔，距胸骨外侧缘约 1cm 处，经第 1～6 肋软骨后方下行，至第 6 肋软骨下缘处，分为肌膈动脉和腹壁上动脉。肌膈动脉沿肋弓后面行向外下，分支分布于下 5 个肋间隙和膈的上面等处；腹壁上动脉经胸肋三角穿膈肌进入腹直肌鞘，在腹直肌的深面下降，分支营养腹直肌和腹膜，末支与腹壁下动脉吻合。胸廓内动脉的分支还分布于胸前壁、乳房及心包等处。

（3）甲状颈干（thyrocervical trunk）：是一短干，由锁骨下动脉分出后，立即分成数支至颈部和肩部。甲状腺下动脉（inferior thyroid artery）起自甲状颈干，行向上内，于甲状腺侧叶中下极进入甲状腺，末支与甲状腺上动脉吻合，分支分布于咽、喉、气管和食管。甲状颈干还分出肩胛上动脉、颈横动脉等分支，分布于颈、项、背、肩部肌。

（4）肋颈干（costocervical trunk）：为一短的动脉干，分布于颈深部结构和第 1、2 肋间隙后部。

2. 腋动脉（axillary artery）　是上肢的动脉主干，于第 1 肋外缘处续于锁骨下动脉，经腋窝至大圆肌下缘处移行为肱动脉。在上肢外展 90° 时，从锁骨中点至肘窝中点的连线即为腋动脉和肱动脉的体表投影。腋动脉的主要分支有：

（1）胸肩峰动脉（thoracoacromial artery）：是腋动脉下行至胸小肌上缘处发出的一短干，分数支分布于三角肌、胸大肌、胸小肌及肩峰等处。

（2）胸外侧动脉（lateral thoracic artery）：自胸小肌下缘处发出，行向内侧，分支分布于胸大肌、胸小肌、前锯肌及乳房等。

（3）肩胛下动脉（subscapular artery）：于肩胛下肌下缘处发出，行向后内，分为胸背动脉（thoracodorsal artery）和旋肩胛动脉（circumflex scapular artery）。胸背动脉营养背阔肌和前锯肌。旋肩胛动脉穿三边孔至冈下窝，营养附近诸肌，并与肩胛上动脉吻合。

（4）旋肱后动脉（posterior humeral circumflex artery）：行向后外，伴腋神经穿四边孔，绕肱骨外科颈，分支分布于三角肌和肩关节，并与旋肱前动脉吻合。

（5）旋肱前动脉（anterior humeral circumflex artery）：行向前外，经肱骨外科颈前方至肩关节，与旋肱后动脉相吻合。

3. 肱动脉（brachial artery）　在大圆肌下缘处续于腋动脉，伴正中神经沿肱二头肌内侧沟下行达肘窝，平桡骨颈高度分为桡动脉和尺动脉。在肘窝、肱二头肌内侧，可触及肱动脉的搏动，是测量血压时听诊的位置。肱动脉位置表浅，当前臂和手部大出血时，可在肱二头肌内侧将肱动脉压向肱骨进行止血。其主要分支有：

（1）肱深动脉（deep brachial artery）：起于肱动脉的起始处，斜向后外与桡神经伴行，经桡神经沟下行，分支营养肱三头肌和肱骨。末支参与肘关节动脉网。

（2）尺侧上副动脉（superior ulnar collateral artery）：起于肱深动脉发出点的稍下方，伴尺神经下行，并转至肘关节后面，参与肘关节动脉网。

（3）尺侧下副动脉（inferior ulnar collateral artery）：由肱动脉在肱骨内上髁上方发出，经肱肌前方行向内侧，参与肘关节动脉网。

4. 桡动脉（radial artery） 在桡骨颈水平由肱动脉分出，在肱桡肌与旋前圆肌之间下行，经肱桡肌肌腱与桡侧腕屈肌肌腱间降至腕部，发出掌浅支后，其终支绕桡骨茎突至手背，穿第1掌骨间隙达手掌深部，在屈指肌腱深面与尺动脉发出的掌深支吻合成掌深弓。在腕关节上方处，桡动脉位置浅表，可触及其搏动，是中医诊脉和计数脉搏的部位。其主要分支有：

（1）拇主要动脉（principal artery of thumb）：是桡动脉穿第1骨间背侧肌达手掌深面时发出的，并立即分成拇指桡掌侧动脉、拇指尺掌侧动脉和示指桡侧动脉，分布于拇指两侧缘和示指桡侧缘。

（2）掌浅支（superficial palmar branch）：是桡动脉在腕掌侧分出的较细小的弓形动脉，在手掌中部与尺动脉的终支吻合形成掌浅弓。

（3）桡侧返动脉（radial recurrent artery）：自桡动脉起始处发出，行向上外，参与肘关节动脉网。

5. 尺动脉（ulnar artery） 由肱动脉在桡骨颈水平发出后，在指浅屈肌与尺侧腕屈肌之间下行，经屈肌支持带的浅面、豌豆骨桡侧至手掌，终支与桡动脉分出的掌浅支吻合形成掌浅弓。其主要分支有：

（1）骨间总动脉（common interosseous artery）：由尺动脉平桡骨粗隆处发出，在前臂骨间膜上缘处，分为骨间前动脉和骨间后动脉，分别沿骨间膜的前、后面下行，分支营养前臂肌和尺、桡骨，并参与肘关节、腕关节动脉网。

（2）掌深支（deep palmar branch）：是尺动脉的末支在豌豆骨的桡侧发出的弓形动脉，穿小鱼际肌至掌深面，与桡动脉的终支吻合形成掌深弓。

6. 掌浅弓（superficial palmar arch） 位于掌腱膜与屈指肌肌腱之间，由尺动脉的终支与桡动脉的掌浅支吻合而成。在动脉弓的凸侧发出3条指掌侧总动脉和1条小指尺掌侧动脉。前者在达掌指关节处各分出2支指掌侧固有动脉，分布于2～5指的相对缘。当手指出血时，可在手指根部两侧压迫止血。后者分布于小指掌面尺侧缘。

7. 掌深弓（deep palmar arch） 位于屈指肌腱的深面，由桡动脉终支和尺动脉掌深支吻合而成。在平腕掌关节处，由弓的凸侧发出三条掌心动脉，在掌骨间下行至掌指关节处，与对应的指掌侧总动脉吻合。

案例 10-5 提示

1. 详见肱动脉及其分支：桡动脉、尺动脉。

2. 肱动脉在臂部沿肱二头肌内侧沟下降至肘窝，于坚韧厚实的肱二头肌腱膜深面进入前臂。当肱骨髁上骨折时，肱动脉易被骨折端刺伤或被挤压在肱二头肌腱膜与骨折端之间，造成前臂和手部缺血，出现皮肤苍白、发凉、桡动脉搏动消失等征象。

（三）胸部的动脉

胸主动脉（thoracic aorta）是胸部的动脉主干，在第4胸椎体下缘水平延续于主动脉弓，沿脊柱左前方下降，至第12胸椎前方时穿膈肌的主动脉裂孔进入腹部后，移行为腹主动脉。胸主动脉的分支主要分布于胸壁和部分胸腔内脏器，故可分为壁支和脏支。

1. 壁支 粗大，呈节段性对称分布。主要分支有：

（1）肋间后动脉（posterior intercostal artery）：共9对，由胸主动脉的后外侧壁发出，在脊柱两侧分为前、后两支。后支细小，向后分布于脊髓及其被膜、背部深层肌及背部皮肤；前支较粗大，沿第3～11肋间隙由后向前走行，行于相应肋骨下缘的肋沟内，并与同名静脉和肋间神经伴行，在肋角处分为上、下两支，上支沿上位肋骨下缘走行，下支斜向下行，于腋中线处达下位肋骨上缘，分布于第3肋间以下的胸壁和腹壁上部，并与胸廓内动脉的肋间前支吻合。

（2）肋下动脉（subcostal artery）：1对，由胸主动脉后外侧壁发出后沿第12肋下缘前行，分支分布于腹壁等。

此外，胸主动脉还分出2～3支膈上动脉，分布于膈上面后部。

2. 脏支 细小，主要有支气管支、食管支、心包支等，分布于气管、支气管、食管及心包等处。

（四）腹部的动脉

> **案例 10-6**
>
> 　　患者，女，28 岁，因转移性右下腹疼痛半天入院，经各项检查确诊为急性阑尾炎，立即送手术室，切除病变阑尾后，7 天痊愈出院。
>
> **问题：**
>
> 　　1. 阑尾位于何处？如何确定手术切口？
>
> 　　2. 手术时自切口部位依次经过哪些结构到达腹膜腔？
>
> 　　3. 手术中如何寻找阑尾？
>
> 　　4. 切除阑尾时要先结扎阑尾动脉，如何寻找该动脉？

腹主动脉（abdominal aorta）在膈的主动脉裂孔处续于胸主动脉，下行于脊柱的左前方，至第 4 腰椎体下缘处分为左、右髂总动脉。腹主动脉的分支亦有壁支和脏支，壁支细小。

1. 壁支

（1）膈下动脉（inferior phrenic artery）：1 对，除分支至膈肌下面外，还发出细小的肾上腺上动脉至肾上腺。

（2）腰动脉（lumbar artery）：4 对，自腹主动脉后壁发出后，横行向外，分布至腰部和腹后壁的肌、脊髓及其被膜等处。

（3）骶正中动脉（median sacral artery）：1 支，由腹主动脉分叉处的后壁发出，在骶骨前面下降入盆腔，分支分布于直肠后壁等盆腔后壁附近的结构。

2. 脏支 分两种，分布于腹腔内成对脏器的成对脏支，包括肾上腺中动脉、肾动脉和睾丸（卵巢）动脉；分布于腹腔内不成对器官的不成对脏支，包括腹腔干、肠系膜上动脉和肠系膜下动脉。

（1）肾上腺中动脉（middle suprarenal artery）：1 对，在第 1 腰椎高度由腹主动脉的侧壁发出至肾上腺，并分别与肾上腺上、下动脉的分支吻合。

（2）肾动脉（renal artery）：1 对，约平第 2 腰椎处发自腹主动脉侧壁，较粗大，横行向外至肾门处分前、后两支，经肾门进入肾。两侧肾动脉在入肾门前各发出 1 支肾上腺下动脉至肾上腺下部，并与肾上腺上、中动脉相吻合。

副肾动脉：肾除接受经肾门入肾的肾动脉外，有时可见由肾动脉、腹主动脉或膈下动脉等发出的 1～2 支不经过肾门入肾，而从肾的上、下端入肾的动脉，为副肾动脉。在进行肾手术时应注意变异走行的副肾动脉。

（3）睾丸动脉（testicular artery）：又称精索内动脉，1 对。在肾动脉起始处稍下方由腹主动脉前壁发出，细而长，行向外下，至第 4 腰椎高度越过输尿管前面进入腹股沟管深环，在精索内下行至阴囊，分支营养睾丸及附睾。在女性其称卵巢动脉（ovarian artery），下行至小骨盆上缘，经卵巢悬韧带进入盆腔，分支营养卵巢和输卵管壶腹部，并有分支与子宫动脉的卵巢支吻合。

（4）腹腔干（coeliac trunk）：1 支，为一粗而短的动脉干，在膈肌主动脉裂孔的下方，由腹主动脉的前壁发出，并立即分为 3 支：胃左动脉、肝总动脉和脾动脉（图 10-29）。

1）胃左动脉（left gastric artery）：斜行向左上方，至胃贲门附近，沿胃小弯向右行，与胃右动脉吻合。沿途发支分布于食管腹段、贲门及胃小弯侧的胃前、后壁。

2）肝总动脉（common hepatic artery）：向右前方行至十二指肠上部的上缘进入肝十二指肠韧带内，分为肝固有动脉和胃十二指肠动脉。

肝固有动脉（proper hepatic artery）在肝门静脉的前方，上行于胆总管左侧，至肝门附近分为左、右两支进入肝，其中右支在入肝前发出一支胆囊动脉（cystic artery），经胆囊三角达胆囊。肝固有动脉还发出胃右动脉（right gastric artery），在幽门上缘沿胃小弯行向左侧，与胃左动脉吻合，沿途发出数支分布至十二指肠上部和胃小弯附近的胃前、后壁。

胃十二指肠动脉（gastroduodenal artery）在十二指肠上部后方下行达幽门下缘处分为两支：胃网膜右动脉（right gastroepiploic artery），沿胃大弯向左走行，与胃网膜左动脉吻合，并分支分布于胃大弯侧的胃前、后壁及大网膜；胰十二指肠上动脉（superior pancreaticoduodenal artery），在胰头与十二

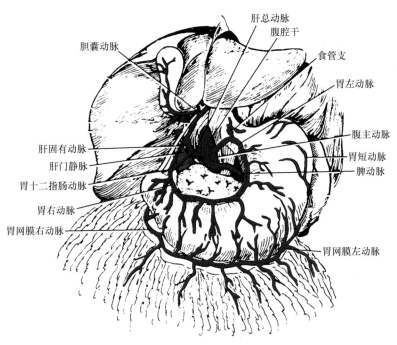

图 10-29　腹腔干及其分支

指肠降部之间下行，分前、后两支，并与胰十二指肠下动脉吻合，沿途分支分布于胰头和十二指肠降部。

3）脾动脉（splenic artery）：较粗大，沿胰的上缘向左行，至脾门处分数支入脾。沿途还发出数条胰支分布于胰体、胰尾；在入脾门之前发出 3～4 支胃短动脉（short gastric artery）经胃脾韧带至胃底的后面；发出 1～2 支胃后动脉，分布于胃体的后壁；亦发出 1 支胃网膜左动脉（left gastroepiploic artery），沿胃大弯向右行，与胃网膜右动脉吻合，并发数支分布于胃大弯侧胃的前、后壁及大网膜。

（5）肠系膜上动脉（superior mesenteric artery）：1 支，较粗大，在腹腔干下方 1～5cm 处由腹主动脉的前壁发出，下行于胰头与十二指肠水平部之间，入小肠系膜根部后，呈弓状行向右髂窝，沿途发出多条分支，主要有（图 10-30）：

1）胰十二指肠下动脉（inferior pancreaticoduodenal artery）：较细，在胰头与十二指肠降部之间上行，分前、后两支与胰十二指肠上动脉的前、后支吻合，分布于胰头和十二指肠降部。

2）空肠动脉（jejunal artery）和回肠动脉（ileal artery）：有 12～18 支，均发自肠系膜上动脉的左侧壁，行于小肠系膜内，在到达空、回肠前，各分支先吻合成动脉弓，空肠的动脉弓多为 1～2 级，回肠的动脉弓多为 3～5 级，由最后一级动脉弓发出直行动脉进入肠壁。

3）回结肠动脉（ileocolic artery）：是肠系膜上动脉的终支，起自肠系膜下动脉右侧壁最下方，向右下至回盲部，其发数支分布于回肠末段、盲肠、阑尾和升结肠的起始部。至阑尾的分支称阑尾动脉（appendicular artery），经阑尾系膜游离缘到达阑尾盲端（图 10-31）。

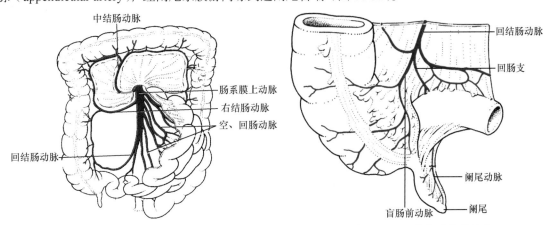

图 10-30　肠系膜上动脉及其分支　　　　　图 10-31　回结肠动脉的分支

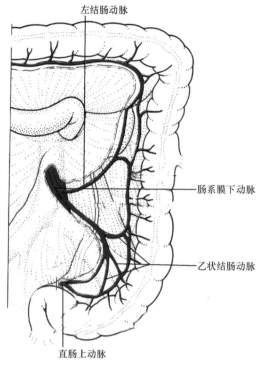

左结肠动脉

肠系膜下动脉

乙状结肠动脉

直肠上动脉

图 10-32　肠系膜下动脉及其分支

4）右结肠动脉（right colic artery）：在回结肠动脉上方，由肠系膜上动脉的右侧壁发出，达升结肠中部附近分为升、降两支，分别与中结肠动脉和回结肠动脉吻合，主要营养升结肠。

5）中结肠动脉（middle colic artery）：在右结肠动脉上方，起自肠系膜上动脉的右侧壁，行于横结肠系膜内，分为左、右支，并分别与左、右结肠动脉吻合，营养横结肠中部及结肠肝曲。

（6）肠系膜下动脉（inferior mesenteric artery）：1 支，约平第 3 腰椎处由腹主动脉的前壁发出，沿腹后壁向左下方走行，至左髂窝处进入乙状结肠系膜，沿途分数支分布于结肠左曲、降结肠、乙状结肠及直肠上部。主要分支有（图 10-32）：

1）左结肠动脉（left colic artery）：由肠系膜下动脉的左侧壁分出后，行于壁腹膜后方，向左越过左侧输尿管前方，至降结肠中部附近分为升、降两支，分别与中结肠动脉和乙状结肠动脉吻合，分支分布于结肠左曲和降结肠。

2）乙状结肠动脉（sigmoid artery）：2 ～ 3 支，向左下方行于乙状结肠系膜内，各支间相互吻合成动脉弓，由弓再发支分布于降结肠末段和乙状结肠，并与左结肠动脉和直肠上动脉吻合。

3）直肠上动脉（superior rectal artery）：是肠系膜下动脉的终支，在乙状结肠系膜内下行，至第 3 骶椎左侧分为左、右两支，沿直肠上部的两侧下降，主要营养直肠上部，末支与直肠下动脉的分支吻合。

案例 10-6 提示

1. 详见消化系统章节：大肠。

2. 手术中依次经过皮肤、浅筋膜、腹外斜肌、腹内斜肌、腹横肌、腹横筋膜、腹膜外组织、壁腹膜。

3. 三条结肠带集中于阑尾根部，手术中沿结肠带向盲肠盲端追踪，即能找到阑尾。

4. 详见肠系膜上动脉的分支：回结肠动脉的分布。

（五）盆部的动脉

案例 10-7

患者，女，52 岁，子宫全切术后无尿 4 小时，检查发现留置输尿管通畅，但尿袋中无尿液，膀胱不充盈。B 超检查报告：膀胱空虚，输尿管盆段阻塞，双肾盂内中度积水。初步诊断：术中误扎双侧输尿管，经开腹检查后证实，行双侧输尿管再通术，术后排尿正常，半个月后痊愈出院。

问题：

1. 子宫全切时需结扎子宫动脉，试述该动脉的起源及行程。

2. 为何结扎子宫动脉时易误伤输尿管？

髂总动脉（common iliac artery）在第 4 腰椎体下缘由腹主动脉分出，左、右两支均向外下方走行，至骶髂关节前方分为髂内动脉和髂外动脉（图 10-33）。

1. 髂内动脉（internal iliac artery）　是一粗短的动脉干，为盆部的动脉主干，沿盆腔侧壁下行，发出壁支和脏支，营养盆壁和盆腔脏器等。

（1）壁支

1）闭孔动脉（obturator artery）：沿盆腔侧壁行向前下，穿过闭膜管至股内侧部，分支分布于髋关节及大腿内侧肌群。在穿闭膜管前，闭孔动脉还发出耻骨支与腹壁下动脉发出的耻骨支吻合，在股

笔记栏

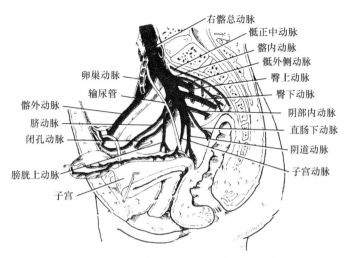

图 10-33 髂总动脉及其分支（女性，右侧）

环附近，这一吻合支有时较粗大。此外，闭孔动脉有时可发自腹壁下动脉，称为异常闭孔动脉，行于股环的外侧或斜过股环的中部，下降进入闭膜管。在股疝手术时应注意上述情况，避免误伤。

2）臀上动脉（superior gluteal artery）和臀下动脉（inferior gluteal artery）：行向盆腔后壁，分别经梨状肌上、下孔穿出至臀部深面，分支分布于臀肌及髋关节等。

髂内动脉还发出髂腰动脉和骶外侧动脉等壁支，营养髂腰肌、盆腔后壁及骶管内结构。

（2）脏支

1）脐动脉（umbilical artery）：由髂内动脉前壁发出后行向内下方，该动脉是胎儿时期的动脉干，出生后其远侧段闭锁形成脐内侧韧带，近侧段未闭处发出 2～3 支膀胱上动脉（superior vesical artery），营养膀胱尖和膀胱体。

2）膀胱下动脉（inferior vesical artery）：向前内行于膀胱下部，主要营养膀胱底。在男性还分布于精囊、前列腺、输尿管末段和输精管壶腹等；在女性则以数条小支达阴道上部。

3）直肠下动脉（inferior rectal artery）：行向内下方达直肠下部，分支营养直肠下部和肛提肌。在男性还分布于精囊、前列腺；在女性还有分支营养阴道下部。该动脉在直肠壁内有升、降分支分别与直肠上动脉和肛动脉的分支吻合。

4）子宫动脉（uterine artery）：女性独有，较粗，沿盆腔侧壁行向内下，进入子宫阔韧带内，在距子宫颈外侧约 2cm 处越过输尿管前上方并与其交叉后向内行至子宫颈，分为升支和降支，升支沿子宫侧缘迂曲上行至子宫底，沿途分支营养子宫、输卵管、卵巢，并与卵巢动脉吻合；降支较小，向下分布于阴道上部。

5）阴部内动脉（internal pudendal artery）：由髂内动脉分出后行向盆腔后壁，穿梨状肌下孔出盆腔，绕坐骨棘穿坐骨小孔入坐骨肛门窝，沿途发出肛动脉、会阴动脉、阴茎（蒂）动脉等，分布至肛门、会阴部和外生殖器。

2. 髂外动脉（external iliac artery）由髂总动脉分出后，沿腰大肌内侧缘行向前下，经腹股沟韧带中点深面进入股三角，移行为股动脉。髂外动脉在腹股沟韧带稍上方处发出腹壁下动脉（inferior epigastric artery），经腹股沟管深环内侧行向内上，进入腹直肌鞘，分支营养腹直肌并与腹壁上动脉吻合。髂外动脉还发出一支旋髂深动脉（deep iliac circumflex artery），沿腹股沟韧带外侧半的后方斜向外上至髂前上棘后，沿髂嵴向后走行，分支营养髂嵴及其附近诸肌，是临床上用作游离髂骨移植的重要血管。

案例 10-7 提示

1. 详见女性髂内动脉的分支：子宫动脉。

2. 手术时患者取仰卧位，在子宫颈旁开约 2cm 处，子宫动脉与输尿管盆段交叉，并行于其上方，比喻为"小桥流水"，故结扎子宫动脉前，一定要认真辨认血管下方的输尿管，以免误伤。结扎动脉后随时观察导尿管是否有尿液流出。

（六）下肢的动脉

案例 10-8

患者，男，23 岁，与人斗殴时被匕首刺伤左大腿根部，血流如注，疼痛难忍，路人立即将其送往医院抢救，检查发现：左侧腹股沟韧带中点下方 2cm 处有一伤口长约 5cm，宽约 1.5cm，创口处流血不止，色鲜红，患者已昏迷，血压下降，心跳微弱，经按压包扎伤口暂时止血，送急诊手术，术中发现股动脉完全断裂，左小腿及足部皮肤发白、冰凉，缝合股动脉断端后，股动脉供血良好，经输血、抗休克等治疗后，患者心跳、血压恢复正常，1 周后下地行走，10 天后痊愈出院。
问题：
1. 股动脉的位置在何处？
2. 试述股动脉的供血范围。

1. 股动脉（femoral artery） 于腹股沟韧带中点下方续于髂外动脉，在股三角内下行，进入收肌管，经收肌腱裂孔向后下达腘窝，移行为腘动脉。股动脉在腹股沟韧带稍下方处，位置表浅，在此可触及其搏动，当下肢出血时，可在该处将股动脉压向耻骨上支进行止血（图 10-34，图 10-35）。股动脉的主要分支有：

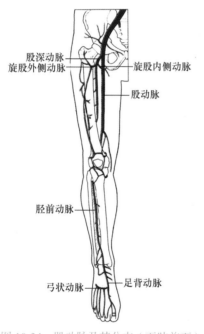

图 10-34 股动脉及其分支（下肢前面）　　图 10-35 股动脉及其分支（下肢后面）

（1）腹壁浅动脉（superficial epigastric artery）：在腹股沟韧带稍下方浅出，行向内上方至皮下，营养腹前壁下部的浅筋膜和皮肤。

（2）旋髂浅动脉（superficial circumflex iliac artery）：在股三角上部外侧穿出阔筋膜至髂前上棘，分支营养附近的淋巴结、浅筋膜和皮肤。

在显微外科中，上述两动脉的营养区域常用作带血管皮瓣移植的供皮区。

（3）股深动脉（deep femoral artery）：较粗大，在腹股沟韧带下方 2～5cm 处发自股动脉后壁，向后内下行向深面，并发出旋股内侧动脉分布于大腿内侧群肌和髋关节；旋股外侧动脉分布于大腿前群肌和膝关节；3～4 条穿动脉至大腿后群及内侧群肌，亦有分支分布于股骨、膝关节。

股动脉还发出阴部外动脉分布于外阴部的筋膜和皮肤；膝降动脉分布于小腿内侧浅筋膜和皮肤，并参与膝关节网。

2. 腘动脉（popliteal artery） 在腘窝深面下行达腘肌下缘时，分为胫前动脉和胫后动脉。腘动脉在腘窝内发出数条关节支和肌支，分别营养膝关节及附近诸肌，并参与构成膝关节网。

3. 胫后动脉（posterior tibial artery） 于小腿后面的浅、深屈肌之间下行达内踝后方，经踝管进入足底，分为足底内侧动脉和足底外侧动脉两终支。其主要分支为腓动脉。

（1）腓动脉（peroneal artery）：约在腘肌下缘下方 3cm 处发自胫后动脉，沿腓骨内侧下行至外踝上方，沿途发分支营养腓骨、胫骨及其附近诸肌。在临床上，常取腓骨中段带腓动脉和腓骨滋养动脉作为带血管游离骨移植的供骨。

（2）足底内侧动脉（medial plantar artery）：沿足底内侧前行，分浅、深两支，营养足底内侧的结构。

（3）足底外侧动脉（lateral plantar artery）：在足底向外侧斜行至第 5 跖骨底处，转向内侧达第 1 跖骨间隙，与足背动脉的足底深支吻合，形成足底弓。由足底弓发出 4 条跖足底总动脉，每条又向前发出 2 支趾足底固有动脉，分布于足趾。足底外侧动脉沿途还分支营养足底外侧的肌与皮肤。

4. 胫前动脉（anterior tibial artery） 在腘窝下角处由腘动脉分出后，穿小腿骨间膜上部裂孔，至小腿前群肌深面，并在小腿前群肌之间下行，至踝关节前方移行为足背动脉。沿途分支营养小腿前群肌，并发分支参与构成膝关节网和内、外踝网。

5. 足背动脉（dorsal artery of foot） 是胫前动脉的直接延续，在踇长伸肌肌腱和趾长伸肌肌腱之间前行，至第 1 跖骨间隙近侧分出弓状动脉，前行 2cm 后分为第 1 跖背动脉和足底深支两终支。足背动脉位置表浅，在踇长伸肌肌腱外侧，内、外踝连线中点处，活体可触及其搏动，足部出血时，可在该处向深部按压足背动脉达到暂时止血的目的。主要分支有：

（1）弓状动脉（arcuate artery）：由足背动脉发出后呈弓形行向前外侧，由弓顶发出 3 支跖背动脉，每支向前又分为两支趾背动脉，分布于足背和第 2～5 趾背骨侧的相对缘。

（2）足底深支（deep plantar artery）：在第 1 跖骨间隙近侧穿此间隙至足底，与足底外侧动脉的末端吻合成足底动脉弓。

（3）第 1 跖背动脉（dorsal metatarsal artery）：为足背动脉的终支，沿第 1 跖骨间隙前行，分支至踇趾背面两侧缘和第 2 趾背内侧缘，营养此区域的骨和软组织。

案例 10-8 提示

1. 股动脉在腹股沟韧带中点下方续于髂外动脉，主干在股三角位置表浅，活体上可触及搏动，且易受伤。出血量多时，导致血压下降。

2. 股动脉是营养下肢的动脉主干，近侧端受损可影响远侧端的供血，所以股动脉起始段断裂，可导致小腿、足部缺血。

（陆　利）

第四节　静　脉

静脉（vein）是导血回心的血管，起于毛细血管，止于心房。在结构和配布方面，静脉有下列特点：①静脉的数量比动脉多，管径较粗，管腔较大。与伴行的动脉相比，静脉管壁薄而柔软，弹性较小。②静脉瓣（venous valve）（图 10-36）成对，半月形，游离缘向心。静脉瓣有保证血液向心流动和防止血液逆流的作用。受重力影响较大的四肢静脉瓣膜多。③体循环静脉以深筋膜为界，分浅、深两类。浅静脉位于皮下浅筋膜内，又称皮下静脉。浅静脉一般不与动脉伴行，最后注入深静脉。深静脉位于深筋膜深面，与动脉伴行。深静脉的名称和行程与伴行动脉相同，引流范围与伴行动脉的分布范围大体一致。④静脉的吻合比较丰富。浅静脉在手背和足背等部位吻合成静脉网，深静脉环绕容积经常变动的脏器（如膀胱、子宫和直肠等）形成静脉丛。浅静脉之间、深静脉之间和浅、深静脉之间，都存在丰富的交通支，这有利于侧支循环的建立。⑤结构特殊的静脉包括硬脑膜窦（sinus of dura mater）和板障静脉（diploic vein）（图 10-37）。硬脑膜窦位于颅内，无平滑肌层、无瓣膜，故外伤出血时不易止血。板障静脉位于板障内，壁薄无瓣膜，借导血管连接头皮静脉和硬脑膜窦。

静脉血回流的因素：静脉瓣顺血流而开放，逆血流而关闭，是保证静脉血回流的重要装置；心舒张时心室吸引心房和大静脉的血液。吸气时，胸膜腔负压加大，胸腔内大静脉内压降低，从而促进静脉血回流；脏器运动、动脉搏动和肌肉收缩有助于静脉血回流；体位改变也对静脉血回流产生影响。

全身的静脉分为肺循环的静脉和体循环的静脉。

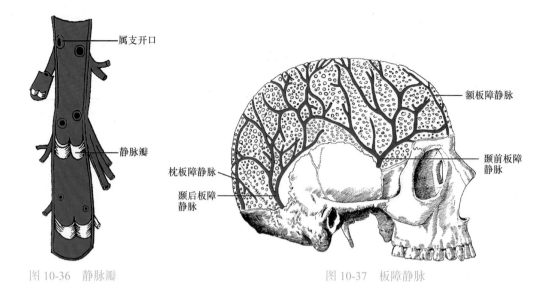

图 10-36　静脉瓣　　　　　　　　　图 10-37　板障静脉

一、肺循环的静脉

肺静脉（pulmonary vein）左、右各一对，分别为左上、下肺静脉和右上、下肺静脉。肺静脉起自肺门，向内穿过纤维心包，注入左心房后部。肺静脉将含氧量高的血液输送到左心房。左上、下肺静脉分别收集左肺上、下叶的血液，右上肺静脉收集右肺上、中叶的血液，右下肺静脉收集右肺下叶的血液。

二、体循环的静脉

体循环的静脉包括上腔静脉系、下腔静脉系和心静脉系（见心的血管）。

（一）上腔静脉系

上腔静脉系由上腔静脉及其属支组成（图 10-38），收集头颈部、上肢和胸部（心和肺除外）等上半身的静脉血。

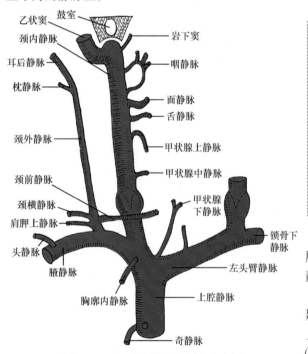

图 10-38　上腔静脉及其属支示意图

案例 10-9

患者，女，18 岁，因头痛、眼睑下垂、瞳孔散大、眼球固定入院就诊。询问病史后发现患者曾于 5 天前挤压右侧鼻唇沟处脓肿，诊断为颅内海绵窦综合征。患者经抗感染治疗 10 天后痊愈出院。

问题：

1. 细菌经何途径蔓延至海绵窦？

2. 为何细菌能够从右侧鼻唇沟逆行蔓延至海绵窦？

1. 头颈部静脉（图 10-39）　头颈部浅静脉包括面静脉、下颌后静脉、颈前静脉和颈外静脉；深静脉包括颈内静脉和锁骨下静脉等。

（1）下颌后静脉（retromandibular vein）：由颞浅静脉和上颌静脉在腮腺实质内汇合而成。上颌静脉起自翼内肌和翼外肌之间的翼静脉丛（pterygoid venous plexus）。下颌后静脉下行至腮腺下端处分为前、后两支，前支注入面静脉，后支与耳后静脉和枕静脉汇合成颈外静脉。下颌后静脉收集面侧区和颞区的静脉血。

（2）面静脉（facial vein）（图 10-40）：位置表浅，起自内眦静脉（angular vein），在面动脉的后方

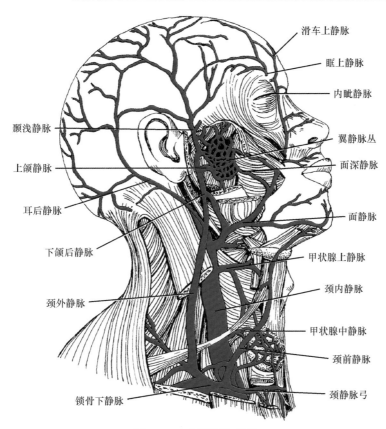

图 10-39　头颈部的静脉

下行。于下颌角下方跨过颈内、外动脉的表面，下行至舌骨大角附近注入颈内静脉。面静脉可通过眼上静脉和眼下静脉与颅内的海绵窦交通，或通过面深静脉（deep facial vein）与翼静脉丛交通，继而与海绵窦交通。面静脉缺乏静脉瓣。因此，面部发生化脓性感染时，若处理不当（如挤压等），可导致颅内感染。故将鼻根至两侧口角的三角区称为"危险三角"。

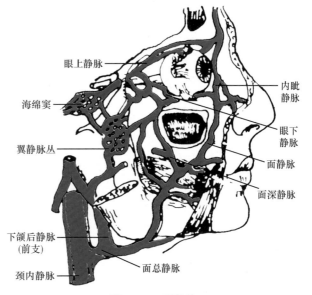

图 10-40　面静脉

案例 10-9 提示

1. 右侧鼻唇沟处脓肿的细菌可通过两条途径与颅内海绵窦交通，即右侧面静脉通过眼静脉或借面深静脉经翼静脉丛至海绵窦。因此临床把鼻根至两侧口角之间的三角形区域称为"危险三角"。

2. 面静脉内无瓣膜，又有上述交通途径，因而对危险三角区的脓肿不恰当处理（如挤压）可使感染从该区域逆行蔓延到颅内海绵窦。

（3）颈外静脉（external jugular vein）：由下颌后静脉的后支与耳后静脉和枕静脉在下颌角处汇合而成，沿胸锁乳突肌表面下行，在锁骨上方穿深筋膜，注入锁骨下静脉或静脉角。颈外静脉主要收集头皮和面部的静脉血。静脉末端有一对瓣膜，但不能防止血液逆流。当心脏疾病或上腔静脉阻塞引起颈外静脉回流不畅时，在体表可见静脉充盈轮廓，称颈静脉怒张。

（4）颈前静脉（anterior jugular vein）：起自颏下方的浅静脉，沿颈前正中线两侧下行，注入颈外静脉末端或锁骨下静脉。左、右颈前静脉在胸骨柄上方借一横支相吻合，称为颈静脉弓（jugular venous arch）。

（5）颈内静脉（internal jugular vein）：于颈静脉孔处续于乙状窦，在颈动脉鞘内沿颈内动脉和颈总动脉外侧下行，至胸锁关节后方与锁骨下静脉汇合成头臂静脉。颈内静脉的颅内属支有乙状窦和岩下窦，收集颅骨、脑膜、脑、泪器和前庭蜗器等处的静脉血（见第17章）。颅外属支包括面静脉、舌静脉、咽静脉、甲状腺上静脉和甲状腺中静脉等。颈内静脉壁被颈动脉鞘牵拉，与颈深筋膜和肩胛舌骨肌中间腱相连，故管腔处于开放状态，有利于血液回流。但当颈内静脉外伤时，由于管腔不能闭锁和胸腔负压对血液的吸引，可导致空气栓塞。

（6）锁骨下静脉（subclavian vein）：在第1肋外侧续于腋静脉，向内行于锁骨下动脉的前下方，至胸锁关节后方与颈内静脉汇合成头臂静脉。两静脉汇合部的夹角称静脉角（angulus venous），是淋巴导管注入静脉的部位。临床上常经锁骨上或锁骨下入路作锁骨下静脉导管插入。

2. 上肢静脉

（1）上肢浅静脉（图10-41）：包括头静脉、贵要静脉、肘正中静脉及其属支。临床上常用手背静脉网、前臂和肘部前面的浅静脉取血、输液和注射药物。

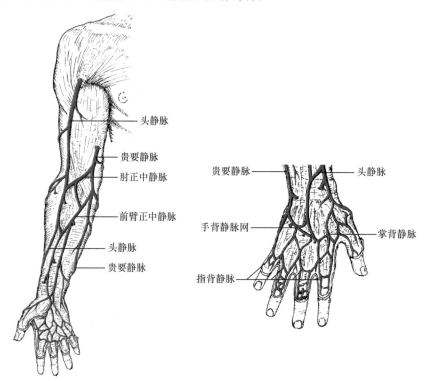

图10-41　上肢浅静脉

1）头静脉（cephalic vein）：起自手背静脉网的桡侧，沿前臂下部的桡侧、前臂上部和肘部的前面以及肱二头肌外侧沟上行，再经三角肌与胸大肌间沟行至锁骨下窝，穿深筋膜注入腋静脉或锁骨下静脉。头静脉在肘窝处通过肘正中静脉与贵要静脉交通。头静脉收集手和前臂桡侧浅层结构的静脉血。

2）贵要静脉（basilic vein）：起自手背静脉网的尺侧，沿前臂尺侧上行，于肘部转至前面，在肘窝处接受肘正中静脉，再经肱二头肌内侧沟行至臂中点平面，穿深筋膜注入肱静脉，或伴肱静脉上行，注入腋静脉。贵要静脉收集手和前臂尺侧浅层结构的静脉血。

3）肘正中静脉（median cubital vein）：变异较多，通常在肘窝处连接头静脉和贵要静脉。

4）前臂正中静脉（median antebrachial vein）：起自手掌静脉丛，沿前臂前面上行，注入肘正中静脉。前臂正中静脉有时分叉，分别注入头静脉和贵要静脉，因而不存在肘正中静脉。前臂正中静脉收集手掌侧和前臂前部浅层结构的静脉血。

（2）上肢深静脉：与同名动脉伴行，且多为两条。由于上肢的静脉血主要由浅静脉引流，深静脉较细。两条肱静脉在大圆肌下缘处汇合成腋静脉。腋静脉位于腋动脉的前内侧，在第1肋外侧缘续为锁骨下静脉。腋静脉收集上肢浅静脉和深静脉的全部血液。

3. 胸部静脉　主要有头臂静脉、上腔静脉、奇静脉及其属支。

案例 10-10

　　患者，女，45 岁，因头痛、肢体麻木、表情淡漠入院就诊。磁共振成像显示颅内有多个占位性病变。综合其他检查后确诊为宫颈癌脑转移。患者经化疗 2 个月后无效死亡。

问题：癌细胞可能经何种途径转移至脑？

　　（1）头臂静脉（brachiocephalic vein）：由颈内静脉和锁骨下静脉在同侧胸锁关节后方汇合而成。左头臂静脉比右头臂静脉长，向右下斜越左锁骨下动脉、左颈总动脉和头臂干的前面，至右侧第 1 胸肋结合处后方与右头臂静脉汇合成上腔静脉。头臂静脉还收纳椎静脉、胸廓内静脉、肋间最上静脉和甲状腺下静脉等。

　　（2）上腔静脉（superior vena cava）：由左、右头臂静脉汇合而成。沿升主动脉右侧下行，至右侧第 2 胸肋关节后方穿纤维心包，平第 3 胸肋关节下缘注入右心房。在穿纤维心包之前，有奇静脉注入。

　　（3）奇静脉（azygos vein）（图 10-42）：在右膈脚处起自右腰升静脉，沿食管后方和胸主动脉右侧上行，至第 4 胸椎体高度向前勾绕右肺根上方，注入上腔静脉。奇静脉沿途收集右侧肋间后静脉、食管静脉、支气管静脉和半奇静脉的血液。奇静脉上连上腔静脉，下借右腰升静脉连于下腔静脉，故是沟通上腔静脉系和下腔静脉系的重要通道之一。

　　（4）半奇静脉（hemiazygos vein）：在左膈脚处起自左腰升静脉，沿胸椎体左侧上行，约达第 8 胸椎体高度经胸主动脉和食管后方向右跨越脊柱，注入奇静脉。半奇静脉收集左侧下部肋间后静脉、食管静脉和副半奇静脉的血液。

　　（5）副半奇静脉（accessory hemiazygos vein）：沿胸椎体左侧下行，注入半奇静脉或向右跨过脊柱前面注入奇静脉。副半奇静脉收集左侧上部肋间后静脉的血液。

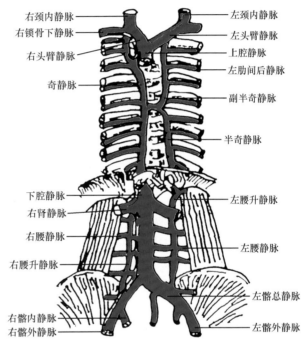

图 10-42　奇静脉示意图

右颈内静脉
右锁骨下静脉
右头臂静脉
奇静脉
下腔静脉
右肾静脉
右腰静脉
右腰升静脉
右髂内静脉
右髂外静脉

左颈内静脉
左头臂静脉
上腔静脉
左肋间后静脉
副半奇静脉
半奇静脉
左腰升静脉
左腰静脉
左髂总静脉
左髂外静脉

　　（6）脊柱静脉：椎管内外有丰富的静脉丛，按部位将其分为椎外静脉丛和椎内静脉丛。椎内静脉丛位于椎骨骨膜和硬脊膜之间，收集椎骨、脊膜和脊髓的静脉血。椎外静脉丛位于椎体的前方、椎弓及其突起的后方，收集椎体和附近肌肉的静脉血。椎内、外静脉丛无瓣膜，互相吻合，注入附近的椎静脉、肋间后静脉、腰静脉和骶外侧静脉等。脊柱静脉丛向上经枕骨大孔与硬脑膜窦交通，向下与盆腔静脉丛交通。因此，脊柱静脉丛是沟通上、下腔静脉系和颅内、外静脉的重要通道。当盆腔、腹腔、胸腔等部位发生感染、肿瘤或寄生虫时，可经脊柱静脉丛侵入颅内或其他远位器官（图 10-43）。

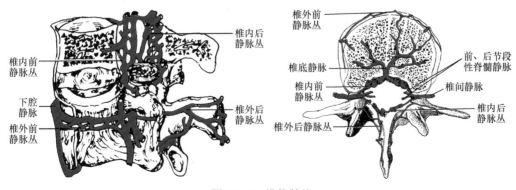

椎内前静脉丛
下腔静脉
椎外前静脉丛

椎内后静脉丛
椎外后静脉丛

椎外前静脉丛
椎底静脉
椎内前静脉丛
椎外后静脉丛

前、后节段性脊髓静脉
椎间静脉
椎内后静脉丛

图 10-43　椎静脉丛

案例 10-10 提示

　　癌细胞可能经脊柱静脉丛转移至脑。因为脊柱静脉丛是沟通上、下腔静脉系和颅内、外静脉的重要通道。当盆腔、腹腔、胸腔等部位发生感染、肿瘤或寄生虫时，可经脊柱静脉丛侵入颅内或其他远位器官。

（二）下腔静脉系

　　下腔静脉系由下腔静脉及其属支组成，收集下半身的静脉血。下腔静脉系中部分血管收集腹腔内不成对器官（肝除外）的静脉血液，组成肝门静脉系。

　　1. 下肢静脉　比上肢静脉瓣膜多，浅静脉与深静脉之间的交通丰富。

案例 10-11

　　患者，男，58 岁，因左下肢膝关节内侧皮下团索状物，小腿内侧与足疼痛、肿胀 5 年，呈进行性加重而入院就诊。诊断为左下肢大隐静脉曲张。患者经大隐静脉剥脱高位结扎治疗后出院。

问题：下肢主要有哪些浅静脉？试述它们的行程、属支及收纳范围。

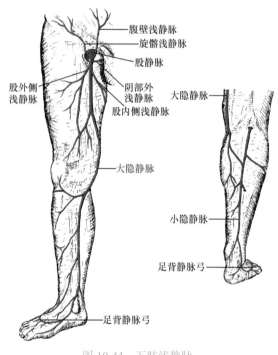

图 10-44　下肢浅静脉

　　（1）下肢浅静脉（图 10-44）：包括小隐静脉和大隐静脉及其属支。

　　1）小隐静脉（small saphenous vein）：在足外侧缘起自足背静脉弓，经外踝后方，沿小腿后面上行，至腘窝下角处穿深筋膜，再经腓肠肌两头之间上行，注入腘静脉。小隐静脉收集足外侧部和小腿后部浅层结构的静脉血。

　　2）大隐静脉（great saphenous vein）：是全身最长的浅静脉。在足内侧缘起自足背静脉弓，经内踝前方，沿小腿内侧面、膝关节内后方、大腿内侧面上行，至耻骨结节外下方 3～4cm 处穿阔筋膜的隐静脉裂孔，注入股静脉。大隐静脉在注入股静脉之前接受股内侧浅静脉、股外侧浅静脉、阴部外静脉、腹壁浅静脉和旋髂浅静脉等 5 条属支。大隐静脉收集足、小腿和大腿的内侧部以及大腿前部浅层结构的静脉血。大隐静脉在内踝前方的位置表浅而恒定，是输液和注射的常用部位。

　　大隐静脉和小隐静脉借穿静脉与深静脉交通。穿静脉的瓣膜朝向深静脉，可将浅静脉的血液引流入深静脉。当浅静脉注入深静脉处的瓣膜关闭不全，深静脉血液反流入浅静脉时，可导致下肢浅静脉曲张。

　　（2）下肢深静脉：足和小腿的深静脉与同名动脉伴行，均为两条。胫前静脉和胫后静脉汇合成腘静脉。腘静脉穿收肌腱裂孔移行为股静脉（femoral vein）。股静脉伴股动脉上行，经腹股沟韧带后方续为髂外静脉。股静脉接受大隐静脉和与股动脉分支伴行的静脉。股静脉在腹股沟韧带的稍下方位于股动脉内侧，临床上常在此处作静脉穿刺插管。

案例 10-11 提示

　　小隐静脉在足外侧缘起自足背静脉弓，经外踝后方，沿小腿后面上行，至腘窝下角处穿深筋膜，注入腘静脉。小隐静脉收集足外侧部和小腿后部浅层结构的静脉血。大隐静脉在足内侧缘起自足背静脉弓，经内踝前方，沿小腿内面、膝关节内后方、大腿内侧面上行，至耻骨结节外下方 3～4cm 处穿阔筋膜的隐静脉裂孔注入股静脉。属支和收集范围略。

　　2. 腹盆部静脉　主要有髂外静脉、髂内静脉、髂总静脉、下腔静脉和肝门静脉及其属支。

（1）髂外静脉（external iliac vein）：是股静脉的延续。左髂外静脉沿髂外动脉的内侧上行，右侧髂外静脉先沿髂外动脉的内侧，后沿髂外动脉的后方上行，至骶髂关节前方与髂内静脉汇合成髂总静脉。髂外静脉收纳腹壁下静脉和旋髂深静脉。

（2）髂内静脉（internal iliac vein）：沿髂内动脉后内侧上行，与髂外静脉汇合成髂总静脉。髂内静脉的属支分为壁支和脏支，与同名动脉伴行。

1）壁支：包括臀上静脉、臀下静脉、闭孔静脉、骶外侧静脉等，收集同名动脉供血区的静脉血。

2）脏支：包括直肠下静脉、阴部内静脉和子宫静脉等，收集同名动脉供血器官的静脉血。盆腔脏器的静脉在器官壁内或表面形成丰富的静脉丛，男性有膀胱静脉丛和直肠静脉丛（图10-45），女性除有这些静脉丛外，还有子宫静脉丛和阴道静脉丛。这些静脉丛在盆腔器官扩张或受压迫时有助于血液回流。直肠静脉丛的血液经以下途径回流：直肠下部的经肛静脉引流至阴部内静脉，直肠中部的经直肠下静脉回流至髂内静脉，直肠上部的经直肠上静脉回流至肠系膜下静脉（属于门静脉属支），从而通过直肠静脉丛建立了门静脉系和腔静脉系之间的交通。

（3）髂总静脉（common iliac vein）：由髂内、外静脉汇合而成。双侧髂总静脉伴髂总动脉上行至第5腰椎体右侧汇合成下腔静脉。左髂总静脉先沿髂总动脉内侧，后沿左髂总动脉后方上行。右髂总静脉先行于动脉后方，后行于动脉外侧。髂总静脉收纳髂腰静脉和骶外侧静脉，左髂总静脉还收纳骶正中静脉。

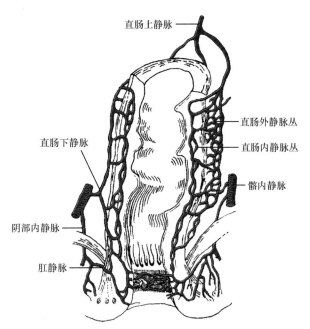

图 10-45　直肠的静脉

（4）下腔静脉（inferior vena cava）（图10-46）：由左、右髂总静脉在第5腰椎体右前方汇合而成，沿腹主动脉右侧和脊柱右前方上行，经肝的腔静脉沟，穿膈的腔静脉孔进入胸腔，再穿纤维心包注入右心房。下腔静脉的属支分为壁支和脏支两种，多数与同名动脉伴行。

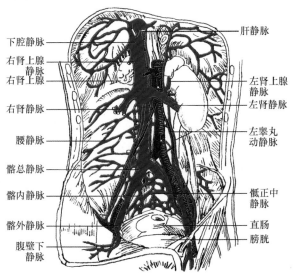

图 10-46　下腔静脉及其属支

案例 10-12

　　患者，男，28岁，因女方婚后三年不孕，经检查无异常后就诊。检查发现患者阴囊表面有明显的粗大血管，阴囊内有蚯蚓状扩张的静脉，静脉壁肥厚变硬；平卧时消失缓慢。诊断为重度精索静脉曲张。患者经采用精索内静脉高位结扎治疗后出院。

问题：精索静脉曲张常发生于哪一侧，为什么？

1）壁支：包括膈下静脉和腰静脉，各腰静脉之间的纵支连成腰升静脉。左、右腰升静脉向上分别续为半奇静脉和奇静脉，向下与髂总静脉和髂腰静脉交通。

2）脏支：包括睾丸（卵巢）静脉、肾静脉、肾上腺静脉和肝静脉等。

a. 睾丸静脉（testicular vein）：起自睾丸和附睾小静脉吻合成的蔓状静脉丛。蔓状静脉丛构成精索的一部分，经腹股沟管进入腹腔，汇成睾丸静脉，左侧以直角汇入左肾静脉，右侧以锐角注入下腔静脉。这是左侧精索静脉曲张更易发生的原因之一。因睾丸静脉血回流受阻，严重者可导致男性不育。卵巢静脉（ovarian vein）起自卵巢静脉丛，在卵巢悬韧带内上行，注入部位同睾丸静脉。

b. 肾静脉（renal vein）：经肾动脉前面向内侧走行，注入下腔静脉。左肾静脉比右肾静脉长，跨越腹主动脉的前面。左肾静脉收纳左睾丸静脉和左肾上腺静脉。

c. 肾上腺静脉（adrenal vein）：左侧注入左肾静脉，右侧注入下腔静脉。

d. 肝静脉（hepatic vein）：由小叶下静脉汇合而成。肝左静脉、肝中静脉和肝右静脉在腔静脉沟处注入下腔静脉。

> **案例 10-12 提示**
>
> 　　左睾丸静脉以直角注入左肾静脉，左肾静脉经过腹主动脉与肠系膜上动脉之间，并且左睾丸静脉下段位于乙状结肠的后面，这些解剖学因素易使左睾丸静脉受压，血液回流受阻。因此，精索静脉曲张常发生于左侧。

（5）肝门静脉（hepatic portal vein）（图 10-47）：收集腹盆部消化道（包括食管腹段与直肠，但齿状线以下肛管除外）、脾、胰和胆囊的静脉血。其主要功能是将消化道吸收的物质运输至肝，在肝内进行合成、分解、解毒、储存，并提供肝脏分泌胆汁的原料，可视为肝的功能性血管。由于肝门静脉的起始端和末端均为毛细血管，并且肝门静脉及其属支内缺少功能性的瓣膜，因此，肝门静脉压力过高时血液易发生倒流。

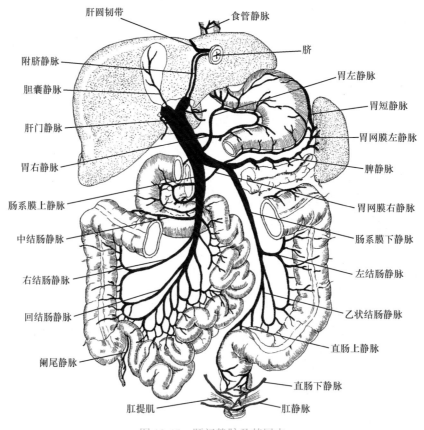

图 10-47　肝门静脉及其属支

> **案例 10-13**
>
> 　　患者，男，45 岁，因腹胀加重、呕血、便血 1 天入院就诊。患者有肝炎肝硬化病史，经病理检查诊断为肝硬化导致腹水、呕血、便血。患者经保肝、抗感染治疗 20 天后症状减轻出院。
>
> 　　问题：
>
> 　　1. 肝硬化为何可导致腹水、呕血、便血？
>
> 　　2. 肝门静脉系与上、下腔静脉系之间的交通途径有哪些？

　　肝门静脉长约 8cm，多由肠系膜上静脉和脾静脉在胰颈后面汇合而成；约 1/3 可由肠系膜上静脉、脾静脉和肠系膜下静脉汇合形成；经胰颈和下腔静脉之间上行进入肝十二指肠韧带，在肝固有动脉和胆总管的后方上行至肝门，分为左、右两支，分别进入肝左、右叶。肝门静脉在肝内反复分支，最终移行为肝血窦。肝血窦含有来自肝门静脉和肝固有动脉的血液，经肝静脉注入下腔静脉。肝门静脉的属支包括肠系膜上静脉、脾静脉、肠系膜下静脉、胃左静脉、胃右静脉、胆囊静脉和附脐静脉等，多与同名动脉伴行。

　　1）肠系膜上静脉（superior mesenteric vein）：与同名动脉伴行，位于其右侧，收集同名动脉供血区域的血液，还收纳胃十二指肠动脉供应范围的静脉血；其回结肠附近的静脉干小、属支较少，且接近下腔静脉，在门静脉高压时，可于此段行肠系膜上静脉 - 下腔静脉吻合术。

　　2）脾静脉（splenic vein）：起自脾门处，由 5～6 个属支汇合而成，经脾动脉下方和胰后方右行，于胰颈后面与肠系膜上静脉以直角汇合形成肝门静脉，接受同名动脉供血区域的静脉血，并且还接受胃后静脉和肠系膜下静脉等。

　　3）肠系膜下静脉（inferior mesenteric vein）：引流直肠上部、乙状结肠和降结肠的血液，沿肠系膜下动脉的左侧上行，注入脾静脉或肠系膜上静脉。

　　4）胃左静脉（left gastric vein）：引流胃前、后壁小弯侧的血液，在小网膜内沿胃小弯行向左上，接受食管支后转向后下方，止于门静脉。胃左静脉通过食管支在食管下段和贲门处的食管静脉丛与奇静脉和半奇静脉的属支吻合。

　　5）胃右静脉（right gastric vein）：与同名动脉伴行，沿胃小弯的幽门部向右，止于门静脉。胃右静脉与胃左静脉吻合，接受幽门前静脉。幽门前静脉经幽门与十二指肠交界处前面上行，是手术中区别幽门和十二指肠上部的标志。

　　6）胆囊静脉（cystic vein）：收集胆囊壁的血液，注入肝门静脉主干或肝门静脉右支。

　　7）附脐静脉（paraumbilical vein）：起自脐周静脉网，沿肝圆韧带上行至肝下面注入肝门静脉。

　　肝门静脉系与上、下腔静脉系之间的交通途径（图 10-48）：①通过食管腹段黏膜下的食管静脉丛形成肝门静脉系的胃左静脉与上腔静脉系的奇静脉和半奇静脉之间的交通。②通过直肠静脉丛形成肝门静脉系的直肠上静脉与下腔静脉系的直肠下静脉和肛静脉之间的交通。③通过脐周静脉网形成肝门静脉系的附脐静脉与上腔静脉系的胸腹壁静脉和腹壁上静脉或与下腔静脉系的腹壁浅静脉和腹壁下静脉之间的交通。④通过椎内、外静脉丛形成腹后壁前面的肝门静脉系的小静脉与上、下腔静脉系的肋间后静脉和腰静脉之间的交通。此外，肝门静脉系在肝裸区、胰、十二指肠、升结肠和降结肠等处的小静脉与上、下腔静脉系的膈下静脉、肋间后静脉、肾静脉和腰静脉等交通。

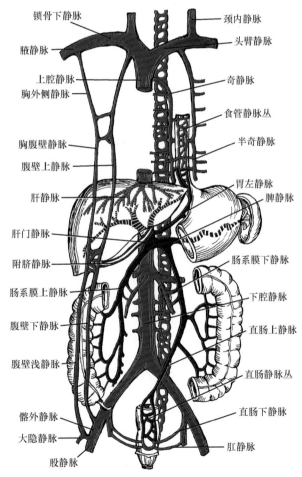

图 10-48　门腔静脉吻合示意图

案例 10-13 提示

1. 在正常情况下，肝门静脉系与上、下腔静脉系之间的交通支细小，血流量少。肝硬化、肝肿瘤、肝门处淋巴结肿大或胰头肿瘤等可挤压肝血窦，导致肝门静脉回流受阻，此时肝门静脉系的血液经上述交通途径形成侧支循环，通过上、下腔静脉系回流。由于血流量增多，交通支变得粗大和弯曲，出现静脉曲张，如食管静脉丛、直肠静脉丛和脐周静脉网曲张。如果食管静脉丛和直肠静脉丛曲张破裂，则引起呕血或便血。当肝门静脉系的侧支循环失代偿时，可引起脾大和腹水等。

2. 肝门静脉系与上、下腔静脉系之间的交通途径详见正文相关内容。

视窗 10-2 **上腔静脉系的组成及回流概况**

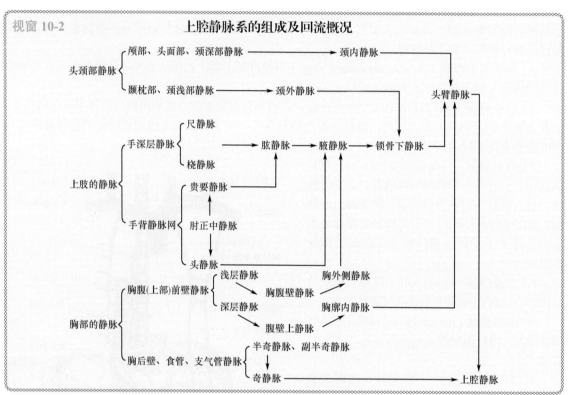

视窗 10-3 **下腔静脉系的组成及回流概况**

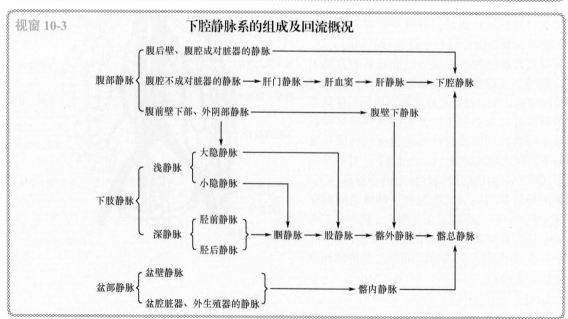

（赵小贞 林 清）

第 11 章 淋巴系统

第一节 淋巴系统总论

淋巴系统由淋巴管道、淋巴组织和淋巴器官组成。淋巴管道和淋巴结的淋巴窦内含有淋巴液,简称淋巴。自小肠绒毛中的中央乳糜池至胸导管的淋巴管道中的淋巴因含乳糜微粒呈白色,其他部位的淋巴管道中的淋巴无色透明。血液流经毛细血管动脉端时,一些成分经毛细血管壁进入组织间隙,形成组织液。组织液与细胞进行物质交换后,大部分经毛细血管静脉端吸收入静脉,小部分水分和大分子物质(10% ~ 20%)进入毛细淋巴管,形成淋巴液。淋巴液沿淋巴管道和淋巴结的淋巴窦向心流动,最后流入静脉。长期以来,淋巴系统被定义为心血管系统的一个辅助系统,近年来的研究进展表明,淋巴系统不仅是脉管系统的重要组成部分,而且是人体重要的自救系统,协助静脉引流组织液,淋巴器官和淋巴组织具有产生淋巴细胞、过滤淋巴液和进行免疫应答的重要功能。青春期淋巴组织的发育达到高峰,然后开始萎缩,所以老年人淋巴组织的体积相应缩小。众所周知,外界环境对人类并不总是友好的,有时候突然的变故会使人体受到损坏或伤害等。细菌、病毒或其他微生物也可侵袭我们的机体,淋巴系统承担着与病原微生物作斗争的重要作用,并与其他系统协同配合,预防病原微生物的感染和疾病的发生。

一、淋巴系统的组成和结构特点

(一)淋巴管道(图 11-1,图 11-2)

1. 毛细淋巴管(lymphatic capillary) 是淋巴管道的起始部,位于组织间隙内,管径大小不一,一般较毛细血管大。毛细淋巴管以膨大的盲端起始,互相吻合成毛细淋巴管网,然后汇入淋巴管。毛细淋巴管由很薄的内皮细胞构成,内皮细胞之间的间隙较大,无基膜和周细胞。内皮细胞外面有纤维细丝牵拉,使毛细淋巴管处于扩张状态。因此,毛细淋巴管的通透性较大,蛋白质、细胞碎片、异物、细菌和肿瘤细胞等容易进入毛细淋巴管。毛细淋巴管分布广泛,除毛发、上皮、角膜、晶状体、软骨、牙釉质、脑和脊髓等处无毛细淋巴管外,毛细淋巴管几乎遍布全身。

2. 淋巴管(lymphatic vessel) 由毛细淋巴管吻合而成,与静脉相比,管径细(1 ~ 2mm),管壁薄,瓣膜较多。淋巴管内瓣膜,具有防止淋巴液逆流的功能。由于相邻两对瓣膜之间的淋巴管段扩张明显,淋巴管外观呈串珠状或藕节状。淋巴管分浅淋巴管和深淋巴管两类。浅淋巴管位于浅筋膜内,多与浅静脉伴行。深淋巴管位于深筋膜深面,多与血管、神经伴行。实质性器官的浅淋巴管位于浆膜下,深淋巴管位于器官的实质内。浅、深淋巴管之间存在丰富的交通。

3. 淋巴干(lymphatic trunk) 淋巴管注入淋巴结,全身各部的浅、深淋巴管在向心回流过程中经过一系列局部淋巴结,其最后经过的淋巴结的输出管汇合成比较粗大的淋巴管称为淋巴干,由淋巴结发出的淋巴管在膈下和颈根部汇合成淋巴干。淋巴干包括腰干、支气管纵隔干、锁骨下干、颈干各 2 条和 1 条肠干,共 9 条。

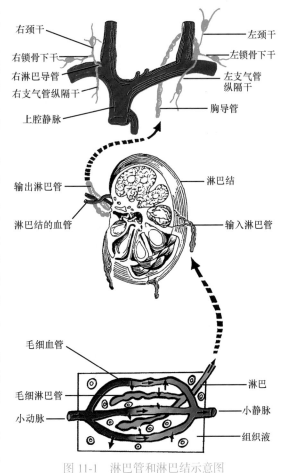

图 11-1 淋巴管和淋巴结示意图

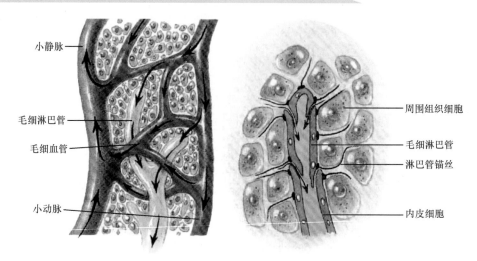

图 11-2　毛细淋巴管的结构

4. 淋巴导管（lymphatic duct）　淋巴干汇合成两条淋巴导管，即胸导管和右淋巴导管，分别注入左、右静脉角。此外，少数淋巴管注入肾静脉、肾上腺静脉、下腔静脉和盆腔静脉。

（二）淋巴组织

淋巴组织分为弥散淋巴组织和淋巴小结两类。除淋巴器官外，消化、呼吸、泌尿和生殖管道以及皮肤等处含有丰富的淋巴组织，起着防御屏障的作用。

（1）弥散淋巴组织：主要位于消化道和呼吸道的黏膜固有层。

（2）淋巴小结：包括小肠黏膜固有层内的孤立淋巴滤泡和集合淋巴滤泡以及阑尾壁内的淋巴小结等。

（三）淋巴器官

淋巴器官包括淋巴结、胸腺、脾和扁桃体。

淋巴结（lymph node）是淋巴液向心行进过程中的必经器官，为大小不一的圆形或椭圆形灰红色小体，质软，大小不等，直径一般在 5 ～ 20mm。淋巴结的一侧隆凸，另一侧凹陷，凹陷中央处为淋巴结门。与淋巴结凸侧相连的淋巴管称输入淋巴管，数目较多。淋巴结门有神经和血管出入，出淋巴结门的淋巴管称输出淋巴管，数目较少。一个淋巴结的输出淋巴管可成为另一个淋巴结的输入淋巴管。淋巴结多成群分布，数目不恒定，青年人有淋巴结 400 ～ 600 个。淋巴结按位置不同分为浅淋巴结和深淋巴结。浅淋巴结位于浅筋膜内，深淋巴结位于深筋膜深面。淋巴结多沿血管排列，位于关节屈侧和体腔的隐藏部位，如肘窝、腋窝、腹股沟、脏器门和体腔大血管附近。淋巴结的主要功能是滤过淋巴、产生淋巴细胞和进行免疫应答。淋巴结内的淋巴窦是淋巴管道的一个组成部分，故淋巴结对于淋巴引流起着重要作用。

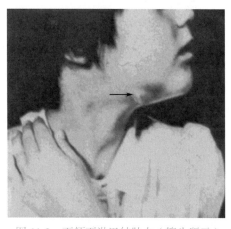

图 11-3　下颌下淋巴结肿大（箭头所示）

引流某一器官或部位淋巴的第一级淋巴结称局部淋巴结（regional lymph node），临床通常称哨位淋巴结（sentinel lymph node）。当某器官或部位发生病变时，细菌、毒素、寄生虫（卵）或肿瘤细胞可沿淋巴管进入相应的局部淋巴结，该淋巴结可阻截和清除这些细菌、毒素、寄生虫或肿瘤细胞，从而阻止病变的扩散。此时，淋巴结发生细胞增殖等病理变化，致淋巴结肿大。如果局部淋巴结不能阻止病变的扩散，病变可沿淋巴管道向远处蔓延。因此，局部淋巴结肿大常反映其引流范围存在炎症或其他病变（图 11-3）。了解淋巴结的位置、淋巴引流范围和淋巴引流途径，对于病变的诊断和治疗具有重要意义。因此，肿大的淋巴结可认为是人体的烽火台，是一个报警装置。甲状腺、食管和肝的部分淋巴管可不经过淋巴结，直接注入胸导管，这可引起肿瘤细胞更容易迅速向远处转移。

二、淋巴回流的因素

淋巴流动缓慢，流量是静脉的 1/10，在安静状态下，每小时约有 120ml 淋巴流入血液，每天回流的淋巴约相当于全身血浆的总量。远近相邻两对瓣膜之间的淋巴管段构成"淋巴管泵"，通过平滑肌的收缩和瓣膜的开闭，推动淋巴向心流动。淋巴管周围的动脉搏动、肌肉收缩和胸腔负压，对于淋巴回流有促进作用。运动和按摩有助于改善淋巴回流功能。如果淋巴回流受阻，大量含蛋白质的组织液不能及时被吸收，可导致淋巴水肿（图 11-4）。

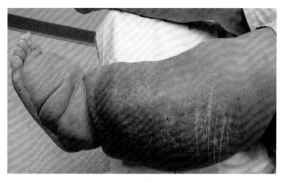

图 11-4　淋巴水肿

三、淋巴侧支循环

淋巴管之间有丰富的交通支，参与构成淋巴侧支循环。当炎症、寄生虫、异物或肿瘤栓子阻塞淋巴管，外伤或手术切断淋巴管时，淋巴经交通支回流，形成淋巴侧支循环。在炎症或外伤等情况下，淋巴管新生，形成新的淋巴侧支通路，从而保证了正常组织或病变组织的淋巴回流。但是，淋巴侧支通路可成为病变扩散或肿瘤转移的途径。

视窗 11-1　　　　　　　　　　　**淋巴系统疾病**

淋巴系统往往因为在标本上难以见到而不被重视。然而，对于临床医生来说却至关重要。了解一个器官或区域的淋巴回流具有重要临床意义，临床上可以检查到淋巴结肿大，医生的责任是确定淋巴结肿大的真正原因。因为淋巴结会因某些疾病、原发性肿瘤或转移性肿瘤而增大。例如，腹股沟区增大的腹股沟浅淋巴结有可能是腹前下壁或臀部的皮肤感染或恶性肿瘤引起的包块；头皮、面部和舌的某些病变，上、下颌牙的感染也可以引起下颌下淋巴结肿大；腋窝淋巴结肿大有可能是乳房恶性肿瘤的转移引起的。所以，临床上需要掌握身体主要器官的淋巴回流及特点。患者常常以局部淋巴结肿大或异物感为主诉来医院就诊。医生要找到原发病灶，必须熟悉身体各部淋巴引流到达的特定淋巴结。医生必须系统地检查不同的淋巴回流区域以便找出病因，患者往往忽略的原发疾病，可能是一小块不痛不痒的皮肤癌。相反，如果患者主诉舌溃疡疼痛，医生必须熟悉舌的淋巴引流，才能确定疾病是否已超过舌的范围。

第二节　人体各部的淋巴结和淋巴引流

一、头颈部的淋巴结和淋巴引流

头颈部的淋巴结在头、颈部交界处，由后向前呈环状排列，在颈部沿静脉纵向排列，少数淋巴结位于消化道和呼吸道周围。头颈部淋巴结的输出淋巴管下行，直接或间接地注入颈外侧下深淋巴结。

案例 11-1

患儿，男，5 岁，因咳嗽、咽痛入院就诊。经检查诊断为下颌下淋巴结肿大。患者经抗感染治疗 3 天后痊愈出院。

问题：试述头面部局部淋巴结的名称、位置。

（一）头部淋巴结

头部淋巴结（图 11-5）多位于头、颈部交界处，主要引流头面部淋巴，输出淋巴管直接或间接注入颈外侧上深淋巴结。

1. 枕淋巴结（occipital lymph node）　分浅、深两群，分别位于斜方肌起点的表面和头夹肌的深面，引流枕部和项部的淋巴。

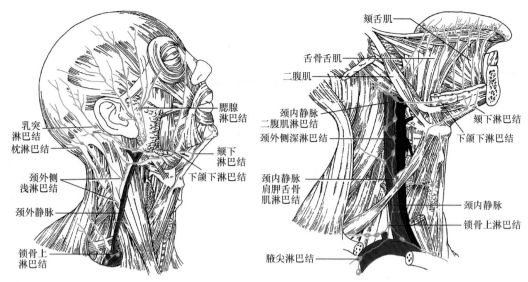

图 11-5　头颈部淋巴管和淋巴结

2. 耳后淋巴结（retroauricular lymph node）　又称乳突淋巴结，位于胸锁乳突肌止点的表面，引流颅顶部、颞区和耳郭后面的淋巴。

3. 腮腺淋巴结（parotid lymph node）　分浅、深两群，分别位于腮腺表面和腮腺实质内，引流额、颅顶、颞区、耳郭、外耳道、鼓膜、颊部和腮腺等处的淋巴。

4. 下颌下淋巴结（submandibular lymph node）　在下颌下三角内，位于下颌下腺的附近和下颌下腺实质内，引流面部、鼻部和口腔器官的淋巴。

5. 颏下淋巴结（submental lymph node）　位于颏下部颏下三角内，引流舌尖、下唇中部和颏部的淋巴。

> **案例 11-1 提示**
>
> 　　枕淋巴结分浅、深两群，分别位于斜方肌起点的表面和头夹肌的深面。耳后淋巴结又称乳突淋巴结，位于胸锁乳突肌止点的表面。腮腺淋巴结分浅、深两群，分别位于腮腺表面和腮腺实质内。下颌下淋巴结位于下颌下腺的附近和下颌下腺实质内。颏下淋巴结位于颏下部颏下三角内。

（二）颈部淋巴结

颈部淋巴结主要包括颈前淋巴结和颈外侧淋巴结。

1. 颈前淋巴结（anterior cervical lymph node）　位于颈前正中部，舌骨下方以及喉、甲状腺、气管等器官的前方，可分为颈前浅、深淋巴结两群。

（1）颈前浅淋巴结（superficial anterior cervical lymph node）：沿颈前静脉排列，引流颈前部浅层结构的淋巴，输出淋巴管注入颈外侧下深淋巴结。

（2）颈前深淋巴结（deep anterior cervical lymph node）

1）喉前淋巴结（prelaryngeal lymph node）：位于喉的前面，引流喉和甲状腺的淋巴，输出淋巴管注入气管前淋巴结、气管旁淋巴结和颈外侧下深淋巴结。

2）甲状腺淋巴结（thyroid lymph node）：位于甲状腺峡部的前面，引流甲状腺的淋巴，输出淋巴管注入气管前淋巴结、气管旁淋巴结和颈外侧上深淋巴结。

3）气管前淋巴结（pretracheal lymph node）：位于气管颈部的前面，引流喉、甲状腺和气管颈部的淋巴，输出淋巴管注入气管旁淋巴结和颈外侧下深淋巴结。

4）气管旁淋巴结（paratracheal lymph node）：位于气管和食管之间的沟内，沿喉返神经排列，引流喉、甲状腺、气管与食管的淋巴，输出淋巴管注入颈外侧下深淋巴结。感染或肿瘤转移可引起气管旁淋巴结肿大，压迫喉返神经，出现声音嘶哑。

2. 颈外侧淋巴结（lateral cervical lymph node）

（1）颈外侧浅淋巴结（superficial lateral cervical lymph node）：沿颈外静脉排列，引流颈外侧浅层结构的淋巴，并收纳枕淋巴结、耳后淋巴结和腮腺淋巴结的输出淋巴管，其输出淋巴管注入颈外侧深淋巴结。

（2）颈外侧深淋巴结（deep lateral cervical lymph node）：主要沿颈内静脉排列，部分淋巴结沿副神经和颈横血管排列。以肩胛舌骨肌为界，分为颈外侧上深淋巴结和颈外侧下深淋巴结两群。

1）颈外侧上深淋巴结（superior deep lateral cervical lymph node）：主要沿颈内静脉上段排列。位于面静脉、二腹肌后腹和颈内静脉之间的淋巴结称颈内静脉二腹肌淋巴结，引流鼻咽部、腭扁桃体和舌根的淋巴。鼻咽癌和舌根癌常首先转移至该淋巴结。位于肩胛舌骨肌中间腱与颈内静脉交叉处的淋巴结称颈内静脉肩胛舌骨肌淋巴结，引流舌尖的淋巴。舌尖癌常首先转移至该淋巴结。沿副神经排列的淋巴结称副神经淋巴结。颈外侧上深淋巴结引流鼻、舌、咽、喉、甲状腺、气管、食管、枕部、项部和肩部等处的淋巴，并收纳枕、耳后、腮腺、下颌下、颏下和颈外侧浅淋巴结等的输出淋巴管，其输出淋巴管注入颈外侧下深淋巴结或颈干。

2）颈外侧下深淋巴结（inferior deep lateral cervical lymph node）：主要沿颈内静脉下段排列。沿颈横血管分布的淋巴结称锁骨上淋巴结（supraclavicular lymph node），其中位于前斜角肌前方的淋巴结称斜角肌淋巴结。左侧斜角肌淋巴结又称菲尔绍（Virchow）淋巴结。患食管腹段癌和胃癌时，癌细胞栓子经胸导管转移至该淋巴结，常可在胸锁乳突肌后缘与锁骨上缘形成的夹角处触摸到肿大的淋巴结。颈外侧下深淋巴结引流颈根部、胸壁上部和乳房上部的淋巴，并收纳颈前淋巴结、颈外侧浅淋巴结和颈外侧上深淋巴结的输出淋巴管，其输出淋巴管合成颈干，左侧注入胸导管，右侧注入右淋巴导管。

咽后淋巴结（retropharyngeal lymph node）：位于咽后壁和椎前筋膜之间，引流鼻腔后部、鼻旁窦、鼻咽部和喉咽部的淋巴，输出淋巴管注入颈外侧上深淋巴结。

二、上肢的淋巴结和淋巴引流

上肢的浅、深淋巴管分别与浅静脉和深血管伴行，直接或间接注入腋淋巴结。浅淋巴管引流皮肤及浅筋膜的淋巴，深淋巴管引流肌肉、肌腱、骨、关节等处的淋巴，上肢的淋巴结主要集中在腋部和肘部。

案例 11-2

患者，男，25 岁，因手背外伤感染后，发现前臂桡侧皮下有红色线状条纹从手背向近侧蔓延而入院就诊。经检查诊断为前臂桡侧浅淋巴管感染。患者经抗感染治疗，20 天后痊愈出院。

问题：试述本案例涉及的淋巴回流途径。

（一）肘淋巴结

肘淋巴结（cubital lymph node）分浅、深两群，分别位于肱骨内上髁上方和肘窝深血管周围。浅群又称滑车上淋巴结。肘淋巴结通过浅、深淋巴管引流手尺侧半和前臂尺侧半的淋巴，其输出淋巴管沿肱血管注入腋淋巴结。

（二）锁骨下淋巴结

锁骨下淋巴结（infraclavicular node）又称三角胸肌淋巴结，位于锁骨下、三角肌与胸大肌间沟内，沿头静脉排列，收纳沿头静脉上行的浅淋巴管，其输出淋巴管注入腋淋巴结，少数注入锁骨上淋巴结。

（三）腋淋巴结

腋淋巴结（axillary lymph node）（图 11-6）位于腋腔疏松结缔组织内，大部分沿血管排列，有 15 ～ 20 个，按位置分为 5 群，收纳上肢、乳房、胸壁和腹壁上部等处的淋巴管。

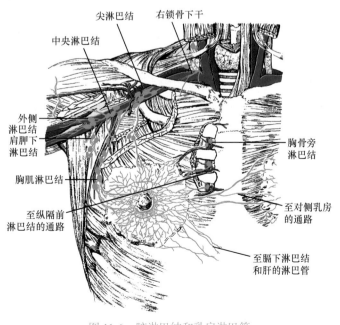

图 11-6　腋淋巴结和乳房淋巴管

　　1. 胸肌淋巴结(pectoral lymph node)　位于胸小肌下缘处,沿胸外侧血管排列,引流腹前外侧壁、胸外侧壁以及乳房外侧部和中央部的淋巴,其输出淋巴管注入中央淋巴结和尖淋巴结。

　　2. 外侧淋巴结(lateral lymph node)　沿腋静脉远侧端周围排列,收纳除注入锁骨下淋巴结以外的上肢浅、深淋巴管,其输出淋巴管注入中央淋巴结、尖淋巴结和锁骨上淋巴结。

　　3. 肩胛下淋巴结(subscapular lymph node)　位于腋腔后壁,沿肩胛下血管排列,引流颈后部和背部的淋巴,其输出淋巴管注入中央淋巴结和尖淋巴结。

　　4. 中央淋巴结(central lymph node)　位于腋腔中央的疏松结缔组织中,收纳上述3群淋巴结的输出淋巴管,其输出淋巴管注入尖淋巴结。

　　5. 尖淋巴结(apical lymph node)　位于腋腔尖部,沿腋静脉近侧端排列,引流乳腺上部的淋巴,并收纳上述4群淋巴结和锁骨下淋巴结的输出淋巴管,其输出淋巴管合成锁骨下干,左侧注入胸导管,右侧注入右淋巴导管。少数输出淋巴管注入锁骨上淋巴结。

三、胸部的淋巴结和淋巴引流

　　胸部淋巴结位于胸壁内和胸腔器官周围。

(一)胸壁淋巴结

　　胸后壁和胸前壁大部分浅淋巴管注入腋淋巴结,胸前壁上部的浅淋巴管注入颈外侧下深淋巴结,胸壁深淋巴管注入胸壁淋巴结。

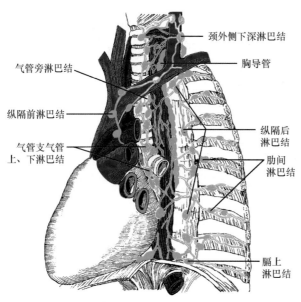

　　1. 胸骨旁淋巴结(parasternal lymph node)沿胸廓内血管排列,引流胸腹前壁和乳房内侧部的淋巴,并收纳膈上淋巴结的输出淋巴管,其输出淋巴管参与合成支气管纵隔干或直接注入胸导管(左侧)和右淋巴导管(右侧)。

　　2. 肋间淋巴结(intercostal lymph node)多位于肋头附近,沿肋间后血管排列,引流胸后壁的淋巴,其输出淋巴管注入胸导管。

　　3. 膈上淋巴结(superior phrenic lymph node)位于膈的胸腔面,分前、中、后3群,引流膈、壁胸膜、心包和肝上面的淋巴,其输出淋巴管注入胸骨旁淋巴结与纵隔前、后淋巴结。

(二)胸腔器官淋巴结

　　胸腔器官淋巴结(图11-7)分为3群:纵隔前淋巴结、纵隔后淋巴结以及气管、支气管和肺的淋巴结。

图 11-7　胸腔器官淋巴结

图中标注:颈外侧下深淋巴结、胸导管、气管旁淋巴结、纵隔前淋巴结、气管支气管上、下淋巴结、纵隔后淋巴结、肋间淋巴结、膈上淋巴结

笔记栏

1. **纵隔前淋巴结**（anterior mediastinal lymph node） 位于上纵隔前部和前纵隔内，在心脏大血管和心包的前面，引流胸腺、心、心包、纵隔胸膜的淋巴，并收纳膈上淋巴结中群（外侧群）的输出淋巴管，其输出淋巴管参与合成支气管纵隔干。

2. **纵隔后淋巴结**（posterior mediastinal lymph node） 位于上纵隔后部和后纵隔内，沿胸主动脉和食管排列，引流心包、食管和膈的淋巴，并收纳膈上淋巴结中、后群的输出淋巴管。其输出淋巴管多注入胸导管。

3. **气管、支气管和肺的淋巴结**（图11-8） 这些淋巴结引流肺、胸膜脏层、支气管、气管和食管的淋巴，并收纳纵隔后淋巴结的输出淋巴管。在成年人，由于大量灰尘颗粒沉积在淋巴结内，淋巴结呈黑色。

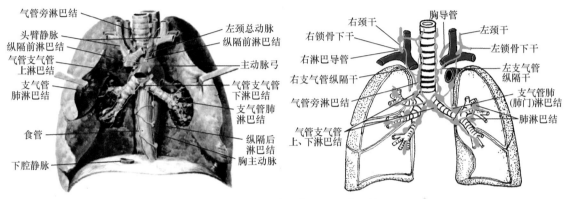

图11-8 气管、支气管和肺的淋巴结

（1）气管旁淋巴结（paratracheal lymph node）：沿气管两侧排列。气管旁淋巴结、纵隔前淋巴结和胸骨旁淋巴结的输出淋巴管汇合成支气管纵隔干。左、右支气管纵隔干分别注入胸导管和右淋巴导管。

（2）气管支气管淋巴结（tracheobronchial lymph node）：分为上、下两群，分别位于气管权的上、下方，输出淋巴管注入气管旁淋巴结。

（3）支气管肺淋巴结（bronchopulmonary lymph node）：位于肺门处，又称肺门淋巴结，其输出管注入气管支气管淋巴结。

（4）肺淋巴结（pulmonary lymph node）：位于肺叶支气管和肺段支气管分支的夹角处，其输出淋巴管注入支气管肺淋巴结。

四、下肢的淋巴结和淋巴引流

案例11-3

　　患者，男，25岁，因阴囊水肿、皮肤粗糙而入院就诊。患者3个月前曾到马来西亚旅游，当地有丝虫病流行史。经检查发现患者睾丸鞘膜积液，用注射器抽取积液，在解剖镜下查出丝虫成虫，诊断为丝虫感染，阻塞精索、睾丸的淋巴管。患者经枸橼酸乙胺嗪抗感染治疗20天后痊愈出院。

问题： 试述下肢的淋巴回流途径。

　　下肢浅、深淋巴管分别与浅静脉和深血管伴行，直接或间接注入腹股沟淋巴结（图11-10）。此外，臀部的深淋巴管沿深血管注入髂内淋巴结。下肢的浅、深淋巴管之间有相互吻合的交通支，下肢主要的淋巴结有：

（一）腘淋巴结

腘淋巴结（popliteal lymph node）（图11-9）分浅、深两群，分别沿小隐静脉末端和腘血管排列，引流足外侧缘和小腿后外侧部的浅淋巴管以及足和小腿的深淋巴管，其输出淋巴管沿股血管上行，注入腹股沟深淋巴结。

（二）腹股沟淋巴结

腹股沟淋巴结（inguinal lymph node）位于腹股沟韧带的下方，股三角内（图11-10）。分为浅、

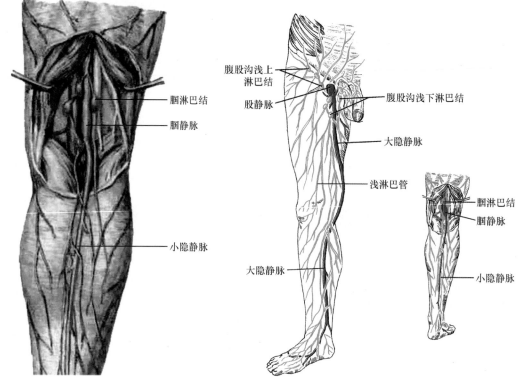

图 11-9 腘淋巴结　　　　　　　　　　图 11-10 腹股沟淋巴结

深两群，浅群称为腹股沟浅淋巴结，深群称为腹股沟深淋巴结。

1. 腹股沟浅淋巴结（superficial inguinal lymph node） 位于腹股沟韧带下方，分上、下两群。上群与腹股沟韧带平行排列，有 2 ~ 6 个淋巴结，引流腹前外侧壁下部、臀部、会阴和子宫底的淋巴。下群沿大隐静脉末端纵行排列，有 2 ~ 7 个淋巴结，收纳除足外侧缘和小腿后外侧部之外的下肢浅淋巴管。腹股沟浅淋巴结的输出淋巴管注入腹股沟深淋巴结或髂外淋巴结。

2. 腹股沟深淋巴结（deep inguinal lymph node） 位于股静脉周围与股管内，有 2 ~ 5 个，引流大腿深部结构和会阴的淋巴，并收纳腘淋巴结深群和腹股沟浅淋巴结的输出淋巴管，其输出淋巴管注入髂外淋巴结。

> **案例 11-3 提示**
>
> 　　下肢浅、深淋巴管分别与浅静脉和深血管伴行，直接或间接注入腹股沟淋巴结。此外，臀部的深淋巴管沿深血管注入髂内淋巴结。

五、盆部的淋巴结和淋巴引流

盆部淋巴结沿盆腔血管排列（图 11-11）。

（一）髂内淋巴结

髂内淋巴结（internal iliac lymph node）沿髂内动脉及其分支和髂内静脉及其属支排列，有 4 ~ 10 个，引流大部分盆壁、盆腔脏器、会阴深部、臀部和大腿后部深层结构的淋巴，其输出淋巴管注入髂总淋巴结。

（二）骶淋巴结

骶淋巴结（sacral lymph node）沿骶正中血管和骶外侧血管排列，有 2 ~ 4 个，引流盆后壁、直肠、前列腺或子宫等处的淋巴，其输出淋巴管注入髂内淋巴结或髂总淋巴结。

（三）髂外淋巴结

髂外淋巴结（external iliac lymph node）沿髂外血管排列，有 3 ~ 10 个，引流腹前壁下部、膀胱、前列腺（男）或子宫颈和阴道上部（女）的淋巴，并收纳腹股沟浅、深淋巴结的输出淋巴管，其输出淋巴管注入髂总淋巴结。

笔记栏

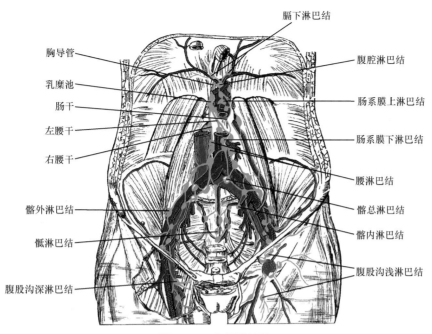

图 11-11 盆部淋巴结

（四）髂总淋巴结

髂总淋巴结（common iliac lymph node）沿左、右髂总血管排列，有 4～12 个，收纳上述 3 群淋巴结的输出淋巴管，其输出淋巴管注入腰淋巴结。

六、腹部的淋巴结和淋巴引流

腹部淋巴结位于腹后壁和腹腔脏器周围，沿腹腔血管排列。

（一）腹壁淋巴结

脐平面以上腹前外侧壁的浅、深淋巴管分别注入腋淋巴结和胸骨旁淋巴结，脐平面以下腹壁的浅淋巴管注入腹股沟浅淋巴结，深淋巴管注入腹股沟深淋巴结、髂外淋巴结和腰淋巴结。

腰淋巴结（lumbar lymph node）（图 11-11）位于腹后壁，沿腹主动脉和下腔静脉分布，引流腹后壁深层结构和腹腔成对器官的淋巴，并收纳髂总淋巴结的输出淋巴管，其输出淋巴管汇合成左、右腰干。

（二）腹腔器官的淋巴结

腹腔成对器官的淋巴管注入腰淋巴结，不成对器官的淋巴管注入沿腹腔干、肠系膜上动脉和肠系膜下动脉及其分支排列的淋巴结。

1. 沿腹腔干及其分支排列的淋巴结（图 11-12） 胃左、右淋巴结，胃网膜左、右淋巴结，幽门上、

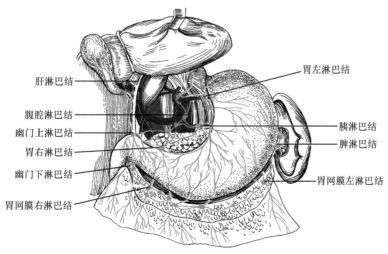

图 11-12 胃的淋巴结和淋巴管

下淋巴结，肝淋巴结，胰淋巴结和脾淋巴结引流相应动脉分布范围的淋巴，其输出淋巴管注入位于腹腔干周围的腹腔淋巴结（celiac lymph node）。

视窗 11-3   **胃癌治疗**

　　由于胃的黏膜层和黏膜下层的淋巴管是互相连通的，癌细胞能够转移到胃的各个部分，有些还可以转移到远离原发灶的部位。癌细胞也有可能经过或绕过一些局部淋巴结，出现在区域性淋巴结中。由于上述特点，胃癌的治疗通常采用全胃切除术，包括切除食管的下端和十二指肠的第一段，脾和胃脾韧带、脾肾韧带以及相关的淋巴结、胃小弯一侧的淋巴结、胃大弯一侧的淋巴结、大网膜的淋巴结等。胃癌根治术是切除整个胃及其所属淋巴结的最终处理方式。食管 - 空肠吻合术用来恢复消化道的连续性。

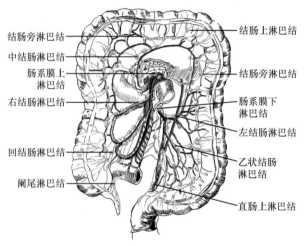

图 11-13　结肠的淋巴结和淋巴管

2. 沿肠系膜上动脉及其分支排列的淋巴结（图 11-13）　肠系膜淋巴结沿空、回肠动脉排列，回结肠淋巴结、右结肠淋巴结和中结肠淋巴结沿同名动脉排列，这些淋巴结引流相应动脉分布范围的淋巴，其输出淋巴管注入位于肠系膜上动脉根部周围的肠系膜上淋巴结（superior mesenteric lymph node）。

3. 沿肠系膜下动脉分布的淋巴结　左结肠淋巴结、乙状结肠淋巴结和直肠上淋巴结引流相应动脉分布范围的淋巴，其输出淋巴管注入肠系膜下动脉根部周围的肠系膜下淋巴结（inferior mesenteric lymph node）。

　　腹腔淋巴结、肠系膜上淋巴结和肠系膜下淋巴结的输出淋巴管汇合成肠干。

第三节　淋巴导管

淋巴导管包括胸导管和右淋巴导管。

一、胸　导　管

　　胸导管（thoracic duct）（图 11-14）是全身最大的淋巴管，在第 12 胸椎下缘水平起自乳糜池（cisterna chyli），经主动脉裂孔进入胸腔。沿脊柱右前方和胸主动脉与奇静脉之间上行，至第 5 胸椎高度经食管与脊柱之间向左侧斜行，然后沿脊柱左前方上行，经胸廓上口至颈部。在左颈总动脉和左颈内静脉的后方转向前内下方，注入左静脉角。胸导管末端有一对瓣膜，阻止静脉血逆流入胸导管。在标本上，胸导管末段常含有血液，外观似静脉。乳糜池位于第 1 腰椎前方，呈囊状膨大，接受左、右腰干和肠干。胸导管在注入左静脉角处接受左颈干、左锁骨下干和左支气管纵隔干。胸导管引流下肢、盆部、腹部、左上肢、左胸部和左头颈部的淋巴，即全身 3/4 部位的淋巴。胸导管与肋间淋巴结、纵隔后淋巴结、气管支气管淋巴结和左锁骨上淋巴结之间存在广泛的淋巴侧支通路。胸导管内的肿瘤细胞可转移至这

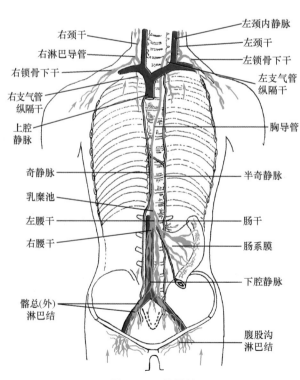

图 11-14　胸导管

些淋巴结。胸导管常发出较细的侧支注入奇静脉和肋间后静脉等，故手术损伤后结扎胸导管末段时，一般不会引起严重的淋巴水肿。

二、右淋巴导管

右淋巴导管（right lymphatic duct）（图11-15）位于右颈根部，为一短干，长1.0～1.5cm，管径约2.0mm，由右颈干、右锁骨下干和右支气管纵隔干汇合而成，注入右静脉角。右淋巴导管引流右上肢、右胸部和右头颈部的淋巴，即全身1/4部位的淋巴。右淋巴导管与胸导管之间存在着交通。

第四节 部分器官的淋巴引流

一、食管的淋巴引流

食管的淋巴引流可分为颈部、胸部和腹部三部分。食管颈部的淋巴注入气管旁淋巴结和颈外侧下深淋巴结。食管胸部的淋巴除注入纵隔后淋巴结外，胸上部的淋巴注入气管旁淋巴结和气管支气管淋巴结，胸下部的淋巴注入胃左淋巴结。食管腹部的淋巴管注入胃左淋巴结，食管的部分淋巴管注入胸导管。

案例11-4

患者，女，55岁。因进行性吞咽困难4个月，近来出现呼吸困难而急诊入院。患者自诉4个月前在吞咽食物时偶感胸骨后停滞或异样感，但不影响进食，有时呈间歇性。此后出现进行性吞咽困难，初时对固体食物，而后对半流质、流质饮食也有困难。吞咽时胸骨后有灼痛、钝痛，近来出现持续性胸背痛。自1个月前开始出现剧烈的阵发性咳嗽，伴血痰。体格检查：患者极度消瘦，虚弱，口唇发绀，呼吸困难，左锁骨上淋巴结肿大，质硬，不活动。胸部X线检查显示纵隔增宽，食管钡餐显示食管与左主支气管相交处平面压迹明显，食管镜活检病理报告为食管鳞状上皮癌。

临床诊断：食管癌（晚期）。

问题：

1. 手术切除部分食管胸部易损伤哪些器官？

2. 食管癌可经哪些淋巴途径转移？

3. 食管癌易侵犯哪些器官？

案例11-4提示

1. 食管胸部与许多器官相毗邻，手术时应小心分离，以免损伤。第4胸椎以上，食管前方有气管、气管杈、主动脉弓、左锁骨下动脉和左喉返神经等；第4胸椎以下，食管前面依次与左主支气管、左心房的后面、左迷走神经和气管杈淋巴结等相邻。由于左主支气管在平第4、5胸椎间跨越食管前方向左，食管在此处形成第二个狭窄，是异物嵌顿、穿孔以及食管癌的好发部位。食管后方，食管与脊柱之间的间隙称食管后间隙。在第5胸椎以下，食管后间隙内有奇静脉、半奇静脉、副半奇静脉、胸导管、胸主动脉和右肋间后动脉。食管左侧，在第4胸椎以上，食管与左锁骨下动脉、胸导管上份、主动脉弓和左纵隔胸膜相邻，第5～7胸椎处，食管与胸主动脉相邻。

2. 食管癌好发于食管胸部，食管胸部的毛细淋巴管互相吻合形成黏膜下淋巴管丛，由丛发出集合淋巴管注入邻近的淋巴结。食管癌转移的主要途径有：①胸上段的淋巴汇入气管支气管淋巴结和气管旁淋巴结；②胸下段的淋巴管注入纵隔后淋巴结和胃左淋巴结；③食管胸部尚有少部分集合淋巴管直接注入胸导管。

3. 食管癌在中段的发生率最高，该部位的癌组织极易侵入附近的重要器官，如主动脉弓、气管及气管杈等。

二、肺的淋巴引流

肺有浅、深两组淋巴管，肺浅淋巴管位于胸膜脏层深面，肺深淋巴管位于肺小叶间结缔组织内、肺血管和支气管的周围，注入肺淋巴结和支气管肺淋巴结。浅、深淋巴管之间存在交通。通过淋巴管，肺的淋巴依次由肺淋巴结、支气管肺淋巴结、气管支气管淋巴结和气管旁淋巴结引流。

三、乳房的淋巴引流

乳房的淋巴主要注入腋淋巴结,引流方向主要有:①乳房外侧部和中央部的淋巴管注入胸肌淋巴结;②上部的淋巴管注入尖淋巴结和锁骨上淋巴结;③内侧部的淋巴管注入胸骨旁淋巴结。乳房内侧部的浅淋巴管与对侧乳房淋巴管交通,内下部的淋巴管通过腹壁和膈下的淋巴管与肝的淋巴管交通。

> **案例 11-5**
> 　　患者,女,40岁,因发现乳房内肿块入院就诊。经病理检查诊断乳腺癌。患者经根治术治疗,即切除患侧乳腺、胸大肌、胸小肌,清扫患侧腋窝淋巴结、锁骨上淋巴结、胸骨旁淋巴结、膈上淋巴结、膈下淋巴结和对侧胸骨旁淋巴结。20天后症状痊愈出院。
> 问题:试述乳腺的淋巴回流途径。

> **案例 11-5 提示**
> 　　乳腺的淋巴回流途径详见本节。

四、胃的淋巴引流

胃的淋巴引流方向有4个:①胃底右侧部、贲门部和胃体小弯侧的淋巴注入胃左淋巴结;②幽门部小弯侧的淋巴注入幽门上淋巴结;③胃底左侧部、胃体大弯侧左侧部的淋巴注入胃网膜左淋巴结、胰淋巴结和脾淋巴结;④胃体大弯侧右侧部和幽门部大弯侧淋巴注入胃网膜右淋巴结和幽门下淋巴结。上述各淋巴管之间存在丰富的交通,以上淋巴结的输出管均注入腹腔淋巴结。

五、肝的淋巴引流

肝有浅、深两组淋巴管。肝膈面的浅淋巴管多经镰状韧带和冠状韧带注入膈上淋巴结和肝淋巴结,部分淋巴管注入腹腔淋巴结和胃左淋巴结。冠状韧带内的部分淋巴管注入胸导管。肝脏面浅淋巴管注入肝淋巴结。深淋巴管位于门管区和肝静脉及其属支的周围,沿静脉出肝,注入肝淋巴结、腹腔淋巴结和膈上淋巴结。肝浅、深淋巴管之间存在丰富的交通。

六、直肠的淋巴引流

直肠的淋巴引流以齿状线为界分为两部分。齿状线以上的淋巴管走行有4个方向:①沿直肠上血管上行,注入直肠上淋巴结;②沿直肠下血管向两侧走行,注入髂内淋巴结;③沿肛血管和阴部内血管进入盆腔,注入髂内淋巴结;④少数淋巴管沿骶外侧血管走行,注入骶淋巴结。齿状线以下的淋巴管注入腹股沟浅淋巴结。

七、子宫的淋巴引流

子宫的淋巴引流沿血管和韧带广泛分布。子宫底和子宫体上部的淋巴管:沿卵巢血管上行,注入腰淋巴结;沿子宫圆韧带穿腹股沟管,注入腹股沟浅淋巴结。子宫体下部和子宫颈的淋巴管,沿子宫血管行向两侧,注入髂内、外淋巴结;经子宫主韧带注入沿闭孔血管排列的闭孔淋巴结;沿子宫骶韧带向后注入骶淋巴结。

第五节　脾

> **案例 11-6**
> 　　患者,男,20岁,在斗殴时被弹簧刀刺中左季肋区后部,血压下降,昏迷,被送入医院急诊。检查发现在左侧第10肋角外侧下缘处有一伤口。B超显示脾破裂,腹腔内大出血。患者经急诊手术施行脾缝合术,10天后痊愈出院。
> 问题:
> 　　1.弹簧刀从左季肋区后部刺中脾,从外向内依次经过哪些结构?
> 　　2.描述脾的位置与形态。

脾（spleen）（图11-15）是人体最大的重要淋巴器官，具有造血、储血、滤血、清除衰老红细胞和进行免疫反应等功能。

脾位于左季肋部，胃底与膈之间，第9～11肋的深面，长轴与第10肋一致。正常时在左肋弓下触不到脾。脾的位置可随呼吸和因体位不同而变化，站立比平卧时低2.5cm。脾为腹膜内位器官，各面均被脏腹膜覆盖，并借腹膜构成的胃脾韧带、脾肾韧带、膈脾韧带和脾结肠韧带支持固定。脾可分为膈、脏两面，前、后两端和上、下两缘。膈面光滑隆凸，对向膈。脏面凹陷，中央处有脾门（hilum of spleen），是血管、神经和淋巴管出入之处。在脏面，脾与胃底、左肾、左肾上腺、胰尾和结肠左曲相毗邻。前端较宽，朝向前外方。后端钝圆，朝向后内方，距离正中线4～5cm。上缘较锐，朝向前上方，前部有2～3个脾切迹（splenic notch）。下缘较钝，朝向后下方。脾呈暗红色，质软而脆，成人脾长约12cm、宽约7cm、厚3～4cm、重量约150g。

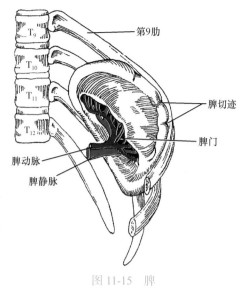

图11-15 脾

在脾的附近，特别在胃脾韧带和大网膜中存在副脾（accessory spleen），出现率为10%～40%。副脾的位置、大小和数目不定。因脾功能亢进而作脾切除术时，应同时切除副脾。

> **案例11-6 提示**
>
> 1. 弹簧刀从左季肋区后部刺中脾，从外向内依次经过：皮肤、浅筋膜、腹外斜肌、腹内斜肌、肋间外肌、肋间内肌、肋间最内肌、腹横肌、腹横筋膜、腹膜外结缔组织、壁腹膜。
>
> 2. 脾的位置详见本节。

第六节 胸 腺

胸腺（thymus）（图11-16）大部位于上纵隔的前份，其上端有时可突入颈根部，下端至心包上部。胸腺分为不对称的左、右两叶，呈长扁条状，质地柔软，两叶借结缔组织相连。小儿胸腺，相对较大，重10～15g，青春期胸腺组织逐渐退化，成为胸腺残余，被脂肪组织替代。胸腺是中枢淋巴器官，培育、选择和向周围淋巴器官（淋巴结、脾和扁桃体）和淋巴组织（淋巴小结）输送T淋巴细胞。胸腺还有内分泌功能，故有人将其归入内分泌系统。

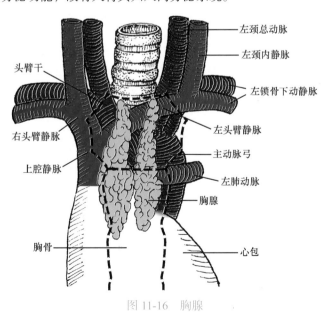

图11-16 胸腺

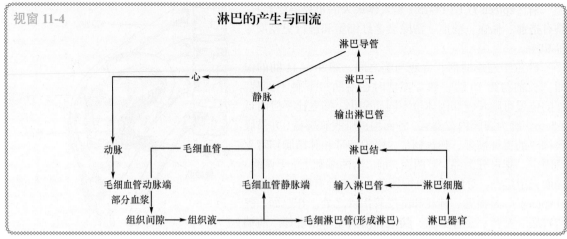

视窗 11-4　　淋巴的产生与回流

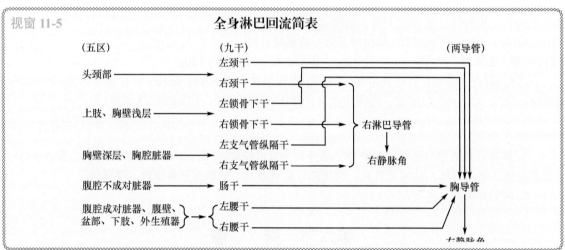

视窗 11-5　　全身淋巴回流简表

（金昌洙　于振海）

第四篇 感 觉 器

第 12 章 感觉器总论

感觉器（sensory organs）是机体感受刺激的装置，由感受器及其副器（辅助装置）共同组成。

感受器（receptor）是感觉神经末梢的特殊结构，广泛分布于人体全身各部，它能接受机体内、外环境各种特定的刺激，并通过感受器的换能作用，把刺激转化为神经冲动，经感觉神经和中枢神经系统的传导通路传达到大脑皮质的感觉中枢，从而产生各种感觉。

感受器的分类方法很多，根据其功能可分为一般感受器和特殊感受器，前者分布于全身各部，如触觉、压觉、痛觉、温度觉等的感受器；后者只分布于头部，如嗅觉、味觉、视觉、听觉和平衡觉等感受器。

根据感受器所在部位和接受刺激的来源可分为以下三类：

1. 外感受器 分布在皮肤、鼻腔和口腔黏膜、眼和耳等处，接受来自外界环境的刺激，如触、压、温度、光、声等理化刺激。

2. 内感受器 分布在内脏和心血管壁等处，接受来自于内环境的物理和化学刺激，如压力、温度、渗透压、离子及化合物浓度等。

3. 本体感受器 分布于肌、肌腱、关节、韧带和内耳位置感觉器等处，接受躯体运动、肌张力和头部位置改变和平衡等的刺激。

感受器的构造繁简不一，有的感受器结构很简单，如皮肤内感受痛觉的仅为游离神经末梢；有的则较复杂，在感觉神经末梢外，包有数层结缔组织，形成有被囊的神经末梢结构，如感受触、压等刺激的触觉小体、环层小体等。

感觉器的结构则更为复杂，除感觉神经末梢外还具有各种对感受器起保护作用，并使感受器的功能充分发挥的辅助装置，如视觉器官（视器），除了有光感受器之外，还包括屈光系统和保护、运动装置等。

感觉器包括视器、前庭蜗器、嗅器、味器等。本篇只叙述视器（眼）和前庭蜗器（耳）。

（刘学政）

第 13 章　视　　器

视器（visual organ）又称眼，大部分位于眶内，由眼球和眼副器两部分组成。眼球的主要功能是接受光刺激，并将光刺激转变为神经冲动，经视觉传导通路传导至大脑视觉中枢产生视觉。眼副器即眼的辅助装置，位于眼球周围，包括眼睑、结膜、泪器、眼球外肌、眶筋膜和眶脂体等，对眼球有支持、保护和运动等作用。

第一节　眼　　球

案例 13-1

　　患者，男，7岁，在燃放烟花爆竹时不慎将左眼损伤，眶周皮肤出血、淤血，从瞳孔流出胶样物质，立即送往医院急诊检查，左眼已无光感；裂隙灯检查视网膜有出血点，需行左眼眼球摘除。诊断为左眼穿孔伤。

问题：

　　1. 眼球穿孔伤可能损伤哪些结构？

　　2. 眼球的内容物有哪些？

　　3. 眼球摘除时需要结扎的动脉有哪些？

　　眼球（eyeball）是视器的主要部分，位于眶内，借筋膜与眶壁相连。眼球前面有眼睑保护，后面由视神经连于脑，周围附有泪腺、眼球外肌等，并有眶脂体垫衬。眼球大致呈球形，前面的正中点称前极，后面的正中点称后极。在两极之间连线的中点，沿眼球表面所作的环行线称赤道（又称中纬线）。通过前、后极之间的连线称眼轴。从瞳孔中央至视网膜黄斑中央凹的连线称视轴。眼轴与视轴成锐角相交（图 13-1）。

　　眼球由眼球壁和眼球内容物两部分组成（图 13-2）。

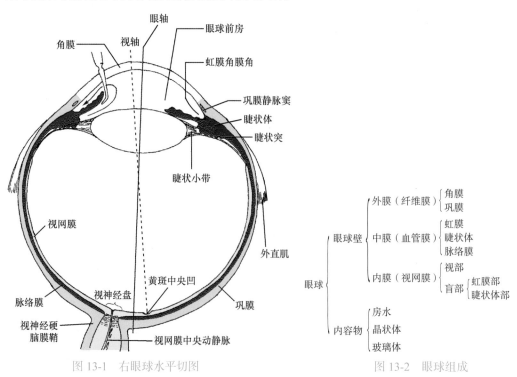

图 13-1　右眼球水平切图　　　　　　　　图 13-2　眼球组成

一、眼 球 壁

眼球壁由外向内可分为外膜、中膜和内膜三层。

（一）外膜（纤维膜）

外膜（纤维膜）由纤维结缔组织构成，致密强韧，具有保护内容物的作用。可分为角膜和巩膜两部分（图13-1，图13-3，图13-4）。

1.角膜（cornea） 占外膜前1/6，位于眼球正前方，无色透明，有弹性，曲度较大，具有屈光作用。角膜内无血管，但有丰富的感觉神经末梢，对外来异物十分敏感。角膜的营养物质主要来源于房水和角膜周围的毛细血管等。角膜受到刺激后，可立刻发生闭眼反应，称为角膜反射。

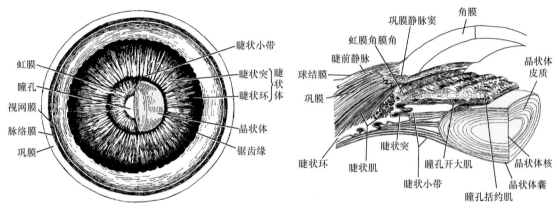

图13-3 眼球前半部内面观　　　　　图13-4 巩膜、角膜及其周围结构

2.巩膜（sclera） 占外膜后5/6，厚而坚韧，不透明，呈乳白色，其内表面有棕色色素。巩膜前缘与角膜相连接，后方与视神经鞘相延续并有多个小孔供神经、血管出入。通常将巩膜与角膜的过渡区称为角膜缘，该区富有血管和淋巴管。在角膜缘的巩膜实质内，有一呈环形的巩膜静脉窦（scleral venous sinus），也称Schlemm管，为房水流出的通道。

视窗 13-1　　　　　　　　　　　**角膜移植**

第一例成功的角膜移植是在拿破仑战争之后有人为一只宠物瞪羚移植了角膜。消息传播开来，其他人试图用玻璃片或者用取自动物的角膜来代替损坏的角膜，但都没有成功。后来，一位德国外科医生在1906年纤设法将一个人的角膜移植到另一个人的眼睛上，其他外科医生也试图模仿，但大都失败了。第二次世界大战之后，细针和细丝线的出现使外科医生能够更精确地缝合移植的角膜。今天，激光使这种手术更加容易。事实上，角膜移植是当前最常做的一种移植术。角膜移植会如此成功的原因之一是角膜没有血管，因此移植的角膜不会被机体的免疫系统所排斥。

角膜移植适合于各种原因造成的角膜混浊或水肿而严重影响视力的病变。如反复发作的病毒性角膜炎引起的角膜混浊，在彻底治愈之后并在半年内未再发作的患者，可考虑移植角膜；被酸、碱化学物烧伤的角膜混浊患者，在受伤治愈一年以后，可做角膜移植；角膜溃疡范围较大、侵犯较深，久治不愈，药物治疗失败有穿孔危险或向中央侵犯的蚕蚀性角膜溃疡者当立即进行角膜移植；先天性角膜变性、圆锥角膜、角膜基质变性、角膜内皮细胞功能失代偿等患者，也应当立即进行角膜移植手术；角膜肿瘤、角膜瘘、角膜葡萄肿患者可考虑角膜移植；已失明的角膜白斑患者，为改善外观，也可以考虑做角膜移植手术。

角膜移植手术包括穿透性角膜移植和板层角膜移植手术。穿透性角膜移植是以全层透明角膜代替全层混浊角膜的方法，用一定直径的环钻钻去有病变全层角膜，然后用同样口径或略大一些的环钻，钻取供体角膜片，用10-0尼龙线严密地缝于受主角膜上。适应证按其手术目的可分为光学性、治疗性、成形性、美容性等方面。光学性角膜移植：是指为达到光学目的（角膜透明）所施行的角膜移植术，常见的适应证为圆锥角膜、各种原因所致的角膜瘢痕、各种角膜营养不良、各种原因所致的角膜内皮细胞功能衰竭。治疗性角膜移植：用以治疗角膜疾病、控制感染、缩短疗程、挽救眼球，主要适应证为化脓性角膜溃疡、眼化学伤、蚕蚀性角膜溃疡、角膜边缘变性等。

成形性角膜移植：以恢复角膜的组织结构为目的的角膜移植，如角膜变薄、穿孔的角膜病变。美容性角膜移植：主要用以改善角膜外观。适合于已失明的角膜白斑患者。板层角膜移植是一种部分厚度的角膜移植，只切除有病变的角膜浅层组织，深层比较完好的受主角膜仍然保留作为移植床，然后取同样大小和厚度的供体角膜前层角膜片，缝于受体角膜的创面上。板层角膜移植不穿透前房，属于眼外手术，一般不扰动眼内组织，并发症较少。故凡角膜病变未侵犯角膜深层，而内皮生理功能健康或可复原者，均可行板层角膜移植术。临床常用于中浅层角膜斑翳或角膜营养不良性混浊，进行性角膜炎或溃疡、角膜瘘、角膜肿瘤。

角膜移植手术仅仅是角膜移植的一部分，术后的处理和自我保健对角膜移植成功也起到很重要作用。因角膜移植术的免疫排斥反应问题是导致术后失败的主要原因，故患者出院后还需继续用药治疗。一般术后局部滴用皮质类固醇眼药水或环孢素等，需3个月；全身应用糖皮质激素等免疫抑制药物需1个月，部分受体角膜条件差的患者用药时间更长。由于这些药物的副作用较多，用药时间、方法和剂量要严格按医嘱执行，不能随意加减，更不能随意停药，以防激素反跳等不良反应。患者要按时复诊，尤其是出院早期应每周1次；若病情无特殊，1个月后可每月1次，待角膜缝线拆除后，每3个月复查1次，如有特殊情况需随时复诊。穿透性角膜移植的缝线一般于术后6～12个月、板层角膜移植一般于术后3～6个月拆除，但具体时间复查时由医生确定。

（二）中膜（血管膜）

中膜（血管膜）位于外膜的内面，含有丰富的血管和色素细胞，呈棕黑色，故又称色素膜或血管膜。中膜由前向后分为虹膜、睫状体和脉络膜三部分（图13-3，图13-4）。

1. 虹膜（iris） 位于中膜的最前部，呈冠状位的圆盘状薄膜，中央有圆形的瞳孔（pupil）。瞳孔周围有两种平滑肌，一种呈环形环绕在瞳孔周围，称瞳孔括约肌（sphincter pupillae），受副交感神经支配，可缩小瞳孔；另一种由瞳孔向周围呈放射状排列，称瞳孔开大肌（dilator pupillae），受交感神经支配，可扩大瞳孔。在弱光下或看远处时，瞳孔开大，在强光下或看近处时则瞳孔缩小，以调节进入眼球内的光量。因此这两种肌肉的功能是调节射入眼球内的光量。正常人瞳孔的直径变动于0.15～0.8cm。虹膜的颜色因人种不同有棕、蓝、灰色等数种，其色泽的深浅个体间也有差异，通常取决于所含色素细胞的数量。虹膜将角膜与晶状体之间的腔隙分成较大的眼前房（anterior chamber）和较小的眼后房（posterior chamber），二者借瞳孔相通。在前房内，虹膜与角膜交界处构成虹膜角膜角（iridocorneal angle），又称前房角。在前房角的前外侧壁有小梁网连于巩膜与虹膜之间，是房水循环的必经之处。

2. 睫状体（ciliary body） 前与虹膜相接，后与脉络膜相延续，是中膜中部环形增厚的部分。在眼球的矢状面上，睫状体呈三角形（图13-3），其后部较平坦称睫状环（ciliary ring），前部有60～80条呈放射状排列的突起，称睫状突（ciliary processes），睫状突发出的睫状小带（ciliary zonule）与晶状体相连。睫状体内的平滑肌称睫状肌，由副交感神经支配，该肌收缩或舒张，可使睫状小带松弛或紧张，从而调节晶状体的曲度。睫状体上皮还有产生房水的作用。

3. 脉络膜（choroid） 占中膜的后2/3，为一层含丰富血管和色素且有一定弹性的薄膜，后部有视神经穿通。外面与巩膜疏松结合，其间有称为脉络膜间隙的淋巴间隙，该间隙向后经视神经周围的鞘间隙与蛛网膜下腔相通。内面紧贴视网膜视部的色素层。脉络膜具有营养视网膜外层的作用，且能吸收眼球内的分散光线以免扰乱视觉。

（三）内膜（视网膜）

内膜即视网膜（retina），位于中膜的内面（图13-5，图13-6）。视网膜由前向后可分为虹膜部、睫状体部和视部。虹膜部和睫状体部分别贴附于虹膜和睫状体的内面，其内层无感光细胞，故又称盲部。视网膜视部贴附于脉络膜内面，在活体平滑而透明，呈淡紫红色，是视网膜的感光部分。视网膜视部在结构上可分两层，外层为色素层，由含大量色素的单层上皮组成；内层为神经层，含有感光细胞和多种神经细胞，感光细胞包括视锥细胞（cone cell）和视杆细胞（rod cell），其内面有双极细胞（bipolar cell），将感光细胞的神经冲动传导至最内层的节细胞（ganglion cell），节细胞的轴突向眼球后端汇集并穿过脉络膜和巩膜，构成视神经。视锥细胞主要分布于视网膜的中央部，能感受强光和辨别颜色;视杆细胞主要分布于视网膜的周边部,只感受弱光。视网膜的色素层与脉络膜紧密相连,难以分离,但色素层与神经层之间连接疏松,病理情况下可造成二者分离,即视网膜剥离症。

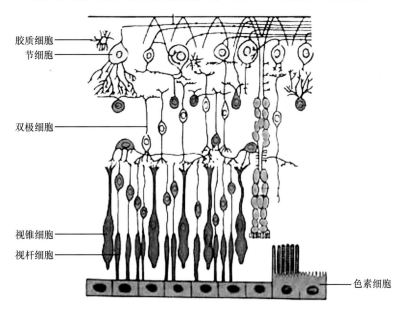

图 13-5　视网膜视部神经细胞示意图

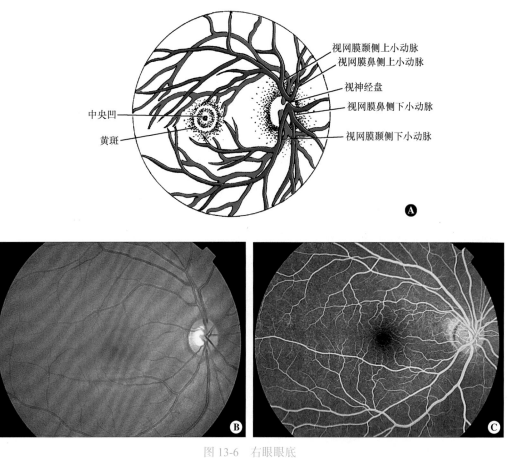

图 13-6　右眼眼底

A. 模式图;B. 检眼镜观察;C. 血管造影观察

在视网膜内面,于视神经起始处有一直径为 1.5mm 的圆盘状白斑,边缘稍隆起,称视神经盘（optic disc）（视神经乳头）。此处无感光细胞,故称生理盲点。视网膜中央动、静脉经此穿行。在视神经盘的颞侧稍下方约 3.5mm 处,有一直径为 2mm 的黄色圆形区域称黄斑（macula lutea）,其中央有一凹陷称中央凹（fovea centralis），此处感光细胞最密集，是感光最敏锐的部位，形成中心视力。这些结构在活体用检眼镜检查时可以见到。

二、眼球内容物

眼球内容物包括房水、晶状体和玻璃体，均为无色透明、无血管的结构，具有折光作用，它们与角膜合称为眼的屈光系统。光线经过折光装置时产生折射，使外界物体在视网膜上映出清晰的物像。屈光系统对维持正常视力有重要作用。

（一）房水

房水（aqueous humor）为无色透明的液体，充满于眼房内，约 0.3ml。房水由睫状体上皮分泌产生，自眼后房经瞳孔到眼前房，再经虹膜角膜角渗入巩膜静脉窦，最后回流入眼静脉，以此途径不断更新循环。房水的产生和循环呈动态平衡，使眼内正常房水量恒定。若因虹膜睫状体炎或前房角狭窄等原因，可导致房水回流受阻，引起眼内压增高，使视力减退，甚至失明，临床上称为青光眼。房水除有屈光作用外，还有维持正常眼内压，营养角膜，晶状体和玻璃体等功能。

（二）晶状体

晶状体（lens）位于虹膜后方和玻璃体前方，富有弹性，呈无色透明的双凸透镜状。无血管和神经，其营养源自周围的房水。前面较平坦，后面曲度较大。晶状体的周缘借睫状小带连于睫状突，晶状体中央部较硬，称晶状体核，周围部较软，称晶状体皮质，表面包有高弹性的被膜，称晶状体囊。

晶状体是眼球调节折光的主要部分，晶状体的屈度随所视物体的远近不同而改变。当视近物时，睫状肌收缩，睫状突向前内延伸，使睫状小带松弛，晶状体因其自身弹性变凸，折光率加强，将近物像聚焦于视网膜上。视远物时，睫状肌松弛使睫状小带紧张，晶状体变扁平，折光率降低，从而同样将远物像聚焦于视网膜上。随着年龄的增长，一般在 40 岁以后晶状体弹性减弱，睫状肌逐渐萎缩，调节功能随之减退，出现视近物时模糊不清，看远物时则清晰，称为远视或称老花眼。此外，由于外伤、代谢障碍等原因造成晶状体混浊，影响视力，称为白内障。

（三）玻璃体

玻璃体（vitreous body）为无色透明的胶状物质，填充于晶状体与视网膜之间，表面被覆有玻璃体囊，其形状与所在的腔隙一致。玻璃体除有屈光作用外，还有支撑视网膜并维持眼球形状等功能。若支撑作用减弱，则易导致视网膜剥离。玻璃体若出现混浊，则影响视力。

第二节　眼　副　器

眼副器（accessory visual apparatus）包括眼睑、结膜、泪器、眼球外肌、眶脂体和眶筋膜等结构，有保护、运动和支持眼球的作用。

一、眼　　睑

眼睑（eyelid）为一能活动的皮肤皱襞，俗称眼皮，遮盖于眼球的前方，有保护眼球、防止眼球外伤和免受强光刺激等作用。眼睑可分为上睑和下睑（图 13-7）。上、下睑之间的裂隙称睑裂，睑裂的外侧端较锐利称外眦，内侧端较钝圆称内眦。眼睑的游离缘为睑缘，有睫毛 2～3 行，上、下睫毛弯曲向前，故闭眼时不妨碍睑裂的关闭。睫毛根部的皮脂腺称睫毛腺，如发炎肿胀，称为外麦粒肿。上、下睑缘的内侧各有一乳头状隆起，称泪乳头，其中央有一针尖样小孔称为泪点（lacrimal punctum），为泪小管的起始处。眼睑自外向内由皮肤、皮下组织、肌层、睑板和睑结膜构成。眼睑皮肤较薄，皮下组织疏松，可因出血和积水而出现眼睑显著水肿。肌层主要为眼轮匝肌，收缩时可使睑裂关闭。睑板（tarsus）由致密的结缔组织构成，较坚韧，呈半月形。睑板内有许多呈

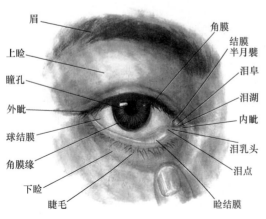

眉　角膜
上睑　结膜
　　半月襞
瞳孔　泪阜
　　泪湖
外眦　内眦
球结膜　泪乳头
角膜缘　泪点
下睑
睫毛　睑结膜

图 13-7　眼睑

麦穗状分支的睑板腺，与睑缘垂直排列，其导管开口于睑缘。睑板腺能分泌一种油状的液体，具有润滑睑缘、防止泪液外溢的作用，睑板腺阻塞时，可形成睑板腺囊肿，或称霰粒肿，当睑板腺化脓性感染时称为内麦粒肿，为眼科常见病。

二、结 膜

结膜（conjunctiva）为连接眼球和眼睑的半透明膜，表面光滑、柔软并有一定弹性，富有血管。覆盖在睑板内面和眼球巩膜前面。根据结膜所在的部位，将其分为：睑结膜（palpebral conjunctiva），衬于眼睑内面，与睑板紧密相连，成为眼睑的一部分，睑结膜光滑而透明，其深面的血管和睑板腺清晰可见；球结膜（bulbar conjunctiva），覆盖在眼球巩膜的前面，于角膜缘处移行为角膜上皮，球结膜与巩膜连接较疏松，易发生球结膜下水肿与结膜下出血；结膜上穹（superior conjunctival fornix）和结膜下穹（inferior conjunctival fornix），分别为球结膜与上、下睑结膜移行处，上穹比下穹深，闭眼时，全部结膜形成的囊状腔隙，称为结膜囊，结膜囊经睑裂与外界相通。结膜炎时，结膜可明显充血。患沙眼时，在结膜上可形成滤泡。

三、泪 器

泪器由泪腺和泪道组成（图13-8）。

（一）泪腺

泪腺（lacrimal gland）位于眼眶上壁前外侧的泪腺窝内，由大小不等的腺叶构成，并以10～20条排泄管开口于结膜上穹的外侧部。泪腺分泌的泪液借眨眼活动涂抹于眼球表面，湿润和清洁角膜，且可冲洗异物。泪液中尚含溶菌酶和免疫球蛋白等，具有灭菌作用。多余的泪液流向泪湖，经泪点引入泪小管并进入泪囊，再经鼻泪管流向鼻腔。

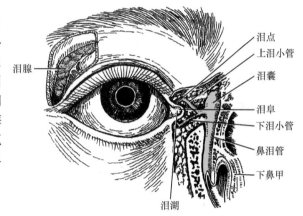

图13-8 泪器

（二）泪道

泪道包括泪点、泪小管、泪囊和鼻泪管。

1. 泪点（lacrimal punctum） 上、下泪点分别位于上、下睑缘的内侧端，是泪小管的开口，为泪道的起始部。

2. 泪小管（lacrimal ductule） 起自泪点，为连接结膜囊与泪囊的部分，分为上、下泪小管，初与睑缘呈垂直走行，继而转折为近似水平，上、下泪小管汇合向内注入泪囊。

3. 泪囊（lacrimal sac） 位于眼眶内侧壁前部的泪囊窝内，为一膜性囊。上部为盲端，下部移行为鼻泪管。泪囊前面有睑内侧韧带和眼轮匝肌纤维，眼轮匝肌部分肌纤维附于泪囊后面，该肌收缩时，可同时牵拉扩大泪囊，囊内产生负压，促使眼泪流入。

4. 鼻泪管（nasolacrimal duct） 为膜性管道。鼻泪管上部包埋于骨性鼻泪管中，与骨膜紧密结合；下部在鼻腔外侧壁深面，末端开口于下鼻道的外侧壁。鼻黏膜充血时，可因鼻泪管的开口受压而出现溢泪现象。

四、眼球外肌

眼球外肌（extraocular muscle）（图13-9，图13-10）包括运动眼球的肌和运动眼睑的肌，为视器的运动装置，均为随意肌。运动眼球的肌有6条，即4条直肌和2条斜肌。直肌包括上直肌（superior rectus muscle）、下直肌（inferior rectus muscle）、内直肌（medial rectus muscle）和外直肌（lateral rectus muscle）。它们都起自眶尖部视神经管周围的总腱环，向前分别止于眼球前部巩膜的上、下、内侧和外侧面。上直肌和下直肌收缩时可使眼球前极分别转向上内侧和下内侧；内直肌和外直肌收缩时使眼球前极分别转向内侧和外侧。斜肌有上斜肌和下斜肌。上斜肌（superior oblique muscle）也起于总腱环，在上直肌和内直肌之间前行，并以细腱穿过眶内侧壁前上方的滑车，再转向后外，经上直肌之下，止于眼球赤道后方的外侧面，收缩时可使眼球前极转向外下方。下斜肌（inferior oblique muscle）起自眶下壁的前内侧，经眼球下方向后外止于眼球赤道后方的外侧面，其作用是使眼球前极转向外上方。

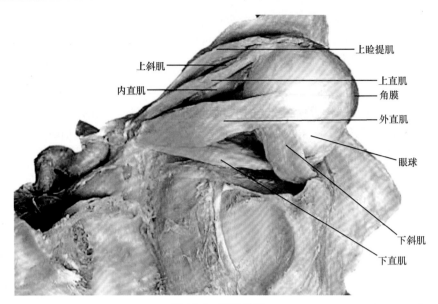

图 13-9　眼球外肌

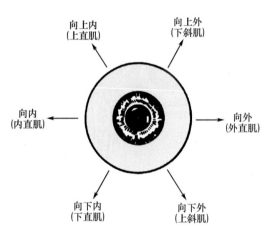

图 13-10　眼外肌作用示意图

眼球的正常转动，并非单一肌肉的收缩，而是两眼数条肌肉协同收缩的结果。如眼向下俯视时，必须是两眼的下直肌和上斜肌共同收缩。侧视时必须是一眼外直肌收缩，而另一眼内直肌收缩。聚视中线时则是两眼内直肌共同作用的结果。当某一肌肉的力量减弱或麻痹时，可引起眼球的斜视并出现复视现象。

运动上睑的肌为上睑提肌（levator palpebrae superioris muscle），起自视神经管上壁，向前止于上睑，作用为提上睑，开大睑裂。

上睑提肌止于上睑皮肤、睑板和结膜上穹，其中止于上睑板上缘的部分称上睑板肌或米勒肌（Müller 肌），此肌为平滑肌，由交感神经支配。故交感神经受损可出现上睑下垂（眼裂变窄）等体征。

五、眶脂体与眶筋膜

（一）眶脂体

眶脂体（adipose body of orbit）为填充于眶内各结构之间的脂肪组织团块，在眼球后方位于视神经与眼球各肌之间，含量较多。眶脂体对眶内各结构起支持和保护作用。

（二）眶筋膜

眶筋膜（orbital fasciae）包括眶骨膜、眼球鞘、肌筋膜鞘和眶隔。

1.眶骨膜　为贴于眼眶内面呈漏斗形的结缔组织膜，除在眶缘、骨缝和孔裂处黏附牢固外，其余部分均疏松地衬于骨壁内面。

2.眼球鞘　为纤维结缔组织薄膜，也称 Tenon 囊，介于眼球与眶脂体之间，包被眼球的大部分，前方于眼球结膜下起自角膜缘，向后续于视神经鞘，与眶脂体密切相贴。它与眼球间有一腔隙称巩膜外隙，犹如球窝关节，眼球肌收缩时，眼球可在此腔隙内灵活转动。

3.肌筋膜鞘　为筋膜包绕眼眶内各肌形成的鞘状结构，近巩膜处的肌筋膜鞘较厚，向后逐渐变薄弱。

4.眶隔（orbital septum）　在上睑板的上缘和下睑板的下缘各有一薄层结缔组织分别连于眶上缘和眶下缘，这层结缔组织结构称为眶隔。

第三节 眼的血管和神经

一、眼的动脉

眼球和眶内结构由眼动脉供给营养。眼动脉（ophthalmic artery）（图 13-11）起自颈内动脉，与视神经一起经视神经管入眶，先在视神经的外侧，然后经上直肌的下方越至眼眶的内侧前行，终于滑车上动脉。眼动脉在行程中发出分支供应眼球、眼球外肌、泪腺及额部皮肤等处。其中重要的分支为视网膜中央动脉（central artery of retina），它在眼球后方穿入视神经内，在视神经的中央前行至视神经盘处分为 4 支，即视网膜鼻侧上、下小动脉和视网膜颞侧上、下小动脉，营养视网膜内层。临床上用检眼镜可直接观察此动脉，以帮助诊断诸如动脉硬化及某些颅内病变。另外还有睫后短动脉、睫后长动脉等动脉。

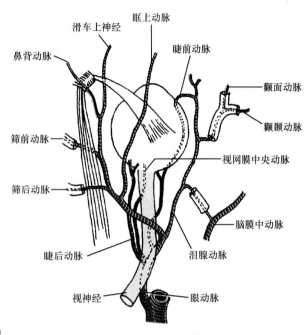

图 13-11　眼动脉分支

二、眼的静脉

眼球的静脉主要有视网膜中央静脉和涡静脉。视网膜中央静脉（central vein of retina）与同名动脉伴行，收集视网膜回流的血液，注入眼上静脉；涡静脉（vorticose vein）（图 13-12）位于眼球壁血管膜的外层，有 4～6 条，收集虹膜、睫状体和脉络膜的静脉血。在眼球后部穿出巩膜，注入眼上、下静脉。

眼静脉（ophthalmic vein）有两条，眼上静脉起自眶的前内侧，与内眦静脉吻合，收纳与眼动脉分支伴行的静脉，向后经眶上裂注入海绵窦。因该静脉与面静脉有吻合，且无瓣膜，面部感染可经此侵袭颅内。眼下静脉起自眶下壁前方附近，收纳附近眼肌、泪囊和眼睑的静脉血，行向后分为两支，一支注入眼上静脉，另一支经眶下裂汇入翼（静脉）丛。

三、眼的神经

眼球本身的神经支配：一般感觉受三叉神经管理，睫状肌和瞳孔括约肌由副交感神经支配，瞳孔开大肌受交感神经支配。泪腺的分泌由面神经支配。眼的上直肌、下直肌、内直肌、下斜肌和上睑提肌由动眼神经支配，上斜肌由滑车神经支配，外直肌由展神经支配。视神经传导视觉。

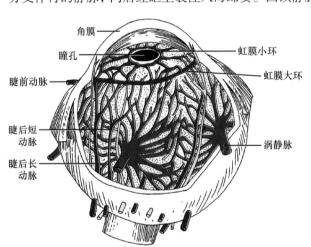

图 13-12　虹膜的动脉和涡静脉

（左中夫　阎文柱　刘学政）

第14章 前庭蜗器

前庭蜗器（vestibulocochlear organ）又称位听器或简称耳，包括感受头部位置变动的前庭器（位觉器）和感受声波刺激的蜗器（听觉器）。这两部分在功能上虽不相同，但在结构和位置上关系密切。前庭蜗器按部位可分为外耳、中耳和内耳三部分，外耳和中耳是声波的传导装置，内耳是位觉和听觉感受器所在的部位（图14-1）。

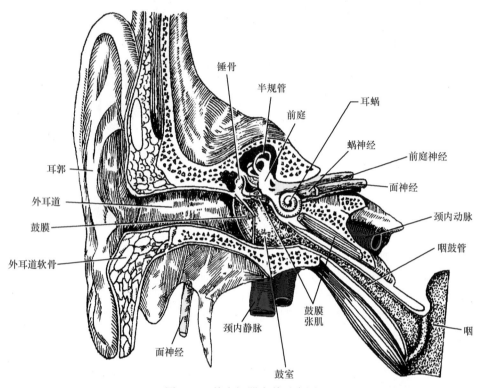

图 14-1　前庭蜗器全貌示意图

第一节　外　耳

案例 14-1
　　患儿，男，4岁，近日听力下降，伴外耳道流血、流脓，发热，到医院就诊；左耳鼓膜穿孔，血象中白细胞升高，脑脊液细菌培养为阳性，伴有颅内感染的症状，诊断为左耳中耳炎。
问题：
　　1. 中耳鼓室由哪几个壁构成？可能通过哪种途径引起颅内感染？
　　2. 中耳鼓室内有哪些结构？中耳炎还可能损伤鼓室内哪些结构？
　　3. 中耳炎还可能引起哪些鼓室外结构的炎症？

外耳（external ear）包括耳郭、外耳道和鼓膜三部分。

一、耳　郭

耳郭（auricle）（图14-2）位于头部两侧，大部分以弹性软骨作为支架，外覆皮肤，皮下组织甚少，但含有丰富的血管神经。耳郭下1/3部分无软骨，皮下仅含结缔组织和脂肪，称耳垂（auricular lobule），是临床上常用的采血部位。

耳郭的前外侧面凹凸不平，游离缘向前卷曲，称耳轮（helix），以耳轮脚起于外耳门的上方。耳

笔记栏

198

轮的前方有与它平行的弧形隆起，称对耳轮（antihelix），对耳轮向上分出两脚，分别称对耳轮上脚和对耳轮下脚，两脚之间有三角形浅窝，称三角窝。耳轮与对耳轮之间狭长的凹陷，称耳舟（scapha）。对耳轮前方的深窝称耳甲，耳甲被耳轮脚分为上、下两部，上部称耳甲艇（cymba of auricular concha），下部称耳甲腔（cavity of auricular concha）。耳甲腔向内侧通外耳门。耳甲腔前方有一突起称耳屏（tragus），耳甲腔后方对耳轮下部也有一突起，称对耳屏（antitragus），耳屏与对耳屏之间有一凹陷，为耳屏间切迹（intertragic notch）。耳郭的这些形态是耳针取穴定位的标志。

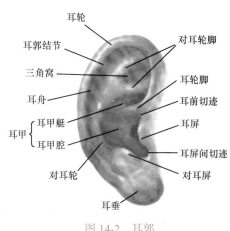

图 14-2　耳郭

二、外 耳 道

外耳道（external acoustic meatus）（图 14-1）是从外耳门到鼓膜的管道，成人长约 2.5cm。外耳道约呈 "S" 形弯曲，先趋向前内，继而转向后内上方，最后向前内下方。外耳道外侧 1/3 为软骨部，是耳郭软骨的延续；内侧 2/3 为骨部，是颞骨鳞部和鼓部围成的管道。两部交界处较狭窄，异物易嵌顿于此。由于软骨部可被牵动，故将耳郭牵向后上方，即可拉直外耳道，观察鼓膜。婴儿的颞骨尚未发育完全，其外耳道几乎全由软骨支持，短而狭窄，鼓膜近水平位，故检查鼓膜时，须将耳郭向后下方牵拉。

外耳道的皮肤薄，皮肤内含有毛囊、皮脂腺、耵聍腺以及丰富的感觉神经末梢，皮肤与软骨膜和骨膜结合紧密，因而外耳道的炎症或疖肿，常有剧烈疼痛。耵聍腺能分泌黏稠的液体，称耵聍，干燥后成痂块，可随颞下颌关节的运动而向外脱落。如凝结成大块阻塞外耳道，则称耵聍栓塞，可影响听力。

三、鼓 膜

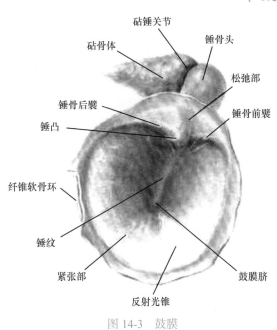

图 14-3　鼓膜

鼓膜（tympanic membrane）（图 14-3）位于外耳道底与中耳的鼓室之间，为椭圆形半透明的薄膜。鼓膜呈倾斜位，其外侧面朝向前下外方，与外耳道下壁成 45°～50° 的倾斜角，故外耳道的前壁和下壁较后壁和上壁长。婴儿鼓膜几乎呈水平位。鼓膜的边缘附着于颞骨鼓部和鳞部，其中心向内凹陷，称鼓膜脐（umbo of tympanic membrane），其内面为锤骨柄末端附着处。从鼓膜脐开始，有一条向前上方走行的白线，称锤纹，是锤骨柄透过鼓膜于表面所显的映像。锤纹上端向前后分别形成锤骨前襞和锤骨后襞。在两个皱襞之间，鼓膜上 1/4 的三角形区为松弛部，薄而松弛，活体呈浅红色；鼓膜的下 3/4 为紧张部，坚实紧张，在活体呈灰白色，富有光泽，其前下方有一三角形的反光区称光锥（light cone），中耳的一些疾病可引起光锥改变或消失。

第二节　中 耳

中耳（middle ear）位于外耳与内耳之间，由鼓室、咽鼓管、乳突窦和乳突小房组成。

一、鼓 室

鼓室（tympanic cavity）是颞骨岩部内一个不规则的含气小腔，容积为 1～2cm³，位于鼓膜与内耳之间。在冠状切面上，略呈双凹透镜状，向后外上方经乳突窦通乳突小房，向前内下方经咽鼓管通鼻咽部。鼓室腔除鼓膜部分外，还包括在鼓膜上方的部分称鼓室上隐窝（epitympanic recess）。鼓室内含有听小骨、韧带、肌、血管和神经等，鼓室内面及上述各结构均覆以黏膜，并与咽鼓管和乳突窦的黏膜相延续，故这几处的炎症可相互蔓延。

（一）鼓室壁

鼓室可分为六个壁（图14-4，图14-5）。

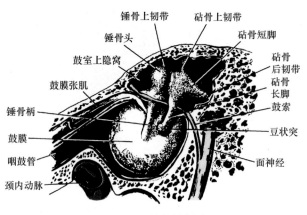

图 14-4　鼓室外侧壁

口，鼓室借乳突窦向后通入乳突内的乳突小房。中耳炎易由此侵入乳突小房，引起乳突炎。乳突窦口的内侧壁有外半规管凸，乳突窦口的下方有锥隆起，内藏镫骨肌。面神经管由鼓室内侧壁经锥隆起上方转至后壁。然后垂直下行，至茎乳孔。

5. 外侧壁　即鼓膜壁，大部分由鼓膜构成。鼓膜的上方为颞骨鳞部构成的骨性部分，是鼓室上隐窝的外侧壁。

6. 内侧壁　即迷路壁，是内耳前庭的外侧壁。该壁中部有一圆形隆起，称岬（promontory），由耳蜗第一圈的隆突形成。岬的后上方有一卵圆形小孔称前庭窗（fenestra vestibuli），或称卵圆窗，被镫骨底及其周缘的韧带所封闭。岬的后下方有一圆形小孔称蜗窗（fenestra cochleae），或称圆窗，有膜封闭，称第二鼓膜。在鼓膜穿孔时，此膜可直接受到声波的振动。在前庭窗后上方有弓形隆起称面神经管凸，内藏面神经，此管壁骨质甚薄，甚至缺如，中耳的炎症或手术手术易及面神经。前庭窗和锥隆起是中耳手术确定面神经的重要标志。

1. 上壁　即盖壁，由颞骨岩部的鼓室盖构成，为一薄层骨板，分隔鼓室与颅中窝。中耳炎可能侵犯此壁，引发颅内感染。

2. 下壁　即颈静脉壁，是构成颈静脉窝的一层薄骨板，分隔鼓室和颈内静脉。该壁偶尔出现部分的先天性缺损，此时鼓室仅借黏膜和纤维结缔组织与颈静脉球相隔。对这种患者施行鼓室手术时，极易伤及颈静脉球而导致严重出血。

3. 前壁　即颈动脉壁，为颈动脉管的后外壁，亦甚薄，分隔鼓室与颈内动脉。前壁上部有鼓膜张肌半管和咽鼓管的开口。

4. 后壁　即乳突壁，上部有乳突窦的开

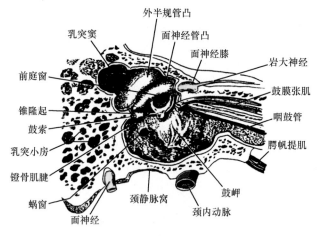

图 14-5　鼓室内侧壁

（二）鼓室的内容物

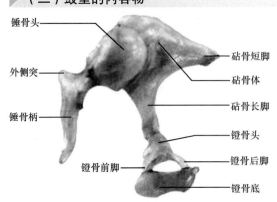

图 14-6　听小骨

鼓室内含有三块听小骨、两块肌肉及一根神经。

1. 听小骨（auditory ossicle）　有 3 块，即锤骨、砧骨和镫骨（图14-6）。

（1）锤骨（malleus）：呈锤状，有头、柄、外侧突和前突。锤骨头位于鼓室上隐窝内，与砧骨体形成砧锤关节，借韧带连于鼓室上壁。锤骨柄连于鼓膜紧张部的内侧面，柄的末端附着于鼓膜脐处，柄的上端有鼓膜张肌附着。

（2）砧骨（incus）：可分为体和长、短两脚。体与锤骨头形成砧锤关节，长脚与镫骨头形成砧镫关节。

（3）镫骨（stapes）：可分为头、颈、两脚和一底。底借韧带连于前庭窗的周缘，封闭前庭窗。

上述 3 块听小骨以关节相连，组成听骨链，恰似一曲折的杠杆系统，其一端以锤骨柄连于鼓膜，另一端以镫骨底封闭于前庭窗上。当声波振动鼓膜时，可借听骨链的运动，使镫骨底在前庭窗上来回运动，将声波的振动传入内耳。

2. 运动听小骨的肌　鼓膜张肌（tensor tympani）位于咽鼓管上方的鼓膜张肌半管内，起自咽鼓管软骨和蝶骨大翼，止于锤骨柄上端。该肌由三叉神经支配，收缩时可将锤骨柄拉向内侧使鼓膜内陷紧张鼓膜。镫骨肌（stapedius）位于锥隆起内，细小的肌腱自锥隆起的尖端穿出，止于镫骨颈。此肌受面神经支配，收缩时牵拉镫骨底向后外方，以减轻对内耳的压力。

3. 鼓索（chorda tympani）　为面神经的分支，在面神经出茎乳孔之前分出，向前上方穿鼓室后壁入鼓室，经锤骨和砧骨之间达鼓室前壁，继穿岩鼓裂出鼓室，至颞下窝，行向前下并入舌神经。

二、咽　鼓　管

咽鼓管（auditory tube）是沟通鼻咽部与鼓室的一条管道，长 3.5 ～ 4.0cm，其作用是保持鼓膜内外压力的均衡，以利于鼓膜的振动。咽鼓管可分为两部：前内下 2/3 为软骨部。咽鼓管软骨为一向外下开放的槽，由结缔组织膜封闭形成管，以咽鼓管咽口开口于鼻咽部侧壁，约在下鼻甲后方 1cm 处；后外上 1/3 为骨部，即咽鼓管半管，以咽鼓管鼓室口开口于鼓室前壁。两部交界处管腔最为狭窄，仅 1 ～ 2mm，称咽鼓管峡。咽鼓管咽口和软骨部平时处于关闭状态，仅在吞咽时开放。小儿咽鼓管较成人短而宽，接近水平位，因而咽部感染易经咽鼓管侵入鼓室导致中耳炎。

三、乳突窦和乳突小房

乳突窦（mastoid antrum）是鼓室上隐窝后方的腔隙，向前以乳突窦口开口于鼓室后壁上部，向后下与乳突小房相通。乳突小房（mastoid cell）为颞骨乳突内的许多含气小腔，大小不等，形态不一，互相连通。乳突小房和乳突窦内均衬以黏膜，并与鼓室黏膜相延续，因此，中耳炎可经乳突窦向乳突小房蔓延，引起乳突炎。

案例 14-1 提示

1. 上壁即盖壁、下壁即颈静脉壁、前壁即颈动脉壁、后壁即乳突壁、外侧壁即鼓膜壁、内侧壁即迷路壁。上壁为一薄层骨板，分隔鼓室与颅中窝。中耳炎可能侵犯此壁，引发颅内感染。

2. 可能损伤鼓室内三块听小骨、两块肌及一根神经。三块听小骨：锤骨、砧骨和镫骨。两块肌：鼓膜张肌、镫骨肌。一根神经：鼓索，由面神经发出穿经鼓室。

3. 由于咽鼓管是鼻咽部与鼓室的一条管道，小儿咽鼓管较成人短而宽，接近水平位，因而咽部感染易经咽鼓管侵入鼓室导致中耳炎；同样中耳炎也可引起咽部感染。乳突小房和乳突窦内均衬以黏膜，并与鼓室黏膜相延续，因此，中耳炎可经乳突窦向乳突小房蔓延，引起乳突炎。

第三节　内　耳

内耳（internal ear）埋藏于颞骨岩部的骨质内，位于鼓室与内耳道底之间。它由构造复杂的弯曲管道组成，故又称迷路（labyrinth），是位觉和听觉感受器所在的部位。迷路可分为骨迷路和膜迷路。骨迷路是由骨密质围成的不规则腔隙；膜迷路是套在骨迷路内密闭的膜性管腔或囊。膜迷路内充满内淋巴，膜迷路与骨迷路之间的腔隙内充满外淋巴，内、外淋巴互不相通。

一、骨　迷　路

骨迷路（bony labyrinth）包括耳蜗、前庭、骨半规管，它们互相连通，由前内向后外沿颞骨岩部的长轴依次排列（图 14-7，图 14-8）。

（一）前庭

前庭（vestibule）位于骨迷路的中部，为一不规则、近似椭圆形的腔隙，向前以一大孔通耳蜗的前庭阶，向后以 5 个小孔通三个骨半规管，可分为外侧壁与内侧壁。外侧壁即鼓室的内侧壁，有前庭窗和蜗窗。内侧壁即内耳道底的后部，有神经穿行的小孔。从腔隙面看，其上有一自前上向后下走行的前庭嵴，将内侧壁分为两个窝，后上方呈长椭圆形的为椭圆囊隐窝，前下方呈圆形的为球囊

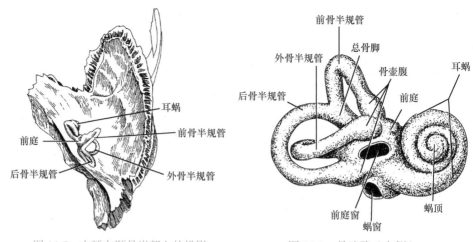

图 14-7　内耳在颞骨岩部上的投影　　　　图 14-8　骨迷路（右侧）

隐窝。在椭圆囊隐窝靠近总骨脚开口处的前方有一前庭水管内口，前庭水管由前庭水管内口向后走行，开口于颞骨岩部后面、内耳门下方的前庭水管外口。

（二）骨半规管

骨半规管（bony semicircular canals）位于骨迷路后部、前庭的后外方，是三个互相垂直的半环形小管。按其位置可分为前骨半规管、后骨半规管和外骨半规管。前骨半规管弓向上方，埋于弓状隆起的深面，与颞骨岩部的长轴垂直；外骨半规管弓向外侧，当头前倾 30° 时，呈水平位，故又称水平半规管；后骨半规管弓向后外方，与颞骨岩部的长轴平行。

每个骨半规管都有一端膨大称壶腹骨脚，脚上膨大部称骨壶腹；另一端则不膨大，称单骨脚。前、后骨半规管的单骨脚合成一个总骨脚，故三个骨半规管以 5 个孔开口于前庭。

（三）耳蜗

耳蜗（cochlea）位于骨迷路前部、前庭的前内方，形如蜗牛壳（图 14-9，图 14-10）。耳蜗的尖朝向前外，称蜗顶（cupula of cochlea）；耳蜗的底朝向后内，对向内耳道底，称蜗底。耳蜗由中央的蜗轴（modiolus）和环绕蜗轴外周的蜗螺旋管（cochlear spiral canal）构成。蜗螺旋管是中空的骨密质围成的骨管，起于前庭，环绕蜗轴旋转约两圈半，以盲端终于蜗顶。蜗轴是蜗顶至蜗底之间的锥体形骨松质，内有蜗神经和血管穿行。从蜗轴伸出一螺旋形的骨板，称骨螺旋板（osseous spiral lamina），突入蜗螺旋管内，此板的游离缘未达蜗螺旋管的对侧壁，其缺损部由膜迷路的蜗管填补封闭。因此，蜗螺旋管内共有三条管道，上方是前庭阶，起于

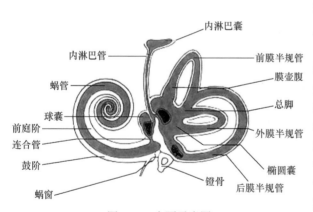

图 14-9　内耳示意图

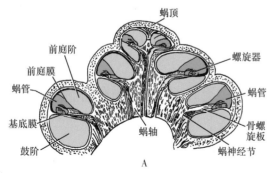

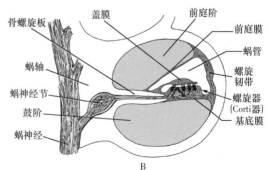

图 14-10　耳蜗

A.耳蜗剖面；B.蜗螺旋管局部放大

前庭，于前庭窗处被中耳的镫骨底所封闭；中间是膜性蜗管，其尖端为盲端终于蜗顶；下方是鼓阶，终于蜗窗上的第二鼓膜。前庭阶和鼓阶内充满外淋巴。骨螺旋板至蜗顶附近离开蜗轴，形成镰状的游离骨片，称螺旋板钩，其与蜗轴之间形成一个小孔，称蜗孔，前庭阶和鼓阶经此孔相通。

二、膜 迷 路

膜迷路（membranous labyrinth）是套在骨迷路内的密闭的膜性管腔或囊（图14-9，图14-10），借纤维束固定于骨迷路的壁上，形态基本与骨迷路相似，但管径较小。膜迷路包括椭圆囊、球囊、膜半规管和蜗管，蜗管与听觉相关，其他结构与平衡觉相关。它们之间互相连通，其内充满内淋巴液。

（一）椭圆囊和球囊

椭圆囊（utricle）和球囊（saccule）都位于前庭内，其中椭圆囊位于前庭嵴后上方的椭圆囊隐窝内，球囊位于前庭嵴前下方的球囊隐窝内。二囊之间借一细小的椭圆球囊管彼此交通，并由此管发出内淋巴管通向内淋巴囊，内淋巴管走在前庭水管内。内淋巴囊位于颞骨岩部后面、前庭水管外口处的硬脑膜下间隙内，内淋巴可经此囊渗透到周围血管丛内。椭圆囊的后壁上有5个孔与3个膜半规管相通，球囊的下端借连合管连于蜗管。椭圆囊上端的底部与前壁和球囊的前上壁均有感觉上皮，分别称椭圆囊斑（macula utriculi）和球囊斑（macula sacculi），它们是位觉感受器，能感受头部静止时的位置和直线变速运动引起的刺激。

（二）膜半规管

膜半规管（membranous semicircular duct）套于同名骨半规管内，形状与骨半规管相似，但其管径细小，仅为骨半规管的1/4～1/3。在骨壶腹处膜半规管也有相应的膨大称膜壶腹，其壁上有上皮隆起，称壶腹嵴（crista ampullaris），是位觉感受器，能感受头部旋转变速运动的刺激。三个膜半规管内的壶腹嵴相互垂直，可分别将人体在三维空间中的运动变化转变成神经冲动，经前庭神经的壶腹支传入中枢。

（三）蜗管

蜗管（cochlear duct）位于蜗螺旋管内，介于骨螺旋板与蜗螺旋管外侧壁之间。一端起自前庭，借连合管与球囊相连；另一端为细小的盲端，终于蜗顶。蜗管在横切面上呈三角形，有三个壁：上壁为蜗管前庭壁（又称前庭膜），分隔前庭阶与蜗管；外侧壁为蜗螺旋管内骨膜的增厚部分，该处上皮深面富有血管，称血管纹，一般认为与产生内淋巴液有关；下壁为骨螺旋板和蜗管鼓壁（又称基膜或螺旋膜），分隔鼓阶与蜗管。基膜上有螺旋器（spiral organ），又称Corti器，为听觉感受器，蜗底至蜗顶各部螺旋器中听觉感受细胞结构不同。不同频率的声波传播距离和最大振幅不同，会刺激不同部位基膜上的螺旋器，自此发出冲动经蜗神经传入脑，产生听觉。

声波的传导：声波传入内耳的途径有两条，即空气传导和骨传导。在正常情况下以空气传导为主（图14-11）。

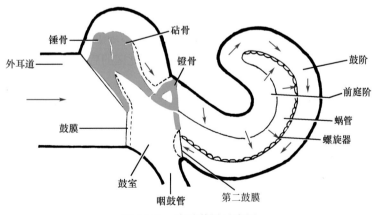

图 14-11　声波传导示意图

1. 空气传导　耳郭收集声波经外耳道传至鼓膜，引起鼓膜振动，再经听骨链将振动传至前庭窗，引起前庭阶内的外淋巴波动。该部外淋巴的波动经蜗孔传向鼓阶，最后波动抵达第二鼓膜，使第二鼓膜外凸波动消失。外淋巴的波动既可通过前庭膜使内淋巴波动，也可直接使基膜振动，从而刺激螺旋器，由此转变成神经冲动，经蜗神经传入中枢，产生听觉。在鼓膜穿孔或听骨链运动障碍时，外耳道的声波可经中耳鼓室的空气振动第二鼓膜，从而引起鼓阶内的外淋巴波动，也可刺激基膜上的螺旋器，引起听觉。但这种传导比听骨链的机械振动要小得多，故听力明显下降。

视窗 14-1

人工耳蜗

　　人工耳蜗（cochlear implant），又称人造耳蜗、电子耳蜗。人工耳蜗是一种替代人耳功能的电子装置，它可以帮助患有重度、极重度耳聋的成人和儿童恢复或提供听的感觉。这里的重度、极重度耳聋患者是指双耳听阈大于 90 分贝（dBHL）听力级以上，配戴大功率助听器无效的人。人工耳蜗技术开始于 20 世纪 50 年代，经过数十年的发展，特别是随着生物医学工程等高新技术的出现，已经从实验研究阶段进入临床应用，成为目前全聋患者恢复听觉的唯一有效的治疗方法。据统计，全球现在约有 70 多万耳聋患者使用了人工耳蜗。

　　人工耳蜗是由耳蜗内的植入电极、言语处理器、方向性麦克风及传送装置所组成。声音由方向性麦克风接收后转换成电信号再传送至言语处理器将信号放大、过滤，并由传送器传送到接收器，产生的电脉冲送至相应的电极，从而刺激听神经纤维兴奋并将声音信息传入大脑，产生听觉。

　　人工耳蜗由耳内和耳外两部分组成，耳内部分需要通过手术植入到耳蜗及头部的肌肉和颅骨之间。术后伤口愈合 1 个月后，患者要回到医院接受外部设备的安装和调试。专业医师及听力学专家们会启动言语处理器内的电脑程序，根据患者对声音的适应程度进行言语处理器中的程序调试，使者听到的声音更舒适。由于患者对植入后听到的声音需要有一段适应的过程，所以需要定期到医院来进行言语处理器的调试。与此同时，患者还要进行听力及言语的康复训练。对于语后聋的患者，训练通常需要几个月的时间，而对于语前聋的患者则需要 2～3 年的康复训练，才能达到较为理想的效果。

---

　　2. 骨传导　是指声波经颅骨传入内耳的途径。声波的冲击和鼓膜的振动可经颅骨（包括骨迷路）传入，使耳蜗内的淋巴液产生波动，从而刺激基膜上的螺旋器产生神经冲动。骨传导的效能与空气传导相比是微不足道的。

　　外耳和中耳疾病引起的耳聋为传导性耳聋，此时空气传导途径的阻断可以通过骨传导部分地予以代偿，故为不完全性耳聋。内耳、蜗神经、听觉传导通路及听觉中枢的疾病引起的耳聋为神经性耳聋，此时空气传导和骨传导虽无障碍，但不能引起听觉，故为完全性耳聋。

三、内耳道

　　内耳道（internal acoustic meatus）是颞骨岩部后面中部的骨性管道，起自内耳门，终于内耳道底，长约 10mm，内有前庭蜗神经、面神经和迷路动脉穿行。内耳道底邻接骨迷路内侧壁，有横行的骨嵴称横嵴，将内耳道底分为上、下两部。上部的前份有一圆形的孔，称面神经区，有面神经通过；上部的后份为前庭上区，有椭圆囊壶腹神经通过。下部的前份称蜗区，为排列成螺旋状的骨性小孔，有蜗神经通过；下部的后份为前庭下区，有球囊神经通过，此区的后下方有一单孔，后壶腹神经由此穿过。

四、内耳的血管、神经

（一）内耳的血管

　　1. 动脉　分布于内耳的动脉来源于迷路动脉和茎乳动脉。迷路动脉多发自小脑下前动脉或基底动脉，进入内耳道后分出前庭支和蜗支。前庭支分布于椭圆囊、球囊和半规管；蜗支为十多支，经蜗轴内的小管分布于蜗螺旋管。茎乳动脉由耳后动脉发出，分布于部分半规管。

　　2. 静脉　内耳的静脉合成迷路静脉注入岩上、下窦或横窦。

（二）内耳的神经

　　内耳的神经即前庭蜗神经（第Ⅷ脑神经），由前庭神经和蜗神经组成，属特殊躯体感觉性神经。前庭神经传导平衡觉冲动，其双极神经元的胞体在内耳道底聚集成前庭神经节，神经节细胞的周围突组成三支：上支为椭圆囊壶腹神经，穿前庭上区的小孔分布于椭圆囊斑和上、外膜半规管的壶腹嵴；下支为球囊神经，穿前庭下区的小孔分布于球囊斑；后支为后壶腹神经，穿内耳道底后下部的单孔分布于后膜半规管的壶腹嵴。神经节细胞的中枢突组成前庭神经，经内耳门入颅腔，终于前庭神经核群和小脑。

　　蜗神经传导听觉冲动，其双极神经元的胞体在蜗轴内聚集成蜗神经节，神经节细胞的周围突分布于螺旋器，神经节细胞的中枢突组成蜗神经，穿蜗区的小孔，经内耳门入颅腔，终于脑干内的蜗神经核。

（杨向群）

第 15 章　其他感觉器

除视器和前庭蜗器外，感觉器还有嗅器、味器和皮肤。

第一节　嗅　　器

嗅器（olfactory organ）位于鼻腔嗅区黏膜内，即上鼻甲内侧面及其相对的鼻中隔部分。此处黏膜较薄，活体呈苍白或淡黄色，内含嗅细胞，为双极神经元，其远侧有纤毛，其中枢突集成约 20 条嗅丝，穿筛骨筛板进入嗅球。

第二节　味　　器

味器（gustatory organ）即味蕾（taste bud）。人类的味蕾分布于舌、腭、会厌等处，但以舌菌状乳头和轮廓乳头上最多。味蕾内含味细胞，其顶端呈毛状突起，为微绒毛，借味孔开口于口腔黏膜表面；其基部有传导味觉的神经纤维分布。舌的味蕾由面神经和舌咽神经分布，软腭、会厌的味蕾由迷走神经分布。味觉刺激主要有酸、甜、苦、咸四种。

第三节　皮　　肤

皮肤（skin）覆盖于身体表面，柔软而有弹性。全身各处皮肤的厚薄不等，背、头顶、手掌和足底等处皮肤最厚，眼睑处最薄。成人皮肤的表面积平均约 1.7m²。毛发、指（趾）甲、皮脂腺、汗腺和乳腺等都是皮肤的附属结构。

皮肤由表皮和真皮构成。表皮（epidermis）是无血管的复层鳞状上皮层。表皮的基底层细胞之间有色素细胞，可以保护人体免受过多紫外线的损伤。真皮（dermis）位于表皮深面，为致密结缔组织，主要由胶原纤维和弹性纤维交织而成，含有从表皮陷入的毛囊和腺体，以及从深层来的血管、淋巴管、神经及其末梢。真皮的浅部向表皮深面突出形成真皮乳头与表皮紧密连接。真皮的深面与由疏松结缔组织构成的皮下组织即浅筋膜相连。

位于关节屈侧或伸侧皮肤的褶线称皮褶（crease），此处皮肤较薄，其真皮借结缔组织与深面的结构（常为深筋膜）紧密相连。真皮内的胶原纤维束多按一定的张力方向平行排列，这种由胶原纤维束所形成的纹理，称分裂线（line of cleavage）。在外科手术时，常沿分裂线作切口，以免伤口愈合后瘢痕过大。

皮肤是具有多种功能的重要器官。它既可以防止体内液体的丧失，又可防止体外物质（如病原微生物、化学物质等）的侵入，从而对机体起保护作用；皮肤表面有汗腺的开口，可在分泌汗液的同时排出废物并调节体温；此外，皮肤内含有多种感受器，如触觉小体、环层小体、游离的神经末梢等，可以感受痛、温、触、压等刺激。

（杨向群）

第五篇 神经系统和内分泌系统

第16章 神经系统总论

神经系统（nervous system）包括颅腔内的脑、椎管内的脊髓以及与脑、脊髓相连的脑神经、脊神经和内脏神经。

脑和脊髓借脑神经、脊神经、内脏神经及其终末装置与身体各器官相联系。内、外环境的刺激被感受器接受后转化为神经冲动，通过神经系统的活动引起各种反应，借以保证各器官系统间的统一与协作，并使机体与复杂的外环境保持平衡。例如，剧烈运动时有心跳加快、呼吸加速、肌肉收缩和出汗等一系列的变化，这些都是在神经系统的作用下进行的。神经系统是机体内的主导系统。

在神经系统的主导作用下，内分泌系统（endocrine system）将体液性活性物质——激素通过血液循环运抵相应部位，发挥体液调节作用。

一、神经系统的分部

神经系统按其所在位置的不同分为中枢神经系统和周围神经系统两部分。

中枢神经系统（central nervous system，CNS）包括脑和脊髓。周围神经系统（peripheral nervous system，PNS）包括脑神经、脊神经和内脏神经。脑神经有12对，与脑相连。脊神经有31对，与脊髓相连。内脏神经是指分布于心肌、平滑肌及腺体的神经，其中内脏运动神经又称为植物性神经系统或自主神经系统，依其功能的不同又分为交感神经和副交感神经（图16-1）。

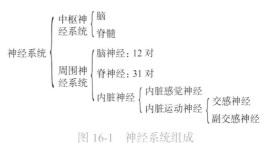

图16-1 神经系统组成

二、神经系统的基本结构

神经系统由神经组织组成。神经组织包括神经元和神经胶质。

（一）神经元

1. 一般结构 神经元（neuron）也称神经细胞（nerve cell），是神经系统的基本结构和功能单位。尽管神经元的大小、形状、细胞结构各异，但每个神经元都可分为胞体和突起两部分。胞体（cell body）包括细胞核及其周围的细胞质和细胞膜。突起包括树突和轴突。树突（dendrite）自胞体发出，短而多分支，轴突（axon）由胞体发出，只有一条，从小于1 mm到长于1 m，长短不一。胞体是神经元的营养、代谢和功能活动中心。树突和胞体的表面是接受其他神经元传来的神经冲动的主要部位。自神经元发出的神经冲动则沿轴突传递（图16-2）。

胞体的细胞质内，除含有一般细胞所具有的线粒体、高尔基体和溶酶体等细胞器外，还有尼氏体（Nissl body）和神经原纤维（neurofibril），这些是神经细胞特有的结构（图16-3）。

2. 神经元的分类

（1）依据神经元突起的多少可将神经元分为三类（图16-4）。

1）假单极神经元（pseudounipolar neuron）：从胞体仅发出一个突起，但很快呈"T"字分支，一支到周围的感受器，称周围突；另一支进入中枢神经系统，称中枢突。这类细胞见于脑神经节和脊神经节中的感觉神经元。

2）双极神经元（bipolar neuron）：由胞体两相对端各发出一个突起，一个伸向感受器，称周围突，一个伸向中枢神经系统，称中枢突，见于嗅黏膜、视网膜、前庭和蜗神经节内的感觉神经元。

3）多极神经元（multipolar neuron）：具有一个轴突和多个树突。中枢神经系内的神经元多属此

207

类，如大脑皮质的锥体细胞和脊髓的前角运动神经元等（图 16-4）。

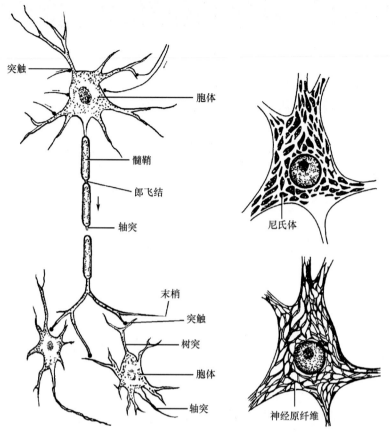

图 16-2　神经元示意图　　　　　图 16-3　尼氏体和神经原纤维

↑示神经冲动传导方向

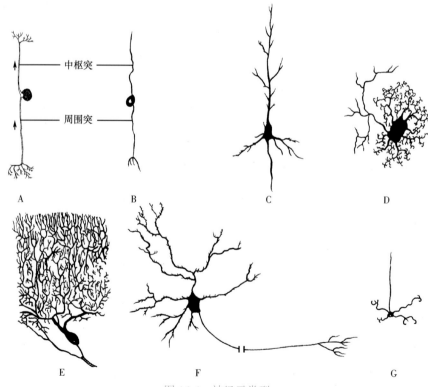

图 16-4　神经元类型

A. 假单极神经元；B. 双极神经元；C. 多极神经元；D. 高尔基Ⅱ型中间神经元；E. 小脑浦肯野细胞；F. 脊髓灰质前角运动细胞；
G. 小脑皮质颗粒细胞

（2）根据功能及神经冲动传导的方向，可将神经元分为三类。

1）感觉神经元（sensory neuron）或称传入神经元（afferent neuron），接受机体内、外环境的刺激，转换为神经冲动，传向中枢神经系统。上述的假单极神经元和双极神经元属此类。

2）运动神经元（motor neuron）又称传出神经元（efferent neuron），将冲动从中枢神经系统传至周围神经系统，支配骨骼肌或平滑肌、心肌、腺体等，如脊髓前角运动神经元属于此类型。

3）联络神经元（association neuron）又称中间神经元（interneuron），位于中枢神经系统的感觉和运动神经元之间，起联络作用，此类神经元数量大，形态上也属于多极神经元（图 16-5）。

（3）根据轴突的长短可分为两类：①高尔基Ⅰ型神经元，轴突长；②高尔基Ⅱ型神经元，轴突短，为多极神经元。

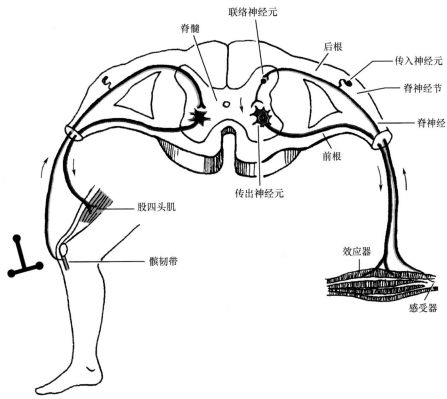

图 16-5　神经冲动传递方向及反射弧组成示意图

（4）根据神经递质不同可分为胆碱能神经元、胺能神经元、氨基酸能神经元和肽能神经元等。

3. 神经纤维　神经元的轴突和长的树突外面通常包有髓鞘和神经膜，称为神经纤维（nerve fiber）。根据有无髓鞘，可将神经纤维分为有髓和无髓神经纤维两类（图 16-6）。

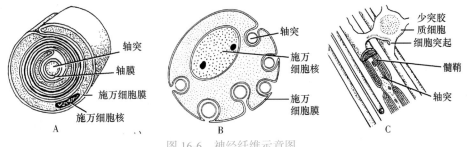

图 16-6　神经纤维示意图

A. 周围神经系统有髓纤维构成示意图；B. 无髓纤维与施万细胞关系示意图；C. 中枢神经系统有髓纤维构成示意图

（1）在周围神经系统中神经元轴突如被髓鞘和神经膜共同包被者称为有髓神经纤维；若仅被神经膜所包被而无髓鞘则称为无髓神经纤维。周围神经的髓鞘是施万细胞（Schwann cell）环绕轴突所形成的同心圆板层结构。留在外表面包含施万细胞核的细胞膜就是神经膜。周围神经系统的无髓神经纤维由较细的神经元长突起和包在外面的施万细胞组成。

（2）中枢神经系统内有髓神经纤维的髓鞘由少突胶质细胞的突起形成。无髓神经纤维外面无鞘膜，因此是裸露的轴突，常借星形胶质细胞的胞质薄层与周围环境分隔。

每条神经纤维的外面还包裹着薄层的结缔组织膜称神经内膜（endoneurium），神经纤维集合成神经纤维束，其表面有一层结缔组织膜包绕称为神经束膜（perineurium），神经纤维集合形成神经干，其最外面包以致密胶原纤维膜称为神经外膜（epineurium）（图 16-7）。

4. 突触（synapse） 是一个神经元与另一个神经元之间或神经元与效应器之间特化的接触区，是传递信息的特殊结构。

神经元之间的突触最常见的是一个神经元的轴突与另一个神经元的树突、树突棘或胞体接触，分别构成轴-树、轴-棘、轴-体突触（图 16-8）。此外还有树-树、轴-轴、体-体等突触。突触可分为化学突触和电突触两大类。人体大部分突触属于化学突触，其结构包括突触前膜、突触间隙和突触后膜三部分。

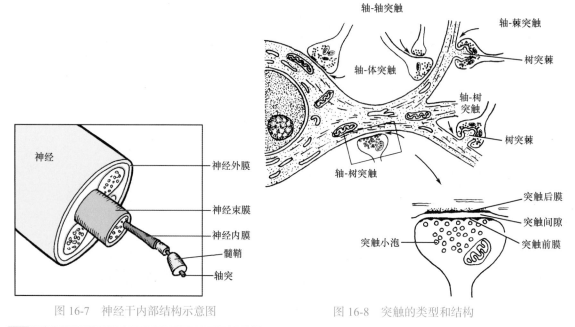

图 16-7　神经干内部结构示意图

图 16-8　突触的类型和结构

（二）神经胶质

神经胶质（neuroglia）又称神经胶质细胞（neuroglial cell），简称胶质细胞（glial cell），广泛分布于神经元之间，胞体一般比神经元小，数量则为神经元的 10 ～ 50 倍，也有突起，但无树突和轴突之分。胞质中没有尼氏体和神经原纤维，并且不具有感受刺激和传导神经冲动的功能。

神经胶质有中枢神经系统（CNS）胶质细胞和周围神经系统（PNS）胶质细胞两类（图 16-9，图 16-10）。

神经胶质细胞 {
　CNS 胶质细胞 {
　　星形胶质细胞 }大胶质细胞
　　少突胶质细胞
　　小胶质细胞
　　室管膜细胞
　PNS 胶质细胞 {
　　施万细胞
　　卫星细胞

图 16-9　神经胶质细胞组成

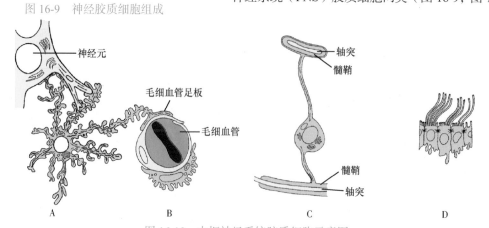

A　　　　　　　B　　　　　　　C　　　　　　　D

图 16-10　中枢神经系统胶质细胞示意图

A. 星形胶质细胞（与神经元胞体、树突和毛细血管接触）；B. 小胶质细胞（附于毛细血管）；C. 少突胶质细胞（突起包绕两根轴突形成髓鞘）；D. 室管膜细胞

笔记栏

星形胶质细胞又分为原浆性和纤维性，为胶质细胞中体积最大、分布最广泛的胶质细胞。

少突胶质细胞和施万细胞分别形成中枢神经系统和周围神经系统内轴突的髓鞘。

小胶质细胞的主要功能是吞噬作用。

室管膜细胞是一层立方、柱形或扁平的上皮细胞，衬于脑室和脊髓中央管内面。功能主要是协助神经组织与脑室腔内的液体之间进行物质交换。

神经胶质细胞终生保持分裂能力，它的突起包围神经元胞体、突起以及神经组织中的血管，从而对神经细胞和神经纤维起着支持、绝缘、营养、修复和再生等多种功能，并积极参与神经元的活动，调节神经元的代谢和离子环境，对神经系统的发育和正常生理活动具有重要作用。

三、神经系统的活动方式

神经系统的功能非常复杂，其基本活动方式是反射。反射（reflex）是机体对内、外环境的刺激所作的反应。执行反射活动的形态学基础称为反射弧（reflex arc），反射弧包括感受器→传入神经→中枢→传出神经→效应器5个部分。

最简单的反射仅由两个神经元组成。例如，膝反射（用小锤叩击髌韧带可因股四头肌收缩引起小腿前伸）的反射弧就是由股四头肌内的感受器（肌梭）、股神经内的传入纤维、脊髓（中枢）、股神经内的传出纤维加上股四头肌的效应器组成的，其传入、传出神经元直接在脊髓内形成突触。一般的反射弧在传入、传出神经元之间有一个或多个中间神经元参加。中间神经元越多，引起的反射活动就越复杂。人类的思维活动就是通过大量中间神经元的极为复杂的反射活动。

按临床应用可将反射分为浅反射、深反射和病理反射。浅反射如腹壁反射，深反射如膝反射，病理反射如锥体束损伤后出现的巴宾斯基征。

四、神经系统的常用术语

神经元胞体和突起因聚集在中枢和周围神经系统的不同，而有不同的术语名称。

灰质（grey matter）是中枢神经系统中神经元胞体和树突的聚集部位，富有血管，在新鲜标本中色泽灰暗，故称灰质。在大脑和小脑集中于表层的灰质称为皮质（cortex）。

白质（white matter）由神经纤维在中枢神经系内聚集而成，因神经纤维外面包有髓鞘，色泽亮白，故称白质。在大脑及小脑位于皮质深部的白质称为髓质（medulla）。

在中枢神经系统，形态和功能相似的神经元胞体聚集在一起，称为神经核（nucleus）。

在中枢神经系统，起止、行程和功能相同的神经纤维聚集成束，称为纤维束（fasciculus）或传导束。

在周围神经系统内神经元胞体聚集形成神经节（ganglion）。神经节有感觉神经节和内脏运动神经节，感觉神经节中与脑神经相连的称为脑神经节，与脊神经相连的称为脊神经节。内脏运动神经节又分交感神经节和副交感神经节。

在周围神经系统，神经纤维聚集形成粗细不等的干称为神经（nerve）。

在中枢神经系统中，灰、白质混杂交织的区域，称为网状结构（reticular formation）。

（吕广明　顾晓松）

第 17 章　中枢神经系统

中枢神经系统包括脑和脊髓。脑分为端脑、间脑、中脑、脑桥、延髓和小脑 6 部分（图 17-1）。

第一节　脊　髓

脊髓（spinal cord）起源于胚胎时期神经管后部。与脑相比，脊髓是中枢神经系统中分化较少的部分，仍保持着原始管状，并具有明显的节段性。脊髓平均重量约 30g，约占脑重量的 2%，是控制人类躯体和内脏功能活动的一个低级中枢，能完成许多反射活动，但它所执行的大部分复杂活动仍是在脑的控制下完成的。

一、脊髓的位置和外形

脊髓位于椎管内，占椎管上 2/3，其上端平枕骨大孔处与延髓相连，但下端的水平高度因人而异，在成人一般平第 1 腰椎下缘，在新生儿可达第 3 腰椎水平。

脊髓呈前后略扁的圆柱形，脊髓全长男性约 45cm，女性约 42cm，但粗细不等，有两处呈梭形膨大：颈膨大（cervical enlargement），位于第 4 颈节到第 1 胸节之间，最大周长位于第 6 颈节；腰骶膨大（lumbosacral enlargement），位于第 1 或 2 腰节至第 3 骶节之间，相当于第 9～12 胸椎水平高度，最大周长位于第 12 胸椎下部附近，从两膨大处发出的神经分别支配上肢和下肢。脊髓末端逐渐变细，呈圆锥状，称脊髓圆锥（conus medullaris），向下延伸为无神经组织的结缔组织状的细丝称终丝（filum terminale），附着于尾骨背面，有固定脊髓的作用（图 17-1，图 17-2）。

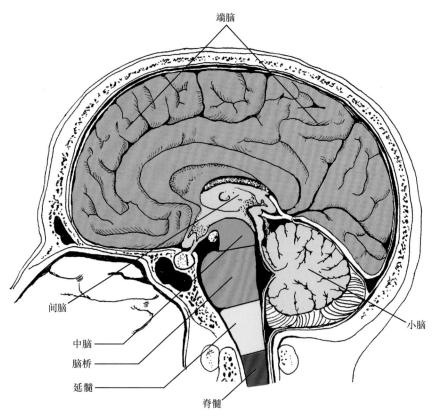

图 17-1　中枢神经系统的分部

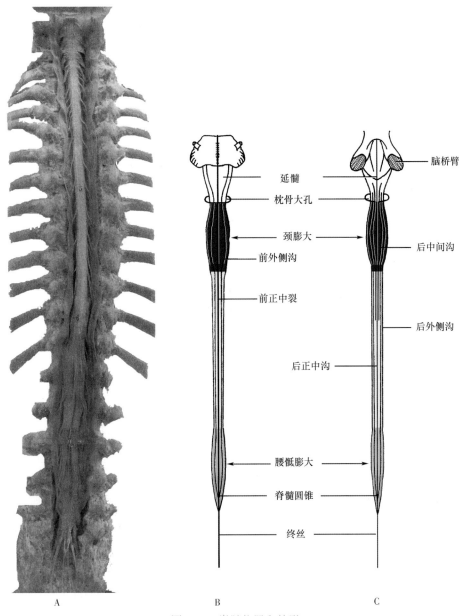

图 17-2 脊髓位置和外形

A. 实物图（后面观）；B. 前面观；C. 后面观

视窗 17-1

腰椎穿刺术

腰椎穿刺术（lumbar puncture）常用于检查脑脊液的性质，对诊断脑膜炎、脑血管病变、脑瘤等神经系统疾病有重要意义。有时也可用于鞘内注射药物，以及测定颅内压力和了解蛛网膜下腔是否阻塞等。在成人，腰椎穿刺部位以两侧髂嵴最高点连线与后正中线的交汇处为穿刺点，此处相当于第 3～4 腰椎棘突间隙，有时也可在其上一或下一腰椎棘突间隙进行，在这些部位穿刺可以避免损伤脊髓，但在婴儿或新生儿，脊髓相对较长，穿刺部位应选择第 4～5 腰椎棘突间隙，避免损伤脊髓。

脊髓表面有数条纵行的沟或裂。位于脊髓前、后正中的两条纵行沟将脊髓分为对称的左、右两半，前面的纵行沟较深，称前正中裂（anterior median fissure），后面的纵行沟较浅，称为后正中沟（posterior median sulcus）。脊髓前外侧面和后外侧面分别有前外侧沟（anterolateral sulcus）和后外侧沟（posterolateral sulcus），它们分别有 31 对脊神经前根丝和脊神经后根丝附着。在颈髓和胸髓上部，后正中沟和后外侧沟之间，还有一条较浅的后中间沟（posterior intermediate sulcus），是薄束和楔束

之间的分界标志（图 17-2）。

脊髓在外形上没有明显的节段性，但根据脊神经根与脊髓连接的方式，将每一对脊神经及其前后根丝附着脊髓的范围，称为一个脊髓节段（segments of spinal cord）（图 17-3），因有 31 对脊神经根，脊髓也分为相应的 31 个脊髓节段：8 个颈节（C）、12 个胸节（T）、5 个腰节（L）、5 个骶节（S）和 1 个尾节（Co）。

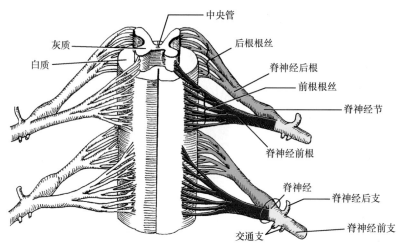

图 17-3　脊髓节段立体示意图

二、脊髓节段与椎骨的对应关系

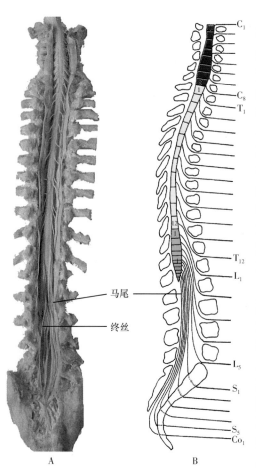

图 17-4　脊髓节段与椎骨序数关系
A. 实物图（后面观）；B. 模式图

胚胎早期，脊髓与椎管的长度相等，脊神经根呈水平方向经相应的椎间孔出椎管；胚胎第 4 个月起，椎管的增长速度快于脊髓增长的速度，脊髓上端因与脑连接而被固定，于是脊髓下端就逐渐上升；出生时，脊髓下端平第 3 腰椎水平；成人后则平第 1 腰椎椎体下缘。因椎间孔与相应脊髓节段的距离自上而下逐渐增加，因而早期呈水平位置的脊神经根出现了不同程度的倾斜，尤其腰、骶、尾部的脊神经根在通过相应的椎间孔之前，在椎管内垂直下行一段较长的距离，才能到达相应序数的椎间孔。这些在脊髓末端平面以下垂直下行的腰、骶和尾神经根称为马尾（cauda equina）（图 17-4）。成人第 1 腰椎以下已无脊髓，只有马尾，故临床上常在第 3、或第 4、5 腰椎之间进行脊髓蛛网膜下腔穿刺或麻醉术，以避免损伤脊髓。

由于脊髓的长度与椎管的长度不一致，所以脊髓节段的序数与椎骨的序数并不完全对应。二者的位置关系大体如图 17-4 所示：上颈髓节段（$C_{1\sim4}$）与同序数椎骨的椎体相对应；下颈髓节段（$C_{5\sim8}$）和上胸髓节段（$T_{1\sim4}$）比同序数的椎骨高 1 个椎体；中胸髓节段（$T_{5\sim8}$）比同序数的椎骨高 2 个椎体；下胸髓节段（$T_{9\sim12}$）则较同序数的椎骨高 3 个椎体；腰髓节段在第 10～12 胸椎体高度；骶髓节段和尾髓节段相当于第 12 胸椎和第 1 腰椎椎体的高度。了解脊髓节段与椎骨的对应关系，在临床上具有实用意义。

案例 17-1

　　患者，男，40 岁，在建筑施工中不慎失足跌下，引起胸椎骨折，经检查发现患者第 6 胸椎附近棘突畸形有压痛，以胸式呼吸为主。左侧半身自肋弓（T_8）以下精细触觉及运动觉消失，但痛觉、温度觉存在，而右侧半身自脐平面（T_{10}）以下痛觉、温度觉消失，但精细触觉及运动觉存在。左侧腹壁反射结果不一，即肋弓以上腹壁反射正常，平肋弓平面附近腹壁反射消失，肋弓平面以下腹壁反射减弱或消失，而右侧腹壁反射正常。左侧下肢痉挛性瘫痪，膝跳反射亢进，巴宾斯基征阳性，而右下肢正常。临床诊断：脊柱骨折致脊髓（T_8）左侧半切断综合征（Brown-Sequard 综合征）。

问题：

　　1. 为什么损伤的部位在第 6 胸椎而脊髓损伤却在第 8 胸髓节段？

　　2. 在正常平静状态下，男性呼吸主要为腹式呼吸，而第 8 胸髓节段左侧半损伤后，为什么患者呼吸表现为胸式呼吸？

　　3. 为什么有的感觉消失在患侧，有的感觉出现在健侧？

　　4. 为什么右侧痛觉、温度觉在脐平面以下消失？

　　5. 患者左侧腹壁反射为何结果不一？

　　6. 为什么左下肢出现痉挛性瘫痪、腱反射亢进和病理性反射？

三、脊髓内部结构

　　脊髓的内部结构由灰质和白质构成。在脊髓横切面上，中央有一贯穿脊髓全长的细小腔管，称中央管（central canal），向上延续至延髓的尾侧，并在此通入第四脑室，向下在脊髓圆锥内扩大形成终室（terminal ventricle），内含有脑脊液，在 40 岁后逐渐消失。中央管的周围为 "H" 形或蝴蝶形的灰质，灰质的四周为白质。在不同脊髓节段，灰质和白质的构成比是不同的，在颈膨大和腰骶膨大处因神经元数目相对增多，故灰质最多，而颈段脊髓白质最多，向下的节段逐渐减少，这与下行传导束在下降过程中发出纤维，而上行纤维束在上升过程中收集纤维有关（图 17-5）。

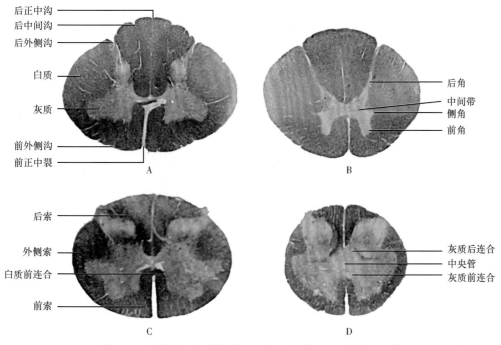

后正中沟
后中间沟
后外侧沟
白质
灰质
前外侧沟
前正中裂
A

后角
中间带
侧角
前角
B

后索
外侧索
白质前连合
前索
C

灰质后连合
中央管
灰质前连合
D

图 17-5　脊髓不同节段横断面灰质、白质构成比及形态变化
A. 颈髓；B. 胸髓；C. 腰髓；D. 骶髓

（一）灰质

　　灰质呈暗灰色，主要由神经元的胞体及树突组成。灰质内有各种不同大小、形态和功能的多极神经元，其中大多数神经元的胞体聚集成群或成层，称为神经核或板层，根据 Rexed 对脊髓灰质细

胞构筑研究，将灰质自背侧到腹侧分为 10 个板层，并用罗马数字Ⅰ～Ⅹ表示（图 17-6）。在纵切面上，灰质纵观成柱，在横切面上，灰质柱呈凸起状称为角（horn）。灰质分别向前、后延伸，按其位置可分为前角（anterior horn）或前柱（anterior column）和后角（posterior horn）或后柱（posterior column）。前、后角之间的灰质区域为中间带（intermediate zone），从第 1 胸节到第 3 腰节的中间带向外侧突出形成侧角（lateral horn）或侧柱（lateral column）。中央管前、后横行的灰质分别称为灰质前、后连合（anterior, posterior gray commissure），与两侧部的灰质相连。后角基部外侧一些灰质向外侧突入白质内，与白质相互交织，称网状结构（reticular formation），在颈部最为明显，向上与脑干的网状结构延续。

> **视窗 17-2**　　　　　　　　　**Rexed 板层学说**
>
> 　　过去多年来，脊髓细胞核群常按局部定位和描述来命名，名词混淆不清，缺少准确性。因此，1952 年瑞典神经科学家 Bror Rexed 提出脊髓灰质分层结构的概念，即板层构筑学说（laminar architecture），Rexed 对猫的脊髓灰质作了较为详细的研究，发现猫的脊髓灰质也有类似大脑皮质那样的分层现象。在 Nissl 染色切片中，Rexed 根据神经元的细胞学特征和排列的形式、密度，将猫的脊髓灰质由背侧到腹侧分为 10 板层，并用罗马数字Ⅰ～Ⅹ表示。第Ⅰ～Ⅵ层为后角，第Ⅴ、Ⅵ板层均又分为内、外两侧部，第Ⅶ层为中间带，第Ⅷ～Ⅸ层为前角，第Ⅹ层为围绕中央管周围的灰质。随后研究发现脊神经后根和脊髓下行纤维束也止于某一层或几层内，而不是某个核团。Rexed 板层构筑起初在猫的脊髓上发现，后来研究表明高等哺乳动物脊髓灰质也都具有类似板层。目前按板层来描述的脊髓灰质已广为研究者所采用，并应用于临床。

　　1. 后角　是灰质后部狭长的部分，可分为头、颈和基底 3 部，由Ⅰ～Ⅵ层组成（图 17-6）。Ⅰ层位于后角的后外侧尖部，内含后角缘层（marginal layer of posterior horn），见于脊髓全长；Ⅱ层占据后角大部分，相当于胶状质（substantia gelatinosa），纵贯脊髓全长，其与三叉神经脊束核同源；Ⅲ层和Ⅳ层最显著的结构为后角固有核（nucleus proprius of posterior horn）。Ⅰ～Ⅳ层是皮肤痛觉、温度觉和粗略触觉的初级传入纤维终末支和侧支的接受区，也是许多长的上行传导通路的起始区。Ⅴ层位于后角颈部，分为内、外两部分，外侧部参与形成脊髓的网状结构；Ⅵ层位于后角基底部，在颈膨大、腰骶膨大处较为明显。Ⅴ、Ⅵ层主要接受躯干四肢本体感觉性的初级传入纤维，并且也接受大量的皮质脊髓束的投射，这两层对运动的精细调节起重要的作用。

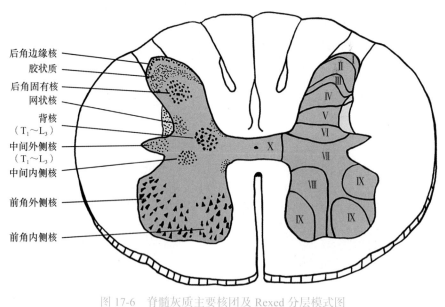

后角边缘核
胶状质
后角固有核
网状核
背核
（T₁～L₃）
中间外侧核
（T₁～L₃）
中间内侧核
前角外侧核
前角内侧核

图 17-6　脊髓灰质主要核团及 Rexed 分层模式图

　　2. 中间带　位于前角和后角之间，由Ⅶ层组成（图 17-6），在颈膨大和腰骶膨大处尚伸向前角。Ⅶ层腹内侧有中间内侧核（intermediomedial nucleus），接受后根传入的内脏感觉纤维，在 T₁～L₃ 脊髓节段，Ⅶ层背内侧有胸核（thoracic nucleus），又称背核（nucleus dorsalis）或 Clarke 核，它与延髓的楔束副核同源，为组成脊髓小脑后束的起始细胞。在 T₁～L₃ 节段的中间带向外突出形成侧角，内有中间外侧核（柱）（intermediolateral nucleus），含有交感神经的节前神经元，在 $S_2 \sim S_4$ 节段中间带外侧部，内有骶副交感核（sacral parasympathetic nucleus），但不形成侧角，是副交感神经低级中枢，发出纤维组成盆内脏神经。另外，在Ⅶ层还含有少量脊髓丘脑束的起始细胞并接受大量的皮质脊髓束下行纤维的终末。

3. 前角　短宽，由Ⅶ层（颈膨大和腰骶膨大处）、Ⅷ层和Ⅸ层组成（图 17-6）。Ⅷ层位于前角基底部，在颈膨大、腰骶膨大处仅限于前角内侧部，该层细胞为中间神经元，接受邻近板层和一些下行纤维（如网状脊髓束、前庭脊髓束、内侧纵束）的终末，并发出纤维到Ⅸ层。Ⅸ层位于前角最腹侧，由前角运动神经元和中间神经元组成。在颈膨大和腰骶膨大处，前角运动神经元分为内、外侧两大群，内侧群称为前角内侧核，见于脊髓全长，支配躯干肌，外侧群又称为前角外侧核，支配四肢肌。此外在颈段脊髓尚有脊髓副神经核（spinal accessory nucleus）$C_1 \sim C_6$（支配胸锁乳突肌和斜方肌）和膈神经核（phrenic nucleus）$C_3 \sim C_7$（支配膈肌），在骶段脊髓有 Onuf 核 $S_2 \sim S_4$（支配会阴部的横纹肌）和腰骶核（lumbosacral nucleus）$L_2 \sim S_1$（轴突分布尚未清楚）。前角运动细胞可分两型，即大型 α 运动神经元和小型 γ 运动神经元。前者较大，支配梭外肌纤维，引起骨骼肌收缩；后者较小，支配梭内肌纤维，对骨骼肌的肌张力维持起着重要作用。位于颈膨大、腰骶膨大处的前角运动神经元有一定定位排列，其中由内向外为躯干肌和上肢肌（或下肢肌），由腹侧向背侧为伸肌和屈肌。前角运动神经元接受锥体系和锥体外系的下行信息，成为运动传导通路的最后公路（final common path），当前角运动神经元的胞体或轴突受损，会引起它所支配的骨骼肌瘫痪，出现随意运动和反射障碍，肌张力降低，不久即会发生肌萎缩，称为弛缓性瘫痪。此外，前角内还存在一种小型的中间神经元，称 Renshaw 细胞。电生理研究证明，闰绍细胞（Renshaw 细胞）对 α 运动神经元有反馈抑制作用。

中央管周围灰质为Ⅹ层，包括灰质前、后连合。

（二）白质

白质位于灰质的周围，被脊髓表面的纵沟分为左右对称的 3 个索。前外侧沟与前正中裂之间为前索（anterior funiculus）；后外侧沟与前外侧沟之间为外侧索（lateral funiculus）；后正中沟和后外侧沟之间为后索（posterior funiculus）。在前正中裂底与灰质前连合之间为白质前连合（anterior white commissure）。每个索都有行径不同的神经纤维束，它们大致可分为 3 类：上行传导束、下行传导束和固有束。固有束（fasciculus proprius）起止均位于脊髓，紧贴灰质的边缘，为连接脊髓本身上、下节段的短距离纤维束。脊髓借固有束可完成脊髓节段内和节段间的反射活动。上、下行传导束是连接脊髓和脑的神经纤维束，一般按起止命名（图 17-5，图 17-7）。

后根纤维进入脊髓灰质的部位称为后根进入带，位于后索与外侧索之间，后角背侧，进入后角的纤维分为内、外侧两部分，外侧部由无髓和薄髓的细纤维组成，这些纤维上升或下降 1 ~ 2 脊髓节段，组成背外侧束（dorsolateral fasciculus）或 Lissauer 束，主要止于Ⅰ、Ⅱ、Ⅴ层，其主要功能为传导痛觉、温度觉和内脏感觉信息，而后根内侧部的纤维较粗，其升支组成薄束和楔束，主要传导本体感觉和精细触觉信息，降支止于Ⅲ、Ⅴ层，参与牵张反射（图 17-6，图 17-7）。

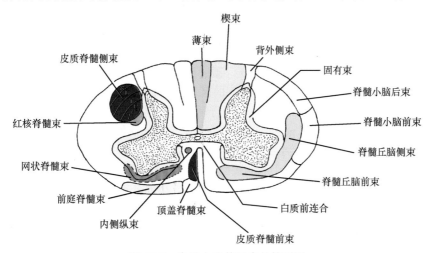

图 17-7　脊髓主要传导束的简明图

1. 上行传导束　又称为感觉传导束，将不同感觉神经冲动上传到脑，主要有薄束与楔束、脊髓丘脑束和脊髓小脑束。

（1）薄束（fasciculus gracilis）和楔束（fasciculus cuneatus）（图17-7，图17-8）：位于后索，是后根内侧部的纤维在同侧后索的直接延续。薄束位于后索的内侧部，起自同侧第5胸节段以下的脊神经节细胞；楔束位于薄束的外侧，起自同侧第4胸节段以上的脊神经节细胞。这些脊神经节细胞的周围突分别分布于肌、腱、关节的本体感受器和皮肤的精细触觉感受器，中枢突经后根内侧部进入脊髓后索中组成薄束和楔束，上行止于同侧延髓的薄束核和楔束核。薄束和楔束的功能是向大脑传导意识性本体感觉（肌、肌腱、关节的位置觉、运动觉和振动觉）和精细触觉（如辨别两点的距离和物体的纹理粗细）。在第4胸节段以上的后索，由内向外依次由来自骶、腰、胸和颈段的纤维排列而成，后索病变时，本体感觉和精细触觉信息不能向大脑皮质传导，致使患者在闭目时，不能确定自己的肢体位置和运动状况而出现站立不稳，走路如踩棉花，也不能辨别物体的形状和大小等。

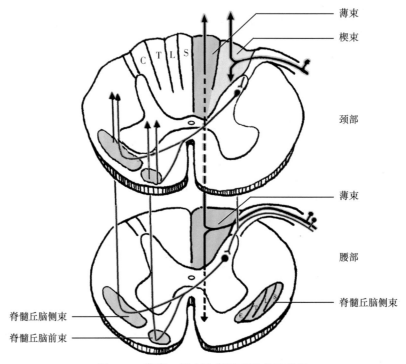

图 17-8　薄束、楔束和脊髓丘脑束示意图

（2）脊髓丘脑束（ventral spinothalamic tract）（图17-7，图17-8）：由脊髓丘脑侧束和脊髓丘脑前束组成。脊髓丘脑侧束（lateral spinothalamic tract）位于外侧索的前半部，并与邻近的纤维有重叠，传导后根细纤维传入的痛觉、温度觉信息；脊髓丘脑前束（anterior spinothalamic tract）位于前索，前根纤维的内侧，传导由后根的细纤维传入的粗触觉和压觉信息，有人认为痒觉也通过此束传导。脊髓丘脑束主要起自对侧脊髓灰质Ⅰ层和Ⅳ～Ⅶ层，纤维经白质前连合交叉后在同节和上1～2节的外侧索和前索内上行（但脊髓丘脑前束含有部分不交叉的纤维），到达脑干下部之后改称为脊髓丘系。脊髓丘脑束在脊髓有明确的定位，即来自于骶、腰、胸和颈节的神经纤维由外向内依次排列。一侧脊髓丘脑束损伤时，损伤平面对侧1～2节以下的区域出现痛觉、温度觉的减退或消失。

（3）脊髓小脑束（spinocerebellar tract）：位于脊髓白质外侧部的周边，包括脊髓小脑前束、脊髓小脑后束（图17-7）。脊髓小脑后束（posterior spinocerebellar tract）：位于外侧索外侧缘后部，起自同侧T$_1$～L$_3$脊髓节段Ⅶ层的胸核，上行经小脑下脚终于小脑皮质。脊髓小脑前束（anterior spinocerebellar tract）位于外侧索外侧缘前部，主要起于双侧腰骶髓节段的Ⅴ～Ⅶ层的外侧部，即相当于后角基底部和中间带的外侧部，组成该束纤维大部分来自对侧纤维，小部分来自同侧纤维，经小脑上脚进入小脑皮质。上述两束将下肢和躯干下部的非意识性本体感觉冲动以及皮肤触压觉冲动传递至小脑皮质，其中前束所传递的信息与整个下肢的运动和姿势有关，而后束传递的信息则可能与下肢个别肌肉的精细运动和姿势有关，两束损伤可以引起下肢运动性共济失调等。

2. 下行传导束　又称运动传导束，将脑的不同部位神经冲动直接或间接止于脊髓前角或侧角，它们与运动控制、肌肉的张力与姿势、脊髓反射调控机制等有关，它们也调控脊髓自主神经元。下行传导束包括锥体系和锥体外系，前者主要为皮质脊髓束，后者包括红核脊髓束、前庭脊髓束等（图17-7）。

（1）皮质脊髓束（corticospinal tract）（图17-7，图17-9）：是人类脊髓中最大的下行束，其功能为控制骨骼肌随意运动。它起自大脑皮质中央前回、中央旁小叶前部和其他一些皮质区，下行到延髓时，大部分纤维交叉至对侧外侧索中下行，称皮质脊髓侧束（lateral corticospinal tract），少量未交叉的纤维在前索最内侧下行称为皮质脊髓前束（anterior corticospinal tract），另外有少量不交叉的纤维沿外侧索前外侧部下行，称为皮质脊髓前外侧束（anterolateral corticospinal tract）。皮质脊髓侧束下行直至骶髓（S_4），下行中陆续止于同侧Ⅳ～Ⅸ层，支配四肢肌的运动，皮质脊髓侧束在外侧索有一定的定位关系，由内向外依次为颈、胸、腰和骶部。皮质脊髓前束在下行过程中，大部分纤维经白质前连合逐步交叉到对侧，止于Ⅳ～Ⅸ层，小部分纤维不交叉止于同侧Ⅳ～Ⅸ层，主要支配躯干肌，通常在中胸段水平皮质脊髓前束消失。皮质脊髓前外侧束，大部分纤维终止于颈髓前角，小部分纤维可达腰、骶髓前角。从三种纤维的行径和终止情况看，支配四肢的前角运动神经元只接受对侧大脑半球来的纤维，而支配躯干肌的运动神经元则接受双侧大脑半球来的纤维。当一侧皮质脊髓束损伤后，出现同侧损伤平面以下肢体骨骼肌痉挛性瘫痪（表现为肌张力升高，腱反射亢进和病理性反射阳性等），而躯干肌则不受影响。

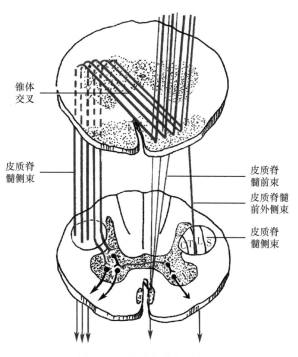

图17-9　皮质脊髓束示意图

（2）其他下行传导束

1）红核脊髓束（rubrospinal tract）（图17-7）：起自中脑红核，左右交叉下行至脊髓外侧索，皮质脊髓侧束的前方，止于Ⅴ～Ⅶ层的中间神经元，影响前角运动神经元。在动物中，该束下行到腰骶水平，但在人类仅投射到上3个颈髓节段，其主要功能是调节屈肌的活动和肌张力，与皮质脊髓束一起对肢体远端肌运动发挥重要影响。

2）前庭脊髓束（vestibulospinal tract）（图17-7）：起自脑桥和延髓的前庭神经核，在脊髓前索中下行，止于Ⅶ和Ⅷ层的中间神经元。该束的功能是调节伸肌肌张力，与维持体位和平衡有关。

3）顶盖脊髓束（tectospinal tract）（图17-7）：位于前索，皮质脊髓前束的前方。此束主要起自中脑上丘，在被盖交叉后下行，终于上颈髓Ⅵ～Ⅷ层，引起颈部、上肢的反射性姿势活动，参与完成视觉和听觉防御反射。

4）网状脊髓束（reticulospinal tract）（图17-7）：位于脊髓前索和侧索的深部，靠近固有束，与邻近的纤维束混杂。此束起自脑干网状结构，下行止于Ⅶ、Ⅷ层，中继后至前角运动神经元，调节肌张力和协调肌肉运动。由脑下行的内脏运动纤维有一部分混杂在侧索中的网状脊髓束内。

5）内侧纵束（medial longitudinal fasciculus）（图17-7）：位于前正中裂底的两侧，白质前连合的前方，是一复杂的运动传导束，其纤维主要起自前庭神经核及中脑的Cajal中介核等。在脑干，此束含升、降纤维，与多个脑神经运动核联系，到脊髓仅含下行纤维，止于颈髓灰质。此束与平衡反射有关，协调头与眼球的运动。

6）下行内脏通路：主要来自于下丘脑和脑干的有关核团及网状结构，下行于脊髓前索和外侧索，终于T_1～L_3交感神经节前神经元和S_2～S_4副交感神经节前神经元，支配平滑肌、心脏和腺体。

四、脊髓功能

脊髓在结构和功能上比脑原始。虽然脊髓内部可以完成某些简单的反射，但许多复杂的功能仍在脑的各级中枢控制和调节下，通过上、下行传导束来完成。

1. 传导功能 脊髓一方面把脊神经（躯体和内脏）分布区的各种感觉冲动经上行传导束传至脑；另一方面又将脑发出的神经冲动，通过下行传导束传至脊髓，控制脊髓的活动，以调节骨骼肌运动和大部分内脏活动。因此，脊髓是脑与感受器、效应器发生联系的重要枢纽，脊髓损伤后，就会出现相应部位的感觉和运动障碍。

2. 反射功能 脊髓除具有传导功能外，尚能完成许多反射活动。脊髓反射是指脊髓固有的反射，其反射不必经过脑，反射弧为感受器、脊神经节内感觉神经元及后根传入纤维、脊髓固有束神经元及固有束、脊髓运动神经元及前根传出纤维、效应器。但在正常情况下，脊髓的反射活动总是在脑的控制下进行。脊髓反射有不同的类型，反射弧只包括一个传入神经元和一个传出神经元（只经过一次突触）的称单突触反射，大多数反射弧是由两个以上的神经元组成的多突触反射；只涉及一个脊髓节段的反射称节段内反射，跨节段的反射为节段间反射。脊髓反射还可以分为躯体 - 躯体反射（刺激躯体引起躯体反应）、内脏 - 内脏反射（刺激内脏引起内脏反应）、躯体 - 内脏反射（刺激躯体引起内脏反应）和内脏 - 躯体反射（刺激内脏引起躯体反应）等。躯体 - 躯体反射最重要的是牵张反射、γ反射和屈曲反射。

1）牵张反射（stretch reflex）:是指有神经支配的骨骼肌，在受到外力牵拉伸长时，引起受牵拉的同块肌肉收缩的反射。肌肉被牵拉，肌梭感受器受到刺激而产生神经冲动，经脊神经后根进入脊髓，兴奋α运动神经元，反射性地引起被牵拉的肌肉收缩（图17-10）。牵张反射有两种类型:腱反射和肌紧张。腱反射是指快速牵拉肌腱时发生的牵张反射，为单突触反射，如膝反射、跟腱反射、肱二头肌反射等。肌紧张是指缓慢持续牵拉肌肉时发生的牵张反射，表现为受牵拉的肌肉发生持续性收缩，属多突触反射。肌紧张是维持躯体姿势的最基本的反射活动，是姿势反射的基础。牵张反射可以被下行纤维束（网状脊髓束）的冲动所抑制，也可以被锥体束、前庭脊髓束等的冲动所易化。在正常情况下，这种冲动与抑制保持着平衡，以维持正常的肌张力，当患某些疾病时，这种平衡受到破坏，就会出现腱反射亢进、肌张力升高或腱反射和肌张力减退。

2）γ反射（Gamma reflex）:γ运动神经元支配梭内肌。γ运动神经元兴奋时，引起梭内肌纤维收缩，肌梭感受器感受到刺激而产生神经冲动，通过牵张反射弧的通路兴奋α运动神经元，使相应骨骼肌（梭外肌）收缩（图17-11）。γ反射在维持肌张力方面发挥作用。

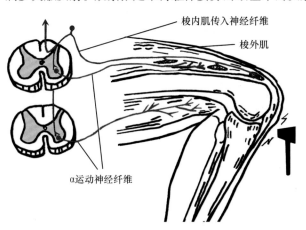

梭内肌传入神经纤维
梭外肌
α运动神经纤维

图 17-10 牵张反射

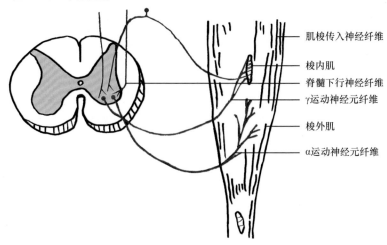

肌梭传入神经纤维
梭内肌
脊髓下行神经纤维
γ运动神经元纤维
梭外肌
α运动神经元纤维

图 17-11 γ反射

3）屈曲反射（flexion reflex）和对侧伸直反射（crossed extensor reflex）（图 17-12）：屈曲反射是指肢体某处皮肤受到伤害性刺激时，受刺激的肢体迅速回缩，表现为屈肌收缩。屈曲反射是一种保护性浅反射，属于多突触反射，反射弧至少要有三个神经元参与，即皮肤信息通过后根传入脊髓后角，再经中间神经元传给前角的 α 运动神经元，α 运动神经元兴奋引起骨骼肌的收缩。由于肢体收缩涉及成群的肌肉，故受兴奋的 α 运动神经元常常是多节段的反射。屈曲反射强度与刺激强度有关，当刺激强度足够大时，在同侧肢体发生屈曲反射基础上出现对侧肢体伸直的反射活动，称为对侧伸直反射。在正常情况下，某些反射因受到高位中枢大脑皮质运动中枢的抑制而没有表现。如果运动皮层或锥体束等上运动神经元受损伤时，下运动神经元失去了高级中枢的控制才表现出来的反射称为病理性反射，如巴宾斯基征。对于临床上常检查的浅反射，如腹壁反射和提睾反射，现在一般认为锥体束参与了该反射活动，因此当锥体束损伤时将会出现腹壁反射和提睾反射消失。

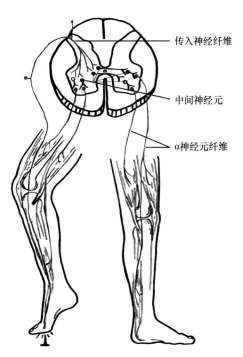

传入神经纤维

中间神经元

α神经元纤维

图 17-12　屈曲反射和对侧伸直反射

五、脊髓的损伤及临床表现

1. 脊髓半横断　常因椎体的错位、枪伤或刀伤等外伤引起，损伤平面以下出现布朗-塞卡综合征（Brown-Séquard syndrome），即损伤平面以下位置觉、振动觉和精细触觉丧失，同侧肢体痉挛性瘫痪，损伤平面 1～2 个节段以下的对侧半躯体的痛觉、温度觉减退或丧失，但触觉存在。

2. 脊髓横贯性损伤　如当外伤导致脊髓突然完全横断后，横断平面以下出现以下症状：①躯体感觉和内脏感觉全部消失；②全部的运动功能丧失；③反射消失，处于无反射状态。此外，尚出现正常体温不能维持，大便潴留，膀胱不能排空和血压下降等现象，称脊髓休克（spinal shock）。数周至数月后，各种反射逐渐恢复，但由于传导束很难再生，脊髓失去脑的易化和抑制作用，因此恢复后的深反射和肌张力比正常时高，离断面以下的感觉与运动不能恢复。

3. 肌萎缩性侧索硬化　也叫运动神经元病，是病因尚未清楚的退行性病变，以脊髓前角细胞和锥体束的病变为特征，出现广泛的肌萎缩、肌束震颤，同时存在锥体束征。

4. 脊髓灰质周围病变　见于脊髓空洞或髓内肿瘤患者，若病变侵犯了白质前连合，则阻断脊髓丘脑束在此的交叉纤维，引起相应部位的痛觉、温度觉消失，而因后索完好，本体感觉和精细触觉无障碍，这种现象称为感觉分离（sensory isolation）。

5. 脊髓前角　常见于脊髓灰质炎即小儿麻痹症，主要伤及前角运动神经元，表现为这些细胞所支配的骨骼肌呈弛缓性瘫痪，肌张力低下，腱反射消失，肌萎缩，但无病理性反射，感觉也无异常。

案例 17-1 提示

1. 因成人脊髓的长度与椎管的长度不一致，所以脊髓节段的序数与椎骨的序数并不完全对应，其大致规律：上颈椎（$C_1 \sim C_4$）= 对应脊髓节段；下颈椎（$C_5 \sim C_8$）和上胸椎（$T_1 \sim T_4$）+1= 对应脊髓节段；中胸椎（$T_5 \sim T_8$）+2= 对应脊髓节段；下胸椎（$T_9 \sim T_{12}$）+3= 对应脊髓节段；第 1 腰椎 = 骶尾髓节段。患者在第 6 胸椎处有压痛，故可推算其对应胸髓节段 =6+2=8。

2. 胸髓节段在胸腹部的分布具有节段性，即 T_2 相当于胸骨角平面，T_4 相当于乳头平面，T_8 相当于肋弓平面，T_{10} 相当于脐平面，T_{12} 相当于耻骨联合与脐连线中点平面。损伤第 8 胸髓节段左侧灰质前角将会导致左侧肋弓平面的腹肌出现弛缓性瘫痪。腹部的肌肉运动障碍将会引起腹式呼吸减弱，胸式呼吸代偿等现象。

3. 左侧薄束接受同侧本体感觉和精细触觉，而左侧脊髓丘脑束则接受右侧的痛觉、温度觉和粗略触觉，故损伤第 8 胸髓节段平面左侧的薄束和脊髓丘脑束就会导致左侧本体感觉和精细触觉障碍，右侧痛觉、温度觉障碍，而左侧痛觉、温度觉和右侧的本体感觉与精细触觉不受影响。

笔记栏

4.脊髓丘脑束接受的痛觉、温度觉来自低于1～2个节段的皮肤感受器。

5.腹壁反射属于浅反射,其中枢位于T_7～T_{12},损伤第8胸髓节段左侧的灰质前角和后角,将会导致肋弓平面附近腹壁反射消失,此外,因皮质脊髓束参与了腹壁反射活动,故损伤第8胸髓节段平面左侧皮质脊髓束将会导致左侧肋弓平面以下腹壁反射减弱或消失,第7胸髓节段平面皮质脊髓束不受损伤,故不会影响肋弓平面以上腹壁反射活动。

6.与第8胸髓节段平面左侧皮质脊髓束损伤有关。

（韦 力）

第二节 脑 干

脑起源于胚胎时期神经管的前部,神经管内的管腔形成脑室系统。脑的形态和功能较脊髓复杂。新生儿脑重为450g,至1岁末,几乎增加1倍,以后脑重增长显著降低,至20～25岁即达到最高重量。成人脑平均重约1400g。

脑(brain, encephalon)位于颅腔内,包括端脑、间脑、小脑、中脑、脑桥和延髓等6个部分。

脑干(brain stem)自下而上由延髓、脑桥和中脑3部分组成。脑干向上经间脑和端脑相连,向下经延髓在枕骨大孔处与脊髓相连。延髓和脑桥腹侧紧靠颅后窝的斜坡,背面与小脑相连。延髓、脑桥和小脑之间的室腔为第四脑室,它向下与脊髓的中央管相接续,向上连通中脑的大脑导水管。脑干从上向下依次与第Ⅲ～Ⅻ对脑神经相连。

案例 17-2

患者,男,60岁,突然不省人事数小时,意识恢复后发现患者不能说话,右上、下肢不能运动。数日后,舌仍活动不灵活,但可以说话了。数周后,检查时发现:

（1）右上、下肢痉挛性瘫痪,肱二头肌腱反射、膝腱反射和跟腱反射亢进,腹壁反射消失,巴宾斯基征阳性,无肌萎缩。

（2）吐舌时舌尖偏向左侧,左侧舌肌明显萎缩。

（3）身体右侧,除了面部,振动觉和两点辨别性触觉完全消失。

（4）全身痛觉、温度觉正常。

问题:

1.试分析病变部位和损伤结构。

2.解释上述症状和检查结果的原因。

案例 17-3

患者,男,50岁,10天前突然眩晕,呕吐,随后发生一系列感觉运动障碍,经过检查发现:

（1）右侧上、下肢瘫痪,肌张力增高,膝反射及肱二头肌反射均亢进,并出现病理反射。

（2）左侧额纹消失,睑裂变宽,不能闭合,口角偏向右侧。

（3）伸舌时舌尖偏向右侧,但舌肌无萎缩。

（4）左侧眼球外展运动困难,并转向内侧。

（5）全身感觉未见异常。

问题:

1.请说明病变部位及损伤范围。

2.运用所学知识对上述症状和检查结果分别加以解释。

案例 17-4

患者,男,55岁,自述"半身不遂",看东西有两个像,检查发现:

（1）右侧上、下肢瘫痪,肌张力增高,腱反射亢进,肌肉不萎缩。

（2）右侧腹壁反射和提睾反射消失,病理反射阳性。

（3）左眼向外下方斜视,眼睑下垂。

（4）左眼瞳孔较右眼的大。

（5）发笑时嘴偏向左侧，面肌无萎缩。

（6）伸舌偏向右侧，舌肌无萎缩。

（7）全身感觉及其他无明显异常。

问题：

1. 试分析病变损伤的部位在何处，损伤了什么结构？

2. 分别解释出现上述症状和检查结果的原因。

一、脑干的外形

1.脑干的腹侧面 在脑干的腹侧面上，延髓和脑桥之间以延髓脑桥沟为界，脑桥和中脑之间以脑桥上缘为界（图 17-13）。

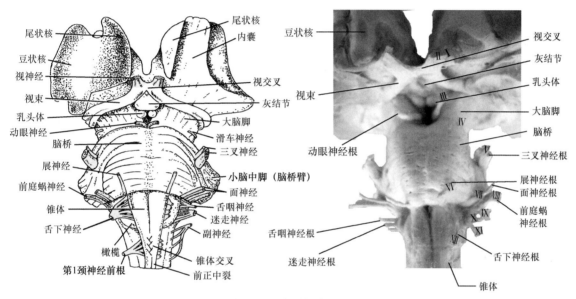

图 17-13 脑干的腹面观

延髓（medulla oblongata）位于脑干最下段，形似倒置的锥体形。上接脑桥，下连脊髓。其腹侧面有纵行的前正中裂和前外侧沟，与脊髓表面的沟和裂相续。前正中裂两侧的纵行隆起称锥体（pyramid），主要由皮质脊髓束纤维汇聚而成。在延髓和脊髓交界处，锥体中大部分纤维左右交叉，构成锥体交叉（decussation of pyramid）。锥体外侧呈卵圆形隆起称橄榄（olive），内有下橄榄核。橄榄与锥体之间的前外侧沟中有舌下神经（Ⅻ）根出脑。在橄榄的背外侧，自下而上依次有副神经（Ⅺ）、迷走神经（Ⅹ）和舌咽神经（Ⅸ）根进出脑。

脑桥（pons）腹侧面为宽阔而膨隆的基底部，其下缘借延髓脑桥沟与延髓分界，上缘与中脑的大脑脚相接。延髓脑桥沟中从内向外依次有 3 对脑神经根进出脑，分别是展神经（Ⅵ）、面神经（Ⅶ）和前庭蜗神经（Ⅷ）。基底部正中有纵行的基底沟（basilar sulcus），容纳基底动脉。基底部向两侧延伸变细移行为小脑中脚（middle cerebellar peduncle）。在脑桥与小脑中脚交界处有三叉神经（Ⅴ）根。延髓、脑桥和小脑的交角处，临床上称为脑桥小脑三角（pontocerebellar trigone），前庭蜗神经和面神经根恰好位于此处，该部位的肿瘤（多为听神经瘤）可涉及这些脑神经和小脑而引起相应的症状。

中脑（midbrain）腹侧面上界为间脑的视束，下界为脑桥上缘。两侧有两个斜向外上方的柱状隆起，称大脑脚（cerebral peduncle），由大脑皮质发出的下行纤维束构成。左、右大脑脚之间的深窝称脚间窝（interpeduncular fossa），动眼神经（Ⅲ）根从脚间窝外侧壁出脑。

2.脑干的背侧面 延髓的背侧面可分为上、下两部分。下部形似脊髓，在后正中沟的两侧有隆起的薄束结节（gracile tubercle）和楔束结节（cuneate tubercle），其深面分别有薄束核和楔束核。楔束结节的外上方有稍微隆起的小脑下脚（inferior cerebellar peduncle），由经延髓进出小脑的纤维组成。延髓背侧面的上部中央管敞开，和脑桥背侧面共同形成菱形窝（rhomboid fossa）（图 17-14）。

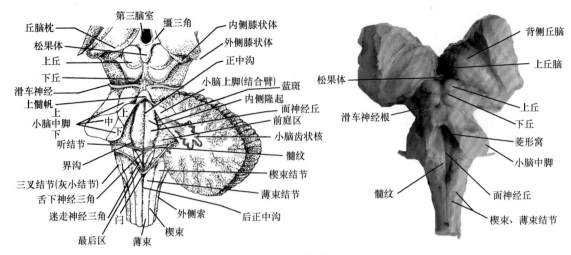

图 17-14　脑干的背面观

菱形窝的中部有横行的髓纹（stria medullaris），是延髓和脑桥在背侧的分界标志。在窝底正中线上有纵贯菱形窝全长的正中沟（median sulcus）。正中沟的外侧还有纵行的界沟（sulcus limitans），两沟之间为内侧隆起（medial eminence）。界沟的外侧部分是三角形的前庭区（vestibular area），其深部为前庭神经核。前庭区的外侧角上有一小隆起，称听结节（acoustic tubercle），内含蜗神经核。在髓纹以下，内侧隆起下部可见两个小三角区，其中内上方的为舌下神经三角（hypoglossal triangle），深部有舌下神经核；靠外下方的称迷走神经三角（vagal triangle），深部为迷走神经背核。靠近髓纹的上方，内侧隆起上有一个圆形隆起，为面神经丘（facial colliculus），内含展神经核。菱形窝的上外侧壁为小脑上脚（superior cerebellar peduncle），主要由出小脑的纤维构成。两个上脚间夹有薄层的白质板，称上髓帆，参与构成第四脑室顶。上髓帆上有滑车神经（Ⅳ）根出脑。

第四脑室（fourth ventricle）（图 17-15）是位于延髓、脑桥和小脑之间的室腔，顶朝向小脑，室底即菱形窝。顶的前部由小脑上脚及上髓帆形成，后部由下髓帆（inferior medullary velum）和第四脑室脉络组织形成。下髓帆也是一薄片白质，在小脑扁桃体下方延伸，介于小脑蚓的小结与绒球之间，它与上髓帆都伸入小脑，以锐角相会合。髓帆的室腔面衬以一层上皮性室管膜（ependyma），外面覆以软膜（pia mater）和血管。下髓帆和菱形窝下外侧界之间的大部分第四脑室顶后部没有神经组织，室管膜后面直接由软膜和血管被覆，它们共同形成第四脑室脉络组织。脉络组织上的一部分血管反复分支缠绕成丛，夹带着软膜和室管膜上皮突入室腔，成为第四脑室脉络丛，产生脑脊液。菱形窝两下外侧边界之间的圆弧形移行部称闩（obex），位于菱形窝下角尖的背侧，与第四脑室脉络组织相连。

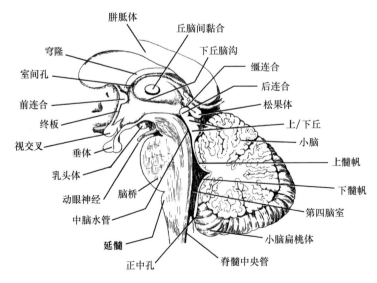

A

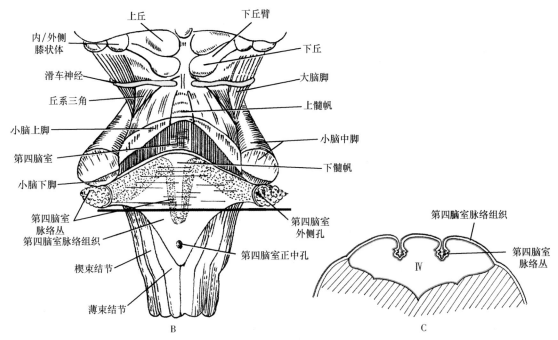

图 17-15　第四脑室

A. 脑干矢状切面；B. 第四脑室背面观；C. 通过第四脑室的水平切面示脉络组织和脉络丛，蓝色示室管膜上皮，红色示软脑膜

第四脑室脉络组织上有三个孔。不成对的第四脑室正中孔（median aperture of fourth ventricle），位于菱形窝下角尖部的正上方，第四脑室外侧孔（lateral aperture of fourth ventricle）成对，位于第四脑室外侧隐窝的尖端。第四脑室上通中脑水管，下通脊髓中央管。向后借第四脑室的三个孔与蛛网膜下腔相通。

中脑的背侧面有两对圆形隆起，下方一对称下丘（inferior colliculus），是听觉传导的中继站和听觉反射中枢；上方的一对称上丘（superior colliculus），是视觉反射中枢。自上、下丘的外侧向前外方各发出一条隆起，分别称为上丘臂（brachium of superior colliculus）和下丘臂（brachium of inferior colliculus），下丘臂连接间脑的内侧膝状体，上丘臂连接间脑的外侧膝状体。下丘的下方有滑车神经（Ⅳ）根从脑干背侧面出脑。

二、脑干的内部结构

脑干的基本结构和脊髓相同，即由灰质、白质和网状结构组成。从纵向看，灰质不再连贯成柱，形成分散的灰质团块，那些功能相同的神经元胞体集合成团，称神经核。它们有的是脑神经中传入神经的终止核（感觉核），有的是传出神经的起始核（运动核），统称为脑神经核。另有一些神经核中继上行或下行传导束的冲动，称为中继核。白质也是由上、下行的神经纤维束组成。脑干的网状结构特别发达，网状结构中的部分核团发展成为与生命活动有重要关系的中枢。三者在脑干内的分布有一定规律：灰质主要分布于脑干的背侧，白质分布于脑干的腹侧，网状结构主要位于脑干中央部。

1. 灰质　可分为脑神经核和中继核。

（1）脑神经核：脑干三部分内各脑神经核的分布为：最后 4 对脑神经（Ⅻ、Ⅺ、Ⅹ、Ⅸ）的脑神经核多在延髓，中间 4 对脑神经（Ⅷ、Ⅶ、Ⅵ、Ⅴ）的脑神经核多在脑桥，而第 4 对脑神经（Ⅳ）和第 3 对脑神经（Ⅲ）的脑神经核位于中脑（图 17-16，图 17-17）。脑干内 7 类核团的分布，一般说来，从两侧向中线依次是特殊和一般躯体感觉核、特殊和一般内脏感觉核、一般和特殊内脏运动核以及躯体运动核（图 17-18）。

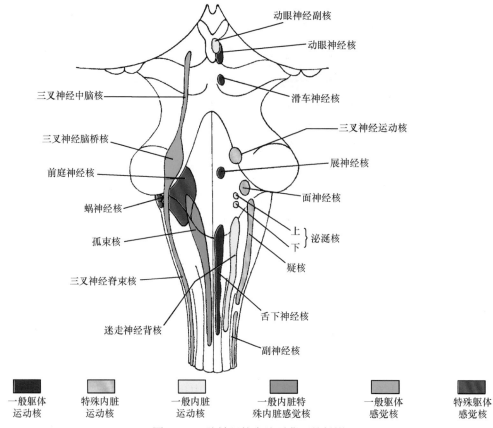

图 17-16　脑神经核在脑干背面的投影

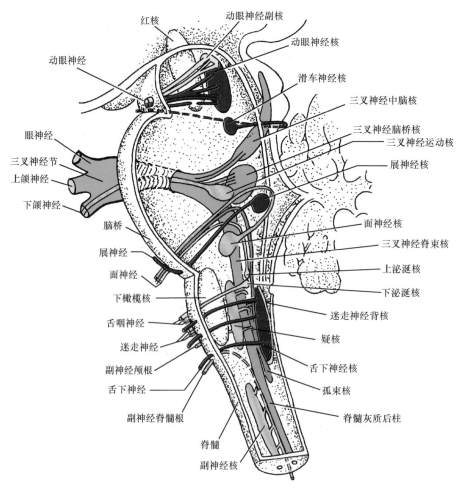

图 17-17　脑神经核在脑干侧面的投影

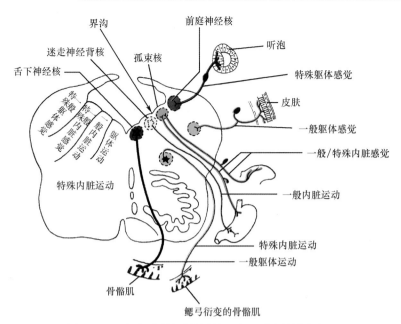

图 17-18　脑干不同性质核团的配布（延脑橄榄中部）

特殊躯体感觉核在菱形窝的外侧角，听结节的深方有蜗神经核（cochlear nucleus），是蜗神经根的终止核。前庭区的深方为前庭神经核（vestibular nucleus），是前庭神经根的终止核。

一般躯体感觉核接受头面部皮肤及口鼻腔黏膜的感觉纤维，经三叉神经传入，有 3 对脑神经核，它们是：①三叉神经脊束核（spinal nucleus of trigeminal nerve）：从脑桥向下延伸到延髓及颈髓上段，接受头面部的痛觉和温度觉；②三叉神经脑桥核（pontine nucleus of trigeminal nerve）：位于脑桥中部，接受头面部的触觉；③三叉神经中脑核（mesencephalic nucleus of trigeminal nerve）：从脑桥中部向上延伸到中脑，接受头面部骨骼肌的本体感觉。三核除接受三叉神经传入冲动外，其中三叉神经脊束核还接受舌咽神经和迷走神经的躯体传入冲动。

一般内脏感觉核和特殊内脏感觉核均位于躯体感觉核的内侧，称孤束核（nucleus of solitary tract）。从延髓向上延伸到达脑桥下段，接受面神经、舌咽神经和迷走神经传入的味觉及一般内脏感觉冲动。

一般内脏运动核属副交感核，共有 4 对：①迷走神经背核（dorsal nucleus of vagas nerve）：位于迷走神经三角的深方，发出纤维随迷走神经支配胸腹腔器官的运动和腺体的分泌。②下泌涎核（inferior salivatory nucleus）：位于髓纹下方的网状结构中，发出纤维随舌咽神经至腮腺，控制腮腺的分泌。③上泌涎核（superior salivatory nucleus）：位于髓纹上方的网状结构中，纤维随面神经出脑，司舌下腺、下颌下腺和泪腺的分泌。④动眼神经副核（accessory oculomotor nucleus）：又称为埃丁格 - 韦斯特法尔核（Edinger-Westphal 核）。它位于中脑，其纤维随动眼神经出脑，支配瞳孔括约肌和睫状肌的活动。

躯体运动核司骨骼肌的活动，有 4 对，紧靠中线两侧，纵行排列，由下而上依次是：①舌下神经核（hypoglossal nucleus）：位于舌下神经三角的深部，发出纤维构成舌下神经，支配舌肌。②展神经核（abducens nucleus）：位于面神经丘的深部，发出纤维构成展神经，支配外直肌。③滑车神经核（trochlear nucleus）：位于中脑下丘平面，发出纤维构成滑车神经，支配上斜肌。④动眼神经核（oculomotor nucleus）：位于中脑上丘平面，发出纤维参与构成动眼神经，支配上睑提肌、上直肌、内直肌、下直肌和下斜肌。

特殊内脏运动核有 4 对，稍靠腹外侧，它们是：①副神经核（spinal accessory nucleus）：此核实际上已在脊髓上 5 或 6 颈节段的前角内，发出纤维构成副神经脊髓根，支配胸锁乳突肌和斜方肌。②疑核（nucleus ambiguus）：发出纤维参与构成舌咽神经、迷走神经和副神经，支配咽喉肌。③面神经核（facial nucleus）：发出纤维参与面神经的构成，支配面肌等。④三叉神经运动核（motor nucleus of trigeminal nerve）：发出纤维组成三叉神经的运动根，支配咀嚼肌。

（2）中继核：延髓薄束结节深方的薄束核（gracile nucleus）和楔束结节深方的楔束核（cuneate nucleus）是躯干和四肢意识性本体感觉传导通路中的中继核。延髓橄榄的深方有下橄榄核（inferior olivary nucleus）。脑桥基底部的脑桥核（pontine nucleus）是大脑至小脑的下行中继核。中脑的红核

（red nucleus）是大脑和小脑至脊髓的下行中继核。红核腹外侧的黑质（substantia nigra）则是大脑至间脑以及脑干网状结构的下行中继核，又是脑内多巴胺的来源。黑质病变造成多巴胺含量减少，为震颤性麻痹的主要原因。中脑下丘深面的下丘核是听觉传导的中继核和听觉反射中枢。上丘深面的上丘核是视觉反射中枢。

2. 白质

（1）内侧丘系（medial lemniscus）：由脊髓上行的薄束和楔束分别终止于薄束核和楔束核，由此两核发出的纤维走向中央管的腹侧，在中线越边，构成内侧丘系交叉。交叉后的纤维就在中线的两侧继续上行，称内侧丘系，最后终止于间脑的背侧丘脑。

（2）脊髓丘系（spinal lemniscus）：即来自脊髓的脊髓丘脑束，纵贯脑干的外侧部，上行至背侧丘脑。

（3）外侧丘系（lateral lemniscus）：蜗神经核发出的纤维大部分横行越过中线，构成斜方体（trapezoid body），而后在脑桥外侧部与同侧未交叉纤维一起上行，称外侧丘系，主要止于下丘核，传导两侧听觉冲动。

（4）三叉丘脑束（trigeminal lemniscus）：三叉神经脊束核和三叉神经脑桥核发出纤维，越过中线组成三叉丘系，紧邻内侧丘系上行，亦至背侧丘脑。

（5）锥体束（pyramidal tract）：大脑皮质中央前回和旁中央小叶前部的巨型锥体细胞发出下行传导束，称锥体束。锥体束位于脑干的腹侧部分，它经中脑的大脑脚底、脑桥的基底部，到达延髓后位于锥体的深方，于延髓下段大部分纤维（70%～90%）交叉越边，构成锥体交叉。交叉后的纤维入脊髓，为皮质脊髓侧束，小部分未交叉纤维继续下行入脊髓，称皮质脊髓前束。锥体束在行经脑干过程中，陆续分出小束纤维，支配脑干中的一般躯体运动核和特殊内脏运动核。这些纤维束统称为皮质核束（corticonuclear tract）。皮质核束主要止于双侧的脑神经运动核，但舌下神经核和面神经核中支配眼裂以下面肌的细胞群，仅接受对侧皮质核束的纤维。

此外，脊髓白质中的某些上、下行传导束在脑干内也有一些变化。脊髓小脑后束经小脑下脚进入小脑；脊髓小脑前束经小脑上脚进入小脑。红核脊髓束从中脑红核发出，交叉后至对侧脊髓外侧索。内侧纵束和前庭脊髓束都来自前庭神经核，止于运动眼球外肌的脑神经运动核和脊髓的前角细胞。顶盖脊髓束起自中脑顶盖的上丘核，交叉后至脊髓前索下行。网状脊髓束起于脑干网状结构。皮质脑桥束（corticopontine tract）起于大脑皮质广泛区域，经中脑大脑脚底行至脑桥基底部，终止于脑桥核，再由脑桥核发出纤维交叉至对侧，构成小脑中脚进入小脑。

3. 脑干网状结构

（1）脑干网状结构的位置：除上述灰质和白质结构外，在延髓中央管、第四脑室底灰质及中脑中央灰质的前外侧存在着灰白质相间的区域，其中神经纤维纵横交织成网，网中散在有大小不等的神经细胞，称为网状结构（reticular formation）。网状结构在进化上属中枢神经的古老部分，保持着多神经元、多突触联系。脑干的网状结构向下与脊髓的同名结构相连续，向上伸入间脑。网状结构中的神经细胞相对集中而构成一些核团。

脑干网状结构的纤维联系十分广泛。在脑干内与脑神经核有联系，向下与脊髓，向上与小脑、间脑、端脑都有联系，而且这些联系多是相互往返的。因此，网状结构是中枢神经系统内沟通各部分的重要结构，具有十分复杂的功能（图17-19）。

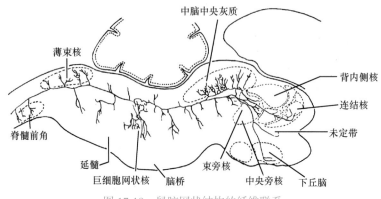

图 17-19　鼠脑网状结构的纤维联系

（2）脑干网状结构的功能：①调节躯体运动：延髓网状结构腹内侧部对骨骼肌的张力及收缩有抑制作用，称抑制区；延髓抑制区的外侧、脑桥和中脑的网状结构有加强肌张力和运动的功能，称易化区。②调节内脏活动：在脑干网状结构内有不少内脏活动的代表区，如在延髓内有与生命活动密切相关的呼吸中枢和心血管运动中枢等，总称生命中枢。若生命中枢受压或损伤，可导致死亡。③影响大脑皮质：各种感觉纤维束均有旁支进入网状结构，经多级中继广泛地、非特异地终止于大脑皮质。其作用使大脑皮质保持觉醒状态，引起警觉和提高注意力，这种传导系统，称上行网状激动系统（ascending reticular activating system，ARAS）。

4.脑干各部的内部结构特点总结　延髓可分为上下两部。下部形似脊髓，上部由于下橄榄核的出现和中央管敞开为第四脑室等，与脊髓的结构不复相似。延髓与脊髓相比，出现了4个较大的变化：①锥体束在延髓下段交叉；②薄束核和楔束核的出现，其发出的纤维交叉至对侧（内侧丘系交叉）；③下橄榄核的出现形成了延髓腹侧面卵圆形的橄榄；④中央管敞开为第四脑室后，原来脊髓中央管周围的灰质成为第四脑室底的灰质（图 17-20～图 17-23）。

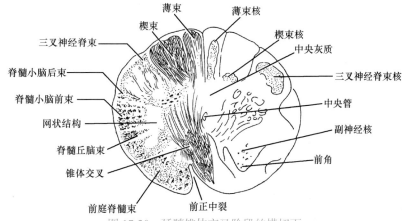

图 17-20　延髓锥体交叉阶段的横切面

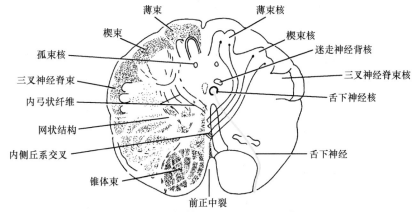

图 17-21　延髓同侧丘系交叉阶段的横切面

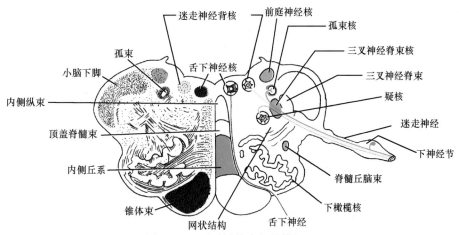

图 17-22　延髓橄榄中部的横切面

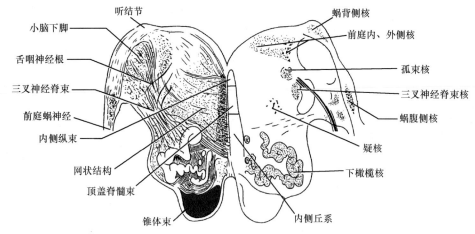

图 17-23　延髓橄榄上部的横切面

脑桥与延髓相比,其结构上的最大特征是分背、腹两个部分。背侧称为脑桥被盖(tegmentum),是延髓的直接延续,其结构是相互连贯的。腹侧部称为脑桥基底部(basilar part of pons),是大脑皮质和小脑皮质之间相互联系的中继站,只见于哺乳动物,人类最为发达,其中包括纵行纤维(皮质脑桥束和锥体束等)、横行纤维(脑桥核发出的纤维交叉至对侧,聚成小脑中脚)及其间的脑桥核。被盖部和基底部之间借斜方体的前缘作为分界线(图 17-24,图 17-25)。

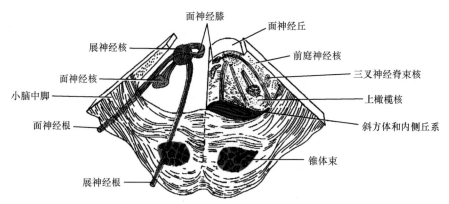

图 17-24　脑桥下部的横切面(经面丘)

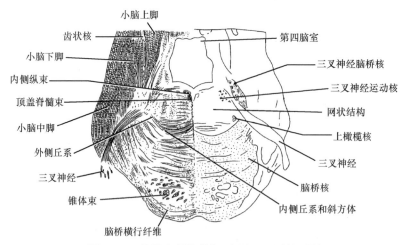

图 17-25　脑桥中部的横切面(经三叉神经根)

中脑的结构较简单,在外形上背面称为顶盖(tectum),包括一对上丘和一对下丘,其余部分是左、右大脑脚。中脑的内部可分为 3 个部分:中脑水管周围的灰质称中央灰质(central gray substance);中央灰质的背侧部分称中脑顶盖,包括上丘核、下丘核和顶盖前区(pretectal area);中央灰质的腹侧部分称大脑脚,大脑脚又被黑质分为背侧的中脑被盖和腹侧的大脑脚底(crus cerebri)。中脑被盖部是脑桥被盖的延续。大脑脚底包含锥体束和皮质脑桥束，锥体束位居大脑脚底中间 3/5，皮质脑桥束位于内侧和外侧。中脑水管纵贯中脑，向上通第三脑室，向下通第四脑室（图 17-26，图 17-27）。

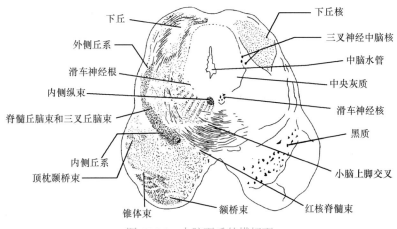

图 17-26 中脑下丘的横切面

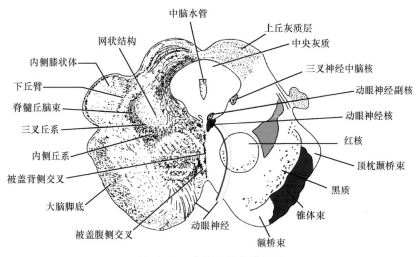

图 17-27 中脑上丘的横切面

三、脑干的功能

1. 反射功能 以脑干为中枢的反射很多，可由躯体和内脏传入引起躯体或内脏的效应。与此相关的反射中枢有角膜反射中枢、吞咽中枢、呕吐中枢、呼吸中枢和心血管运动中枢等。

2. 传导功能 脑干能承上启下地传导各种上、下行神经冲动。这种传导可以是穿脑干而过或先在脑干内中继后再向上或向下传导。例如，脊髓丘系和皮质脊髓束纵贯脑干上行和下行，而薄束、楔束则在脑干中继后发出内侧丘系再上行。

案例 17-2 提示

舌下神经交叉性瘫痪又称延髓内侧综合征，多由血管栓塞引起延髓内侧部缺血所致。若一侧损伤，主要临床表现：对侧上、下肢痉挛性瘫痪（皮质脊髓束损伤）；对侧躯干、上下肢本体感觉和精细触觉障碍（内侧丘系损伤）；伸舌时舌尖偏向患侧、患侧舌肌萎缩（舌下神经根损伤）。

案例 17-3 提示

展神经交叉性瘫痪即脑桥基底部综合征。病变损伤一侧脑桥基底内侧部，主要临床表现有对侧上、下肢痉挛性瘫痪（皮质脊髓束损伤），对侧舌肌核上瘫，伸舌时舌尖偏向健侧（皮质核束损伤），患侧眼球内斜视（展神经根损伤）。病变若累及面神经根，除上述表现外还会引起患侧面肌核下瘫，表现为患侧额纹消失，不能闭眼，鼻唇沟变浅，口角歪向健侧，角膜反射消失，称为面神经交叉性瘫痪。

视窗 17-3 **听觉脑干植入术**

　　一种听觉脑干植入（auditory brainstem implantation，ABI）装置可以帮助部分极重度耳聋患者恢复听力。这些患者由于其听神经的缺失或损伤，通过电子耳蜗对内耳进行电刺激是无效的。ABI 装置同电子耳蜗一样也是由电极序列构成，但它越过耳蜗和听神经直接刺激脑干的听神经核团。ABI 最早是在 20 世纪 70 年代末期由洛杉矶豪斯耳科学院的医生和研究人员开发的。传统的ABI 技术刺激的是脑干蜗神经腹核表面。ABI 先由外部的言语处理器和接收器将声波转换成电脉冲的形式，然后将电脉冲传给植入到脑干蜗神经腹核表面的铂制微电极阵列进行刺激。微电极序列从耳后乳突的开口处插入，伸到与蜗神经腹核相邻的第四脑室外侧隐窝。蜗神经腹核是将声音的频率信息按音调排列，传到高级听觉中枢。但遗憾的是，ABI 表面电极的频响范围和频率分辨率不尽如人意、ABI 植入者即使经过数月乃至数年的实践仍难以达到理解语言的程度。因此，只有实现微电极阵列深入到蜗神经腹核内部，才能进一步提高 ABI 的性能。新一代 ABI 的微电极序列刺入蜗神经腹侧核中，直接刺激其神经元。研究人员在与人类具有非常相似的听觉系统的猫身上进行的、永久性刺入式电极定位研究获得了成功，使这种新的刺激方式成为可能。相信刺入式微电极带来的音调选择性的提高，能够提高耳聋患者植入后的言语理解力。

（黄婉丹　洪乐鹏）

第三节　小　脑

　　小脑（cerebellum）是重要的运动调节中枢，由胚胎时期的菱脑前部分化而成。小脑位于颅后窝，借三对小脑脚与脑干相连，上方隔小脑幕与大脑的枕叶相邻。

案例 17-5

　　患者，男，50 岁，主诉：肢体无力，走路不稳，喝水时呛咳。体检发现：患者站立不稳，走路呈跨阈步态，右侧肌张力低下，右手意向性震颤、距离判断有误、指鼻试验阳性，说话吐词不清。
问题：
　　1. 患者病变部位在何处？
　　2. 解释引起患者症状和体征的原因。

一、小脑的外形和分部

（一）小脑的外形

　　小脑中央的狭窄部为小脑蚓（cerebellar vermis），两侧膨大为小脑半球（cerebellar hemisphere）。小脑前、后缘的中央凹陷称小脑前、后切迹。在小脑上面，小脑蚓略向上隆起，两侧半球部分平坦。在小脑下面，小脑蚓向上凹陷于小脑半球之间，由前向后依次为小结（nodule）、蚓垂（uvula of vermis）、蚓锥体（pyramid of vermis）和蚓结节（tuber of vermis）。小结向两侧借绒球脚（peduncle of flocculus）与小脑半球前的绒球（flocculus）相连。半球部分向下膨隆，靠近蚓垂的一对隆起称小脑扁桃体（tonsil of cerebellum）。小脑扁桃体紧邻枕骨大孔，当颅内压增高时，可被挤压入枕骨大孔，形成小脑扁桃体疝，压迫延髓的呼吸、心血管中枢，危及生命（图 17-28，图 17-29）。

　　小脑表面有许多平行的浅沟，浅沟之间的部分称小脑叶片（cerebellar folia）。在小脑上面，前、中 1/3 交界处有一较深的沟，略呈 V 形，称原裂（primary fissure）。在小脑下面，绒球和小结的后面与半球前的深沟为后外侧裂（posterolateral fissure）。小脑后缘的沟为水平裂（horizontal fissure）。

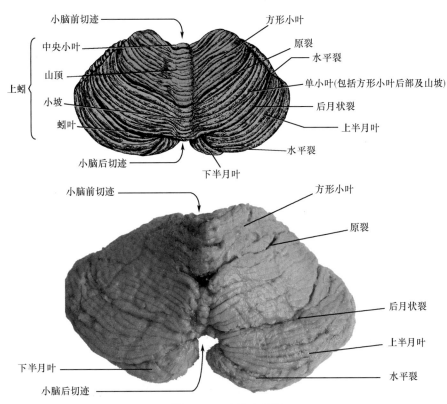

小脑前切迹
中央小叶
山顶
小坡
蚓叶
上蚓
小脑后切迹
方形小叶
原裂
水平裂
单小叶(包括方形小叶后部及山坡)
后月状裂
上半月叶
水平裂
下半月叶

小脑前切迹
下半月叶
小脑后切迹
方形小叶
原裂
后月状裂
上半月叶
水平裂

图 17-28　小脑上面观

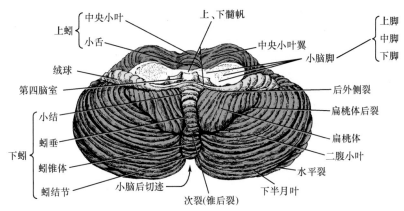

中央小叶
上蚓
小舌
绒球
第四脑室
小结
蚓垂
下蚓
蚓锥体
蚓结节
小脑后切迹
上、下髓帆
中央小叶翼
小脑脚
上脚
中脚
下脚
后外侧裂
扁桃体后裂
扁桃体
二腹小叶
水平裂
下半月叶
次裂(锥后裂)

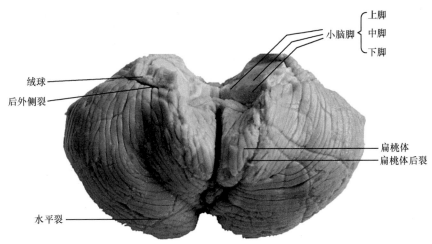

上脚
小脑脚
中脚
下脚
绒球
后外侧裂
扁桃体
扁桃体后裂
水平裂

图 17-29　小脑下面观

（二）小脑的分叶

从形态上可将小脑分为三叶。小脑下面的小结和绒球借绒球脚相连组成绒球小结叶（flocculonodular lobe），小脑上面原裂以前的部分为前叶（anterior lobe），原裂以后及小脑下面后外侧裂以后的部分为后叶（posterior lobe）。前叶和后叶合称为小脑体（corpus of cerebellum）（图17-28，图17-29）。

在发生上，绒球小结叶出现最早，故称原小脑（archicerebellum）或古小脑，其功能和纤维联系与前庭密切相关，又称前庭小脑（vestibulocerebellum）。小脑蚓和半球中间区出现较晚，称旧小脑（paleocerebellum），接受来自于脊髓的信息，又称脊髓小脑（spinocerebellum）。小脑外侧区出现最晚，称新小脑（neocerebellum），与大脑皮质有往返的纤维联系及信息交流，又称大脑小脑（cerebrocerebellum）。

二、小脑的内部结构

小脑表面覆盖的一层灰质，称小脑皮质。皮质的深面为大量的神经纤维组成的白质，称小脑髓质。髓质内分布的灰质团块，称小脑核。

（一）小脑皮质

根据神经元的构筑可将小脑皮质（cerebellar cortex）分为三层，由内向外依次为颗粒层、浦肯野细胞层和分子层（图17-30）。

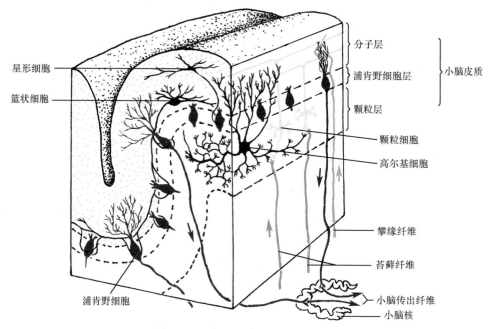

图 17-30　小脑皮质细胞构筑模式图

1. 颗粒层（granular layer）　主要由大量的颗粒细胞构成，并含有高尔基细胞（Golgi 细胞）。来自脊髓、脑桥、脑干网状结构的传入纤维组成苔藓纤维（mossy fiber）。苔藓纤维的末梢膨大形成玫瑰结与颗粒细胞的树突和 Golgi 细胞的轴突组成小脑小球（cerebellar glomerulus）。颗粒细胞的轴突进入分子层，呈"T"形分支，形成平行纤维（parallel fiber）。

2. 浦肯野细胞层（Purkinje cell layer）　由一层排列整齐的浦肯野细胞构成。浦肯野细胞的树突分支呈扇形伸入分子层，其扇面与平行纤维垂直。浦肯野细胞的轴突，是小脑皮质唯一的传出纤维，多数止于小脑核，少数止于前庭神经核。

3. 分子层（molecular layer）　此层最厚，神经元少，主要由大量无髓纤维组成。无髓纤维有浦肯野细胞的树突、颗粒细胞的平行纤维和来自延髓下橄榄核的攀缘纤维（climbing fiber）。梨状细胞的树突与平行纤维和攀缘纤维形成突触。神经元主要是篮状细胞和星形细胞，它们的轴突与梨状细胞的树突形成抑制性突触。

（二）小脑核

小脑核（cerebellar nuclei）为分布于小脑髓质内的灰质团块，有四对，由内向外依次为顶核、球状核、栓状核和齿状核。顶核（fastigial nucleus）位于第四脑室顶上方蚓部白质内，属原小脑。球状核（globose nucleus）和栓状核（emboliform nucleus）合称中间核（interposed nuclei），位于小脑半球中间部白质内，属旧小脑。齿状核（dentate nucleus），位于小脑半球外侧部白质内，属新小脑（图 17-31）。

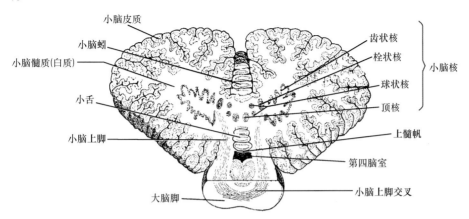

图 17-31 小脑核（小脑水平切面）

（三）小脑髓质

小脑髓质（cerebellar medulla）主要由三部分纤维组成：①小脑皮质与小脑核之间的往返纤维；②相邻小脑叶片间的联络纤维；③小脑的传入和传出纤维。传入纤维和传出纤维主要组成了三对小脑脚（图 17-32）。

1. 小脑下脚（inferior cerebellar peduncle） 连接延髓，又称绳状体。传入纤维来自前庭神经、前庭神经核、延髓下橄榄核、延髓网状结构、脊髓小脑后束等。传出纤维至前庭神经核、网状结构。

2. 小脑中脚（middle cerebellar peduncle） 连接脑桥，又称脑桥臂，最为粗大，由对侧脑桥核发出的脑桥小脑纤维组成。

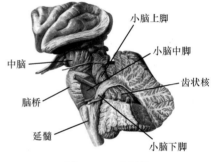

图 17-32 小脑脚

3. 小脑上脚（superior cerebellar peduncle） 连接中脑，又称结合臂。传入纤维有脊髓小脑前束、三叉小脑束、红核小脑束、顶盖小脑束。传出纤维至对侧红核及背侧丘脑。

三、小脑的纤维联系和功能

（一）原小脑（前庭小脑）

同侧前庭神经核和前庭神经的纤维经小脑下脚至绒球小结叶皮质。绒球小结叶皮质发出的纤维，直接或在顶核中继后，经小脑下脚至同侧前庭神经核，通过前庭脊髓束和内侧纵束，应答平衡刺激，维持身体平衡、协调眼球运动。

（二）旧小脑（脊髓小脑）

脊髓小脑前、后束分别经小脑上、下脚，到达旧小脑皮质。旧小脑皮质发出的纤维，一部分纤维至顶核，中继后经小脑下脚至同侧前庭神经核和脑干网状结构，通过前庭脊髓束和网状脊髓束至脊髓，控制躯干肌和肢体近端肌的张力和运动。另一部分纤维至球状核和栓状核中继，后经小脑上脚交叉至对侧红核和对侧丘脑腹外侧核。至丘脑腹外侧核的纤维中继后投射至大脑皮质运动区。然后通过红核脊髓束和皮质脊髓束至脊髓，调节肢体远端肌的肌张力和运动协调。

（三）新小脑（大脑小脑）

大脑皮质广泛区域的信息经皮质脑桥纤维至脑桥核，中继后交叉至对侧形成小脑中脚到达新小脑皮质。新小脑发出纤维至齿状核，中继后经小脑上脚交叉至对侧红核和背侧丘脑腹前核、腹外侧核，再投射至大脑皮质运动区。通过大脑 - 小脑 - 大脑环路，调控骨骼肌的随意、精细运动，参与精细运动的编程及协调（图 17-33 ～图 17-35）。

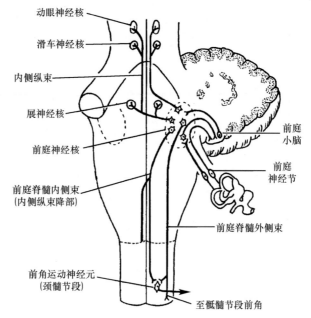

图 17-33　前庭小脑的主要纤维联系

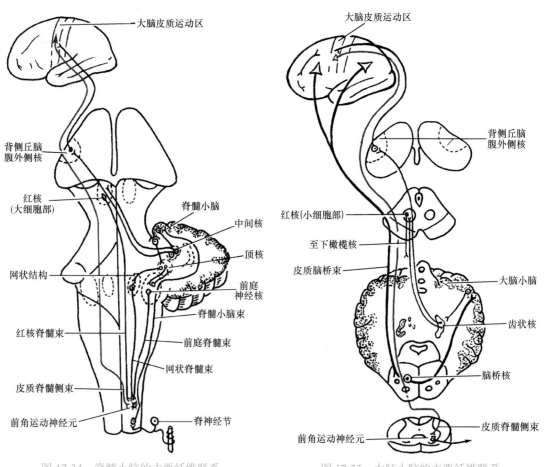

图 17-34　脊髓小脑的主要纤维联系　　　图 17-35　大脑小脑的主要纤维联系

四、小脑损伤及其临床表现

　　小脑损伤可因血管性病变、肿瘤、炎症、中毒和外伤引起。小脑的主要功能是维持身体平衡、调节肌张力、协调随意运动，因此小脑损伤主要表现为平衡失调、肌张力改变和病态运动等，而不会引起随意运动丧失，也不会出现感觉障碍。一侧小脑损伤时，运动障碍出现在同侧。这是因为：①一侧小脑上脚的纤维交叉至对侧红核和对侧大脑皮质,而对侧红核和对侧大脑皮质发出的纤维又交叉返回至同侧脊髓前角运动神经元;②一侧前庭小脑发出纤维至同侧前庭神经核,前庭神经核发出纤维至同侧脊髓前角运动神经元。

(一)原小脑损伤

绒球小结叶损伤可造成平衡失调,站立不稳;行走跨步过宽,步态蹒跚,呈醉酒状;眼球震颤。

(二)旧小脑损伤

旧小脑损伤主要表现为肌张力下降、腱反射迟钝和共济失调。仅限于旧小脑的损伤少见,当损伤仅累及小脑蚓时,症状多为躯干共济失调与语言障碍(语言肌协同不能)。

(三)新小脑损伤

新小脑损伤可出现以下表现:共济失调,在控制运动的力量、速度、方向和距离上出现障碍;轮替运动障碍,不能进行快速的交替运动,如手的快速旋前和旋后;意向性震颤,当运动指向目标时会出现震颤,越接近目标时震颤越明显;协同不能,运动时各肌肉间的协调发生障碍,故不能进行精细运动。

> **案例 17-5 提示**
>
> 　1.患者有肢体平衡障碍,肌张力异常,运动不协调,不能完成精细运动,且这些障碍出现在右侧,所以病变部位在小脑右侧。
>
> 　2.患者站立不稳,走路呈跨阈步态是原小脑病变所致;肢体无力,肌张力低下是旧小脑病变所致;意向性震颤、距离判断有误、指鼻试验阳性,说话吐词不清,喝水时呛咳是新小脑病变所致。

第四节　间　脑

间脑(diencephalon)由胚胎时期的前脑泡发育而来,体积小,结构和功能复杂,是仅次于端脑的高级中枢部位。间脑位于端脑与中脑之间,除腹侧的一部分露于脑底外,其余部分被大脑半球所覆盖。间脑中间的矢状间隙为第三脑室。

> **案例 17-6**
>
> 　患者,女,45 岁,不明原因的低热,伴多汗、嗜睡 1 月余。体检:体温 37.8℃,脉搏 85 次 / 分,血压 130/80mmHg。肥胖体型,表情淡漠,咽部无充血,肺部呼吸音正常,心律稍显不齐,未闻及病理性杂音。心电图显示窦性心律不齐,其他实验室检查未见明显异常。
>
> 　问题:
>
> 　1.患者病变部位在何处?
>
> 　2.解释引起患者症状和体征的原因。

一、间脑的分部和外形

间脑可分为五个部分:背侧丘脑、后丘脑、上丘脑、底丘脑和下丘脑。

(一)背侧丘脑

背侧丘脑(dorsal thalamus)又称丘脑,为间脑中最大的部分,是一卵球形的灰质团块,前端的隆凸称丘脑前结节,后端的膨大称丘脑枕,背面的外侧与端脑的尾状核之间以终纹相隔,内侧面借丘脑间黏合与对侧的背侧丘脑相连,其下有一自室间孔走向中脑水管的浅沟,称下丘脑沟,是背侧丘脑和下丘脑的分界线(图 17-36,图 17-37)。

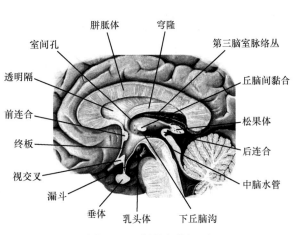

图 17-36　间脑矢状切面

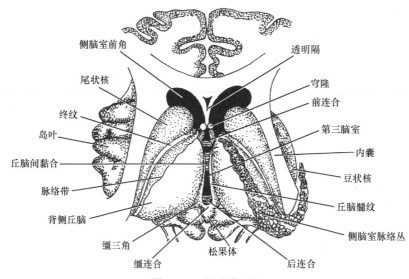

图 17-37　间脑背面观

（二）后丘脑

后丘脑（metathalamus）位于背侧丘脑的后下方，包括内侧膝状体（medial geniculate body）和外侧膝状体（lateral geniculate body），为特异性感觉中继核。内侧膝状体接受下丘经下丘臂传来的听觉纤维，中继后发出纤维组成听辐射投射至大脑的听觉中枢。外侧膝状体接受经视束传来的视觉纤维，中继后发出纤维组成视辐射投射至大脑的视觉中枢。

（三）上丘脑

上丘脑（epithalamus）位于背侧丘脑背内侧，第三脑室顶部的四周，胼胝体压部下方，为中脑顶盖前区与间脑相移行的部分。由前向后分别为丘脑髓纹、缰三角、缰连合、松果体（pineal body）和后连合。丘脑髓纹的纤维来自隔核、视前区和苍白球等处，向后进入缰三角止于缰核，中继后发纤维至中脑脚间核。故缰核是边缘系统与中脑之间的中继核。松果体为内分泌腺，分泌的褪黑素具有抑制性腺和调节生物节律的作用。人类 16 岁后，松果体逐渐钙化，在影像学中，可作为脑部定位的标志（图 17-37）。

（四）底丘脑

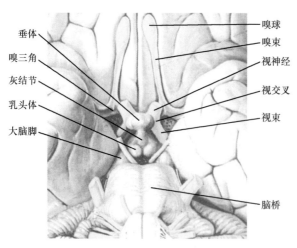

图 17-38　脑底示下丘脑

底丘脑（subthalamus）位于背侧丘脑的下方，下丘脑的外侧，是中脑被盖和间脑之间的过渡区，其外侧与内囊相邻，腹侧为大脑脚。底丘脑中的底丘脑核与黑质、红核、纹状体之间有密切的纤维联系，属锥体外系的重要结构。

（五）下丘脑

下丘脑（hypothalamus）位于背侧丘脑的下方，构成第三脑室的侧壁和底壁，上方借下丘脑沟与背侧丘脑为界。下丘脑的下面，是间脑唯一露于脑底的部分，由前向后依次为：视交叉（optic chiasma）、灰结节（tuber cinereum）和乳头体（mamillary body）。视交叉上接终板，向后外延伸为视束。灰结节向下延续为漏斗，漏斗下端连接垂体（图 17-36，17-38）。

二、间脑的内部结构及功能

后丘脑、上丘脑和底丘脑的结构和功能，前面已有介绍，下面主要介绍背侧丘脑和下丘脑的内部结构及功能。

（一）背侧丘脑的结构及功能

背侧丘脑内有一垂直位，呈"Y"形的白质板称内髓板（internal medullary lamina），将背侧丘脑分为三个核群。内髓板前面分叉之间的为前核群，内髓板内侧的是内侧核群，其外侧的是外侧核群。外侧核群分为背、腹两组。背侧组由前向后分为外侧背核、外侧后核和丘脑枕。腹侧组由前向后分为腹前核（ventral anterior nucleus）、腹外侧核（ventral lateral nucleus）和腹后核（ventral posterior nucleus）。腹后核又分为腹后内侧核（ventral posteromedial nucleus）和腹后外侧核（ventral posterolateral nucleus）。内髓板内有板内核；内侧核群内侧组成第三脑室侧壁的薄层灰质和丘脑间黏合内的核团称正中核或中间核群；外侧核群和内囊之间的薄层灰质称丘脑网状核（图17-39）。

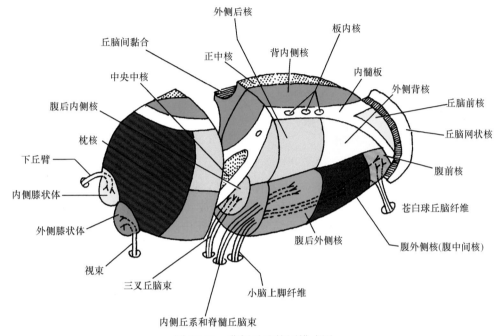

图17-39 背侧丘脑核团模式图

根据进化顺序、纤维联系和功能可将背侧丘脑的核团分为三类。

1.非特异性投射核团（原丘脑） 包括正中核、丘脑网状核和板内核，接受丘脑和脑干网状结构来的纤维，与下丘脑和纹状体有往返的纤维联系。脑干网状结构上行激动系统的纤维经此中继后，投射至大脑皮质，维持清醒状态。

2.特异性中继核团（旧丘脑） 包括腹前核、腹外侧核和腹后核。腹前核和腹外侧核接受小脑齿状核、苍白球和黑质的纤维，发出纤维至大脑皮质躯体运动中枢，调节躯体运动。腹后内侧核接受三叉丘系和孤束核的味觉纤维，腹后外侧核接受内侧丘系和脊髓丘系的纤维，腹后核发出纤维组成丘脑中央辐射，投射至大脑皮质躯体感觉中枢。

3.联络性核团（新丘脑） 包括内侧核群、外侧核群背侧组和前核群，与大脑皮质之间有丰富的纤维联系，参与高级神经活动，汇聚整合躯体及内脏感觉信息和运动信息，伴随情感意识的辨别分析，参与学习与记忆活动等。

在大脑皮质不发达的低等动物，背侧丘脑是重要的高级感觉中枢，在人类为皮质下感觉中枢和最后的感觉中继站，可感知粗略的感觉并可伴有相应的情绪。

（二）下丘脑的结构及功能

下丘脑由内向外分为3带：室周带、内侧带和外侧带。室周带是位于第三脑室室管膜下的薄层灰质；内侧带位于室周带外侧，穿窿柱和乳头丘脑束的内侧；外侧带位于穿窿柱和乳头丘脑束的外侧。由前向后分为4区：视前区、视上区、结节区和乳头区。视前区（preoptic region）为前连合与视交叉前缘连线以前的区域，其内主要有视前核。视上区（supraoptic region）位于视交叉上方，主要核团有视上核、室旁核、下丘脑前核。结节区（tuberal region）位于灰结节深面，有漏斗核（弓状核）、腹内侧核和背内侧核。乳头区（mamillary region）位于乳头体及其背侧的灰质，内有乳头体核和下丘脑后核（图17-40）。

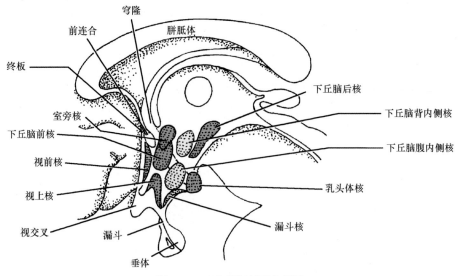

图 17-40 下丘脑核团模式图

下丘脑的纤维联系复杂，简述如下：①与垂体的联系：视上核和室旁核分泌的抗利尿激素和催产素经视上垂体束和室旁垂体束至神经垂体储存，需要时释放入血液，调节水盐代谢和乳汁分泌；漏斗核等分泌的各种激素释放因子和抑制因子经结节垂体束至正中隆起的毛细血管，再经垂体门脉系统送达腺垂体，控制垂体的内分泌功能。②与脑干和脊髓的联系：借背侧纵束、下丘脑脊髓束与脑干的内脏神经运动核、脊髓的中间外侧核联系。③与背侧丘脑的联系：主要经乳头丘脑束与丘脑前核群联系。④与边缘系统的联系：经穹隆与海马结构相联系，经终纹与杏仁核相联系，通过前脑内侧束与隔核、嗅区相联系（图 17-41）。

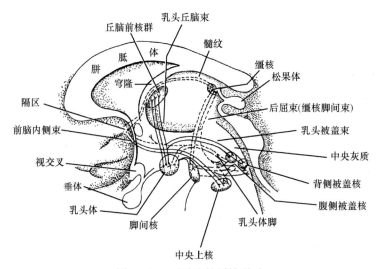

图 17-41 下丘脑的纤维联系

下丘脑的功能复杂多样，归纳起来有：①作为神经内分泌中心，通过与垂体的联系实现对内分泌系统的调控，将神经调节与体液调节融为一体。②作为皮质下调节内脏活动的高级中枢，通过与脑干和脊髓的联系调控体温、摄食、水盐平衡等活动。③通过与边缘系统的联系，参与对情绪活动的调节。④参与昼夜节律的调节，视交叉上核与人类昼夜节律有关。

三、第三脑室

第三脑室（third ventricle）为两侧间脑之间的矢状间隙，前部借室间孔与侧脑室相通，向后经中脑水管与第四脑室相通。第三脑室有顶壁、底壁、前壁、后壁和两侧壁。顶壁为第三脑室脉络丛，位于两侧丘脑髓纹之间，前方在室间孔与侧脑室脉络丛相连。底壁由视交叉、灰结节、漏斗和乳头体等构成。前壁由前连合和终板构成。后壁为缰连合、松果体、后连合以及大脑脚的前端。两侧壁由背侧丘脑内侧面和下丘脑构成，两者以下丘脑沟为界。下丘脑沟前起室间孔，向后延伸入中脑水管。

笔记栏

视窗 17-4   **下丘脑的部分调节功能**

1. **体温调节**   视前区和下丘脑前部是中枢温度感受器的主要部位，下丘脑后部和乳头体的背外侧部是温度感受信息的整合部位。当感受的温度超过或低于正常体温调定点(约为36.8℃)时，即可通过调节散热机制或产热机制，使体温保持稳定。

2. **水平衡调节**   包括调节饮水和排水两个方面。刺激下丘脑外侧区可引起饮水行为。排水的调节是通过控制视上核和室旁核合成和释放抗利尿激素而实现的。视上核神经内分泌细胞周围存在着渗透压感受器，它能根据血液中的渗透压变化来调节抗利尿激素的分泌。

3. **昼夜节律的调节**   机体许多生理功能都有昼夜节律，如体温、血压、觉醒与睡眠等。下丘脑的视交叉上核可能是控制昼夜节律的关键部位。损毁动物双侧视交叉上核，机体的正常昼夜节律即消失。视交叉上核可通过视束、视神经与视觉感受器发生联系。外界的昼夜光照变化可影响视交叉上核的活动，从而使体内昼夜节律与外环境的昼夜同步。

（吕广明）

第五节 端 脑

案例 17-7

患者，男，28岁。患者在建筑工地施工，由于未戴安全帽被从高处落下的砖块砸伤左顶部，当即晕倒在地，神志不清，随后被送往医院。途中患者意识转为清楚。半小时后至医院急诊科，查体：患者神志清楚，双侧瞳孔正常，左顶部可见头皮肿胀，无裂口，右侧肢体肌张力增强、病理征阳性，余无特殊。不久后发现患者意识障碍逐渐加重，后呼之不应，急转入神经外科。体格检查：体温、脉搏、呼吸、血压正常。呈浅昏迷。左侧瞳孔散大，对光反射消失，右侧正常。右上肢痛刺激无反应。左侧肢体肌张力正常，右侧肌张力增强，右侧肢体偏瘫，右下肢巴氏征阳性。X线片显示左颅顶骨骨折，左颅颞顶部硬脊膜外血肿。实验室检查：血象正常，心、肝、肾功能正常。行急诊开颅血肿清除术，术后患者逐渐苏醒。3个月后出现口语表达找词困难，缺乏实质词，赘语，空话较多，常以描述物品的功能来代替，说不出该物品的名称。

问题：

1. 患者为什么会出现昏迷、清醒、再昏迷的现象？

2. 患者为什么会出现右侧肢体偏瘫、右上肢对痛刺激无反应，而左侧正常？

3. 患者为什么会出现语言障碍？

端脑（telencephalon）也称大脑（cerebrum），借大脑纵裂（longitudinal cerebral fissure）分为左、右两侧大脑半球（cerebral hemisphere），两半球借大脑纵裂底部的胼胝体相互连接。大脑由胚胎时期的前脑泡演化而来，人类的前脑泡充分发育，遮盖了间脑和中脑。大脑半球表面覆盖的灰质称大脑皮质（cerebral cortex），是产生意识、思维、发起运动等生命活动的最高中枢。皮质上有大量的隆起称大脑回（cerebral gyri），隆起间的凹陷称大脑沟（cerebral sulci），沟和回增加了皮质的表面积。皮质深面是白质，称大脑髓质（cerebral medullary substance），髓质里面深埋的灰质团块称基底核（basal nuclei）。半球内部的腔隙，称为侧脑室（lateral ventricle）。

一、大脑半球的表面形态和分叶

大脑半球表面布满了大大小小的沟和回，在外形上，半球可分为上外侧面、内侧面和下面（底面）。表面深大而恒定的沟有三条，即中央沟（central sulcus）、外侧沟（lateral sulcus）和顶枕沟（parietooccipital sulcus）（图17-42，图17-43）。这三条沟将每侧大脑半球分为五叶，即中央沟前方

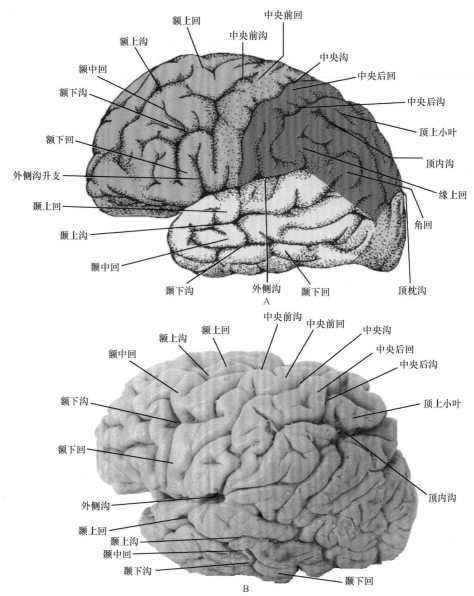

额上回　中央前回
额上沟　中央前沟
额中回　中央沟
额下沟　中央后回
额下回　中央后沟
外侧沟升支　顶上小叶
颞上回　顶内沟
颞上沟　缘上回
颞中回　角回
颞下沟　外侧沟　颞下回　顶枕沟

A

额中回　额上沟　额上回　中央前沟　中央前回　中央沟　中央后回　中央后沟
额下沟　顶上小叶
额下回
外侧沟
颞上回　顶内沟
颞上沟
颞中回
颞下沟　颞下回

B

图 17-42　大脑半球外侧面

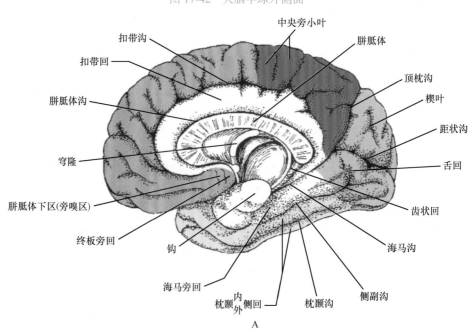

扣带沟　中央旁小叶　胼胝体
扣带回　顶枕沟
胼胝体沟　楔叶
穹隆　距状沟
胼胝体下区(旁嗅区)　舌回
终板旁回　齿状回
钩　海马沟
海马旁回　侧副沟
枕颞内侧回　枕颞沟
枕颞外

A

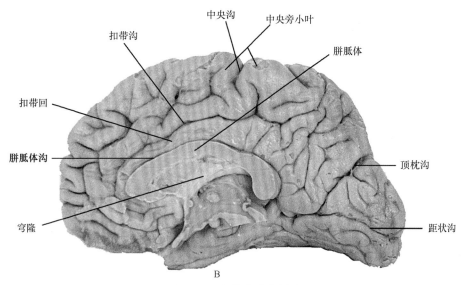

图 17-43 大脑半球内侧面

的额叶（frontal lobe），后方的顶叶（parietal lobe）；顶枕沟后方的枕叶（occipital lobe）；外侧沟以下的颞叶（temporal lobe）；以及深埋在外侧沟底部，呈三角形的岛叶（insula lobe），岛叶被额、顶、颞叶所掩盖（图 17-42～图 17-44）。

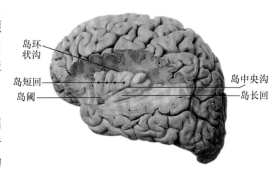

图 17-44 大脑半球的岛叶

（一）大脑半球上外侧面的主要沟回

1. 额叶 紧靠中央沟前面的脑回称中央前回（precentral gyrus），中央前回前方有一与中央沟平行的中央前沟（precentral sulcus）。额叶上有与中央前沟相延续并垂直的额上沟（superior frontal sulcus）和额下沟（inferior frontal sulcus），它们将额叶脑回分为额上回（superior frontal gyrus）、额中回（middle frontal gyrus）和额下回（inferior frontal gyrus）。

2. 颞叶 可见两条与外侧沟平行的颞上沟（superior temporal sulcus）和颞下沟（inferior temporal sulcus），此二沟界定了颞叶的颞上回（superior temporal gyrus）、颞中回（middle temporal gyrus）和颞下回（inferior temporal gyrus）。紧靠外侧沟的是颞上回，颞上回后部有几条短的颞横回（transverse temporal gyrus）。

3. 顶叶 在中央沟后有与之平行的中央后沟，两沟之间为中央后回（postcentral gyrus）。中央后沟后方有一条与之垂直的顶内沟（intraparietal sulcus），常间断地水平走行，将顶叶其余部分分为顶上小叶（superior parietal lobule）和顶下小叶（inferior parietal lobule）。顶下小叶又分为两部分，围绕外侧沟后端的为缘上回（supramarginal gyrus），围绕颞上沟后端的为角回（angular gyrus）。

4. 枕叶 顶枕沟以后的部分为枕叶（occipital lobe），枕叶的前界是顶枕沟到枕前切迹（枕极前方 4cm 处）的连线。

（二）大脑半球内侧面的主要沟回

大脑上外侧面的额、顶、颞、枕四个叶，均延展至半球的内侧面和下面。半球内侧面的主要脑沟有：胼胝体沟（callosal sulcus）环行于胼胝体的背面，绕过胼胝体的后方，向前移行为海马沟（hippocampal sulcus）。在胼胝体沟的上方与之平行的是扣带沟（cingulate sulcus），此沟的末端转向背侧，称为缘支（marginal ramus）。胼胝体沟与扣带沟之间为扣带回（cingulate gyrus）。在扣带回的上方，中央前、后回延伸至内侧面形成中央旁小叶（paracentral lobule）。

顶枕沟下行至中部，可见它与弓形走向枕极的距状沟（calcarine sulcus）相遇。在距状沟下方，有自枕叶向前行的侧副沟，此沟在颞叶前部延续为嗅脑沟（rhinal sulcus）。在顶枕沟与距状沟之间的脑回称楔叶（cuneus），距状沟下方是舌回（lingual gyrus）。

（三）大脑半球底面的主要沟回

大脑半球底面，可见由额叶、颞叶和枕叶延伸下来的结构。在前方，额叶底面正中有纵行的嗅束（olfactory tract），其前端膨大成嗅球（olfactory bulb），后端扩大成为嗅三角（olfactory trigone），嗅三角与视束之间为前穿质（anterior perforated substance），有许多小血管在此穿入脑组织。在颞叶，可见胼胝体沟向前下移行而成的海马沟（hippocampal sulcus）延伸至半球底面的内侧，外侧有与之平行的侧副沟（collateral sulcus），两沟之间的脑回称海马旁回（parahippocampal gyrus），其前端弯曲成钩（uncus）（亦称海马旁回钩）（图17-45）。海马沟上方有呈锯齿状的窄条皮质称齿状回（dentate gyrus），是露于表面的小部分，其余大部分向内翻入侧脑室下角，形成隆凸称海马（hippocampus），齿状回与海马构成海马结构（hippocampal formation）（图17-46）。

在半球内侧面，胼胝体四周的脑回和侧脑室下角的弧形结构合称为边缘叶（limbic lobe），它包括：隔区、扣带回、海马旁回、海马和齿状回等（图17-46）。

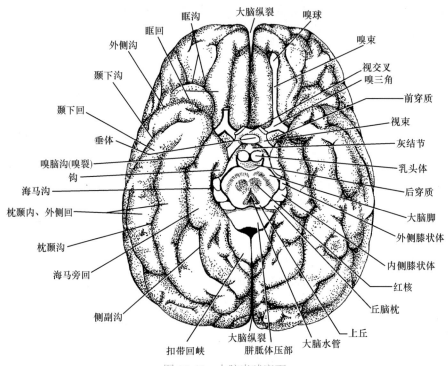

图 17-45　大脑半球底面

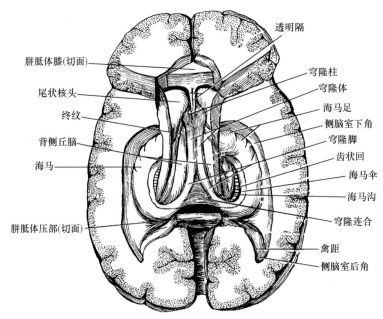

图 17-46　海马结构（端脑水平切上面观）

二、端脑的内部结构

大脑表面是皮质，深面是髓质和蕴藏在髓质中的基底神经核，两侧半球内各含有侧脑室。

（一）大脑皮质

1. 大脑皮质的细胞构筑 大脑半球表面的灰质是中枢神经系统最为复杂的部位。根据大脑皮质出现的先后顺序可分为原皮质（海马、齿状回等）、旧皮质（嗅脑）和新皮质（其余部分）。哺乳类动物由低级到高级，新皮质占的份额越来越大，在人类新皮质可达 96%，大脑表面几乎全被新皮质占据。

（1）大脑皮质分层：大脑新皮质分为六层，原皮质和旧皮质则分三层。新皮质的六层结构（图 17-47）由浅入深依次为：Ⅰ. 分子层（molecular layer）；Ⅱ. 外颗粒层（external granular layer）；Ⅲ. 外锥体细胞层（external pyramidal layer）；Ⅳ. 内颗粒层（inter-nal granular layer）；Ⅴ. 内锥体细胞层（internal pyramidal layer）；Ⅵ. 多形细胞层（polymorphic layer）。其中以内颗粒层为界又可分为粒上层（包括Ⅰ～Ⅲ层）和粒下层（包括Ⅳ、Ⅴ层）。粒上层是最晚出现的发达皮质结构，接受和发出联络纤维。粒下层则主要借传入投射纤维联系皮质下结构，控制躯体和内脏功能。

（2）大脑皮质各层神经元的相互联系：大脑皮质各层所含的神经元可分为两类。①传出神经元：包括大锥体细胞、梭形细胞和大星形细胞；②联络神经元：包括小锥体细胞、短轴星形细胞、水平细胞和上行轴突细胞（Martinotti 细胞）。各神经元之间以多种方式相互作用，协同完成皮质复杂的功能。基本可概括为：①反

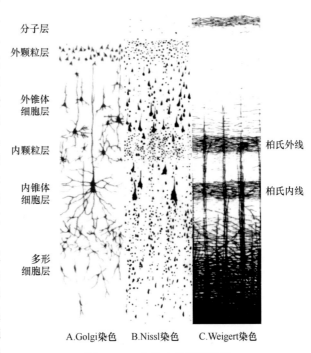

图 17-47　大脑皮质细胞构筑

馈：如位于第Ⅴ层的 Martinotti 细胞可从锥体细胞的轴突上获取信息，再通过本身的轴突与锥体细胞的轴突联系，反馈影响锥体细胞的功能。②同步：如第Ⅰ层的水平细胞，其轴突可同时与多个细胞的树突形成突触，产生同步效应。③汇聚：如第Ⅳ层的颗粒细胞，可同时接受传入纤维和传出纤维的侧支，并进行整合。④扩散：传入纤维可终止于第Ⅱ、Ⅲ、Ⅳ层内不同的细胞，使信息广泛扩散。⑤局部回路：大脑皮质内存在许多神经回路，尤其是局部神经元回路，是协调大脑功能的重要形态学基础。

（3）大脑皮质的分区：新皮质的六层结构是大脑皮质的基本形式，但不同区域的皮质，各层的厚薄、纤维的疏密、细胞成分及其构筑都有所不同。据此，可将大脑皮质进行分区。分区方法较多，但目前最广为采用的是 Brodmann 的 52 区法（图 17-48，图 17-49）。

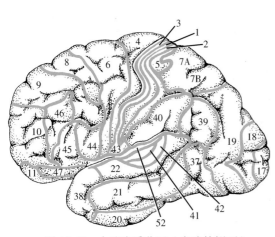

图 17-48　大脑皮质分区（半球外侧面）

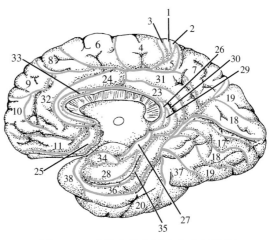

图 17-49　大脑皮质分区（半球内侧面）

视窗 17-5 **老年脑萎缩与干细胞**

世界上一般把 65 岁以上老人占总人口 7% 及其以上的一个人口共同体称为老年型人口社会。人口调查表明，我国 65 岁以上人口比例已达 10%，已经进入老年型人口社会。随着老龄人口的增加，有脑部疾病的老年人也不断增多，其中老年脑萎缩就是其中之一。

老年脑萎缩大都是一种退行性病变，多发生于 50 岁以上的患者，病程可逾数年甚至十余年，女性多于男性。脑萎缩产生的原因很多，如脑血管病变、机体的衰老、代谢障碍、内分泌功能减退、遗传因素等。但主要原因是脑血管的硬化、狭窄，引起脑供血不足。脑细胞长时间处于缺血、缺氧的饥饿或半饥饿状态，就会逐渐萎缩、死亡，而导致脑细胞数量减少。随之而来的就是脑实质减少，体积缩小，重量减轻，脑回变平，脑沟增宽增深，脑室、脑池和蛛网膜下腔扩大，并有轻度胶质增生。

正常的脑细胞数量及正常的脑组织结构是脑完成其高级、复杂功能的形态学基础。脑萎缩将对神经功能产生严重的影响。主要表现为头痛、头晕、记忆力减退；对时间的判断、对地点的定向判断能力下降，甚至丧失（如出门后找不到家）；思维呈片段性，大事被忽略、而小事则纠缠不清；智力降低、精神萎靡、表情淡漠、反应迟钝、动作迟缓、对周围事物漠不关心。患者性格也发生改变，表现为自私、主观、偏执、焦虑、多疑、烦躁易怒。患者在行动上站立不稳，手脚颤抖、走路蹒跚。大小便失禁、性功能减退或丧失。随着脑萎缩加重到一定程度，人整体的功能，包括语言、智商、行动、吞咽等功能指标就会下降，进而形成痴呆。可见，脑萎缩严重影响患者的生活质量，同时，也加大了家庭和社会的负担。在老年型人口社会，这一社会问题日益突出。科学工作者在不懈努力，以寻求有效的预防和治疗措施化解这一问题。

针对老年脑萎缩的原因，多采用综合疗法。除了加强预防和康复性训练外，治疗重点在于治疗原发病，改善脑部血液循环。还有一点，就是补充脑细胞的数量。过去认为，神经细胞的数量是一定的，也没有再生能力，随着年龄增长，神经细胞不断地衰老、死亡，细胞数目将不断减少，不可能得到补充。但随着干细胞研究的不断发展，干细胞移植已在临床上得以成功应用，这一观点已成为历史。

干细胞是一类具有"自我更新"以及多项分化潜能的未分化或低分化的原始细胞，在一定条件下，干细胞可以定向分化成机体所需的多种功能细胞，因此被称为"种子细胞"。以脑萎缩患者为例，干细胞作为"种子细胞"，移植到患者脑内后可增殖、分化成神经细胞；同时，干细胞可以分泌多种生物因子，通过旁分泌的形式作用于患者脑内原有的神经干细胞，促使其增殖、分化，从而补充减少的脑细胞，改善脑的认知功能和各种减退的功能。

干细胞研究是目前生命科学再生医学最为活跃的领域之一，干细胞移植治疗是继药物治疗、手术治疗之后的又一场医疗革命。在神经医学领域，干细胞移植不仅应用于中枢神经系统脑和脊髓的多种疾病，而且也广泛应用于外周神经的修复治疗，为神经系统疑难疾病的治疗开辟了一条新的有效途径。

2. 大脑皮质的功能定位 大脑皮质是中枢神经系统的最高级部位，是发起运动，产生意识、感觉和语言的核心部分。大量的实验资料和临床实践表明，不同区域的皮质执行着某种特定的功能，如中央前回代表运动区，中央后回代表感觉区。但相邻或其他部位的皮质也可能有类似功能。因此，当某一区域受伤时，其他有关脑区可以在一定程度上进行功能代偿。此外，皮质的大部分区域并不局限于某种功能，而是对各种信息进行加工、整合，完成更高级的反射活动。

（1）第一躯体运动区（primary somatomotor area）：位于中央前回和中央旁小叶的前部，包括 Brodmann 第 4 区和第 6 区。它的传出纤维除组成锥体束外，还有皮质纹状体、皮质网状纤维等。主要接受中央后回，以及丘脑腹外侧核、腹前核和腹后外侧核发来的纤维。该区对全身骨骼肌进行定位管理，特点：①上下颠倒，但头部各器官顺序正常。下肢、会阴部位于中央旁小叶前部及中央前回上部，躯干和上肢位于中央前回中部，中央前回下部与面、咽、喉的运动有关。②左右交叉：四肢的运动受对侧皮质的管理和支配，但头颈及躯干等部位与联合运动有关的肌肉则接受两侧皮质的管理。③全身各部在皮质的投影大小取决于该部位功能的灵敏、复杂程度。

中央前回前方，即额上、中、下回代表运动前区，与大群肌肉的协调活动有关（图 17-50）。

（2）第一躯体感觉区（primary somatosensory area）：位于中央后回和中央旁小叶的后部，包括

Brodmann 第 3、1、2 区。接受来自丘脑腹后核的纤维，它们将身体对侧的一般躯体感觉包括痛、温、触、压觉以及位置觉和运动觉的信息传递至感觉区。投射特点：①上下颠倒，但头部正位。②左右交叉。③身体各部在感觉皮质所占区域大小取决于该部位的感觉敏锐程度。

此外，在中央前、后回下面的岛叶皮质，还存在第Ⅱ运动区和第Ⅱ感觉区，两者相互重叠，与对侧上、下肢运动的控制及双侧躯体感觉有关（图 17-51）。

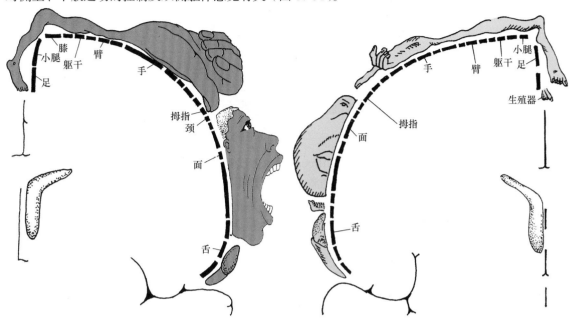

图 17-50　第一躯体运动区的人体局部定位　　　　　图 17-51　第一躯体感觉区的人体局部定位

（3）视觉区（visual area）：位于枕叶内侧面，距状沟四周的皮质，包括上方的楔叶和下方的舌回（Brodmann17 区）。接受来自外侧膝状体发出的视辐射纤维。局部定位特点：距状沟上、下方的皮质分别接受来自眼球上、下部视网膜的纤维。黄斑的冲动则传至距状沟后 1/3 上、下方的皮质。一侧视皮质接受双眼同侧半视网膜传来的冲动。

（4）听觉区（auditory area）：位于颞叶的颞横回（Brodmann 41、42 区），接受内侧膝状体发出的听辐射纤维。一侧听皮质接受两耳的冲动，一侧听皮质损伤不会造成全聋。

（5）平衡觉区（vestibular area）：位于中央后回下端头面部代表区附近。尚存争议。

（6）嗅觉区（olfactory area）：位于海马旁回钩的附近。

（7）味觉区（taste area）：位于外侧沟深面的岛叶附近。

（8）内脏活动皮质中枢：目前认为边缘叶是调节内脏活动的高级中枢。在边缘叶皮质可找到呼吸、血压、瞳孔、胃肠和膀胱等内脏活动的代表区。

（9）语言中枢（language center）：人类大脑皮质的主要功能特征表现在思维、意识和语言等方面，这也是人类区别于动物的标志。语言中枢的发展通常是在一侧所谓的优势半球上（右利手的左侧半球和部分左利手的右侧半球）。语言的各种表达形式和交流都在皮质上有相应的区域，即不同的功能语言中枢（图 17-52）。

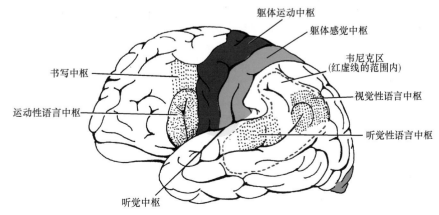

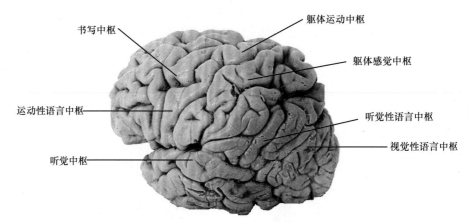

图 17-52　大脑皮质重要中枢（左侧）

1）运动性语言中枢：又称说话中枢或 Broca 区，位于额下回后 1/3 处（Brodmann 44 区），此区能分析、综合来自于语言发音有关肌肉的刺激，并能与口唇、舌和喉肌的相应运动中枢配合，共同完成复杂的语言功能。该区如受损，患者可发音，但失去了语言表达能力，即运动性失语症。

2）书写中枢：位于额中回的后份（Brodmann 8 区），紧靠中央前回管理上肢，特别是手部运动的区域。此区若受伤，手的运动功能虽无障碍，但失去了书写能力，临床上称为失写症。

3）听觉性语言中枢：位于颞上回后部（Brodmann 22 区），该区能调整自己的语言，听取、理解别人的语言。此区受伤后，患者讲话混乱而割裂，能听到别人讲话，但不能理解讲话的意思，临床上称感觉性失语症。

4）视觉性语言中枢：又称阅读中枢，位于顶叶角回（Brodmann 39 区），此区靠近视觉中枢。该区受损后，视觉并无障碍，但失去了识字的能力，不能理解文字符号的意义，临床上称为失读症（视感觉性失语症）。

案例 17-7 提示

事故当时出现昏迷是由于颅骨受撞击造成大脑组织剧烈震荡，以及脑挫裂伤而引起大脑皮质抑制；随后，大脑皮质的抑制解除，患者出现短暂的清醒；但由于脑部血管破裂，颅内血肿逐渐形成并增大，脑水肿也逐渐加重，对脑组织的压迫逐步加重，患者再度昏迷。如压迫继续加重，可能导致脑疝形成，会出现更严重的昏迷，甚至死亡。

至于脑部损伤在左侧，却出现左侧肢体正常，而右侧肢体偏瘫、对痛刺激无反应，这一现象并不奇怪，原因就在于大脑皮质运动和感觉中枢的交叉管理模式。试想：如果损伤的是右侧大脑，结果又会如何呢？

人类的语言功能通常受一侧大脑半球支配，这一侧大脑半球称为优势半球。除少数人外，绝大多数人的优势半球是左半球。优势半球受损常可发生失语症，而损伤优势半球不同的部位，可出现不同类型的失语症。

命名性失语症的特点是患者言语、书写能力存在，但词汇遗忘很多，物体名称遗忘尤为显著。如让患者说出指定物品名称则更显困难，患者找不到合适的词汇来简洁、准确地命名该物品，通常会在目标物品周围，以描述物品的用途和特点来代替目标物品的名称，出现替代词汇以及迂回的话语，显得重复、累赘且空洞，即案例中所说的：赘语，空话较多，缺乏实质词。命名性失语症受损部位为枕叶和颞叶交界区，主要是 Brodmann 37 区及 21 区、22 区的后部。你还记得本案例中，血肿的部位吧！再深究一下，如果同样的损伤发生在右侧脑部，还可能会出现失语症吗？

（二）基底核

基底核（basal nuclei）又称基底神经节，是大脑深面埋藏的灰质团块，包括：纹状体、屏状核和杏仁体（图 17-53，图 17-54）。

1. 纹状体（corpus striatum）　包括尾状核和豆状核，前端两核借灰质条索相互连接。

（1）尾状核（caudate nucleus）：呈 "C" 形包绕豆状核和背侧丘脑，分为头、体、尾三个部分。头端膨大靠前，其背面突入侧脑室前角，腹侧面邻近前穿质。体部稍细，沿丘脑外侧缘向后延伸，与丘脑背侧面以终纹为界。尾端更细，沿侧脑室下角的顶部前行，终于杏仁核。

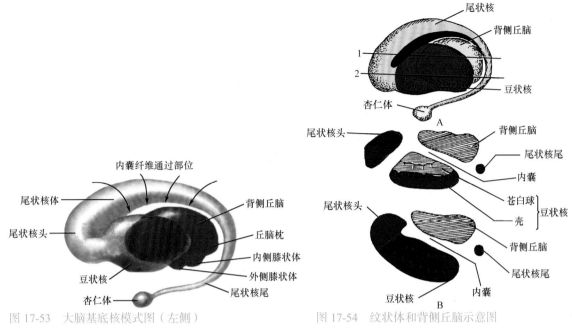

图 17-53　大脑基底核模式图（左侧）

图 17-54　纹状体和背侧丘脑示意图

本图通过 A、B 的两个水平断面，示内囊位置

（2）豆状核（lentiform nucleus）：完全包藏在大脑白质内，位于内囊外侧。此核的前腹部与尾状核相连，其余部分借内囊与尾状核和背侧丘脑相分隔。豆状核在切面上借白质分为三部，外侧部最大称壳（putamen），其余二部称苍白球（globus pallidus）。从发生上看，苍白球更为古老，称为旧纹状体（paleostriatum），尾状核和壳称新纹状体（neostriatum）。

纹状体在低等动物是调节躯体及内脏运动，并对环境作出本能适应的高级中枢。在高等动物和人，则退居次要位置，成为皮质下调节躯体运动的重要中枢，参与锥体外系的组成。

2. 屏状核（claustrum）　为岛叶和豆状核之间的薄层灰质。屏状核与豆状核之间的白质称外囊（external capsule），与岛叶之间的白质称最外囊（extreme capsule）。该核的功能尚不清楚。

3. 杏仁体（amygdaloid body）　又称杏仁核或杏仁复合体，位于侧脑室下端的深面，与尾状核尾部相连。该核属边缘系核团，与个体行为、内分泌和内脏活动有关。

（三）大脑半球的髓质

大脑半球的髓质是指皮质深处各种联系纤维的总和。它们可分为三个系列：连合系（连合纤维）、联络系（联络纤维）与投射系（投射纤维）。

1. 连合纤维（commissural fiber）　是连合左、右大脑半球的纤维束，包括胼胝体、前连合和穹隆连合（图 17-55，图 17-56）。

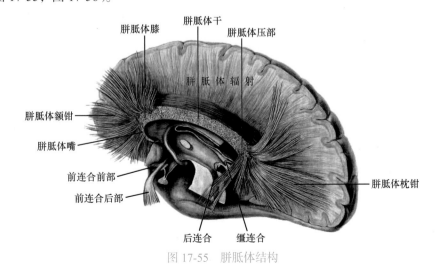

图 17-55　胼胝体结构

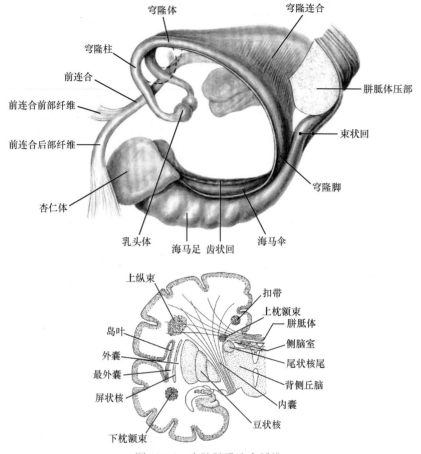

图 17-56　大脑髓质连合纤维

（1）胼胝体（corpus callosum）：位于大脑纵裂底部，由连合两半球新皮质的纤维构成。在正中矢状切面上，胼胝体自前向后分为嘴、膝、干、压部四部，胼胝体嘴向下连接第三脑室的终板。平胼胝体上部作半球的水平断面，可见胼胝体的纤维在半球内向前、后、左、右放射，广泛联系额、顶、枕、颞叶。

（2）前连合（anterior commissure）：位于终板上方，在脑的正中矢状切面上，前连合位于穹隆的前方，居胼胝体嘴部的后方。前连合由前后两个弓状纤维束横过中线组成，呈"H"形，中间部彼此紧聚，两侧部则分别向前后分散。前部纤维主要连接左、右嗅球，较粗大的后部连接两侧的颞叶。

（3）穹隆（fornix）和穹隆连合（fornical commissure）：发自海马的投射纤维，在海马的内侧聚集成海马伞（fimbria of hippocampus），向后上离开海马后称穹隆脚（crus of fornix），继而向上形成弓形的穹隆体（body of fornix）。穹隆贴附于胼胝体的下面，逐渐前行并向中线靠拢，其中一部分纤维越过中线至对侧，连接两侧的海马，称为穹隆连合，此连合在人类并不发达。过了穹隆连合，再弯向前下形成穹隆柱（column of fornix），两束纤维又分开，绕过室间孔的前方，止于下丘脑乳头体核。

视窗 17-6　　　　　　　　　　胼胝体与"裂脑人"

　　人的大脑分为左、右两个半球，左半球主要接收来自身体右侧的感觉信息，控制身体右侧的运动；右半球则主要接收来自身体左侧的感觉信息，控制身体左侧的运动。人的语言功能，包括说话、书写和计算等能力主要由左半球负责；右半球则具有描述空间结构和临摹等能力。两半球借助由数以万根神经纤维所组成的胼胝体连接沟通，实现两半球信息资源的共享和运动的协调配合。如果这个信息通道被阻断了，将会出现怎样的奇特现象呢？咱们先看一下动物实验。

　　有人观察到，当在犬的身体一侧皮肤上给予某种刺激，并与食物所引起的唾液分泌反射相结合形成条件反射后，则另一侧皮肤相应部位的同样刺激也自然具有阳性的条件反射效应。如果事先将犬的胼胝体切断，则这种现象就不会出现。

　　还有人事先切断猫视交叉的交叉纤维，使一侧眼睛的视网膜传入冲动仅向同侧皮层投射，然后将猫的一只眼蒙蔽，用另一只眼睛学习对图案的识别。待其学会后，将该眼蒙蔽，测定先前被蒙蔽眼的图案识别能力，发现先前被蒙蔽的眼也具有这种识别能力。如果事先切断这个动物的胼胝体，则这种现象就不会出现。

　　在我们人类，如果右手学会了一种技巧运动，左手虽然没经过训练，但在一定程度上也能完成这种运动，说明一侧皮质的学习活动可以通过连合纤维向另一侧转送。那么，如果人的胼胝体被切断了，又会如何呢？

　　自20世纪40年代起，临床医生对药物治疗无效的癫痫患者，采用胼胝体切断的办法进行治疗。这样一来，癫病发作虽然停止了，但两大脑半球却被分割开来，不但信息不通，连行动也不能相互配合，这就是所谓的"裂脑人"。

　　从20世纪60年代开始，美国的生物系教授斯佩里等科学家，对"裂脑人"进行了仔细的观察和研究，发现了许多前所未知的新现象，为揭示大脑奥秘提供了宝贵的研究资料。斯佩里让"裂脑人"按他的话举手或屈膝，结果，患者的右侧身体服从了命令，而左侧身体却没有相应的动作。把"裂脑人"的双眼蒙上以后，用手接触他身体左侧的任何部分，他都说不出被接触的部位。在这里，人体的左侧和右侧各行其是，思维发生了分裂，好像一个人身上出现了两种完全不同的思想。

　　在这里，有两个问题值得我们探究。其一，斯佩里以说话方式发出的指令，为何"裂脑人"右侧肢体完成了相应动作，而左侧却没响应？难道左侧肢体瘫痪不能运动了？其二，为何用手接触他身体左侧的任何部位，他都说不出被接触的部位？难道他身体左侧没感觉吗？如果接触的部位在他身体的右侧，他能否说出被接触的部位呢？

　　2. 联络纤维（association fiber）（图 17-57）　是联系同侧半球各部皮质的纤维，其中联系相邻脑回的短纤维称弓状纤维（arcuate fiber）。联系半球内各叶之间的长纤维主要有：

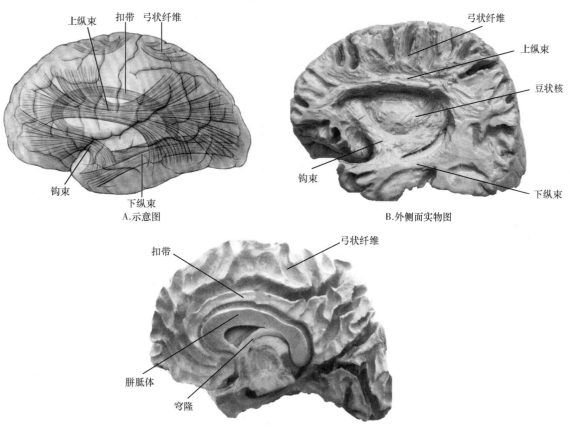

A.示意图

B.外侧面实物图

C.内侧面实物图

图 17-57　大脑髓质联络纤维

（1）扣带（cingulum）：起自嗅三角，环行于扣带回的深部，至胼胝体的压部转折向前，再行于海马旁回的深处，到达颞极附近终止。扣带是联络边缘叶的纤维束。

（2）上纵束（superior longitudinal fasciculus）：在大脑外侧沟和岛叶的上方，连接额、顶、枕、颞四叶。

（3）下纵束（inferior longitudinal fasciculus）：在大脑半球的底面，沿侧脑室的下角及后角的外侧壁行走，连接枕叶和颞叶。

（4）钩束（uncinate fasciculus）：呈钩状绕过外侧沟，连接额叶和颞叶的前部。

3. 投射纤维（projection fiber） 大脑皮质作为最高中枢，与皮质下中枢有大量的信息来往，上下走行的投射纤维是实现这一功能的基础结构。它们大部分通过内囊（internal capsule），行经内囊的不同部位（图 17-58）。

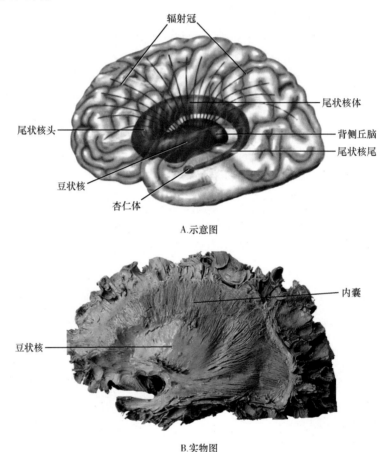

图 17-58 基底核、内囊和背侧丘脑的位置结构

内囊为一宽厚的白质纤维板，位于丘脑、豆状核、尾状核之间。在经丘脑的半球水平切面上（图 17-59），两侧内囊呈横置的"＞＜"形状。每侧内囊分为内囊前肢（anterior limb of internal capsule）、内囊后肢（posterior limb of internal capsule）和内囊膝（genu of internal capsule）三部分。投射纤维经内囊的不同部位，联系皮质的不同区域（图 17-60）。

（1）内囊前肢：位于豆状核与尾状核之间，有额桥束和丘脑前辐射的纤维通过。

（2）内囊后肢：位于豆状核和背侧丘脑之间，有众多纤维经过此部，包括下行的皮质脊髓束、皮质红核束、顶枕颞桥束，以及上行的丘脑中央辐射、视辐射和听辐射等的纤维。

（3）内囊膝：位于前、后肢汇合处，有皮质核束通过。

（四）侧脑室

侧脑室（lateral ventricle）包括左、右侧脑室，是两大脑半球内的不规则腔隙（图 17-61），位于半球的中下份，内含透明的脑脊液。侧脑室由中央部、前角、后角和下角四部分组成。中央部位于顶叶内，向前、后、下方分别伸入到额叶、枕叶和颞叶，形成侧脑室的前角、后角和下角。中央部和下角的壁上贴附有脉络丛，是产生脑脊液的主要部位。侧脑室在穹隆和丘脑之间通过室间孔（interventricular foramen）与第三脑室相通。

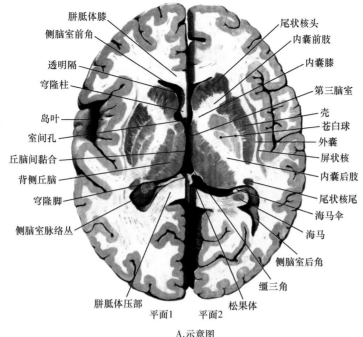

胼胝体膝
侧脑室前角
透明隔
穹隆柱
岛叶
室间孔
丘脑间黏合
背侧丘脑
穹隆脚
侧脑室脉络丛
胼胝体压部
平面1
平面2

尾状核头
内囊前肢
内囊膝
第三脑室
壳
苍白球
外囊
屏状核
内囊后肢
尾状核尾
海马伞
海马
侧脑室后角
缰三角
松果体

A. 示意图

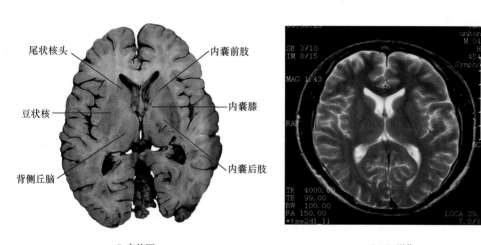

尾状核头
豆状核
背侧丘脑

内囊前肢
内囊膝
内囊后肢

B. 实物图

C.MRI 影像

图 17-59　大脑的水平切面

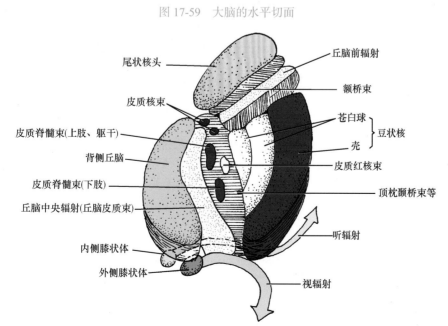

尾状核头
皮质核束
皮质脊髓束(上肢、躯干)
背侧丘脑
皮质脊髓束(下肢)
丘脑中央辐射(丘脑皮质束)
内侧膝状体
外侧膝状体

丘脑前辐射
额桥束
苍白球
壳
豆状核
皮质红核束
顶枕颞桥束等
听辐射
视辐射

图 17-60　内囊分部及其内容示意图

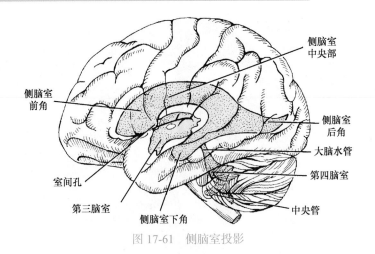

图 17-61　侧脑室投影

三、边缘系统

边缘系统（limbic system）由边缘叶（包括隔区、扣带回、海马旁回、海马及齿状回等）和其他相关皮质（额叶眶部、岛叶、颞极），以及皮质下结构（如隔核、杏仁体、丘脑和中脑被盖等）共同组成（图 17-62）。该系统在种系发生上很古老，与大脑各皮质间存在广泛的联系，功能也比较复杂，大致可包括四个方面：①个体保存（觅食、防御等）和种族保存（生殖行为）；②调节内脏活动；③调节情绪活动；④参与学习与记忆活动。

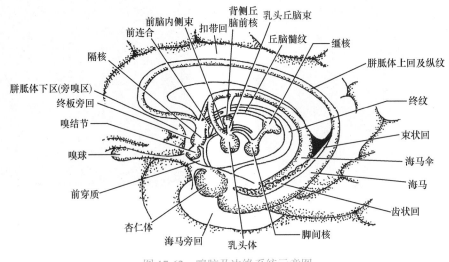

图 17-62　嗅脑及边缘系统示意图

第六节　脑和脊髓的传导通路

案例 17-8

患者，男，65 岁，有高血压病史二十余年，在一次情绪激动后突然出现偏瘫，言语不清。入院检查时发现：①左侧上、下肢瘫痪，肌张力增高；②左半身浅、深感觉消失；③双眼左半视野偏盲；④发笑时口角偏向右侧，伸舌时偏向左侧，舌肌无萎缩。

问题：

1. 患者是何种原因引起的病变？

2. 患者病变发生在哪一侧的哪个部位？

3. 患者入院检查时发现的 4 个体征分别是损伤了什么部位的什么结构？

笔记栏

人体在生命活动中，通过感受器不断地感受机体内、外环境的刺激。感受器兴奋以后，将刺激转化为神经冲动，通过传入神经元传向中枢，再经过中间神经元传至大脑皮质，经过分析和综合后，发出适当的神经冲动，经另一些中间神经元传递，最后经传出神经元至效应器，做出相应的反应。我们把大脑皮质及皮质下中枢与感受器和效应器之间的路径称为传导通路。一般把由感受器经周围神经、脊髓至脑的神经传导通路称为感觉（上行）传导通路；把由脑经脊髓、周围神经至效应器的神经传导通路称为运动（下行）传导通路。

一、感觉（上行）传导通路

（一）意识性本体感觉传导通路

　　意识性本体感觉即深部感觉，包括位置觉、运动觉和振动觉。躯干、四肢意识性本体感觉传导通路除传导深部感觉外，还传导浅部感觉中的精细触觉，即辨别两点间距离和物体形状及纹理粗细等的感觉。

　　躯干、四肢意识性本体感觉传导通路的第 1 级神经元是脊神经节细胞，其周围突随脊神经分布于肌、腱、关节等处的本体感受器，中枢突经脊神经后根的内侧部进入脊髓，在后索中上行。来自第 5 胸节段以下的后根纤维在后索内侧部形成薄束上行；来自第 4 胸节段以上的纤维在薄束的外侧形成楔束上行。两束向上分别终止于延髓的薄束核和楔束核。第 2 级神经元的胞体就在薄束核和楔束核内。此两核发出的二级纤维形成内弓状纤维向前，绕延髓的中央灰质至其腹侧，与来自对侧的纤维左右交叉，称内侧丘系交叉。交叉后的纤维在延髓中线两侧、锥体束的后方上行，改称为内侧丘系。在脑桥位于被盖的前缘，至中脑被盖位于红核的背外侧，再向上止于背侧丘脑的腹后外侧核。第 3 级神经元的胞体就位于背侧丘脑的腹后外侧核，其发出的纤维参与组成丘脑中央辐射，经内囊的后肢投射到中央后回的中上部和中央旁小叶的后部（图 17-63）。此通路若在脊髓受损，患者闭目时不能确定同侧损伤平面以下各关节的位置和运动方向，两点辨别觉丧失；若在内侧丘系或其以上平面损伤此通路，则症状出现在对侧。

　　头面部意识性本体感觉可能经三叉神经、三叉神经中脑核向上传导，但确切的传导路径目前还不十分明了。

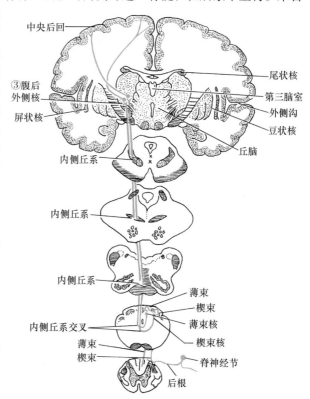

图 17-63　躯干、四肢本体感觉和精细触觉传导通路

（二）非意识性本体感觉传导通路

　　非意识性本体感觉又称反射性本体感觉，为传入小脑的深部感觉，由二级神经元组成。第 1 级神经元的胞体位于脊神经节内，其周围突分布于肌、腱、关节等深部感受器，中枢突经后根入脊髓后，止于中间内侧核或背核。中间内侧核或背核为第 2 级神经元，它们的轴突进入外侧索，分别组成脊髓小脑前束和脊髓小脑后束，两束在外侧索的边缘部上行至脑干，分别经小脑上脚和小脑下脚至小脑前叶和后叶的旧小脑部分。小脑接受冲动后，经锥体外系反射性地调节肌肉的张力和协调运动，以维持身体的平衡和姿势。

（三）痛觉、温度觉和粗略触觉传导通路

　　1. 躯干、四肢的痛觉、温度觉和粗略触觉传导通路　第 1 级神经元胞体在脊神经节内，其周围突经脊神经分布于躯干和四肢皮肤内的感受器，中枢突经后根外侧部入脊髓后止于后角固有核。第 2 级神经元的胞体主要位于后角固有核内，细胞发出的第二级纤维经白质前连合斜向上升 1～2 个节段，至对侧外侧索前部的纤维形成脊髓丘脑侧束，传导痛觉、温度觉；至对侧前索中的纤维形成

脊髓丘脑前束，传导粗略触觉（也有人认为脊神经节中第 1 级神经元的中枢突进入脊髓后，在脊髓后角后外侧的背外侧束中先上升 1～2 个节段，然后终止于后角固有核，由后角固有核发出的第二级纤维再经白质前连合交叉到对侧上行，形成脊髓丘脑侧束和脊髓丘脑前束），两束上行至延髓中部以上合成一束，统称脊髓丘脑束或脊髓丘系，位于下橄榄核的背外侧，在脑桥和中脑位于内侧丘系的外侧上行，最后止于背侧丘脑的腹后外侧核。第 3 级神经元的胞体就位于背侧丘脑的腹后外侧核内，其发出的第三级纤维参与组成丘脑中央辐射，经内囊后肢投射到中央后回中上部及中央旁小叶后部。此通路若在脑干及以上受损，可导致对侧半躯干和四肢痛觉、温度觉障碍；若损伤在脊髓内，则对侧损伤平面下方 1～2 个节段以下的痛觉、温度觉丧失。传导粗略触觉的脊髓丘脑前束因含有少量同侧后角固有核来的纤维，故此通路一侧损伤对粗略触觉的影响不明显。

2. 头面部的痛觉、温度觉和触觉传导通路 第 1 级神经元胞体在三叉神经节内，其周围突经三叉神经分布于头面部皮肤及口腔、鼻腔黏膜、眼球、结膜等的感受器，中枢突经三叉神经根入脑桥，分升、降两支。长的降支组成三叉神经脊束，传导痛觉、温度觉，止于三叉神经脊束核；短的升支传导触觉，止于三叉神经脑桥核。第 2 级神经元胞体就在这两个核内，它们发出的第二级纤维越边后上升组成三叉丘系或称三叉丘脑束，在内侧丘系的背侧上行，止于背侧丘脑腹后内侧核。第 3 级神经元的胞体就在丘脑腹后内侧核内，此核发出的第三级纤维经过内囊的后肢，参与组成丘脑中央辐射投射至中央后回的下部（图 17-64）。此通路中三叉丘系或以上的部分损伤，对侧头面部出现痛觉、温度觉和触觉等浅感觉障碍。若损伤三叉神经脊束，则痛觉、温度觉障碍在同侧。

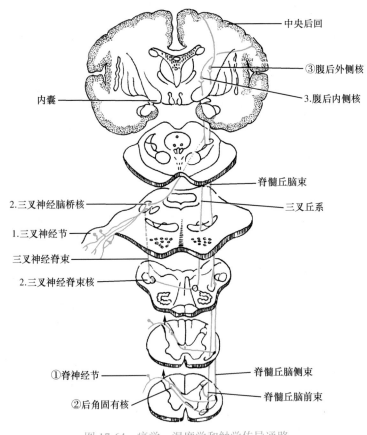

图 17-64　痛觉、温度觉和触觉传导通路

1、2、3 和①、②、③分别是头面部和躯干四肢传导道路上三级神经元胞体所在位置

（四）视觉传导通路和瞳孔对光反射通路

当眼球固定向前平视时，所能看到的空间范围称为视野。一眼的视野可分为颞侧和鼻侧两半。由于晶状体的结构类似于凸透镜，因而一眼视野颞侧半的物像投射到同侧眼球视网膜的鼻侧半，而视野鼻侧半的物像则投射到视网膜的颞侧半。视觉传导通路中的第 1 级神经元是视网膜中的双极细胞，其周围突分布于视觉感觉细胞（视锥细胞和视杆细胞），中枢突与视网膜中的节细胞构成突触。第 2 级神经元为节细胞，其轴突在视神经盘处聚集成视神经，穿巩膜后，经视神经管入颅腔，在视交叉

处，来自两眼视网膜鼻侧半的纤维交叉，而颞侧半的纤维不交叉，然后交叉的鼻侧半纤维和不交叉的颞侧半纤维组成视束（图 17-65）。

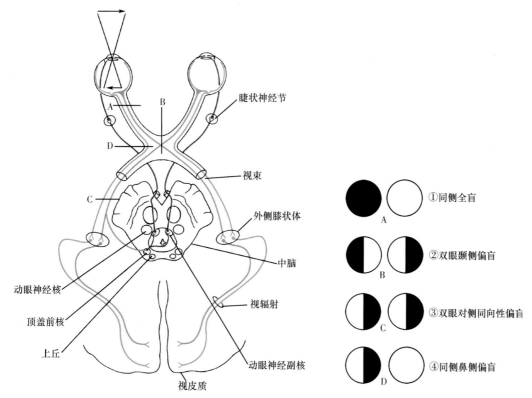

图 17-65 视觉传导通路及不同部位损伤后的视野变化和瞳孔对光反射通路

因而一侧视束内含有来自对侧眼球视网膜鼻侧半的纤维和同侧眼球视网膜颞侧半的纤维。也就是说，一侧视束中含来自双眼视网膜同侧半的纤维。视束绕过大脑脚，主要终止于外侧膝状体。第3 级神经元的胞体就在外侧膝状体内，此核发出纤维组成视辐射，经内囊后肢投射到大脑枕叶距状沟上下的皮质，即视区。

视觉传导通路的不同部位发生损伤时，所产生的症状是不同的（图 17-65）。①一侧视神经损伤时，引起同侧眼视野的全盲；②视交叉中央部交叉的纤维损伤（如垂体肿瘤），不交叉的纤维仍健全时，引起双眼视野颞侧半偏盲；③视交叉外侧部损伤了不交叉的纤维损伤（如颈动脉瘤压迫），而不累及交叉的纤维时，则引起同侧眼视野的鼻侧半偏盲；④若损伤一侧视束、外侧膝状体、视辐射或视区皮质，则引起双眼对侧半视野偏盲，即双眼对侧同向性偏盲。

临床上光照一侧眼球引起双眼瞳孔缩小的反应称为瞳孔对光反射。光照侧瞳孔缩小为直接对光反射，而光照对侧瞳孔缩小为间接对光反射。瞳孔对光反射通路：视束中一部分纤维经上丘臂到达上丘前上方的顶盖前区，顶盖前区发出纤维到两侧动眼神经副核，该核发出的副交感节前纤维，经动眼神经在睫状神经节交换神经元，换元后的节后纤维分布于瞳孔括约肌和睫状肌，完成瞳孔对光反射和晶状体的调节反射（图 17-65）。

视束中的另一部分纤维经上丘臂终于上丘核，由上丘核发出的纤维组成顶盖脊髓束，执行视觉反射。

（五）听觉传导通路

第 1 级神经元为螺旋神经节中的双极细胞，其周围突分布于螺旋器（Corti 器），中枢突组成蜗神经，经内耳道至延髓脑桥沟的外侧部入脑，止于蜗神经背核和腹核。第 2 级神经元的胞体在蜗神经背核和腹核内，它们发出的纤维大部分在脑桥基底部和被盖部之间交叉，构成斜方体。交叉后的纤维与同侧少部分不交叉的纤维组成外侧丘系，在内侧丘系的背外侧上升，主要终止于中脑下丘核。下丘核再发纤维经下丘臂到达内侧膝状体。外侧丘系中的小部分纤维可不经下丘核而直接到达内侧膝状体。由内侧膝状体发出的纤维组成听辐射，经过内囊后肢，最后投射至大脑颞横回皮质（图 17-66）。

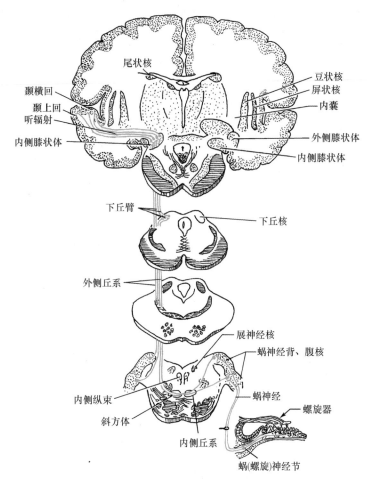

图 17-66　听觉传导通路

由下丘核发出的纤维到达上丘核，经顶盖脊髓束下行至脊髓，执行听觉反射。

由于听觉传导通路上的第 2 级纤维经双侧向上传导，所以斜方体或一侧外侧丘系及以上的传导通路损伤，可不产生明显的听觉障碍。但一侧的听觉器官、蜗神经或蜗神经核损伤，就会引起患侧的听觉障碍。

总结上述感觉（上行）传导通路，具有以下特点：①感受器的感觉信息传导至大脑皮质，至少要经 3 级神经元传导；②第 2 级神经元发出的纤维交叉到对侧；③最后的中继核在间脑；④最后中继核所发出的纤维经过内囊到达相应的大脑皮质感觉区。

二、运动（下行）传导通路

运动（下行）传导通路管理骨骼肌的运动，包括锥体系（pyramidal system）和锥体外系（extrapyramidal system）两部分。

（一）锥体系

锥体系主要管理骨骼肌的随意运动，由两级神经元组成，即上运动神经元（upper motor neuron）和下运动神经元（lower motor neuron）。上运动神经元为锥体细胞，其胞体位于大脑中央前回和中央旁小叶前部的皮质区域中，其轴突组成下行的锥体束（pyramidal tract），其中下行至脊髓的纤维称为皮质脊髓束（corticospinal tract）；在脑干沿途陆续离开锥体束，终止于脑神经运动核的纤维称为皮质核束（corticonuclear tract）或皮质脑干束。下运动神经元为脊髓前角运动细胞和脑神经运动核的细胞，其轴突分别组成脊神经和脑神经的运动纤维，支配躯干、四肢骨骼肌和头面部骨骼肌、咽喉肌的随意运动。

1. 皮质脊髓束　中央前回上、中部和中央旁小叶前部等处皮质中的锥体细胞的轴突集合组成皮质脊髓束，下行经内囊后肢、中脑的大脑脚底中 3/5 外侧部、脑桥基底部和延髓的锥体。在锥体下端，有 70%～90% 的纤维交叉形成锥体交叉。交叉后的纤维在对侧脊髓外侧索中下行，称为皮质脊髓

侧束。此束在下行过程中陆续止于同侧脊髓各节段的前角
运动细胞。在延髓中没有交叉的少部分纤维，则在同侧的
脊髓前索中下行，称为皮质脊髓前束。此束一般只达脊髓
颈节段和上胸节段，其纤维在下降过程中陆续经白质前连
合交叉至对侧的前角运动细胞，也有部分纤维止于同侧的
前角运动细胞（图17-67）。脊髓前角运动细胞发出的轴突
组成前根和脊神经中的运动纤维，分布于躯干和四肢的骨
骼肌，管理这些肌肉的随意运动。

　　皮质脊髓束中有少量的纤维是始终不交叉的，它们通
过前角运动细胞控制躯干肌。也就是说躯干肌受双侧大脑
半球皮质运动中枢支配，所以一侧上运动神经元损伤后，对
侧上、下肢骨骼肌瘫痪比较显著，而躯干肌的瘫痪并不明显。

　　2. 皮质核束（皮质脑干束）　由中央前回下部等处皮
质中的锥体细胞的轴突集合而成，下行经内囊膝，至中脑
时位居大脑脚底中3/5的内侧部。在纵贯脑干的过程中，
陆续分出纤维行向背侧，终止于各脑神经运动核。这些核
中，面神经核的下半部和舌下神经核只接受对侧皮质核束
的支配，其余各脑神经运动核均接受双侧皮质核束的支
配（图17-68）。这些脑神经运动核细胞发出的轴突组成脑
神经的运动纤维，分布到眼球外肌、面肌、咀嚼肌、咽喉
肌、舌肌和胸锁乳突肌及斜方肌。一侧皮质核束如中央前
回下部，或内囊膝，或大脑脚底，或脑桥基底部等处的受
损，则会产生对侧眼裂以下的面肌和对侧舌肌瘫痪，表现
为对侧鼻唇沟消失、流口水，不能作鼓腮、露齿等动作，
伸舌时舌尖偏向病灶的对侧。这种瘫痪因病损发生在脑

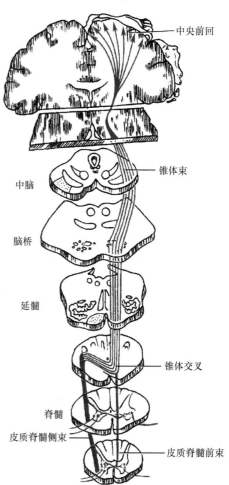

图17-67　锥体系示皮质脊髓束

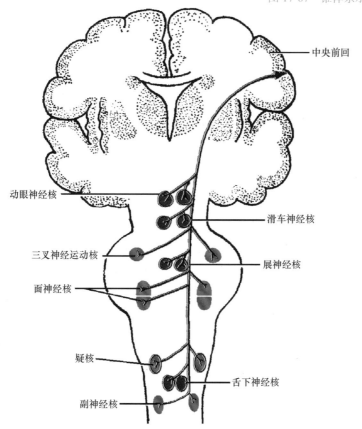

图17-68　锥体系示皮质核束

神经运动核以上的上运动神经元，所以称核上瘫（supranu-clear paralysis）。核上瘫所累及的肌萎缩不明显。眼裂以上的面肌、咀嚼肌、眼球外肌和咽喉肌因还能接受健侧的神经冲动，故不发生瘫痪（图 17-69）。下运动神经元即脑神经运动核及其轴突组成的脑神经运动纤维损伤，引起的瘫痪为核下瘫（infranuclear paralysis）。面神经核下瘫的特点：损伤侧所有面肌瘫痪，表现为额纹消失，眼不能闭，口角下垂，鼻唇沟消失等。舌下神经核下瘫的特点：病灶侧全部舌肌瘫痪，表现为伸舌时舌尖偏向病灶侧。核下瘫不久，舌肌则会出现明显萎缩（图 17-69）。

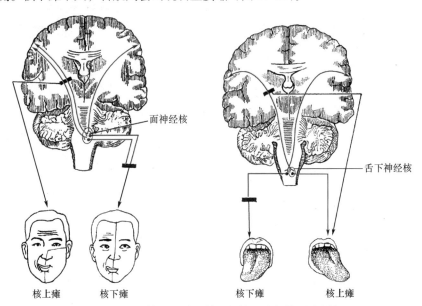

| | 核上瘫 | 核下瘫 | 核下瘫 | 核上瘫 |

面神经核

舌下神经核

图 17-69　面神经和舌下神经的核上瘫与核下瘫图解

锥体系任何部位损伤都可引起所支配区域骨骼肌随意运动的障碍，即出现瘫痪。若上运动神经元损伤，如大脑皮质躯体运动区或锥体束受损，常表现为随意运动丧失、肌张力增高，呈痉挛性瘫痪，深反射亢进，浅反射（如腹壁反射、提睾反射等）消失。同时还出现病理反射（如巴宾斯基征）。当下运动神经元受损时，由于肌肉失去了神经支配，表现为肌张力降低，呈弛缓性瘫痪，骨骼肌由于神经营养障碍而快速萎缩。因为反射弧中断，故浅、深反射均消失，亦无病理反射出现（表 17-1）。

表 17-1　上、下运动神经元损伤后的临床表现比较

项目	上运动神经元损伤后临床表现	下运动神经元损伤后临床表现
瘫痪范围	常较广泛	常较局限
瘫痪特点	痉挛性瘫（硬瘫）	弛缓性瘫（软瘫）
肌张力	增高	减低
腱反射	亢进	减弱或消失
病理反射	有	无
肌萎缩	早期无，晚期为失用性萎缩	早期即有萎缩

（二）锥体外系

锥体系以外与躯体运动有关的传导通路，统称为锥体外系。锥体外系的活动是在锥体系的主导下进行的，而锥体外系又给锥体系以最适宜的条件。因此，两者在完成复杂运动的功能上，是不可分割的统一体。大脑皮质对于躯体运动的管理是通过锥体系和锥体外系两条途径实现的，两者在功能上互相协调、互相依赖，从而共同完成人体各项复杂的随意运动。

锥体外系较锥体系复杂，涉及脑内许多结构，包括大脑皮质、纹状体、背侧丘脑、底丘脑核、中脑顶盖、红核、黑质、脑桥核、前庭神经核、小脑和脑干网状结构等。锥体外系从大脑皮质到脊髓前角运动细胞和脑神经运动核的神经元，需多次交换神经元。其传导通路中，主要形成返回大脑皮质的反馈回路，以影响大脑皮质运动区域的活动。此外，回路中的中继核发出的纤维又下行调节躯体运动。锥体外系的通路有多条，下面仅简述两个重要的锥体外系传导通路，即新纹状体 - 苍白球系

和皮质 - 脑桥 - 小脑系。

1. 新纹状体 - 苍白球系　从大脑额叶、顶叶、枕叶、颞叶等处皮质发出的纤维直接或间接止于尾状核和壳，此二核发出纤维终止于苍白球。自苍白球发出的纤维穿过内囊或绕过大脑脚底，主要终止于背侧丘脑的腹外侧核和腹前核。此两核发出纤维投射至大脑额叶皮质，返回到发出锥体束的运动皮质（图 17-70），形成皮质 - 纹状体 - 背侧丘脑 - 皮质环路，这一环路对发出锥体束的皮质运动区的活动起反馈调节作用。环路中的某一核团损伤，都可引起锥体外系的疾病。黑质与纹状体之间还有往返的纤维联系，黑质也发出纤维至背侧丘脑的腹前核和腹外侧核（图 17-70）。由于黑质是脑内神经递质多巴胺的主要来源，并由神经纤维将其运送至新纹状体，当黑质细胞变性时，可使纹状体中多巴胺水平下降，导致多巴胺与其他递质如 γ- 氨基丁酸和乙酰胆碱等的比例失调，这就是临床上震颤性麻痹（帕金森病）的主要病因。帕金森病患者出现肌张力增高和运动过少症候群，表现为肌肉僵硬、步态迟缓、表情呆板、肢体远端特别是手在静止时发生震颤。尾状核和壳的病变，则产生肌张力过低和运动过多症候群，表现为运动过多、过快，肢体做无规律的非随意的舞蹈样动作，此即临床上的舞蹈病。

2. 皮质 - 脑桥 - 小脑系　皮质脑桥束的纤维分两路下行。从额叶皮质发出纤维组成额桥束，经内囊前肢下行，通过大脑脚底内侧 1/5 到达脑桥基底部，顶、枕、颞叶皮质发出的纤维组成顶枕颞桥束，行经内囊后肢、大脑脚底外侧的 1/5，到脑桥基底部。它们都终止于脑桥核，由脑桥核发出纤维，越边组成对侧的小脑中脚，进入小脑，主要终止于新小脑皮质。新小脑皮质发出的纤维至齿状核，由齿状核发出的纤维经小脑上脚至中脑，并左右交叉，少部分纤维止于红核，大部分纤维至背侧丘脑的腹前核和腹外侧核。此两核发出纤维投射至额叶皮质。借该环路，小脑对大脑皮质发出的冲动进行调节和修正（图 17-71）。

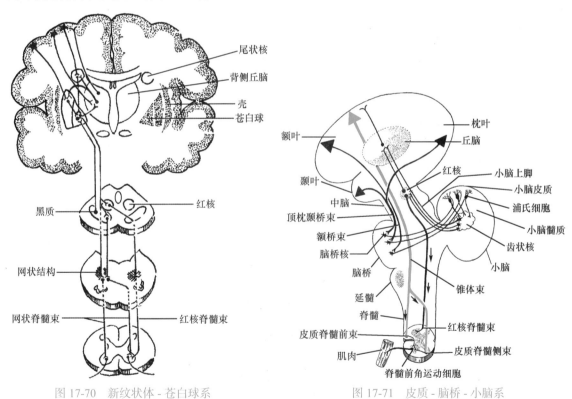

图 17-70　新纹状体 - 苍白球系　　　　图 17-71　皮质 - 脑桥 - 小脑系

案例 17-8 提示

1. 患者系由于脑血管破裂引起病变。

2. 患者病变发生在右侧大脑的内囊处。

3. 体征：①是由于损伤了内囊后肢中的皮质脊髓束所致；②是由于损伤了内囊后肢中的丘脑中央辐射所致；③是由于损伤了内囊后肢后部的视辐射所致；④是由于损伤了内囊膝部的皮质核束所致。

（张新化　金国华）

第七节 脑和脊髓的被膜、血管和脑脊液循环

一、脑和脊髓的被膜

案例 17-9

患者，女，42 岁，因情绪激动，与他人争吵几句后，突然出现头痛、喷射样呕吐、头痛难忍呈炸裂样，急诊入院。既往无高血压史。经腰穿和头部 CT 检查，提示为蛛网膜下腔出血。全脑血管造影确诊为右侧大脑前动脉与前交通动脉交界处动脉瘤破裂，医生立即为其进行介入栓塞术治疗。

问题：

1. 患者腰穿时穿刺针需经哪些结构到达蛛网膜下腔？

2. 试述腰穿的位置选择及解剖学基础。

3. 介入手术从颈总动脉插管如何到达病变部位实行栓塞？

4. 栓塞手术后右侧大脑前动脉与前交通动脉的血液供应有何改变？

脑和脊髓表面都包有 3 层被膜。由外向内依次为硬脑（脊）膜、蛛网膜和软脑（脊）膜。这些被膜对脑和脊髓起着支持和保护的作用。

（一）脊髓的被膜

1. 硬脊膜（spinal dura mater） 此膜厚而坚韧，呈管状包被脊髓及脊神经根。上端附着于枕骨大孔边缘，向上与硬脑膜相延续；下端在第 2 骶椎水平管腔变细，包绕终丝，末端附着于尾骨的背面。硬脊膜与椎管内面的骨膜之间有一窄腔，称硬膜外隙（硬膜外腔）。因硬脊膜上端附着于枕骨大孔边缘，此腔与颅腔不相通。腔内有大量的静脉丛、脂肪组织和淋巴管，所有脊神经根经此腔出椎间孔。硬脊膜在椎间孔处与脊神经外膜延续（图 17-72）。临床上常用的硬膜外麻醉就是将麻醉药注入硬膜外隙，以阻滞脊神经的传导。

2. 脊髓蛛网膜（spinal arachnoid mater） 是一层半透明的薄膜，贴于硬脊膜的内面（图 17-72）。其上端经枕骨大孔与脑蛛网膜延续。脊髓蛛网膜与硬脊膜之间有很窄的间隙，称硬膜下隙。脊髓蛛网膜深面与软脊膜之间有较宽的间隙称蛛网膜下腔（蛛网膜下隙）（subarachnoid space），腔内充满脑脊液，还有许多结缔组织小梁连于蛛网膜与软脊膜之间。在脊髓下端平面以下的蛛网膜下隙扩大，称终池（terminal cistern）（图 17-73）。终池内除脑脊液外，还有构成马尾的神经根和终丝。临床上常在此部进行腰穿，以抽取脑脊液检查或注入药物而不伤及脊髓。

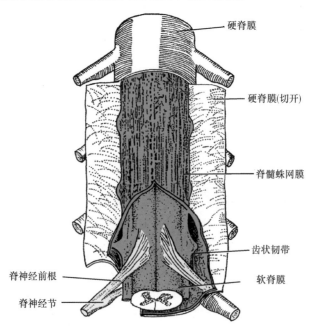

硬脊膜

硬脊膜(切开)

脊髓蛛网膜

齿状韧带

软脊膜

脊神经前根

脊神经节

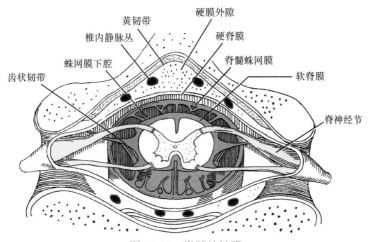

图 17-72　脊髓的被膜

3. 软脊膜（spinal pia mater）　薄而富有血管，紧贴在脊髓的表面，并延伸至脊髓沟裂中。软脊膜在脊髓两侧的脊神经前、后根之间向外突出，形成 18 ～ 24 个三角形的齿状韧带（denticulate ligament）。韧带的尖端附着于硬脊膜上，具有固定脊髓的作用，还是椎管内手术的标志（图 17-72）。

（二）脑的被膜

1. 硬脑膜（cerebral dura mater）　厚而坚韧。它与硬脊膜不同，由内、外两层合成，硬脑膜的血管、神经都行于两层之间。硬脑膜与颅盖骨连接疏松，故当颅盖骨损伤而致硬脑膜血管出血时，易使硬脑膜从颅盖骨剥离而形成硬脑膜外血肿。而硬脑膜与颅底诸骨结合紧密，故当颅底骨折时，易将硬脑膜连同脑蛛网膜一起撕裂，使脑脊液外漏。如颅前窝骨折时，脑脊液可流入鼻腔，形成脑脊液鼻漏。硬脑膜在枕骨大孔周缘续于硬脊膜，在脑神经出颅处移行为脑神经外膜。

硬脑膜不仅包在整个脑的外面，其内层还折叠形成深入某些脑间隙中的一些板状结构，起分隔和支持、保护作用（图 17-73）。伸入左、右大脑半球之间的称为大脑镰（cerebral falx），伸入大脑半球的枕叶与小脑之间的称小脑幕（tentorium of cerebellum）。小脑幕的上面在中线处与大脑镰垂直相连，其后缘附着于枕骨的横窦沟，两侧附着于颞骨岩部上缘，前内侧缘游离形成幕切迹。小脑幕除分隔大、小脑外，还把颅腔分为上大、下小的两部分。小脑幕切迹与鞍背之间围成一孔，颅腔上、下两部经此孔相通，孔内有脑干的中脑通过。幕切迹上部颅腔若有占位性病变，引起颅内压升高时，常可挤压海马旁回和钩经小脑幕切迹突向幕下，形成小脑幕切迹疝，压迫动眼神经和大脑脚，出现同侧动眼神经的周围瘫和对侧肢体的偏瘫，即韦伯综合征。

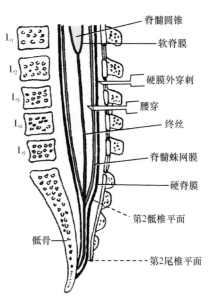

图 17-73　椎管正中矢状切面

硬脑膜在某些部位两层分开，内面衬有内皮细胞，构成含静脉血的腔隙，称硬脑膜窦（sinus of dura mater）（图 17-74）。脑的静脉直接注入窦内。窦内无瓣膜，窦壁无平滑肌，不能收缩，故硬脑膜窦损伤时，出血较多，易形成颅内血肿。主要的硬脑膜窦有：

（1）上矢状窦：在大脑镰的上缘、上矢状窦沟内，向后流入窦汇，再分流入左、右横窦。

（2）下矢状窦：位于大脑镰的下缘，其走向与上矢状窦相似，向后注入直窦。

（3）直窦：位于大脑镰与小脑幕的连接处，由大脑大静脉与下矢状窦汇合而成，向后汇入窦汇。

（4）横窦：成对，位于小脑幕后缘内，从窦汇沿枕骨的横窦沟向外前走行，至小脑幕附着于颞骨岩部处，即弯向下方续于乙状窦。

（5）乙状窦：成对，位于乙状窦沟内，是横窦的延续，在颈静脉孔处移行为颈内静脉。

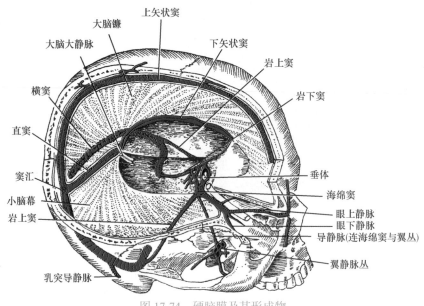

图 17-74　硬脑膜及其形成物

（6）窦汇：由上矢状窦与直窦在枕内隆凸处汇合而成。由窦汇再分出左、右横窦。

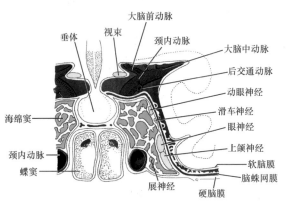

图 17-75　海绵窦（冠状切面）

（7）海绵窦：位于颅中窝蝶鞍两侧（图 17-75），窦腔较大。内有许多覆有内皮细胞的纤维小梁。海绵窦前方接受眼静脉，两侧接受大脑中静脉，向后外经位于颞骨岩部上缘的岩上窦和位于颞骨岩部和枕骨基底部之间的岩下窦，分别注入横窦与颈内静脉。海绵窦的内侧壁有颈内动脉和展神经通过，外侧壁自上而下有动眼神经、滑车神经、眼神经和上颌神经通过。由于眼静脉直接注入海绵窦，故面部感染有可能经眼静脉波及海绵窦，造成化脓性栓塞性海绵窦炎，继而累及上述神经，出现相应症状。

硬脑膜窦内血液流向可归纳如图 17-76 所示。

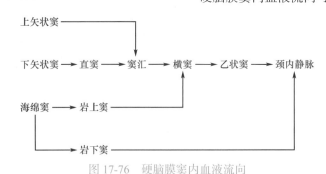

图 17-76　硬脑膜窦内血液流向

2. 脑蛛网膜（cerebral arachnoid mater）　贴附于硬脑膜的内面，薄而透明，缺乏血管和神经，向下经枕骨大孔与脊髓蛛网膜相延续。它与硬脑膜之间有一潜在的硬脑膜下隙，与软脑膜之间有较宽的蛛网膜下腔，并与脊髓蛛网膜下隙相通。腔内充满脑脊液，也有许多结缔组织小梁连于两膜之间。蛛网膜下腔在某些部位扩大，称蛛网膜下池，如在小脑与延髓之间有小脑延髓池等。脑的蛛网膜还形成许多小颗粒状突起，突入上矢状窦，称蛛网膜粒。脑脊液主要通过蛛网膜粒渗入硬脑膜窦，回流入静脉（图 17-77）。

3. 软脑膜（cerebral pia mater）　紧贴脑的表面并伸入脑的沟裂内，薄而富有血管和神经，与脑实质不易分离。在各脑室的一定部位，软脑膜及其血管与室管膜相贴，共同构成脉络组织，其血管反复分支，连同其表面的软脑膜和室管膜上皮一起突入脑室，构成脉络丛（choroid plexus），是产生脑脊液的主要结构。

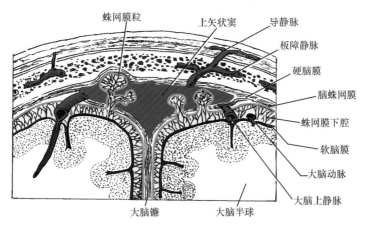

图 17-77 蛛网膜粒及硬脑膜窦

二、脑和脊髓的血管

人脑的血液供应非常丰富。正常人脑的重量占身体重量的 2% 左右，而脑的耗氧量却占全身耗氧量的 20%，血流量约占心搏出量的 1/6。脑细胞对于缺血和缺氧非常敏感。因此，良好的血液供应是维持大脑正常功能的重要条件。临床所见的中枢神经系统疾病中，脑血管疾病占有很大比重。

（一）脑的动脉

脑的动脉来自于颈内动脉和椎动脉。颈内动脉供应大脑半球前 2/3 和间脑前部；椎动脉主要供应脑干、小脑、间脑后部和大脑半球后 1/3。两者的供血范围大致以顶枕沟为界（图 17-78 ～图 17-81）。此两系动脉在大脑的分支可分为皮质支和中央支（图 17-80 ～图 17-82），前者营养大脑皮质和其深面的髓质，后者供应基底核、内囊及间脑等。

1. 颈内动脉（internal carotid artery）起自颈总动脉，自颈部向上直至颅底，经颞骨岩部的颈动脉管进入颅腔后，紧贴海绵窦的内侧壁沿蝶鞍侧方前行，穿出海绵窦至蝶骨前床突内侧发出眼动脉。该动脉向前经视神经管入眶，营养眼球和其他眶内结构。颈内动脉主干向上分布于脑，其主要分支有：

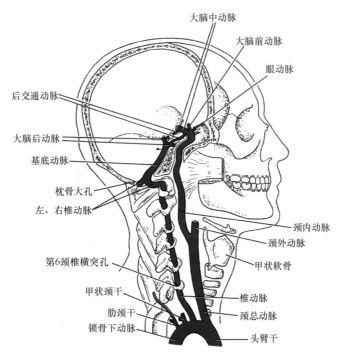

图 17-78 颈内动脉和椎动脉的起源和行径

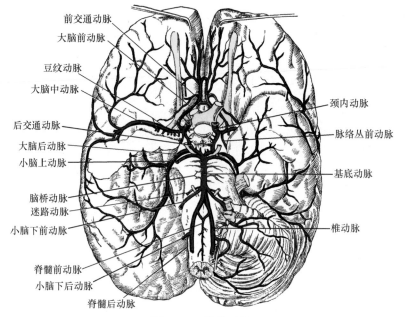

前交通动脉
大脑前动脉
豆纹动脉
大脑中动脉
后交通动脉
大脑后动脉
小脑上动脉
脑桥动脉
迷路动脉
小脑下前动脉
脊髓前动脉
小脑下后动脉
脊髓后动脉

颈内动脉
脉络丛前动脉
基底动脉
椎动脉

图 17-79　脑的动脉

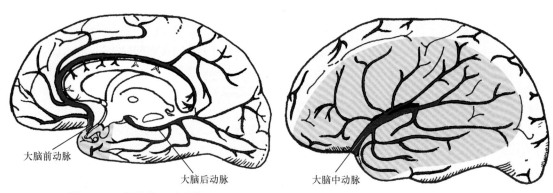

大脑前动脉

大脑后动脉

图 17-80　大脑前、后动脉

大脑中动脉

图 17-81　大脑中动脉

（1）大脑前动脉（anterior cerebral artery）：行于视交叉的上面，在进入大脑纵裂以前，常有横支连接两侧的大脑前动脉，称前交通动脉（anterior communicating artery）。主干则沿胼胝体的背侧向后行，分布于顶枕沟以前的大脑内侧面和大脑上外侧面的上缘部分。大脑前动脉起始部发出数支细小的中央支，供应豆状核和尾状核的前部以及内囊前肢。

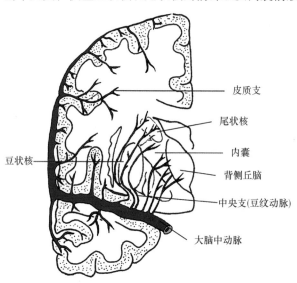

皮质支
尾状核
内囊
背侧丘脑
中央支（豆纹动脉）
大脑中动脉

豆状核

图 17-82　大脑中动脉的皮质支和中央支

（2）大脑中动脉（middle cerebral artery）：为颈内动脉主干的延续。它进入大脑外侧沟行向后外，其分支分布于大脑上外侧面的大部分和岛叶。大脑中动脉起始部发出数支中央支，称豆纹动脉，供应尾状核、豆状核的大部分和内囊膝及后肢。动脉硬化或高血压的患者，中央支较为脆弱，当情绪波动或其他原因使血压骤然增高，可使这些血管破裂形成脑内血肿（故称出血动脉），当压迫内囊膝和后肢时，患者可出现对侧半身运动、感觉障碍和两眼对侧半视野偏盲，即所谓"三偏症状"（图 17-81，图 17-82）。

（3）后交通动脉（posterior communicating artery）：在视束的下面向后行，与大脑后动脉吻合，是颈内动脉和椎动脉之间的重要吻合支（图 17-83）。

此外，还有脉络丛前动脉（anterior choroidal artery），该动脉是形成侧脑室脉络丛的主要动脉。

2. 椎动脉（vertebral artery）　起自锁骨下动脉，向上穿过第 6 至第 1 颈椎横突孔，再经枕骨大孔进入颅后窝，在脑桥的基底部左、右椎动脉合成一条基底动脉，基底动脉沿基底沟上行至脑桥上缘分为左、右大脑后动脉两大终支（图 17-78，图 17-83）。

椎动脉的主要分支有：

（1）脊髓前、后动脉：除分布于脊髓外，其起始段发出许多小支分布于延髓下段。

（2）小脑下后动脉（posterior inferior cerebellar artery）：分布于小脑下面的后部和延髓。

基底动脉的主要分支有：

（1）小脑下前动脉（anterior inferior cerebellar artery）：分布于小脑下面的前部。

（2）脑桥动脉（pontine artery）：为一些细小分支，供应脑桥基底部。

（3）小脑上动脉（superior cerebellar artery）：分布于小脑上面，且发出小支至第四脑室脉络丛。

（4）大脑后动脉（posterior cerebral artery）：是基底动脉的终支，该动脉起始部与小脑上动脉根部之间夹有动眼神经，其分支分布于大脑半球的枕叶和颞叶的内侧面和底面；终支则绕至半球的上外侧面，与大脑前、中动脉的终支吻合。它还发出脉络丛后动脉进入第三脑室脉络丛，并有许多小支深入到间脑和中脑。

3. 大脑动脉环（cerebral arterial circle）　又称 Willis 环，围绕着视交叉、灰结节和乳头体，由前交通动脉、两侧大脑前动脉起始段、两侧颈内动脉、后交通动脉和两侧大脑后动脉起始段互相连通而成（图 17-83）。因为它位于脑的底部，所以又称脑底动脉环。该动脉环将颈内动脉和椎动脉相互沟通，以便调节左、右两侧脑的血液供应。当供应脑的某主要动脉发生慢性阻塞时，血液可经此环使血液重新分配和代偿，以维持脑的营养供应和机能活动。

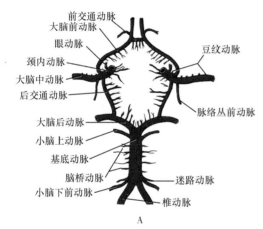

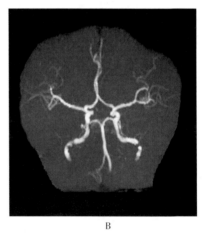

图 17-83　大脑动脉环

A. 示意图；B. 血管造影图

（二）脑的静脉

脑的静脉无瓣膜，一般不与动脉伴行（图 17-84，图 17-85），可分浅、深两组。浅静脉收集皮质

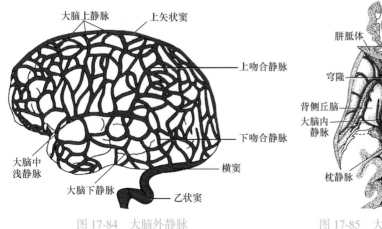

图 17-84　大脑外静脉　　　　　　　　图 17-85　大脑大静脉及其属支

和皮质下髓质的静脉血，直接注入邻近的静脉窦（如下矢状窦、海绵窦、岩上窦、横窦等）。深静脉收集大脑深部的髓质、基底核、间脑、脑室脉络丛等处的静脉血，最后汇成一条大脑大静脉（great cerebral vein），于胼胝体压部的后下方向后注入直窦。大脑大静脉的管壁很薄，易受损伤而断裂。

深、浅静脉之间均有吻合，因此，即使有一条较大的静脉阻塞时，只要不是突然发生的，都可以通过这些吻合支而得到调整和代偿。

（三）脊髓的动脉

脊髓的动脉有两个来源。一个来源是从椎动脉发出的脊髓前、后动脉；另一个来源是一些节段性动脉，如椎动脉、肋间后动脉、腰动脉以及骶外侧动脉的脊髓支（图 17-86，图 17-87）。脊髓前、后动脉在下行过程中不断得到节段性动脉分支的增补和加强，以保障脊髓有足够的血液供应。

1. 脊髓前动脉（anterior spinal artery）　发自椎动脉后，沿延髓前面向中线靠拢，常在枕骨大孔上方两侧汇合成一干，沿脊髓前正中裂下行至脊髓末端。

2. 脊髓后动脉（posterior spinal artery）　在椎动脉入颅后沿延髓前外侧面上行时发出。左、右两条脊髓后动脉平行地沿着脊神经后根基部内侧下行，直至脊髓末端。

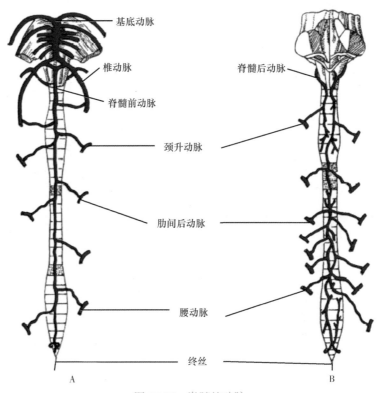

图 17-86　脊髓的动脉

A. 前面观；B. 后面观

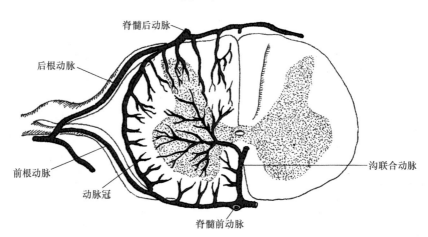

图 17-87　脊髓内部动脉分布

脊髓前、后动脉之间借助横行的吻合支相互交通。脊髓前动脉的分支主要分布于脊髓的前角、侧角、灰质连合、后角基部、前索和外侧索;脊髓后动脉的分支则分布于脊髓后角其余部分和后索。由于脊髓的动脉供应有两个来源,在有些节段两个来源的血液供应不够充分或衔接得不好,就容易使处于不同来源血供移行部位的脊髓因缺血而受到损害,称为危险区,如第 1 ～ 4 胸节段(特别是第 4 胸节段)和第 1 腰节段的腹侧面。

（四）脊髓的静脉

脊髓的静脉比动脉多,口径也较大,配布模式与动脉大致相似,最后汇聚成脊髓前、后静脉,再经过前、后根静脉注入硬膜外腔内的椎内静脉丛。

三、脑脊液及其循环

脑脊液(cerebrospinal fluid,CSF)为各脑室脉络丛产生的无色透明液体,成人平均约 150ml,充满脑室系统和蛛网膜下腔,处于不断产生、循环和回流的平衡状态。脑脊液含有各种浓度不等的无机离子、葡萄糖、微量蛋白和少量淋巴细胞。脑脊液在功能上相当于外周组织中的淋巴,对脑和脊髓起缓冲、保护、运输代谢产物和调节颅内压等作用。

脑脊液由各脑室脉络丛分泌产生,其循环途径(图 17-88)如下:左、右侧脑室脉络丛产生的脑脊液,经左、右室间孔流入第三脑室,与第三脑室脉络丛产生的脑脊液一起经中脑水管流入第四脑室,再与第四脑室脉络丛产生的脑脊液一起经第四脑室正中孔和外侧孔流入蛛网膜下腔,再沿蛛网膜下腔流向大脑背面,经蛛网膜粒渗入硬脑膜窦(主要是上矢状窦),最终回流入静脉。若脑脊液循环通路发生阻塞(如中脑水管阻塞),可引起脑积水和颅内压增高,使脑组织受压移位,甚至出现脑疝而危及生命。

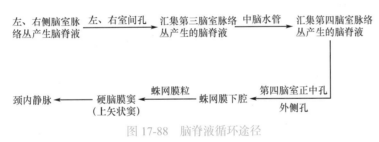

图 17-88　脑脊液循环途径

四、脑　屏　障

中枢神经系统内每一个神经元的正常生理活动,均需要周围的环境保持一定的稳定性。微循环内各种成分的变化,如酸碱度、氧、有机物和无机离子浓度的变化,都能影响神经元的功能活动。血液和脑组织之间以及血液和脑脊液之间存在一种特殊的物质交换途径,以维持这种微循环的稳定。物质从脑的毛细血管转运至脑组织中,要受到很大的选择和限制,这就是脑屏障的概念。脑屏障包括 3 个部分,即血 - 脑屏障、血 - 脑脊液屏障和脑脊液 - 脑屏障(图 17-89,图 17-90)。

1. 血 - 脑屏障(blood-brain barrier,BBB)　位于血液与脑、脊髓的神经细胞之间。包括毛细血管内皮细胞、内皮细胞之间的紧密连接、基膜以及毛细血管外周的胶质细胞突起。脑和脊髓内的毛细血管内皮细胞无窗孔,内皮细胞之间又有紧密连接,把两个内皮细胞之间的间隙堵塞起来,是血 - 脑屏障的重要形态基础,大分子物质不易透过。但有些部位的毛细血管具有窗孔,内皮细胞间亦无紧密连接,留有间隙,一般大分子物质均可透过,如第四脑室底下角处的最后区、下丘脑的正中隆起等处。

2. 血 - 脑脊液屏障(blood-CSF barrier,BCB)　位于脑室脉络丛的血液与脑脊液之间。包括毛细血管内皮细胞、基膜和脉络丛上皮细胞。脉络丛的毛细血管内皮细胞与脑毛细血管内皮细胞大不相同,它是有孔的,所以活性染料容易扩散通过内皮。但脉络丛上皮细胞间隙的顶部有闭锁小带,能挡住染料不让它扩散入脑脊液,故脉络丛上皮和上皮细胞之间的闭锁小带是该屏障的形态基础。

3. 脑脊液 - 脑屏障(CSF-brain barrier,CBB)　位于脑室和蛛网膜下腔的脑脊液与脑、脊髓的神经细胞之间。包括脑室的室管膜上皮和覆盖脑表面的软脑膜以及软脊膜下的胶质细胞突起。室管膜上皮没有闭锁小带,不能有效地限制大分子物质通过。软脑膜上皮和下面的胶质细胞突起的屏障效能也很低。将活性染料或同位素等注入脑脊液内,很容易通过该屏障扩散而进入脑组织。因此,脑脊液的改变较容易影响神经元的周围环境。

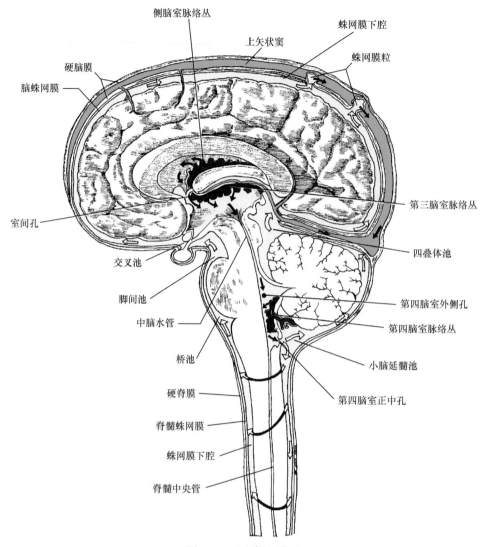

图 17-89　脑脊液循环

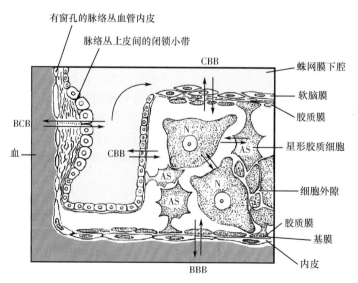

图 17-90　脑屏障的组成（AS 为星形胶质细胞，N 为神经元）

BBB：血 - 脑屏障；CBB：脑脊液 - 脑屏障；BCB：血 - 脑脊液屏障

案例 17-9 提示

1. 患者腰穿时穿刺针需经过以下结构才能到达蛛网膜下腔：皮肤、皮下组织、棘上韧带、棘间韧带、黄韧带、硬脊膜、蛛网膜。

2. 腰穿一般选择在腰椎 L_3 和 L_4 或 L_4 和 L_5 之间进行，因为该处椎间隙间距最大、棘突呈水平位，且椎管内仅有丝状的马尾而无整体状的脊髓，不易损伤中枢。

3. 介入手术从颈总动脉到达病变部位的途径：右颈总动脉→颈内动脉→大脑前动脉→前交通动脉。

4. 正常情况下大脑动脉环两侧的血液不相混合，栓塞手术后右侧大脑前动脉和前交通动脉的血液供应由大脑动脉环的左侧代偿，即左颈内动脉→大脑前动脉→前交通动脉。

视窗 17-7 **颅内动脉瘤及其手术治疗**

颅内动脉瘤系指脑动脉壁的异常膨出部分，是由于颅内局部血管异常改变产生的脑血管瘤样突起，并不是真正的肿瘤。颅内动脉瘤是引起自发性蛛网膜下腔出血的最常见原因。病因尚不甚清楚，但多数由于脑动脉管壁局部的先天性缺陷和腔内压力增高引起。脑动脉瘤多见于脑底动脉分叉处。按其发病部位，4/5 位于脑底动脉环前半，以颈内动脉、后交通动脉、前交通动脉者多见；脑底动脉环后半者约占 1/5，发生于椎基底动脉、大脑后动脉及其分支。

颅内动脉瘤的手术治疗：开颅动脉瘤颈夹闭术或结扎术、载瘤动脉夹闭及动脉瘤孤立术、动脉瘤包裹术、开颅动脉瘤栓塞法、动脉瘤介入栓塞法等。到目前为止，动脉瘤颈夹闭术以及动脉瘤介入栓塞法仍是主要治疗方法。选择手术夹闭还是介入栓塞要对患者年龄、动脉瘤部位、经费、诊治条件及疾病状态等多种因素进行综合考虑。

1. 颅内动脉瘤颈夹闭术 目前最常用、最有效的方法是采用显微技术分离动脉瘤颈及周围血管施行瘤颈夹闭术。对于瘤体大，有占位效应者可切除部分瘤体，电凝残端，注意不要伤及瘤体附近的穿支血管；瘤体小者可电凝残端使其缩小。对于瘤颈难以显露清楚的巨大动脉瘤可采用包裹术，可用肌肉片、筋膜、明胶海绵及生物胶等加固瘤体，对于梭形或难以暴露的动脉瘤可采用孤立术、填塞术。

2. 血管内介入栓塞术 适用于外科手术失败或手术难以到达的部位，如椎基底动脉系统动脉瘤、蛛网膜下腔出血病情危重者，梭形或基底较宽；缺乏清晰可辨的瘤颈，全身及局部情况不适合开颅手术，难以耐受手术及全身麻醉者。栓塞材料包括可脱性球囊、微弹簧圈的应用、液体栓塞剂、血管内支架、带膜支架封堵术。

动脉瘤的血管内治疗取得了突飞猛进的发展。目前，一项基于生物工程，分子生物学和细胞生物学新技术——经腔内血管组织工程又被引入到颅内动脉瘤的血管治疗策略中来。随着栓塞材料和技术的进步，血管内治疗有望成为颅内动脉瘤的首选。

（倪秀芹 郭文广）

第18章　周围神经系统

周围神经系统（peripheral nervous system）指中枢神经系统（脑和脊髓）以外的神经部分。根据与中枢相连部位及分布区域的不同，通常把周围神经系统分为三部分：①与脊髓相连的脊神经，主要分布于躯干、四肢；②与脑相连的脑神经，主要分布于头颈部和胸腹腔脏器；③与脑和脊髓相连，为脑神经和脊神经纤维成分的一部分，主要分布于内脏、心血管和腺体的内脏神经（将在本章"内脏神经"部分专门阐述）。

第一节　脊神经

脊神经（spinal nerve）共31对，每对借前根（anterior root）和后根（posterior root）与脊髓相连。前根属于运动性，后根属于感觉性，两者在椎间孔附近汇合成一条脊神经干。汇合前，在椎间孔附近后根上有一膨大的脊神经节（spinal ganglion）。31对脊神经由8对颈神经、12对胸神经、5对腰神经、5对骶神经和1对尾神经组成。第1颈神经在寰椎与枕骨之间出椎管，第2～7颈神经在同序数椎骨上方的椎间孔穿出，第8颈神经在第7颈椎下方的椎间孔穿出，胸、腰神经在同序数椎骨下方的椎间孔穿出，第1～4骶神经由相应的骶前、后孔穿出，第5骶神经和尾神经由骶管裂孔穿出。由于脊髓短而椎管长，所以各节段的脊神经根在椎管内走行的方向和长短不同。颈神经根较短，行程略近水平，胸部脊神经根斜行向下，而腰骶部的神经根较长，近乎垂直下行，形成马尾（cauda equina）。

在椎间孔内脊神经的毗邻关系：前方是椎间盘和椎体；后方是椎间关节及黄韧带，因此脊柱的病变常累及脊神经，出现感觉或运动障碍。此外，出入椎间孔的结构还有脊髓的动脉、静脉和脊神经的脊膜返支。

脊神经是混合神经。感觉纤维始于脊神经节的假单极细胞，其周围突分布于皮肤、肌肉、关节以及内脏的感受器等，其中枢突聚集成后根入脊髓，将躯体和内脏的感觉冲动传向中枢。运动纤维由脊髓灰质前角和胸腰部侧角、骶副交感核的运动神经元的轴突组成，分布至横纹肌、平滑肌和腺体（图18-1）。因此，根据脊神经的分布和功能，可将其纤维成分分为四类：

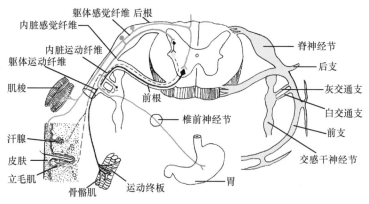

图 18-1　脊神经的组成和分布示意图

1. 躯体传入（感觉）纤维　分布于皮肤、骨骼肌、肌腱和关节的感受器，将皮肤的浅部感觉冲动和肌肉、肌腱、关节的深部感觉冲动传入中枢。

2. 内脏传入（感觉）纤维　分布于内脏、心血管和腺体的内感受器，将这些结构的感觉冲动传入中枢。它是内脏神经的一个组成部分。

3. 躯体传出（运动）纤维　分布于骨骼肌，管理其随意运动。

4. 内脏传出（运动）纤维　分布至胸腹腔脏器和血管的平滑肌、立毛肌、心肌和腺体，属不随意运动神经，是内脏神经的一个重要组成部分（详见本章"内脏神经"部分）。

脊神经干很短，出椎间孔后，立刻分为脊膜支、交通支、后支、前支。脊膜支（meningeal branch）

经椎间孔返入椎管，分布于脊髓的被膜、韧带、椎间盘等处。交通支（communicating branch）为连于脊神经与交感干之间的细支。其中发自脊神经连至交感干的叫白交通支；发自交感干连于每条脊神经的叫灰交通支。后支（posterior branch）一般都细小，其分布具有明显的节段性。它们分布于项、背、腰骶部深层的肌肉和皮肤，其中第2颈神经后支的皮支粗大，称枕大神经，穿斜方肌腱至皮下，分布于枕和项部皮肤。第1～3腰神经后支的外侧支较粗大，分布于臀上部皮肤，称为臀上皮神经；第1～3骶神经后支分布于臀中部皮肤，称为臀中皮神经，二者病变是临床慢性腰腿疼的常见原因。前支（anterior branch）粗大，分布于躯干前外侧及四肢的皮肤和肌肉。在人类，胸神经前支保持着明显的节段性，其余脊神经的前支则先交织成丛，再以分支分布至相应区域。脊神经前支形成的丛有颈丛、臂丛、腰丛和骶丛。

一、颈　丛

案例 18-1

　　患者，女，41岁，以右肩背酸痛到门诊骨外科就诊，经骨外科医生检查及右肩关节X线摄片均未发现异常。医生建议患者到消化内科就诊，经消化内科查体及B超检查，诊断为慢性胆囊炎。

问题：慢性胆囊炎为何出现右肩背酸痛症状？

（一）颈丛的组成和位置

　　颈丛（cervical plexus）由第1～4颈神经和第5颈神经的一部分前支构成（图18-2），位于中斜角肌和肩胛提肌的前方，胸锁乳突肌上部的深面。

（二）颈丛的分支

　　颈丛的分支有浅支和深支（图18-3）。浅支均为皮支，较粗大，自胸锁乳突肌后缘中点附近穿出深筋膜进入浅筋膜内，其穿出之处是颈部皮肤浸润麻醉的一个阻滞点，也称为神经点。主要的皮支：

　　1.枕小神经（lesser occipital nerve）（C_2）　沿胸锁乳突肌后缘向上方走行，分布于枕部和耳郭后面上1/3的皮肤。

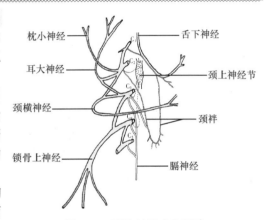

图 18-2　颈丛的组成和颈袢

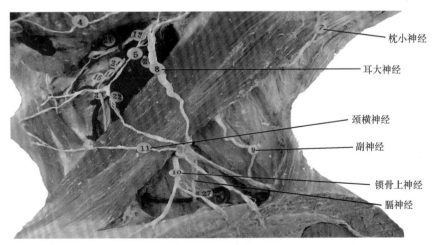

图 18-3　颈丛皮支

　　2.耳大神经（great auricular nerve）（C_2、C_3）　沿胸锁乳突肌表面向前上走行，至耳郭及其周围的皮肤。

　　3.颈横神经（transverse nerve of neck）（C_2、C_3）　越过胸锁乳突肌，横行向前，分布于颈前部的皮肤。

　　4.锁骨上神经（supraclavicular nerve）（C_3、C_4）　2～4支，行向前、下、外方，分布于颈前区、第2肋以上的胸壁、锁骨上窝和肩部的皮肤。

颈丛的深支多为肌支，支配颈部深肌、肩胛提肌、舌骨下肌群和膈。

5.膈神经（phrenic nerve）（C₃～C₅）（图18-4）　膈神经是颈丛最重要的分支，为混合性神经。首先位于前斜角肌上端的外侧，继而沿该肌前面降至其内侧，然后于锁骨下动、静脉之间进入胸腔。在胸腔内，经肺根前方，心包的外侧下行达膈肌。膈神经的运动纤维支配膈肌，其感觉纤维分布于胸膜、心包和膈下面的部分腹膜。右膈神经的感觉纤维尚分布到胆囊和肝外胆道等。

膈神经损伤可致同侧膈肌瘫痪，腹式呼吸减弱或消失，严重者可有窒息感。膈神经受刺激时可发生呃逆。

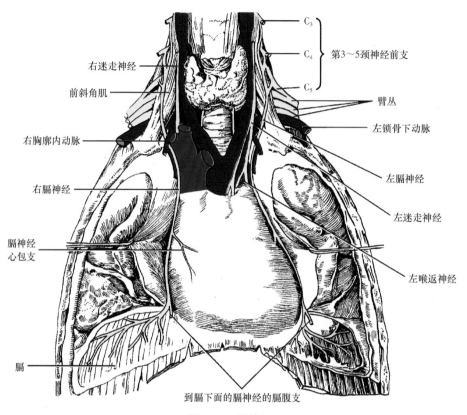

图18-4　膈神经

案例18-1提示

胆囊痛觉经膈神经上传，右肩背痛觉经锁骨上神经上传，二者均传至脊髓同一节段一起上传至大脑，造成牵涉痛。

二、臂　丛

案例18-2

1.患者，女，近来感到右侧手指麻木、异样感，中指为重；腕部不适，出现肿胀并逐渐加重就诊，发现患者右拇、示、中指不能屈曲，拇指不能对掌，握持无力。大鱼际开始萎缩，手掌平坦；手掌桡侧半和1～3指掌面及此三个半手指的中节、远节背侧面的皮肤感觉减弱。诊断为腕管综合征。

2.患者，男，秋收时造成左肘关节后内侧割伤；经当地简单缝合后出现以下症状：左侧屈腕力弱，无名指和小指末节不能屈、不能屈掌关节和伸指间关节，拇指不能内收，各指的内收与外展运动丧失。小鱼际肌萎缩使小鱼际平坦，骨间肌萎缩，掌骨间呈现深沟。由于掌指关节过伸，第4、5指的近侧指间关节弯曲，而表现为"爪形手"；感觉障碍以手内侧缘为主，尤其是小鱼际和小指感觉丧失。

3.患者，男，3个月前右下肢胫腓骨骨折，一直使用拐杖，近日出现以下症状：臂不能外展，臂外旋力弱，不能做梳头、戴帽等动作；右肩部出现皮肤感觉障碍；肩峰突出，肩部失去圆隆形外观，呈"方肩"。

4.患者，男，左上肢外伤，X线片发现肱骨干中、下1/3处骨折，经石膏固定保守治疗后患者出现不能伸腕和伸指，旋后困难，提起前臂时呈"垂腕"症；前臂背侧及手背面桡侧半，尤其是"虎口"区皮肤感觉障碍最为明显。

问题：以上案例出现的症状主要是损伤了哪些结构？为什么？

（一）臂丛的组成和位置

臂丛（brachial plexus）由第5～8颈神经和第1胸神经前支的大部分构成（图18-5）。在锁骨下动脉后上方第5、6颈神经的前支合成上干，第7颈神经前支延为中干，第8颈神经前支和第1胸神经前支的大部分合成下干。经斜角肌间隙处向外下，于锁骨中点后方进入腋腔，每个干又分为前、后两股，由上、中干的前股合成外侧束，下干的前股延成内侧束，三干的后股汇合成后束。三个束在胸小肌后方分别从外、内、后三面包围腋动脉。臂丛在锁骨中点后方比较集中，位置表浅，常在此处做臂丛阻滞麻醉。

（二）臂丛的分支

以锁骨为界，可把臂丛的分支分为锁骨上分支和锁骨下分支两类。

锁骨上的分支（图18-5，图18-6）是一些短的肌支，发自臂丛的根和干，主要分支有：

1.肩胛背神经（dorsal scapular nerve）（C_4、C_5）起自神经根，穿中斜角肌，经肩胛提肌深面，然后沿肩胛骨内侧缘下行，支配菱形肌和肩胛提肌。

2.肩胛上神经（suprascapular nerve）（C_5、C_6）起自臂丛上干，向后经肩胛骨上缘入冈上窝，再入冈下窝，支配冈上、下肌。

3.胸长神经（long thoracic nerve）（C_5～C_7）起自神经根，经臂丛后方进入腋腔，于胸廓侧方，沿前锯肌表面下降并支配此肌。损伤此神经可导致前锯肌瘫痪，出现"翼状肩"。

锁骨下的分支发自臂丛的三个束，多为长支，主要分布于上肢。

1.肌皮神经（musculocutaneous nerve）（C_5～C_7）（图18-6，图18-7）发自外侧束，向外下穿过喙肱肌，于肱二头肌和肱肌之间下行，发出肌支

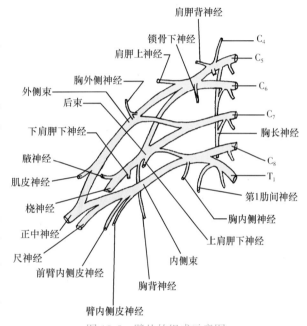

图18-5　臂丛的组成示意图

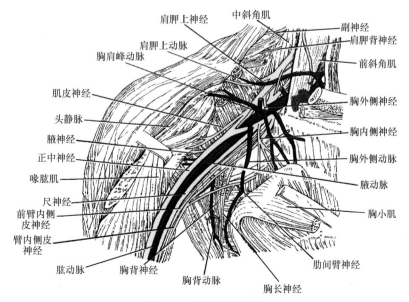

图18-6　臂丛及其分支

支配臂前群肌;其终支于肘关节附近肱二头肌腱外侧穿深筋膜至皮下,延续为前臂外侧皮神经(lateral cutaneous nerve of forearm),沿前臂外侧行至腕部,分布于前臂外侧的皮肤。

2. 正中神经(median nerve)($C_5 \sim T_1$)(图18-6～图18-9)　发自臂丛的内、外侧束,由内侧、外侧两个根形成,两根夹持着腋动脉。正中神经开始位于肱动脉的外侧,在臂中部,经肱动脉的前(或后)面逐渐转至肱动脉内侧。在肘部,它穿旋前圆肌两头之间至前臂指浅、深屈肌之间,沿中线降至腕部。在腕上方,正中神经位于桡侧腕屈肌和掌长肌腱之间的深面,继而穿过腕管在掌腱膜深面到达手掌。

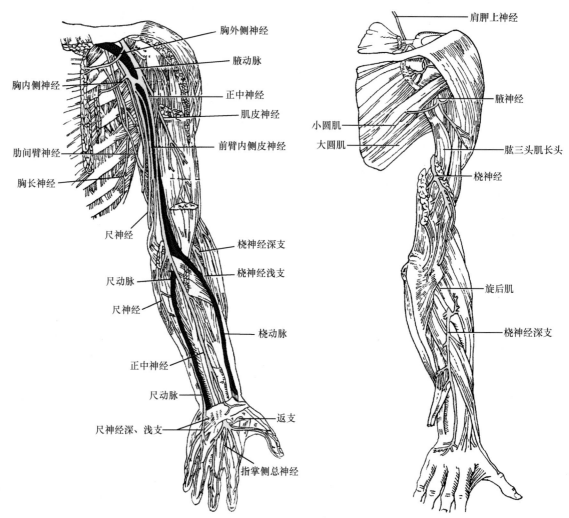

图18-7　上肢前面的神经(左侧)　　　　　图18-8　上肢后面的神经

正中神经在臂部一般无分支。在前臂,正中神经发出许多肌支支配除尺侧腕屈肌、指深屈肌尺侧半和肱桡肌以外的前臂前群肌。在手掌的近侧部发出正中神经返支,进入鱼际并分支支配除拇收肌以外的三块鱼际肌。在腕部和手掌,正中神经发出皮支分布于掌心、鱼际、桡侧三个半手指掌面及其中节和远节指背的皮肤。

3. 尺神经(ulnar nerve)($C_8 \sim T_1$)(图18-6～图18-10)　发自臂丛内侧束,在肱动脉的内侧下行,降至三角肌止点以下则穿过内侧肌间隔至臂后面再下行于尺神经沟内,在此,其位置既表浅又贴近骨面,易受损伤。向下,尺神经穿行于尺侧腕屈肌两头之间,转至前臂前面,在尺侧腕屈肌和指浅屈肌之间、尺动脉的内侧下降达腕部,尺神经在前臂近侧发出肌支支配尺侧腕屈肌和指深屈肌尺侧半。在桡腕关节上方尺神经发出手背支,分布于手背面尺侧半和小指、环指及中指尺侧半背面的皮肤。在腕部,尺神经在豌豆骨的桡侧,经腕横韧带的浅面分为浅、深两支经掌腱膜的深面进入手掌。

浅支分布于手掌面尺侧一个半手指及小鱼际肌的皮肤;深支支配小鱼际肌、拇收肌、骨间肌及第3、4蚓状肌。

4. 腋神经(axillary nerve)(C_5、C_6)(图18-8)　在腋窝的肩胛下肌前面发自臂丛后束,伴随旋肱后动脉穿四边孔,绕肱骨外科颈至三角肌深面。肌支支配三角肌和小圆肌;皮支(又称臂外侧上皮神经）自三角肌后缘穿出，分布于三角肌区及臂上 1/3 外侧面的皮肤。

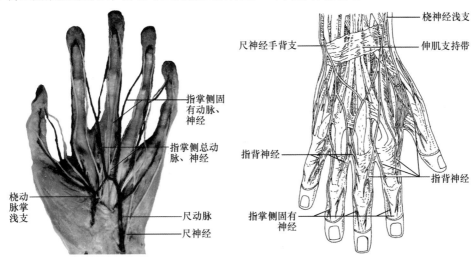

图 18-9 手掌面的神经（左侧）　　　　　图 18-10 手背面的神经（右侧）

5. 桡神经（radial nerve）（C$_5$～T$_1$）（图 18-7，图 18-8，图 18-10）　是后束发出的一条粗大神经，在腋动脉的后方，伴随肱深动脉向外下走行，在肱三头肌长头与内侧头之间，紧贴肱骨后面的桡神经沟骨面并旋向外下，达肱骨外上髁的上方，穿外侧肌间隔至肱桡肌与肱肌之间，在此分为浅、深二支。浅支沿桡动脉外侧下降，在前臂中、下 1/3 交界处，转向背面，并降至手背，分布至手背桡侧半及桡侧两个半手指背侧的皮肤。深支则行向背侧，从桡骨颈外侧穿旋后肌至前臂背面，在前臂后群浅、深层肌之间下行至腕部，分支支配前臂后群肌。

在臂部，桡神经主干发出皮支支配臂和前臂背侧的皮肤，发出肌支支配肱三头肌、肱桡肌和桡侧腕长伸肌。

6. 胸背神经（thoracodorsal nerve）（C$_6$～C$_8$）　发自臂丛后束，沿肩胛骨外侧缘，伴肩胛下血管下降，支配背阔肌。乳腺癌根治术清除腋淋巴结时，应注意勿损伤此神经。

7. 肩胛下神经（subscapular nerve）（C$_5$、C$_6$）（图 18-5）　发自臂丛后束，有两支，沿肩胛下肌前面下降，支配肩胛下肌和大圆肌。

8. 胸内、外侧神经（medial and lateral pectoral nerve）（C$_5$～T$_1$）　分别发自臂丛的内、外侧束，有 2～3 支，穿锁胸筋膜支配胸大、小肌。

9. 臂内侧皮神经（medial brachial cutaneous nerve）（C$_8$～T$_1$）　发自臂丛内侧束，分布于臂内侧面皮肤（图 18-5，图 18-6）。

10. 前臂内侧皮神经（medial antebrachial cutaneous nerve）（C$_8$～T$_1$）　发自臂丛内侧束，在臂中、下 1/3 交界处浅出，分布于前臂内侧面皮肤（图 18-5～图 18-7）。

案例 18-2 提示（图 18-11）
①损伤了正中神经出现"猿手"；②损伤了尺神经；③损伤了腋神经；④损伤了桡神经。

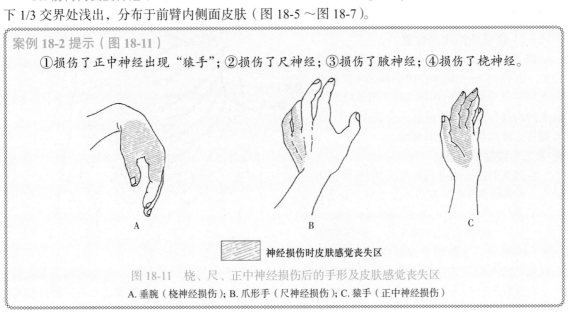

神经损伤时皮肤感觉丧失区

图 18-11 桡、尺、正中神经损伤后的手形及皮肤感觉丧失区
A. 垂腕（桡神经损伤）；B. 爪形手（尺神经损伤）；C. 猿手（正中神经损伤）

三、胸神经前支

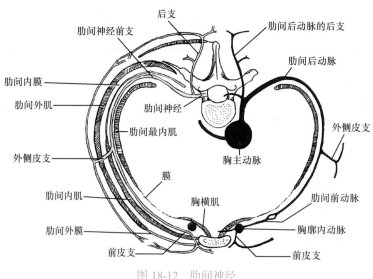

图 18-12 肋间神经

胸神经前支共 12 对，除第 1 胸神经部分参与组成臂丛，第 12 胸神经部分参与组成腰丛外，其余胸神经均不形成丛，其中第 1～11 胸神经前支位于相应的肋间隙，称肋间神经（intercostal nerve）。第 12 胸神经前支的大部行于第 12 肋下方，称肋下神经（subcostal nerve）。肋间神经初行于胸内筋膜与肋间内膜之间，从肋角向前位于肋间最内肌与肋间内肌之间，肋间血管的下方，沿各肋沟前行，在腋前线附近发出外侧皮支（图 18-12）。主干继续前行，上 6 对肋间神经到达胸骨侧缘浅出为前皮支，下 5 对肋间神经和肋下神经斜向内下，行于腹内斜肌与腹横肌之间，并进入腹直肌鞘，在腹白线附近浅出为前皮支。肋间神经的肌支支配肋间肌和腹肌前外侧群，皮支分布于胸、腹部的皮肤和胸、腹膜壁层，其中第 4～6 肋间神经的外侧皮支和第 2～4 肋间神经的前皮支也分布到乳房。胸神经皮支的分布区域有明显的节段性，每一皮支分布区形如环状的条带，由上向下按神经序数依次排列。胸骨角平对 T_2、乳头相当 T_4、剑突相当 T_6、肋弓下缘平面相当 T_8、脐相当 T_{10}、耻骨联合与脐连线中点平面相当 T_{12}，临床上常据此来检查感觉障碍的节段（图 18-13）。

四、腰　丛

> **案例 18-3**
>
> 　　患者，男，28 岁，1 个月前大腿前内侧受较深刀伤，缝合止血后近日出现以下症状：屈髋无力，坐位时不能挺伸膝关节。行走（尤其上楼）困难；膝反射消失；股前及小腿内侧皮肤感觉障碍；髌骨突出。
> **问题**：分析上述症状出现的原因。

（一）腰丛的组成和位置

　　腰丛（lumbar plexus）由第 12 胸神经前支的一部分、1～3 腰神经前支和第 4 腰神经前支的一部分组成（图 18-14）。第 4 腰神经前支的余部与第 5 腰神经前支合成腰骶干，加入骶丛。腰丛位于腰大肌深面。

（二）腰丛的分支

　　在腰大肌的深面及其外侧缘，腰丛除发出肌支支配髂腰肌和腰方肌外还发出以下分支：

　　1. 髂腹下神经（iliohypogastric nerve）（T_{12}～L_1）从腰大肌外缘走出，于腰方肌前面行向外下，在髂嵴上方穿过腹横肌至腹内斜肌与腹外斜肌之间，在髂前上棘内侧又穿过腹内斜肌至腹外斜肌的深面，继而向内下方走行，终支在腹股沟管浅环上方穿腹外斜肌腱膜至皮下。此神经以感觉纤维为主，其皮支分布于臀外侧部、

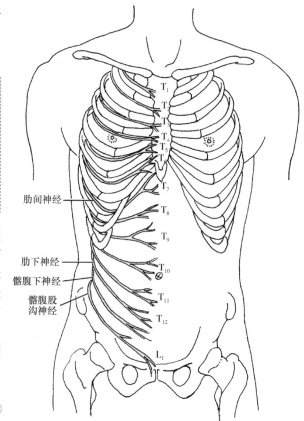

图 18-13　肋间神经在胸腹壁的分布

下腹部的皮肤，肌支支配下腹壁的肌肉。

2. 髂腹股沟神经（ilioinguinal nerve）（L$_1$） 在髂腹下神经的下方，略与其平行。在髂前上棘处穿过腹横肌至腹内斜肌的深面，再往内侧行于腹外斜肌腱膜的深面，并与精索同出皮下环。此神经以运动纤维成分居多，肌支支配下腹壁诸肌；皮支分布于腹股沟部及阴囊或大阴唇皮肤。

上述两个神经是腹股沟部的主要神经，在腹股沟疝修补术中，应避免损伤此两神经。

3. 股外侧皮神经（lateral femoral cutaneous nerve）（L$_2$、L$_3$） 自腰大肌外缘走出，在髂肌表面行向外下方，至髂前上棘内侧约 1cm处，从腹股沟韧带后方进入大腿，穿过缝匠肌和阔筋膜，分布于大腿外侧区皮肤，其下端可达膝关节附近（图 18-15）。

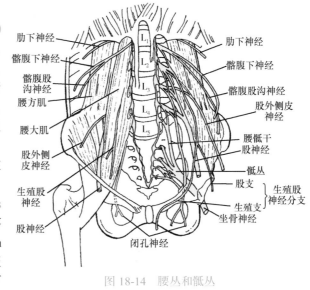

图 18-14 腰丛和骶丛

4. 股神经（femoral nerve）（L$_2$～L$_4$） 自腰丛发出后，在腰大肌与髂肌之间下行，在腹股沟中点稍外侧经腹股沟韧带深面进入股三角。在股部前面分为数支，股神经的肌支支配耻骨肌、缝匠肌和股四头肌，皮支有数支，分布于股部和膝关节前面的皮肤，其终支隐神经（saphenous nerve）伴随股动脉入收肌管，至膝关节的内侧，穿出深筋膜至浅筋膜内，伴大隐静脉一同下行至足内侧缘，分布于小腿内侧及足内侧缘的皮肤（图 18-15）。

5. 闭孔神经（obturator nerve）（L$_2$～L$_4$） 自腰丛发出后，于腰大肌内侧缘穿出，沿骨盆侧壁前行穿闭膜管入股内侧，分为前、后两支，分别位于短收肌的前、后方。闭孔神经肌支支配股内收肌群和闭孔外肌，皮支分布于股内侧部皮肤。闭孔神经损伤后，大腿内收力量减弱，患肢不能搁置于健侧大腿上，股内侧皮肤感觉障碍（图 18-15）。

6. 生殖股神经（genitofemoral nerve）（L$_1$、L$_2$） 自腰大肌前面穿出，在该肌表面下降。在腹股沟韧带上方分为生殖支和股支，生殖支于腹股沟管深环处进入该管，分支支配提睾肌和分布于阴囊（大阴唇）；股支分布于股三角上部的皮肤。

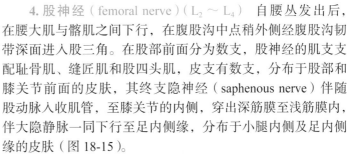

案例 18-3 提示
　　股神经损伤。

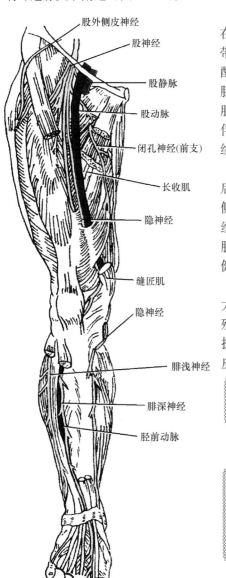

图 18-15 下肢前面的神经（右侧）

五、骶　丛

案例 18-4

1.患者，男，30 岁，因外伤造成膝关节后脱位，出现以下症状：小腿后群肌无力，足不能跖屈，不能用足尖站立，足呈背屈外翻位；足底皮肤感觉障碍。

2.患者,女,58岁,4个月前不慎跌倒,经检查诊断为腓骨颈骨折,采用石膏外固定保守治疗,近日该患者又出现如下症状:足不能背屈、足下垂、内翻,趾不能伸,行走呈跨阈步态;小腿前外侧、足背和趾背感觉障碍。

问题:分析出现上述症状可能损伤的结构及原因。

（一）骶丛的组成和位置

骶丛（sacral plexus）由腰骶干、全部骶神经和尾神经前支组成。在骨盆腔内位于骶骨和梨状肌的前面、髂内动脉的后方。骶丛略呈三角形,尖端朝向坐骨大孔。

（二）骶丛的分支

骶丛除直接发出许多短小的肌支支配梨状肌、闭孔内肌、股方肌等外,还发出以下神经（图18-14,图18-16～图18-18）:

1. 臀上神经（superior gluteal nerve）（$L_4 \sim S_1$） 伴臀上动、静脉经梨状肌上孔出盆腔,在臀中、小肌之间发支支配此二肌和阔筋膜张肌。

2. 臀下神经（inferior gluteal nerve）（$L_5 \sim S_2$） 伴臀下动、静脉由梨状肌下孔出盆腔,至臀大肌深面,支配臀大肌。

3. 阴部神经（pudendal nerve）（$S_2 \sim S_4$） 伴阴部内动、静脉经梨状肌下孔出盆腔,绕坐骨棘后面,经坐骨小孔进入坐骨直肠窝,与阴部内血管同行向前至会阴部,支配会阴和外生殖器的肌和皮肤。其分支有:①肛神经（anal nerve）分布于肛门外括约肌及肛门部的皮肤。②会阴神经（perineal nerve）分布于会阴诸肌和阴囊（大阴唇）的皮肤。③阴茎（阴蒂）背神经（dorsal nerve of penis）（clitoris）,走行于阴茎（阴蒂）的背侧,主要分布于阴茎（阴蒂）的皮肤。

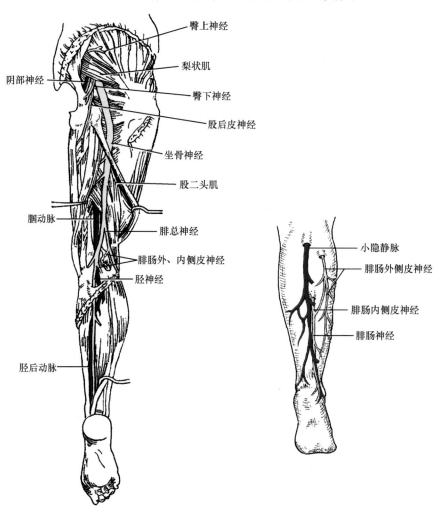

图18-16 下肢后面的神经（右侧）

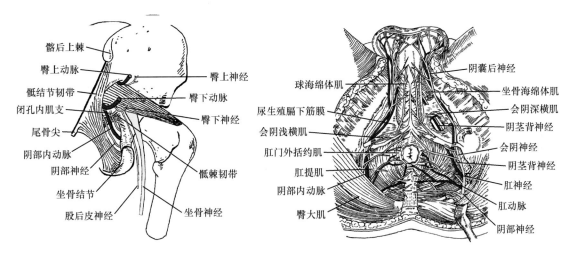

图 18-17 男性阴部神经

4. 股后皮神经（posterior femoral cutaneous nerve）（$S_1 \sim S_3$） 出梨状肌下孔，至臀大肌下缘浅出，主要分布于股后部和腘窝的皮肤。

5. 坐骨神经（sciatic nerve）（$L_4 \sim S_3$） 是全身最粗大的神经，自梨状肌下孔出盆腔后，位于臀大肌的深面，经股骨大转子和坐骨结节之间降至股后，在股二头肌与半腱肌、半膜肌之间下行至腘窝，在股后部发出肌支支配大腿后群肌。坐骨神经一般在腘窝上方分为胫神经和腓总神经。有的分支平面很高，甚至在盆腔内就分为二支。

（1）胫神经（tibial nerve）（$L_4 \sim S_3$）：为坐骨神经干的直接延续，于腘静脉的后外方与腘血管伴行，在小腿后群浅、深层肌肉之间，伴胫后动脉下行，经内踝后方，在屈肌支持带的深面，它分为足底内、外侧神经至足底的肌和皮肤。在腘窝及小腿，胫神经发出肌支支配小腿后群肌，发出皮支腓肠内侧皮神经（medial sural cutaneous nerve）伴小隐静脉下行，在小腿下部与发自腓总神经的腓肠外侧皮神经的吻合支合成腓肠神经（sural nerve），经外踝后方弓形向前，分布于小腿后面、外侧面和足外侧缘的皮肤。

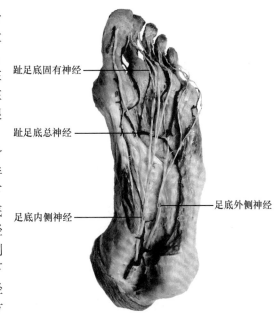

图 18-18 足底的神经（左侧）

（2）腓总神经（common peroneal nerve）（$L_4 \sim S_2$）：自腘窝上方从坐骨神经分出后，沿股二头肌腱深面向外下行至腓骨颈，穿过腓骨长肌至腓骨颈的前面，分为腓深神经与腓浅神经。在腘窝处腓总神经发出腓肠外侧皮神经（lateral sural cutaneous nerve），穿出深筋膜，分布于小腿外侧面的皮肤，吻合支与发自胫神经的腓肠内侧皮神经吻合成腓肠神经。腓总神经是小腿前、外侧群肌的运动神经，也是小腿前外侧面和足背的主要感觉神经。

1）腓浅神经（superficial peroneal nerve）：行于腓骨长、短肌之间，于小腿中、下 1/3 交界处浅出。它支配小腿外侧群肌，并分布于小腿外侧、足背和第 2 ～ 5 趾背的皮肤。

2）腓深神经（deep peroneal nerve）：伴随胫前动脉，先在胫骨前肌和趾长伸肌之间，以后在胫骨前肌和踇长伸肌之间下行，支配小腿前群肌、足背肌及第 1、2 趾背面相对缘的皮肤。

案例18-4提示（图18-19）

1. 胫神经损伤："钩状足"。
2. 腓总神经损伤："马蹄内翻足"。

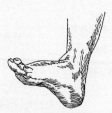
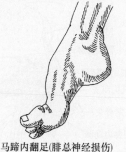

钩状足(胫神经损伤)　　马蹄内翻足(腓总神经损伤)

图18-19　足的畸形

视窗18-1　　　　　　　　　　**脊神经根病**

脊神经根病是一种神经根受外界因素侵袭而损伤，导致支配区域的皮肤痛觉、温度觉过敏而引发的以疼痛为主要临床表现的疾病。

发病机制：脊神经根病引起疼痛的确切机制还不清楚，近几年的文献倾向于认为疼痛的产生可能与背根和背根神经节的物理或化学敏感性及组织免疫反应有关，如物理敏感性，即背根神经节对机械压迫和缺氧高度敏感，引起感觉异常和疼痛；化学敏感性，即内源性致痛物作用于背根和背根神经节引起疼痛。

治疗：目前治疗脊神经根病的药物大致分为局麻药和类固醇激素等，给药途径分为全身和局部用药，以后者为主。在X线透视引导下尾椎椎管内注射类固醇激素，症状缓解明显。其他药物还包括谷氨酸盐受体拮抗剂、选择性细胞因子拮抗剂、选择性COX-2抑制剂、免疫抑制剂等。

（王培军　扈清云　张东东）

第二节　脑　神　经

脑神经（cranial nerve）是与脑相连的周围神经，共有12对（图18-20）。按其从颅侧到尾侧的排列顺序，分别用罗马字码表示为：Ⅰ嗅神经、Ⅱ视神经、Ⅲ动眼神经、Ⅳ滑车神经、Ⅴ三叉神经、Ⅵ展神经、Ⅶ面神经、Ⅷ前庭蜗神经、Ⅸ舌咽神经、Ⅹ迷走神经、Ⅺ副神经及Ⅻ舌下神经。

脑神经纤维的成分可细分为七种：

（1）一般躯体感觉纤维：分布至皮肤、肌、肌腱和大部分口、鼻腔黏膜，与痛、温、触和本体感觉冲动的传导有关。

（2）特殊躯体感觉纤维：分布至视器和位听器等特殊感觉器官。

（3）一般内脏感觉纤维：分布于头、颈、胸、腹腔的脏器，与各种内环境的感受有关。

（4）特殊内脏感觉纤维：分布于味蕾和嗅器。

（5）躯体运动纤维：支配由头、颈部肌节发生的横纹肌，如眼球外肌、舌肌等。

（6）一般内脏运动纤维：支配平滑肌、心肌和腺体。

（7）特殊内脏运动纤维：支配由腮弓衍化而来的横纹肌，如咀嚼肌、面肌、咽喉肌、胸锁乳突肌和斜方肌等。

各脑神经所含的纤维成分多少不同，但不外以上七种。简单的脑神经可只含一二种纤维，复杂的可有三四种甚至五种纤维成分。如果按各脑神经所含的主要纤维成分和功能，可把12对脑神经大致分为以下三类：①感觉神经，包括嗅神经、视神经和前庭蜗神经；②运动神经，包括动眼神经、滑车神经、展神经、副神经和舌下神经；③混合神经，包括三叉神经、面神经、舌咽神经和迷走神经（图18-20）。

脑神经与脊神经相比存在一些差异。每一对脊神经都是混合性的，但脑神经有感觉性、运动性和混合性三种；出现了与头部特殊感受器相联系的Ⅰ、Ⅱ、Ⅷ对脑神经；属于副交感成分的内脏运动纤维仅存在于Ⅲ、Ⅶ、Ⅸ、Ⅹ四对脑神经之中，而每对脊神经中都含有内脏运动纤维，主要是交感成分，仅在第2～4骶神经中含有副交感成分。

脑神经中的躯体感觉和内脏感觉纤维的神经元胞体在脑外聚集成神经节，其中由假单极神经元胞体构成的神经节有三叉神经的三叉神经节、面神经的膝神经节、舌咽神经的上和下（岩）神经节、迷走神经的上（颈静脉）神经节和下（结状）神经节，其性质与脊神经节相同；由双极神经元胞体构成的神经节有前庭蜗神经的前庭神经节和蜗（螺旋）神经节，它们与平衡和听觉传导有关。

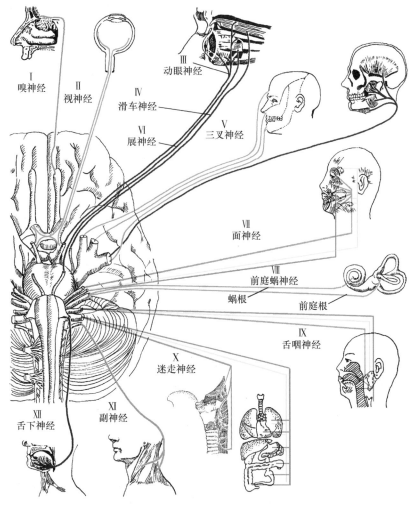

图 18-20　脑神经概观

与动眼神经、面神经、舌咽神经中内脏运动纤维相关的有睫状神经节、翼腭神经节、下颌下神经节和耳神经节四对副交感神经节。内脏运动纤维从中枢发出后，先终止于这些副交感神经节，由节内的神经元再发出轴突分布于平滑肌和腺体。与迷走神经内脏运动纤维相关的副交感神经节多位于所支配器官的壁内或壁旁。

一、嗅　神　经

Ⅰ. 嗅神经（olfactory nerve）（图 18-21）由特殊内脏感觉纤维组成，是上鼻甲内侧面以上和其相对的鼻中隔上部黏膜内嗅细胞（双极神经元）的中枢突聚集成的 15 ～ 20 条嗅丝（即嗅神经），穿筛骨的筛孔入颅前窝，进入嗅球，将嗅觉冲动传入大脑。

颅前窝骨折时，嗅丝可被撕脱，出现嗅觉障碍或失嗅症，脑脊液可沿嗅神经周围间隙流入鼻腔，也可能造成鼻源性脑膜感染。

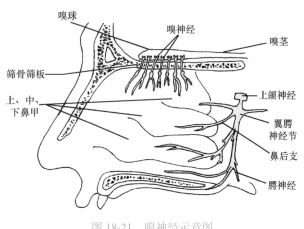

图 18-21　嗅神经示意图

二、视 神 经

Ⅱ. 视神经（optic nerve）（图 18-22，图 18-23）由特殊躯体感觉纤维组成，传导视觉冲动，纤维始于视网膜的节细胞。节细胞的轴突于视网膜后部汇集成视神经盘，再穿巩膜筛板构成视神经。视神经于眶内行向后内，在眶尖穿视神经管入颅中窝，连于视交叉，再经视束连于间脑。视神经离开眼球时，包被着三层被膜，它们分别与相应的脑膜相延续。因此蛛网膜下腔也随之延伸到视神经周围，所以颅内压增高时常出现视神经盘（乳头）水肿，中枢神经疾病也常累及视神经。

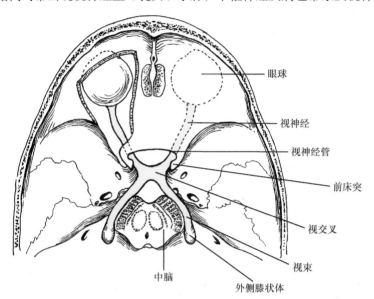

图 18-22　视神经

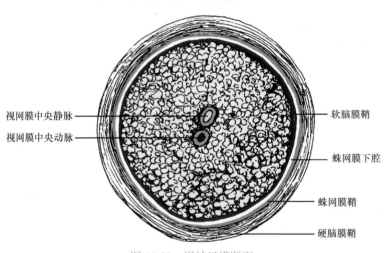

图 18-23　视神经横断面

三、动 眼 神 经

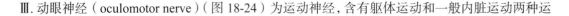

案例 18-5

　　患者，男，25 岁，自述 4 个月前因车祸致颅骨骨折，并出现左侧眼球运动障碍，复视，视物模糊，住院治疗至今仍不见明显好转。检查发现：左侧眼睑下垂，瞳孔散大并向外下方斜视，眼球不能向上、向下和向内运动，瞳孔对光反射和调节反射均消失，复视，视物模糊。诊断为左侧动眼神经损伤，继续行高压氧和神经营养治疗。

问题：试述动眼神经的分支、支配及相应的损伤表现。

Ⅲ. 动眼神经（oculomotor nerve）（图 18-24）为运动神经，含有躯体运动和一般内脏运动两种运动纤维成分。躯体运动纤维起于动眼神经核，支配除上斜肌和外直肌以外的全部眼外肌。一般内脏运动纤维起于动眼神经副核，其轴突组成动眼神经的副交感节前纤维，在睫状神经节内换元后，分布于瞳孔括约肌和睫状肌，完成瞳孔对光反射和调节反射。

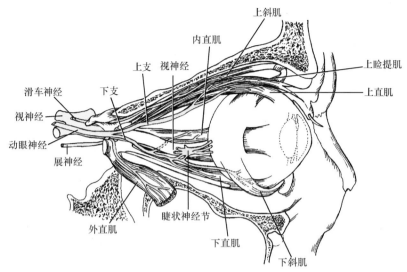

图 18-24　右侧眶内神经（外侧面观）

动眼神经自脚间窝出脑后，穿过硬脑膜进入海绵窦外侧壁，行于滑车神经上方，经眶上裂入眶后立即分为上、下两支。上支细小，在视神经的上方进入上直肌和上睑提肌。下支粗大，支配下直肌、内直肌和下斜肌。下斜肌支还发出睫状神经节短根，进入睫状神经节。

睫状神经节（ciliary ganglion）（图 18-24）　是与动眼神经相关的副交感神经节。此节位于视神经的外侧，动眼神经下斜肌支的上方。进入睫状神经节的纤维可分为三类：①副交感根，即睫状神经节短根，来自动眼神经，由下斜肌支进入睫状神经节，含有一般内脏运动纤维，在节中交换神经元后，由神经节中的细胞发出的节后纤维，随睫状短神经分布至睫状肌和瞳孔括约肌。②交感根，来自颈内动脉交感丛的节后纤维，它穿过神经节（不换元），又随睫状短神经主要分布至瞳孔开大肌。③感觉根，来自鼻睫神经的交通支——睫状节长根，它含有来自角膜、虹膜和脉络膜的感觉纤维。由睫状节发出的纤维先组成两支睫状短神经分别于视神经的上、下方，伴随睫状动脉前行，在视神经前端附近又分成 15～20 条细丝穿入巩膜。

一侧动眼神经完全损伤后，由于大部分眼外肌瘫痪，损伤侧眼睑下垂，瞳孔向外下方斜视，眼球不能向上、向内和向下运动。由于副交感神经纤维损伤，则瞳孔散大，对光反射和调节反射均消失，出现复视，视近物模糊。

案例 18-5 提示

　　动眼神经经眶上裂入眶后立即分为上、下两支：

　　上支支配：上睑提肌和上直肌，损伤后分别出现伤侧眼睑下垂和眼球不能向上运动的表现。

　　下支支配：下直肌、内直肌和下斜肌，损伤后出现伤侧眼球不能向内和向下运动。

　　另外来自动眼神经副核的副交感节前纤维随着动眼神经走行，后从下斜肌支中分出后进入睫状神经节，在节内换元后分布于瞳孔括约肌和睫状肌，其损伤后出现伤侧眼瞳孔散大，对光反射和调节反射均消失，并有复视、视近物模糊等表现。

四、滑车神经

Ⅳ. 滑车神经（trochlear nerve）（图 18-24，图 18-25）为运动性神经，由起于滑车神经核的躯体运动纤维组成。滑车神经由中脑下丘下方出脑后，绕中脑外侧向前行，穿海绵窦外侧壁，经眶上裂入眶，越过上睑提肌向前内走行，从上面进入上斜肌，支配此肌。

五、三叉神经

Ⅴ.三叉神经（trigeminal nerve）（图 18-25～图 18-28）为混合性神经，含有一般躯体感觉和特殊内脏运动两种纤维成分。一般躯体感觉纤维的胞体集中在三叉神经节（trigeminal ganglion）（半月神经节）内。此节位于颞骨岩部尖端的三叉神经压迹表面，为两层硬脑膜所包裹。与脊神经节相似，此节也由假单极神经元组成，其周围突组成三叉神经三大分支，即眼神经、上颌神经和下颌神经，出颅后分布于面部的皮肤以及眼、鼻腔、口腔、鼻旁窦的黏膜和牙齿、脑膜等，传导痛、温、触觉。中枢突聚成粗大的三叉神经感觉根，由脑桥腹侧面与小脑中脚移行处入脑，止于三叉神经脑桥核及三叉神经脊束核。特殊内脏运动纤维始于三叉神经运动核，其轴突组成三叉神经运动根，在脑桥与小脑中脚交界处出脑，位于感觉根的前内侧，后并入下颌神经，从卵圆孔出颅，分布至咀嚼肌等。

（一）眼神经

眼神经（ophthalmic nerve）（图 18-25～图 18-28）是三支中最小的一支，自三叉神经节发出后，向前穿入海绵窦外侧壁，在动眼神经和滑车神经下方经眶上裂入眶，眼神经在入眶前分为以下三支：

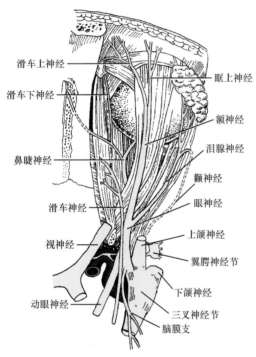

滑车上神经
滑车下神经
鼻睫神经
滑车神经
视神经
动眼神经

眶上神经
额神经
泪腺神经
颧神经
眼神经
上颌神经
翼腭神经节
下颌神经
三叉神经节
脑膜支

图 18-25　眶内神经（上面观）

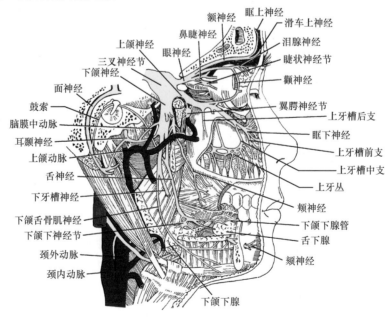

上颌神经
三叉神经节
下颌神经
面神经
鼓索
脑膜中动脉
耳颞神经
上颌动脉
舌神经
下牙槽神经
下颌舌骨肌神经
下颌下神经节
颈外动脉
颈内动脉

鼻睫神经
眼神经

额神经
眶上神经
滑车上神经
泪腺神经
睫状神经节
颧神经
翼腭神经节
上牙槽后支
眶下神经
上牙槽前支
上牙槽中支
上牙丛
颊神经
下颌下腺管
舌下腺
颏神经
下颌下腺

图 18-26　三叉神经（外侧面）

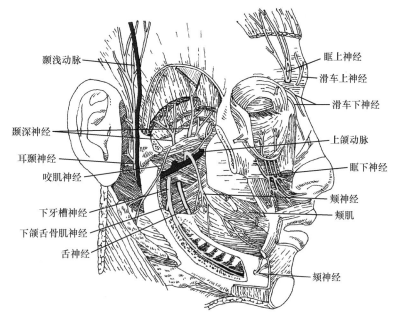

图 18-27　下颌神经

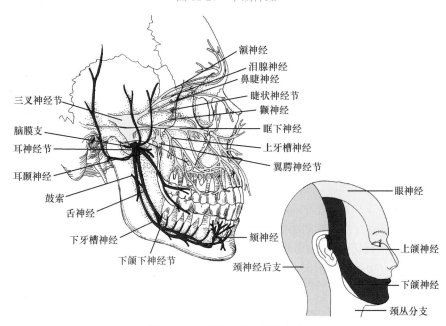

图 18-28　三叉神经分支及分布

1. 泪腺神经（lacrimal nerve）是一细小分支，沿眶外侧壁、外直肌上缘前行至泪腺。在行程中接受颧神经发来的支配泪腺分泌的副交感节后纤维组成的小支，泪腺神经分布于泪腺、结膜和上睑外侧的皮肤。

2. 额神经（frontal nerve）较粗大，在上睑提肌的上方前行，约在眶中部分为 2～3 支，其中眶上神经（supraorbital nerve）较大，经眶上切迹或眶上孔出眶后分布于额部的皮肤。

3. 鼻睫神经（nasociliary nerve）先在上直肌的深面，以后越过视神经上方达眶内侧壁，发出许多分支分布于眼球（特别是角膜）、眼睑、泪囊、鼻腔黏膜、鼻背皮肤等。

眼神经分布于睑裂以上额顶部和鼻背皮肤以及眼球、泪腺、结膜和部分鼻腔黏膜。

（二）上颌神经

上颌神经（maxillary nerve）（图 18-26，图 18-28）自三叉神经节发出后，立即进入海绵窦外侧壁，之后经圆孔入翼腭窝，再由眶下裂入眶，续为眶下神经。主要分支：

1. 眶下神经（infraorbital nerve）较粗大，为上颌神经主支经眶下裂入眶，经眶下沟、眶下管，出眶下孔后分成数支，分布于下睑、鼻翼、上唇的皮肤和黏膜。临床上行上颌部手术，常在眶下孔处进行麻醉。

2. 颧神经（zygomatic nerve） 细小，在翼腭窝内发出，先经眶下裂入眶，再穿眶外侧壁至面部，分布于颧、颞部皮肤。颧神经在行程中发出一支由副交感节后神经纤维组成的小支与泪腺神经吻合，进入泪腺，控制泪腺分泌。

3. 翼腭神经（pterygopalatine nerve） 连于上颌神经与翼腭神经节之间，一般为两支。含感觉纤维，随翼腭神经节的分支分布于鼻、腭和咽的黏膜及腭扁桃体。

4. 上牙槽神经（superior alveolar nerve） 分为上牙槽后、中、前三支，其中上牙槽后支，在翼腭窝内自上颌神经本干发出，于上颌骨体的后方穿入骨质；而上牙槽中、前支分别在眶下沟及眶下管内发自于眶下神经，三支互相吻合形成上牙槽丛，分支分布于上颌牙齿及牙龈。

上颌神经主要分布于睑裂和口裂间的皮肤、上颌牙齿、鼻腔和口腔黏膜。

（三）下颌神经

下颌神经（mandibular nerve）（图 18-26 ～图 18-28）是三支中最粗大的分支，为混合神经。自卵圆孔穿出后达颞下窝，在翼外肌的深面分为前、后两干。前干细小，后干粗大，其主要分支有：

1. 耳颞神经（auriculotemporal nerve） 以两根起于后干，其间夹着脑膜中动脉。向后二根合成一干，经下颌颈内侧转向上与颞浅动脉伴行，穿入腮腺实质上行，行程中发支分布于耳屏前部和外耳道皮肤，从腮腺穿出后即分为许多小支分布于颞区皮肤。也有分支至腮腺，此支含有来自舌咽神经副交感性质的纤维，控制腮腺分泌。

2. 颊神经（buccal nerve） 发自前干，沿颊肌外面前行，分布于颊部的皮肤和黏膜。

3. 舌神经（lingual nerve） 发自后干，先在下颌支内侧，翼外肌的深面下降，以后越过翼外肌的下缘到达下颌下腺的上方，再沿舌骨舌肌的表面行至舌尖。舌神经的一般躯体感觉纤维，分布于口腔底和舌前 2/3 的黏膜。

4. 下牙槽神经（inferior alveolar nerve） 发自后干，为混合性神经，含一般躯体感觉纤维和特殊内脏运动纤维。下牙槽神经在舌神经的后方，沿翼内肌的外侧面下行，经下颌孔入下颌管，在下颌骨内分支构成下牙的神经丛，终支自颏孔浅出称颏神经（mental nerve）。下牙槽神经的一般躯体感觉纤维分布于下颌牙齿、牙龈、颏部及下唇的皮肤黏膜。

下牙槽神经在进入下颌孔前，其中的特殊内脏运动纤维组成下颌舌骨肌神经，至下颌舌骨肌和二腹肌前腹，支配该二肌。

5. 咀嚼肌神经 属特殊内脏运动神经，发自前干，分支支配所有咀嚼肌。

下颌神经主要分布于口裂以下的面部和耳颞区皮肤、下颌各牙、舌前 2/3 及口腔底黏膜，司一般躯体感觉，特殊内脏运动纤维支配咀嚼肌等。

一侧三叉神经完全损伤的症状：患侧咀嚼肌瘫痪和萎缩，张口时下颌偏向患侧，同侧面部皮肤及口鼻腔黏膜感觉丧失，角膜反射消失。

案例 18-6 提示

眼神经分布于睑裂以上额顶部和鼻背皮肤以及眼球、泪腺、结膜和部分鼻腔黏膜。

上颌神经主要分布于睑裂和口裂间的皮肤、上颌牙齿、鼻腔和口腔黏膜。

下颌神经主要分布于口裂以下的面部和耳颞区皮肤、下颌各牙、舌前 2/3 及口腔底黏膜。

六、展 神 经

Ⅵ. 展神经（abducent nerve）为躯体运动神经，始于脑桥的展神经核。展神经从延髓脑桥沟中部出脑，前行至颞骨岩部尖端入海绵窦，经眶上裂入眶，在外直肌的眼球面进入该肌，支配眼外直肌（图 18-24）。展神经损伤可引起外直肌瘫痪，产生内斜视。

七、面 神 经

案例 18-7

患者，男，22 岁，因酒后斗殴致右侧面部被砍伤，疼痛并出血来院就诊。检查发现：右侧面部有一长 12cm 的刀伤，右侧额纹消失，右眼不能闭合，右侧鼻唇沟变浅，口角偏向左侧，右侧不能鼓腮，说话时右侧口角流涎，右眼角膜反射消失。收治入院后急诊手术行神经端端吻合术，并在手术放大镜下进行神经束膜吻合术，术后 6 个月后上述症状均有好转。

问题：

　　1. 试述面神经的管外分支和支配。

　　2. 该患者损伤了面神经的哪些分支？

　　3. 如何鉴别面神经的管内外损伤？

　　Ⅶ. 面神经（facial nerve）为混合性神经。包含三种纤维成分（图 18-29，图 18-30）。一般内脏运动纤维起于上泌涎核，属副交感节前纤维，在副交感神经节内换神经元后，其节后纤维分布于泪腺、下颌下腺、舌下腺及鼻腭黏膜腺，支配这些腺体的分泌。特殊内脏运动纤维起于面神经核，支配面肌的运动。特殊内脏感觉纤维的胞体位于膝神经节（geniculate ganglion）内，其中枢突止于孤束核，周围突分布于舌前 2/3 的味蕾，感受味觉。

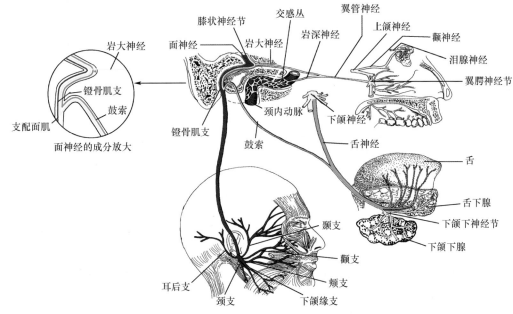

图 18-29　面神经的成分及分布

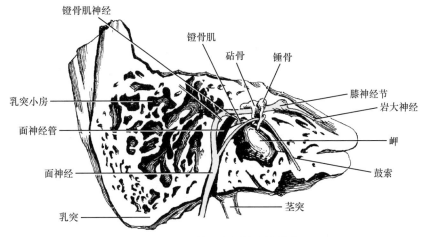

图 18-30　面神经在颞骨内的分支

　　面神经由两个根组成，一是较大的运动根，另一个是较小的中间神经，含特殊内脏感觉和一般内脏运动纤维。面神经自延髓脑桥沟外侧部出脑后与前庭蜗神经同行，经内耳门进入内耳道。在内耳道底，面神经穿过骨壁进入面神经管，由茎乳孔出颅，向前穿过腮腺到达面部。在面神经管始部有膨大的膝神经节，是感觉神经元胞体所在的部位。

（一）面神经管内的分支

　　1. 鼓索（chorda tympani）　在面神经出茎乳孔前约 6mm 处发出，行向前上进入鼓室，再穿岩鼓裂出鼓室至颞下窝，行向前下加入舌神经。鼓索由两种纤维组成。特殊内脏感觉纤维随舌神经分布于舌前 2/3 味蕾司味觉；副交感纤维进入下颌下神经节，在节内交换神经元后，分布于下颌下腺和舌下腺，司腺体的分泌。

2. 岩大神经（greater petrosal nerve） 为副交感纤维，自膝神经节处分出，出岩大神经管裂孔前行，与来自颈内动脉交感丛的岩深神经（deep petrosal nerve）合成翼管神经（nerve of pterygoid canal），穿翼管至翼腭窝，进入翼腭神经节，在节内交换神经元后，节后纤维分布至泪腺、腭及鼻腔黏膜腺体，支配其分泌。

3. 镫骨肌神经（stapedial nerve） 穿鼓室后壁入鼓室支配镫骨肌。镫骨肌神经可随着声音刺激的强弱，反馈性地调节镫骨肌的收缩，以保持适度的听觉。此神经损伤后出现听觉过敏。

（二）面神经管外的分支

面神经出茎乳孔后即发出三个小分支，支配枕肌、耳周围肌、二腹肌后腹和茎突舌骨肌。面神经主干进入腮腺实质，在腺内分支交织组成腮腺内丛，由丛发分支从腮腺前缘呈辐射状分布，支配面肌。

1. 颞支（temporal branch） 常为 3 支，上行至颞部，支配额肌、眼轮匝肌和耳肌等。

2. 颧支（zygomatic branch） 3～4 支，横过颧骨到达面侧区，支配颧肌和眼轮匝肌。

3. 颊支（buccal branch） 3～4 支，支配颊肌、口轮匝肌及其他口周围肌。

4. 下颌缘支（marginal mandibular branch） 沿下颌体下缘向前，支配下唇诸肌。

5. 颈支（cervical branch） 在颈阔肌深面向前下，支配该肌。

与面神经有关的副交感神经节有两对：翼腭神经节（蝶腭神经节）（pterygopalatine ganglion）和下颌下神经节（submandibular ganglion）。翼腭神经节（图 18-29）位于翼腭窝的上端，为一扁平的小结。有三个根：①副交感根，来自面神经的岩大神经，在节内交换神经元；②交感根，来自颈内动脉交感丛；③感觉根，来自上颌神经的翼腭神经。由神经节发出的分支分布于鼻旁窦、鼻腔、腭和咽颊部的黏膜，至泪腺的分支加入上颌神经，并经颧神经的分支至泪腺神经分布于泪腺，支配黏膜的一般感觉和腺体的分泌。下颌下神经节（submandibular ganglion）（图 18-29）呈椭圆形，位于下颌下腺和舌神经之间，借前后两个根悬在舌神经上，有三个根：①副交感根：来自鼓索，经舌神经到达此节，在节内交换神经元；②交感根：来自面动脉交感丛；③感觉根：来自舌神经。自下颌下神经节发出分支，分布于下颌下腺和舌下腺，支配腺体分泌及一般感觉。

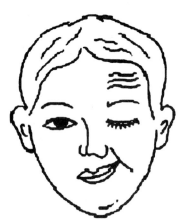

面神经在面神经管外损伤时，主要表现为患侧面肌瘫痪的症状（图 18-31）：额纹消失、不能闭眼、鼻唇沟变浅或消失、口角歪向健侧、不能鼓腮、说话时口角流涎、角膜反射消失。而管内损伤时，除上述表现外，还可伴有舌前 2/3 味觉缺失、泌涎障碍、泌泪障碍、听觉过敏等。

图 18-31　面神经麻痹后表现

案例 18-7 提示

1. 颞支：支配额肌、眼轮匝肌和耳肌；颧支：支配颧肌和眼轮匝肌；颊支：支配颊肌、口轮匝肌及其他口周围肌；下颌缘支：支配下唇诸肌；颈支：支配颈阔肌。

2. 根据该患者的损伤表现，判断面神经的颞支、颧支和颊支受损。

3. 如果面神经在管内损伤时，除上述面肌瘫痪表现外，还可伴有舌前 2/3 味觉缺失、泌涎障碍、泌泪障碍、听觉过敏等。

八、前庭蜗神经

Ⅷ. 前庭蜗神经（vestibulocochlear nerve）又称位听神经，属特殊躯体感觉神经，由前庭神经和蜗神经组成（图 18-32）。

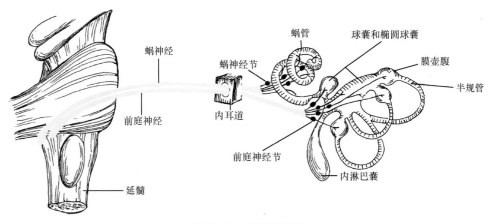

图 18-32　前庭蜗神经

（一）前庭神经

前庭神经（vestibular nerve）　传导平衡觉，其双极感觉神经元胞体位于内耳道底的前庭神经节（vestibular ganglion），其周围突分布于内耳的球囊斑、椭圆囊斑和壶腹嵴的毛细胞，中枢突聚集成前庭神经，与蜗神经伴行入脑，止于脑桥的前庭神经核及小脑。

（二）蜗神经

蜗神经（cochlear nerve）　传导听觉，其双极感觉神经元胞体位于耳蜗的蜗轴内，聚集成蜗神经节（螺旋神经节）（cochlear ganglion），其周围突分布于螺旋器的毛细胞，中枢突在内耳道聚集成蜗神经，出内耳门进入颅后窝，行向腹内侧，于延髓脑桥沟外端入脑，止于脑桥蜗神经核。

当颞骨岩部骨折波及内耳道时，常同时损伤面神经和前庭蜗神经，如果前庭蜗神经完全损伤，则表现为伤侧耳聋及前庭的平衡功能丧失。如仅有部分损伤，可因前庭受到刺激而出现眩晕及眼球震颤，还可伴有呕吐等症状。

九、舌咽神经

Ⅸ. 舌咽神经（glossopharyngeal nerve）（图 18-33，图 18-34）为混合性神经，含有五种纤维成分。①一般内脏运动即副交感纤维，起于下泌涎核，在耳神经节换神经元后分布至腮腺，司其分泌；②特殊内脏运动纤维，起自疑核，支配茎突咽肌；③一般内脏感觉纤维，其神经元的胞体位于下神经节中，中枢突入脑干止于孤束核的下端，周围突分布于咽、舌后 1/3、咽鼓管、鼓室等处的黏膜，以及颈动脉窦和颈动脉小球；④特殊内脏感觉纤维，其胞体也位于颈静脉孔处的下神经节，中枢突入脑干止于孤束核上端，周围突分布于舌后 1/3 的味蕾，司味觉；⑤一般躯体感觉纤维很少，其神经元胞体位于颈静脉孔处的上神经节内，中枢支入脑干止于三叉神经脊束核，周围支分布于耳后皮肤。

舌咽神经与迷走神经和副神经同出颈静脉孔，在孔内神经干上有膨大的上神经节（superior ganglion），出孔时又有一较大的下神经节（inferior ganglion）。

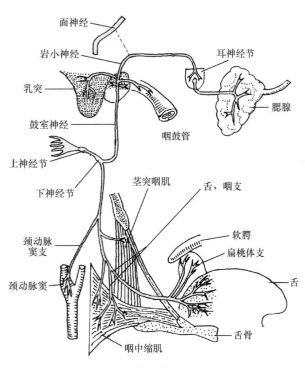

图 18-33　舌咽神经及其分支

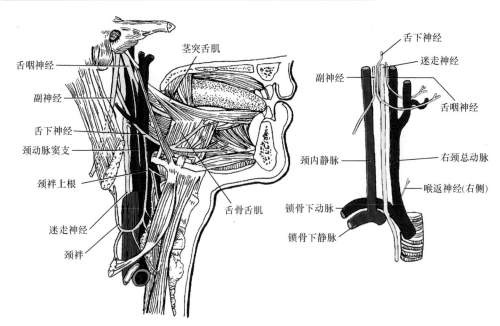

图 18-34 后四对脑神经走行

舌咽神经由颈静脉孔出颅后，在颈内动、静脉之间下行，然后呈弓形向前内，经舌骨舌肌内侧达舌根。其分支主要有：

（一）鼓室神经

鼓室神经（tympanic nerve）自下神经节发出，经鼓室小管下口（颈静脉窝与颈动脉管外口之间），进入鼓室，发出许多分支在鼓室内侧壁的黏膜内与交感神经纤维共同形成鼓室丛（tympanic plexus），由此丛发支至鼓室、乳突小房和咽鼓管黏膜，司黏膜感觉。其终支组成岩小神经（lesser petrosal nerve），是副交感节前纤维，出鼓室入位于下颌神经内侧的耳神经节，在该节内交换神经元后随耳颞神经分布于腮腺，司其分泌。

（二）颈动脉窦支

颈动脉窦支（branch of carotid sinus） 1～2 支，于颈静脉孔下方发出，沿颈内动脉下降，分布于颈动脉窦和颈动脉小球，分别把感受到的血压和血液中二氧化碳浓度变化的刺激传入脑，以反射性地调节血压和呼吸。

（三）舌支

舌支（lingual branch） 是舌咽神经的终支，位于舌神经的上方，舌骨舌肌的深面，分布于界沟以后的舌背黏膜及味蕾，管理舌后 1/3 的一般内脏感觉和特殊内脏感觉（味觉）。

此外，舌咽神经还发出茎突咽肌支、扁桃体支、咽支等。后者有 3～4 支，加入咽丛并分布于咽壁肌和咽黏膜。分布至咽黏膜的分支是咽部痛觉与咽部反射的传入神经。

耳神经节（otic ganglion）为副交感神经节，位于卵圆孔的下方，下颌神经的内侧（图 18-35）。有四个根：①副交感根，来自舌咽神经的岩小神经，在节内交换神经元后，由节发出的节后纤维，随耳颞神经至腮腺，司腮腺的分泌；②交感根，来自于脑膜中动脉交感丛；③运动根，来自下颌神经，分布于鼓膜张肌和腭帆张肌；④感觉根，来自于耳颞神经，分布于腮腺。

十、迷走神经

Ⅹ.迷走神经（vagus nerve）（图 18-34 ～图 18-38）为脑神经中行程最长、分布最广的混合性神经，含有四种纤维成分。①一般内脏运动（副交感）纤维起于延髓的迷走神经背核，由此核发出的副交感节前神经纤维，在器官壁内或器官旁的副交感神经节内换神经元，其节后神经纤维分布到颈、胸和腹部的脏器，支配平滑肌、心肌和腺体的活动；②特殊内脏运动纤维起于延髓的疑核，支配咽喉肌；③一般躯体感觉纤维，数量很少，其胞体位于颈静脉孔内的上神经节内，中枢突入脑止于三叉神经脊束核，周围突布于颅后窝的硬脑膜、耳郭及外耳道的皮肤；④一般内脏感觉纤维，其胞体位于颈静脉孔下方的下神经节内，其中枢突入脑止于孤束核的下端，周围突分布于颈、胸、腹腔的脏器。

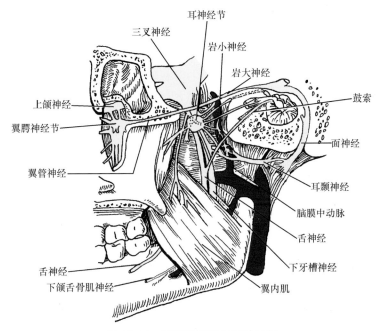

图 18-35　翼腭神经节与耳神经节

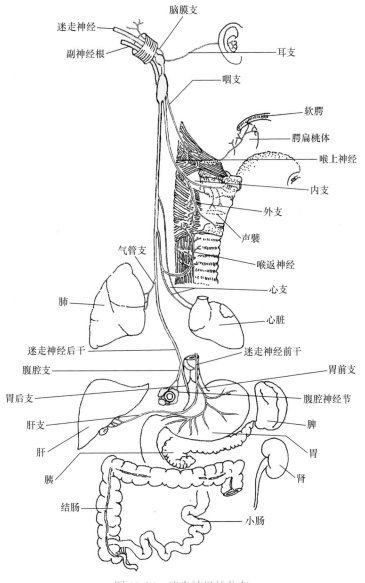

图 18-36　迷走神经的分布

迷走神经由颈静脉孔出颅,此处有膨大的上、下神经节。在颈部,迷走神经干位于颈动脉鞘内,

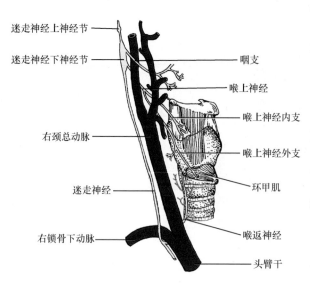

图 18-37　右迷走神经在喉部的分支

行于颈内、颈总动脉和颈内静脉之间的后方下降达颈根部。由此向下,左、右迷走神经的行程略有不同。左迷走神经在左颈总动脉(居后)与左头臂静脉(居前)之间降入胸腔,越过主动脉弓的前方,降至左肺根的后方。在左肺根的后方左迷走神经分散为若干细支,并与来自 2～4 胸髓的交感神经分支组成左肺丛。再向下行至食管的前方并组成食管前丛,此丛向下延为迷走神经前干(anterior vagal trunk),经食管裂孔进入腹腔。右迷走神经在右锁骨下动脉(在后)与右头臂静脉(居前)之间进入胸腔。在胸部,它先沿气管的右侧下行,并在右肺根和食管的后方依次形成右肺丛和食管后丛。此丛下延为迷走神经后干(posterior vagal trunk),经食管裂孔进入腹腔。迷走神经在颈、胸、腹部发出许多分支。其中较重要的分支有:

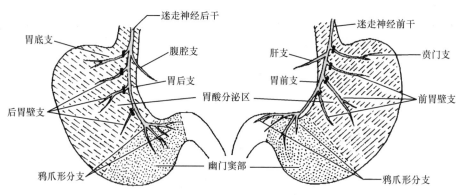

图 18-38　迷走神经胃部分支

(一)颈部的分支

1. 喉上神经(superior laryngeal nerve)　从下神经节发出,沿颈内动脉与咽侧壁之间下降,在舌骨大角处,分为内、外二支。内支与喉上动脉同行,穿甲状舌骨膜入喉,分成许多小支至咽、会厌、梨状隐窝以及声门裂以上的喉黏膜,司内脏感觉。外支细小,属特殊内脏运动纤维,与甲状腺上动脉伴行,支配环甲肌。

2. 心支(cardiac branch)　有上、下两支。细小的上支与交感神经发出的心神经合在一起,组成心丛;右侧下支参加心深丛;左侧下支加入心浅丛。上支有一支称主动脉神经或减压神经,分布于主动脉弓的壁内,感受压力和化学性刺激。

3. 咽支(pharyngeal branch)　起自下神经节,与舌咽神经和交感神经咽支共同构成咽丛,分布于咽缩肌、软腭肌和咽部黏膜。

4. 耳支　发自上神经节,向后外分布至耳郭后面及外耳道的皮肤。

5. 脑膜支　发自上神经节,经颈静脉孔回到颅内,分布于颅后窝的硬脑膜。

(二)胸部的分支

1. 喉返神经(recurrent laryngeal nerve)　左、右喉返神经起始部的位置与行程有所不同,左喉返神经发出的位置较低,在经过主动脉弓前方处发出,并绕主动脉弓下方返至颈部。右喉返神经发出位置略高,在经过右锁骨下动脉前方处发出,并勾绕此动脉返回颈部。在颈部,两侧喉返神经于颈总动脉的后内侧、气管与食管之间的沟内上行,至甲状腺侧叶深面,环甲关节的后方,进入喉内,支配除环甲肌以外的全部喉肌及声门裂以下的喉黏膜。喉返神经自咽下缘以上的一段又称喉下神经(inferior laryngeal nerve)。

2. 支气管支和食管支 是迷走神经在胸部发出的一些小支，它们与交感神经的分支共同构成肺丛和食管丛。自丛发出细支至支气管、肺及食管，除支配平滑肌和腺体外，也传导脏器和胸膜脏层的感觉冲动入脑。

（三）腹部的分支

迷走神经前、后干穿膈肌的食管裂孔后，分别发出胃前支和肝支、胃后支和腹腔支。

1. 胃前支（anterior gastric branch） 在贲门附近发自迷走神经前干，沿胃小弯向右，沿途发出4～6个小支，分布于胃前壁，其终支以"鸦爪"形的分支分布于幽门部的前壁。

2. 肝支（hepatic branch） 贲门附近发自迷走神经前干，行于小网膜内，随肝固有动脉走行，参与形成肝丛，分布至胆囊、胆道和肝，与肝的分泌活动有关。

3. 胃后支（posterior gastric branch） 在贲门附近发自迷走神经后干，沿胃小弯深部走行，沿途发支至胃后壁。终支与胃前支一样以"鸦爪"形分支分布于幽门窦及幽门管的后壁。

4. 腹腔支（celiac branch） 发自迷走神经后干，向右行，与交感神经一起构成腹腔丛，发出纤维随腹腔干、肠系膜上动脉及肾动脉等分布于肝、脾、胰、小肠、结肠左曲以上的大肠、肾及肾上腺等器官。

在甲状腺手术中，有可能误伤喉上神经和喉返神经。损伤喉上神经后表现为误吞、呛咳和声调降低。喉返神经损伤时，由于大部分喉肌瘫痪，可致声音嘶哑或发音困难。双侧损伤时，可引起声门闭合而造成窒息。

迷走神经是刺激胃液分泌的主要神经，临床用外科方法治疗溃疡病时，采用高选择性（或称壁细胞）迷走神经切断术，即保留肝支、腹腔支、胃前支和胃后支的本干以及"鸦爪"形分支，仅切断"鸦爪"形分支以上（相当于胃角切迹以上）的胃前支、胃后支发出的全部胃壁支（图18-38），借以减少胃酸分泌，并保留幽门部肌肉的神经支配，这样不仅能促进溃疡愈合，而且亦不影响胃的排空功能。

十一、副 神 经

Ⅺ. 副神经（accessory nerve）（图18-34，图18-39）由颅根和脊髓根两部组成，含有特殊内脏运动纤维。颅根（cranial root）的起核是疑核下部，其轴突在迷走神经根丝下方出延髓。脊髓根（spinal root）起于颈髓1～6节段的副神经核，在脊神经前、后根之间出脊髓，汇为一束在椎管内上行，经枕骨大孔进入颅腔，与颅根汇合一同经颈静脉孔出颅。出颅后分为两支：①内支，为颅根的延续，加入迷走神经，支配咽喉肌；②外支，为脊髓根的延续，较粗，先在颈内静脉的前外侧下降，继而折向后下方穿入胸锁乳突肌，主干又自胸锁乳突肌后缘上、中1/3交点附近潜出，继续向外下行进入斜方肌深面，分支支配此二肌。

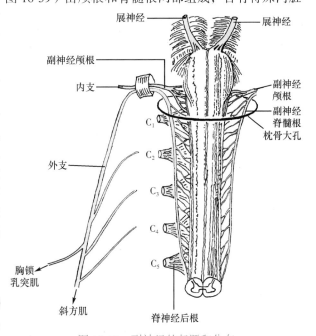

图18-39 副神经的起源和分布

十二、舌下神经

Ⅻ. 舌下神经（hypoglossal nerve）（图18-34）为躯体运动神经，起于舌下神经核，纤维由延髓前外侧沟出脑，经舌下神经管出颅。出颅后，舌下神经先位于颈内动、静脉的深方下行，在平舌骨上方处由颈内动、静脉间浅出，弓形向前内行至舌骨舌肌的浅面，在舌神经和下颌下腺导管的下方穿颏舌肌入舌。舌下神经支配全部舌内肌和舌外肌。

一侧舌下神经完全损伤时，同侧舌肌瘫痪、萎缩，伸舌时因健侧颏舌肌的推送，而使舌尖偏向患侧。

表18-1、表18-2总结了脑神经连接的脑部和进（出）颅的部位以及脑神经成分、分布、功能及损伤后症状。

表 18-1　脑神经连接的脑部和进（出）颅的部位

名称		连接脑的部位		进（出）颅的部位	
嗅神经		大脑	嗅球	颅前窝	筛骨筛板的筛孔
视神经		间脑	视交叉		视神经管
动眼神经		中脑	脚间窝		眶上裂
滑车神经			下丘下方		
三叉神经	眼神经	脑桥	基底部与脑桥臂交界处	颅中窝	眶上裂
	上颌神经				圆孔
	下颌神经				卵圆孔
展神经		延髓脑桥沟	中部		眶上裂
面神经			外侧部		内耳门→茎乳孔
前庭窝神经			外侧端		内耳门
舌咽神经		延髓	橄榄后沟上部	颅后窝	颈静脉孔
迷走神经			橄榄后沟中部		
副神经			橄榄后沟下部		
舌下神经			前外侧沟		舌下神经管

表 18-2　脑神经成分、分布、功能及损伤后症状简表

名称	成分	分布	功能	损伤症状
嗅神经	特殊内脏感觉	鼻腔嗅黏膜	嗅觉冲动传入	嗅觉障碍
视神经	特殊躯体感觉	眼球视网膜	传导视觉冲动	视觉障碍
动眼神经	躯体运动	眼上直肌、下直肌、内直肌、下斜肌	眼球向内上、内下、内、外上看	眼外下斜视
		上睑提肌	提上睑	上睑下垂
	一般内脏运动	瞳孔括约肌、睫状肌	缩瞳、晶状体凸度调节	对光反射及调节反射消失
滑车神经	躯体运动	上斜肌	向外下方斜视	眼不能向外下斜视
三叉神经	一般躯体感觉	头面部皮肤、口、鼻腔黏膜、牙及牙龈黏膜	传导感觉冲动	感觉障碍
	特殊内脏运动	咀嚼肌等	支配肌肉随意运动	咀嚼肌瘫痪、萎缩
展神经	躯体运动	外直肌	眼球向外看	眼内斜视
面神经	特殊内脏运动	面肌	随意运动产生表情	额纹消失、口角歪斜、鼻唇沟变浅、眼不能闭合等
	特殊内脏感觉	舌前2/3味蕾	味觉冲动传入	味觉障碍
	一般内脏运动	下颌下腺、舌下腺、泪腺等	腺体分泌	腺体分泌障碍
前庭蜗神经	特殊躯体感觉	前庭和半规管位觉器	平衡冲动传入	位置觉障碍、眩晕、眼球震颤等
	特殊躯体感觉	蜗管螺旋器	听觉冲动传入	听力障碍
舌咽神经	一般和特殊内脏感觉	咽、软腭、咽颊、舌后1/3黏膜、味蕾	一般感觉和味觉冲动传入	舌后1/3味觉丧失、感觉障碍
		颈动脉窦、颈动脉小球	压力、化学感受传入，减压及呼吸反射	血压调节、呼吸调节能力降低
	一般内脏运动	腮腺	腺体分泌	腮腺分泌障碍
	特殊内脏运动	茎突咽肌、部分咽肌	随意运动	咽肌力减弱
	一般躯体感觉	耳后皮肤	感觉冲动传入	感觉障碍

续表

名称	成分	分布	功能	损伤症状
迷走神经	一般内脏运动	胸腹腔脏器的平滑肌、腺体和心肌	反射运动调节；腺体分泌调节；心动调节	运动障碍；分泌障碍；心率加快
	一般内脏感觉	胸腹腔脏器和咽喉的黏膜	感觉冲动传入	感觉障碍
	特殊内脏运动	咽、喉肌	随意及反射运动调节	咽运动障碍，声音嘶哑
副神经	特殊内脏运动	胸锁乳突肌、斜方肌	随意运动	肌肉瘫痪
舌下神经	躯体运动	舌内、外肌	随意运动	舌肌萎缩、瘫痪、伸舌舌尖偏向患侧

（吕广明）

第三节　内脏神经

内脏神经（visceral nerve）是整个神经系统的一部分，主要分布于内脏、心血管、平滑肌和腺体，与躯体神经一样也分为感觉（传入）和运动（传出）两种纤维成分。内脏运动神经调节内脏、心血管的运动和腺体的分泌，通常不受人的意志控制，故将内脏运动神经称为自主神经系（autonomic nervous system）；又因它主要是控制和调节动、植物共有的物质代谢活动，并不支配动物所特有的骨骼肌的运动，所以又称之为植物性神经系（vegetative nervous system）。内脏感觉神经如同躯体感觉神经，其初级感觉神经元也位于脑神经节和脊神经节内，周围支则分布于内脏和心血管等处的内感受器，把感受到的刺激传递至各级中枢，最后也到达大脑皮质。

> **案例18-8**
> 　　患者，女，33岁，因心慌、胸闷、伴睡眠障碍2月余入院。该患者于2个月前无明显诱因出现心慌、气促，有时胸闷，严重时伴有头晕、心跳加快，每分钟92次左右，无胸痛、恶心、呕吐，时有颜面潮红、伴有睡眠障碍，曾在当地医院做各项检查，未明确诊断，无消瘦及大小便异常。既往健康，无传染病史及遗传病史。体格检查：温度36.3℃，呼吸19次/分，脉搏89次/分，血压130/85mmHg，神清语明，体态中等，肺部听诊呼吸音清，肝脾肋下未触及，肾区无叩痛，心脏叩诊心界不大，听诊未闻及异常杂音。
> 　　诊断：植物性神经功能紊乱综合征。
> 　　问题：
> 　　1. 什么是植物性神经系？
> 　　2. 根据功能和药理特点，内脏运动神经有哪两种？简要描述这两种神经的形态结构。

一、内脏运动神经

内脏运动神经（visceral motor nerve）与躯体运动神经一样，都受大脑皮质和皮质下各级中枢的控制和调节，而且两者之间在功能上互相依存、协调和制约，以维持机体内、外环境的相对平衡。但是它们在结构与功能上有较大的差别，现就其形态结构上的差别简述如下：

1. 支配的器官不同　躯体运动神经支配骨骼肌。内脏运动神经则支配平滑肌、心肌和腺体。

2. 纤维成分不同　躯体运动神经只有一种纤维成分。内脏运动神经则有交感和副交感两种纤维成分，而多数内脏器官又同时接受交感和副交感神经的双重支配。

3. 从低级中枢到支配器官间所需经过的神经元数目不同　躯体运动神经自低级中枢至骨骼肌只需经过一个神经元。而内脏运动神经自低级中枢发出后在周围部的内脏神经节交换神经元，再由节内的神经元发出纤维到达效应器。因此，内脏运动神经从低级中枢到达所支配的器官需经过两个神经元。第1个神经元称节前神经元（preganglionic neuron），胞体位于脑干和脊髓内，其轴突称节前纤维。第2个神经元称节后神经元（postganglionic neuron），胞体位于周围部的内脏神经节内，其轴突称节后纤维。节后神经元的数目较多，一个节前神经元可以和多个节后神经元形成突触（图18-40），这有利于较多的效应器同时活动。

4. 纤维粗细不同 躯体运动神经纤维一般是比较粗的有髓纤维，而内脏运动神经的节前神经纤维是细的有髓纤维，而节后神经纤维则是细的无髓纤维。

5. 分布形式不同 躯体运动神经以神经干的形式分布于效应器，而内脏运动神经节后纤维则攀附于脏器或血管周围形成神经丛，由丛再发出分支至效应器。

6. 接受意志控制的程度不同 躯体运动神经一般是在人的意志控制下对效应器进行支配，而内脏运动神经在一定程度上是不受意志控制的。

综合形态、功能和药理的特点，可将内脏运动神经分为交感神经和副交感神经。

（一）交感神经

1. 低级中枢 交感神经（sympathetic nerve）的低级中枢位于脊髓的 $T_1 \sim L_3$ 节段灰质侧角的中间外侧核（图 18-40 ～图 18-42）。交感神经节前纤维起自此核的细胞，因此交感神经又称内脏运动神经的交感部或胸腰部。交感神经的周围部包括交感干、交感神经节，以及由节发出的分支和交感神经丛等。

2. 交感神经节 根据交感神经节所在的位置不同，又分为椎旁神经节（椎旁节）和椎前神经节（椎前节）（图 18-41 ～图 18-43）。

（1）椎旁神经节（paravertebral ganglion）：即交感干神经节（ganglion of sympathetic trunk），位于脊柱两旁，借节间支（interganglionic branch）连成左、右两条交感干（sympathetic trunk）。交感干上端达颅底，下至尾骨，于尾骨前面互相合并。交感干分颈、胸、腰、骶、尾 5 部。各部交感干神经节的数目，除颈部为 3 ～ 4 个节和尾部为 1 个节外，其余各部均与该部椎骨的数目近似，每一侧交感干神经节的总数为 19 ～ 24 个。交感干神经节由多极神经元组成，大小不等，部分交感神经节后纤维即起自这些神经细胞。

（2）椎前神经节（prevertebral ganglion）：是呈不规则的结节状团块，位于脊柱前方。包括腹腔神经节（celiac ganglion）、主动脉肾神经节（aorticorenal ganglion）、肠系膜上神经节（superior mesenteric ganglion）、肠系膜下神经节（inferior mesenteric ganglion）等，分别位于同名动脉的根部附近。

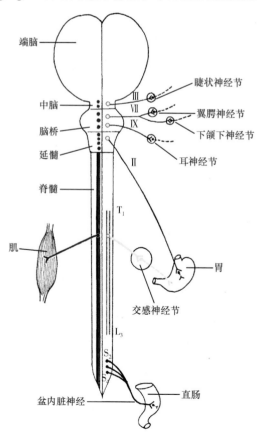

图 18-40 躯体运动神经（左侧）与内脏
运动神经（右侧）示意图

红色示躯体运动，黄色示交感，黑色示副交感

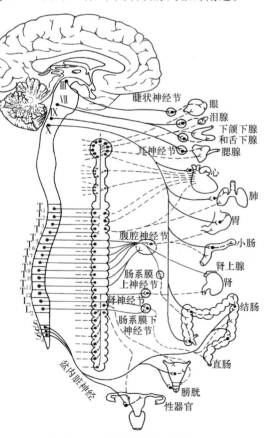

图 18-41 内脏运动神经概况

红色示交感，黑色示副交感，实线为节前纤维，
虚线为节后纤维

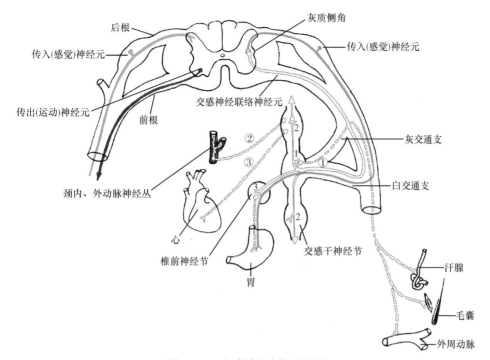

图 18-42　交感神经走行示意图

1～3 表示节前纤维三种去向；①～③表示节后纤维三种去向

3. 节前纤维和节后纤维的行程　交感神经节前纤维由脊髓侧角中间外侧核发出，经脊神经前根、脊神经、白交通支进入椎旁节后，有三种去向：①终于相应的椎旁节，并交换神经元。②在交感干内上升或下降，然后终于上方或下方的椎旁节。一般认为来自脊髓上胸段（$T_1 \sim T_5$）中间外侧核的节前纤维，在交感干内上升；中胸段者（$T_6 \sim T_{10}$）在交感干内上升或下降；下胸段和腰段者（$T_{11} \sim L_3$）在交感干内下降。③穿过椎旁节，至椎前节换神经元。

交感干神经节细胞发出的节后纤维也有三种去向：①由椎旁节发出的节后纤维经灰交通支返回脊神经，随脊神经分布至头颈部、躯干和四肢的血管、汗腺和竖毛肌等。31 对脊神经与交感干之间都有灰交通支联系，脊神经的分支一般都含有交感神经节后纤维。②在动脉周围形成神经丛（如颈内、外动脉丛，腹腔丛，肠系膜上丛等），攀附动脉而行，并随动脉分布到所支配的器官。③由交感神经节直接发支分布到所支配的脏器。

4. 交通支（communicating branch）　每一个交感干神经节与相应的脊神经之间有交通支相连，分白交通支和灰交通支两种。

（1）白交通支（white communicating branch）：主要由有髓鞘的节前纤维组成，呈白色，故称白交通支。节前神经元的细胞体仅存在于脊髓 $T_1 \sim L_3$ 节段的脊髓侧角，白交通

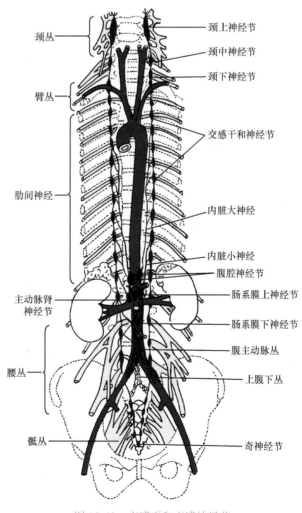

图 18-43　交感干和交感神经节

支也只存在于 $T_1 \sim L_3$ 共 15 对脊神经的前支与相应的交感干神经节之间。

（2）灰交通支（gray communicating branch）：连于交感干与 31 对脊神经之间，由交感干神经节细胞发出的节后纤维组成，多无髓鞘，色灰暗故称灰交通支（图 18-41）。

5. 交感神经的分布概况 交感神经的节后纤维在人体的分布，可按颈、胸、腰、盆部，概述如下。

（1）颈部：颈交感干位于颈动脉鞘的后方，颈椎横突的前方。一般每侧有 3～4 个交感神经节，分别称颈上、中、下节（图 18-43，图 18-44）。颈上神经节（superior cervical ganglion）最大，呈梭形，位于第 2～3 颈椎横突前方，颈内动脉后方。颈中神经节（middle cervical ganglion）最小，平第 6 颈椎处，有时缺如。颈下神经节（inferior cervical ganglion）位于第 7 颈椎处，在椎动脉起始处的后方，常与第 1 胸交感干神经节融合成颈胸神经节（cervicothoracic ganglion），亦称星状神经节（stellate ganglion）。

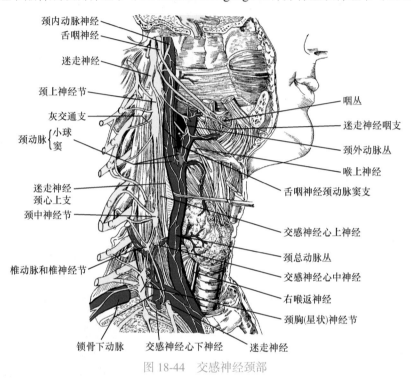

图 18-44　交感神经颈部

颈部交感干无白交通支。其节前纤维来自上胸段脊髓的侧角，在交感干内上升至相应颈交感神经节。颈部交感干神经节发出的节后神经纤维的分布，可概括如下：①经灰交通支返回 8 对颈神经，并随颈神经分布至头颈和上肢的血管、汗腺和竖毛肌等。②分支直接至邻近的动脉，形成颈内动脉丛、颈外动脉丛、锁骨下动脉丛和椎动脉丛等，伴随这些动脉的分支分布至头颈和上肢的腺体（泪腺、唾液腺、口腔和鼻腔黏膜内腺体、甲状腺等）、平滑肌、血管、瞳孔开大肌等。③发出的咽支，直接进入咽壁，与迷走神经、舌咽神经的咽支共同组成咽丛。④3 对颈交感干神经节分别发出心上、心中、心下神经，下行进入胸腔，加入心丛。

（2）胸部：胸交感干位于肋头的前方，有 10～12 对胸交感干神经节（thoracic ganglion）（图 18-43）。分支：①灰、白交通支连接 12 对胸神经。灰交通支返回胸神经并随其分布至胸、腹壁的血管、汗腺和竖毛肌等。②从上 5 对胸交感干神经节发出的许多分支，参加胸主动脉丛、肺丛、心丛及食管丛。③穿经中、下部胸交感干神经节的节前神经纤维，在胸椎体两侧组成内脏大、小神经。

内脏大神经（greater splanchnic nerve）起自第 5～9 胸交感干神经节，向前下方走行合成一干，并沿椎体前面倾斜下降，穿过膈脚，终于腹腔神经节。内脏小神经（lesser splanchnic nerve）起自第 10～12 胸交感干神经节，下行穿过膈脚，终于主动脉肾神经节。由腹腔神经节、主动脉肾神经节发出的节后纤维，随腹腔干和肠系膜上动脉分布至肝、脾、肾等实质性器官和结肠左曲以上的消化管等。

（3）腰部：约有 4 对腰神经节，位于腰椎体前外侧与腰大肌内侧缘之间。腰交感干发出分支：①灰交通支连接 5 对腰神经，并随腰神经分布。白交通支连接上 3 对腰神经。②腰内脏神经（lumbar splanchnic nerve）由穿经腰交感干神经节的节前纤维组成，终于腹主动脉丛和肠系膜下丛内的椎前神经节（如肠系膜下神经节），交换神经元，节后纤维分布至结肠左曲以下的消化管及盆腔脏器。腹主动脉丛的部分纤维沿髂总动脉和髂外动脉分布至下肢。当下肢血管痉挛时，可手术切除腰交感干以获得缓解（图 18-41，图 18-43，图 18-45）。

（4）盆部：盆交感干位于骶骨前面，骶前孔内侧，有 2～3 对骶交感干神经节（sacral ganglion）和 1 个奇神经节（impar ganglion）（图 18-43，图 18-45）。节后纤维的分支：①灰交通支，连接相应的骶神经和尾神经，随这些神经分布于下肢及会阴部的血管、汗腺和竖毛肌。②一些小支加入盆丛，分布于盆腔脏器。

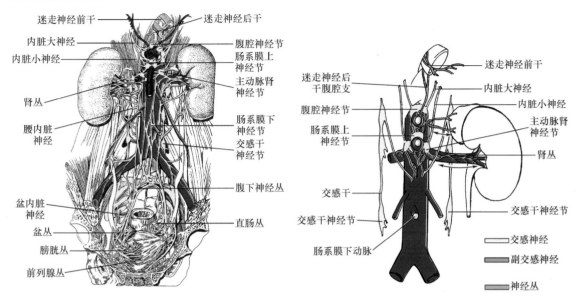

图 18-45　腹、盆腔的内脏神经

综上所述，可见交感神经的节前和节后纤维分布均有一定规律。即来自脊髓 $T_1 \sim T_5$ 节段侧角中间外侧核细胞的节前纤维，更换神经元后，发出节后纤维至头部、颈部、胸腔脏器和上肢血管、汗腺和竖毛肌。来自脊髓 $T_5 \sim T_{12}$ 节段侧角中间外侧核细胞的节前纤维，更换神经元后，发出节后纤维支配肝、脾、肾等实质性器官和腹腔内的结肠左曲以上的消化管。来自脊髓上腰段侧角中间外侧核细胞的节前纤维，更换神经元后，发出节后神经纤维分布于结肠左曲以下的消化管、盆腔脏器和下肢血管、汗腺和竖毛肌。

（二）副交感神经

副交感神经（parasympathetic nerve）的低级中枢位于脑干的副交感神经核和脊髓 $S_2 \sim S_4$ 节段灰质的骶副交感核，故副交感神经又称内脏运动神经的颅骶部。节前纤维起自这些核的细胞。周围部的副交感神经节，称器官旁节和器官内节，两者总称终节。位于颅部的器官旁节较大，肉眼可见，有睫状神经节、下颌下神经节、翼腭神经节和耳神经节。颅部副交感神经的节前纤维在这些神经节内换神经元，然后发出节后纤维到达所支配的器官。节内有交感神经及感觉神经纤维通过（不交换神经元），分别称为交感根及感觉根。此外，还有位于身体其他部位很小的副交感神经节，只有在显微镜下才能看到。例如，位于心丛、肺丛、膀胱丛和子宫阴道丛内的神经节，以及位于支气管和消化管壁内的神经节等。

1. 颅部副交感神经　颅部副交感神经节前纤维行于第Ⅲ、Ⅶ、Ⅸ、Ⅹ对脑神经内，已于脑神经中详述，现概括介绍如下：

（1）随动眼神经走行的副交感神经节前纤维：由中脑的动眼神经副核发出，随动眼神经走行，进入眶后，在睫状神经节内换神经元，其节后纤维进入眼球壁，分布于睫状肌和瞳孔括约肌。

（2）随面神经走行的副交感神经节前纤维：由脑桥的上泌涎核发出，随面神经走行，一部分节前纤维经岩大神经至翼腭神经节换神经元，其节后纤维经上颌神经、颧神经和泪腺神经分布于泪腺；还有一些节后纤维分布于鼻腔、口腔以及腭黏膜的腺体。另一部分节前纤维经鼓索，加入舌神经，再到下颌下神经节换神经元，其节后纤维分布于下颌下腺和舌下腺。

（3）随舌咽神经走行的副交感神经节前纤维：由延髓的下泌涎核发出，经鼓室神经至鼓室丛。由丛发出岩小神经至卵圆孔下方的耳神经节换神经元，节后纤维经耳颞神经分布于腮腺。

（4）随迷走神经走行的副交感神经节前纤维：由延髓的迷走神经背核发出，随迷走神经的分支至胸、腹腔脏器附近或壁内的副交感神经节换神经元，节后纤维分布于胸、腹腔脏器（降结肠、乙状结肠和盆腔脏器除外）。

2. 骶部副交感神经　骶部副交感神经节前纤维由脊髓 $S_2 \sim S_4$ 节段内的骶副交感核发出，随骶神经出骶前孔，又从骶神经分出组成盆内脏神经（pelvic splanchnic nerve）加入盆丛，随盆丛的分支到盆腔脏器，在脏器附近或脏器壁内的副交感神经节换元，节后纤维分布于结肠左曲以下的消化管和盆腔脏器及外阴等处。

（三）交感神经与副交感神经的主要区别

交感神经和副交感神经都是内脏运动神经，常共同支配一个器官，形成对内脏器官的双重神经支配。但在神经来源、形态结构、分布范围和功能上，交感神经与副交感神经又有明显区别。

1. 低级中枢的部位不同　交感神经的低级中枢位于脊髓胸、腰部侧角的中间外侧核；副交感神经的低级中枢则位于脑干的副交感核和脊髓的骶副交感核。

2. 周围神经节的位置不同　交感神经节位于脊柱两旁（椎旁节）和脊柱前方（椎前节）；副交感神经节位于所支配的脏器附近（器官旁节）或脏器壁内（器官内节）。因此，副交感节前纤维比交感节前纤维长，而其节后纤维则较短。

3. 节前神经元与节后神经元的比例不同　一个交感节前神经元的轴突可与许多节后神经元形成突触；而一个副交感节前神经元的轴突则与较少的节后神经元形成突触。所以交感神经的作用范围广泛，而副交感神经的作用范围则较局限。

4. 分布范围不同　交感神经在周围的分布范围较广，除至头颈部、胸腔、腹腔脏器外，尚遍及全身的血管、腺体、竖毛肌等；副交感神经的分布则不如交感神经广泛，一般认为大部分的血管、汗腺、竖毛肌、肾上腺髓质均无副交感神经支配。

5. 对同一器官所起的作用不同　交感与副交感神经对同一器官的作用既是互相拮抗又是互相统一的。

例如，当机体运动时，为适应机体代谢的需要，交感神经兴奋增强，而副交感神经兴奋减弱，于是出现心跳加快、血压升高、支气管扩张、瞳孔开大、消化活动受到抑制等现象。这表明，此时机体的代谢加强，能量消耗加快，以适应环境的剧烈变化。而当机体处于安静或睡眠状态时，副交感神经兴奋加强，交感神经相对抑制，因而出现心跳减慢、血压下降、支气管收缩、瞳孔缩小、消化活动增强等现象，这有利于体力的恢复和能量的储存。可见在交感和副交感神经互相拮抗又互相统一的作用下，机体才得以更好地适应环境的变化，才能在复杂多变的环境中生存。交感神经和副交感神经的活动，是在脑这一较高级中枢，特别是在大脑边缘叶和下丘脑的调控下进行的。

（四）内脏神经丛

交感神经、副交感神经和内脏感觉神经在到达所支配的脏器过程中常互相交织，共同构成内脏神经丛。这些神经丛主要攀附于头、颈部和胸腔、腹腔内动脉的周围，或分布于脏器附近和器官之内。除颈内动脉丛、颈外动脉丛、锁骨下动脉丛和椎动脉丛等没有副交感神经参加外，其余的内脏神经丛均由交感神经和副交感神经组成。由这些神经丛发出分支，分布于胸腔、腹腔及盆腔的脏器。

1. 心丛（cardiac plexus）　位于心底，由两侧交感干的颈上、中、下节和胸 $1 \sim 4$ 或 5 节发出的心支以及迷走神经的心支共同组成。心丛又可分为心浅丛和心深丛，浅丛位于主动脉弓下方右肺动脉前方，深丛位于主动弓与气管杈之间。两丛相互交织，内有心神经节（Wrisberg 节，副交感神经节），来自迷走神经的副交感神经节前纤维在此交换神经元。心丛的分支组成心房丛和左、右冠状动脉丛，随动脉分支分布于心肌。

2. 肺丛（pulmonary plexus）　位于肺根的前、后方，分别称为肺前丛和肺后丛，与心丛互相连续，丛内亦有小的神经节为副交感神经节。肺丛由迷走神经的支气管支和交感干的胸 $2 \sim 5$ 节的分支组成，也有心丛的分支加入，其分支随支气管和肺血管的分支入肺。

3. 腹腔丛（celiac plexus）　是最大的内脏神经丛，位于腹腔干和肠系膜上动脉根部周围。丛内主要含有腹腔神经节、肠系膜上神经节、主动脉肾神经节等。此丛由来自两侧的胸交感干的内脏大、小神经和迷走神经后干的腹腔支以及腰上部交感神经椎旁节的分支共同构成。来自内脏大、小神经的交感神经节前纤维在丛内神经节交换神经元，来自迷走神经的副交感神经节前纤维则到所分布的器官附近或肠管壁内交换神经元。腹腔丛伴随动脉的分支可分为许多副丛，如肝丛、胃丛、脾丛、肾丛以及肠系膜上丛等，各副丛则分别沿同名血管分支分布到达各脏器。

4. 腹主动脉丛（abdominal aortic plexus） 是腹腔丛在腹主动脉表面向下延续部分，还接受腰1～2交感神经节的分支。此丛分出肠系膜下丛，沿同名动脉分支分布于结肠左曲以下至直肠上段的肠管。腹主动脉丛的一部分纤维下行入盆腔，参加腹下丛的组成；另一部分纤维沿髂总动脉和髂外动脉组成与动脉同名的神经丛，随动脉分布于下肢血管、汗腺和竖毛肌。

5. 腹下丛（hypogastric plexus） 可分为上腹下丛和下腹下丛。

上腹下丛位于第5腰椎体的前面、腹主动脉末端及两侧髂总动脉之间，是腹主动脉丛向下的延续部分，从两侧接受下位腰神经节发出的腰内脏神经，在肠系膜下神经节交换神经元。

下腹下丛即盆丛（pelvic plexus），由上腹下丛延续到直肠两侧，并接受骶交感干的节后纤维和第2～4骶神经的副交感神经节前纤维。此丛伴随髂内动脉的分支组成直肠丛、精索丛、输尿管丛、膀胱丛、前列腺丛和子宫阴道丛等，并随动脉分支分布于盆腔各脏器。

> **案例 18-8 提示**
> 1. 略。见本节概述部分。
> 2. 交感神经和副交感神经形态结构见本节第一部分。

二、内脏感觉神经

人体各内脏器官除有交感神经和副交感神经支配外，也有感觉神经分布。内脏感觉神经（visceral sensory nerve）由感受器接受来自内脏的刺激，并将其变成神经冲动传到中枢，中枢可直接通过内脏运动神经或间接通过体液调节各内脏器官的活动。

如同躯体感觉神经一样，内脏感觉神经元的细胞体亦位于脑神经节和脊神经节内，也是假单极神经元，其周围突是粗细不等的有髓纤维或无髓纤维。脑神经节包括舌咽神经下节、迷走神经下节，神经节细胞的周围突随同舌咽神经、迷走神经分布于内脏器官，中枢突随同舌咽神经、迷走神经进入脑干，终止于孤束核。脊神经节细胞的周围突随同交感神经和骶部副交感神经分布于内脏器官，中枢突随同交感神经和盆内脏神经进入脊髓，终于灰质后角和中间带细胞（中间内侧核）。在中枢内，内脏感觉纤维一方面直接或间接经中间神经元与内脏运动神经元相联系，以完成内脏-内脏反射或与躯体运动神经元联系，形成内脏-躯体反射；另一方面则可经过较复杂的传导途径，将冲动传导到大脑皮质，形成内脏感觉。

内脏感觉神经在形态结构上虽与躯体感觉神经大致相同，但仍有某些不同之处。

（1）内脏感觉纤维的数目较少，且多为细纤维，痛阈较高，一般强度的刺激不引起主观感觉。例如，在外科手术挤压、切割或烧灼内脏时，患者并不感觉疼痛。但脏器活动较强烈时，则可产生内脏感觉，如胃的饥饿收缩、直肠和膀胱的充盈等均可引起感觉。这些感觉的传入纤维，一般认为多与副交感神经伴行进入脑干。此外，在病理条件下或强烈刺激下，则可产生痛觉。例如，内脏器官过度膨胀受到牵张、平滑肌痉挛以及缺血和代谢产物积聚等，皆可刺激神经末梢产生内脏痛。

（2）内脏感觉的传入途径比较分散，即一个脏器的感觉纤维经过多个节段的脊神经进入中枢，而一条脊神经又包含来自几个脏器的感觉纤维。因此，内脏痛往往是弥散的，定位亦不准确。例如，心脏的痛觉纤维伴随交感神经（主要是心中、心下神经）经第1～5胸神经进入脊髓。内脏痛觉纤维除和交感神经伴行外，尚有盆腔部分脏器的痛觉冲动通过盆内脏神经（副交感神经）到达脊髓。气管和食管的痛觉纤维可能经迷走神经传入脑干，经脊神经进入脊髓。此外，心包、胆道和膈上、下面的胸、腹膜壁层的痛觉可沿膈神经传入。其他部分的胸、腹膜壁层的痛觉可沿胸神经和腰神经传入脊髓的相应节段。

三、内脏神经的中枢

一般认为下丘脑是调节内脏神经的皮质下高级中枢（图18-46）。脑的其他许多部位都可以影响内脏神经功能。如大脑的边缘叶、岛叶、杏仁体、网状结构、纹状体、背侧丘脑和小脑，这些部位多数通过下丘脑实现其功能。现将较重要的部位概述如下：

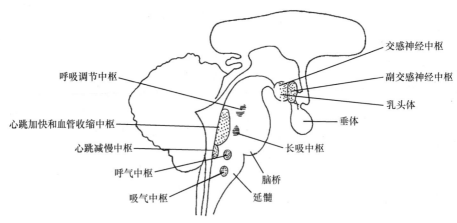

图 18-46　皮质下内脏神经调节中枢示意图

（一）大脑

大脑的边缘叶与内脏活动关系密切。在此区域中有呼吸运动、血压、胃肠运动、瞳孔和膀胱活动等各种内脏活动的代表区。这部分结构从进化上是比较古老的；最内侧的一环状结构（包括海马和齿状回等）称为古皮层，较外圈的一环状结构（包括扣带回和海马旁回等）称为旧皮层。由于边缘叶在结构和功能上与大脑皮质的岛叶、颞极、眶回等，以及皮质下的杏仁核、隔核、下丘脑、背侧丘脑的前核等是密切相关的，于是有人把边缘叶连同这些结构统称为边缘系统。通过下丘脑与脑干、脊髓相联系，调节内脏神经系统的活动。临床实践证明，通过外科手术切除扣带回来阻断边缘系统的部分神经通路，对治疗人的某些慢性压抑精神失常是有效的。

（二）背侧丘脑和下丘脑

背侧丘脑的前核群和背内侧核也和内脏活动有关，他们和边缘叶与下丘脑之间有密切的纤维联系。下丘脑与内脏神经的关系最为密切，边缘叶对内脏活动的调节主要通过下丘脑向下传递。临床和实验均证明，刺激损伤下丘脑可使内脏神经功能发生变化。同时还证明下丘脑前部是副交感神经中枢，而后部则是交感神经中枢。此外，下丘脑还具有调节体温、营养摄取、体液平衡及内分泌等重要的生理功能。

（三）脑干和小脑

脑干对内脏神经的调节作用也很重要，直接控制呼吸和心、血管功能的中枢就在脑干。而下丘脑及边缘叶对脑干内脏中枢则起综合调整作用。

小脑也可影响内脏神经的活动，这些影响可通过与脑干网状结构的联系来实现。刺激或切除小脑可引起许多内脏活动的变化。

四、牵涉性痛

案例 18-9

患者，男，65 岁。以左肩部疼痛伴胸闷 6 小时入院。该患者于 6 小时前与他人生气突发左肩部疼痛，伴有胸闷，气促，大汗淋漓，自觉心跳加快，恶心，未吐，大小便正常。被他人急送医院。既往有冠心病史，嗜烟酒，无家族及遗传病史。

体格检查：体温 36℃，呼吸 20 次/分，脉搏 88 次/分，血压 168/95mmHg。一般状态差，神志不清，面色晦暗。头颈四肢未见异常。肺部呼吸音清。胸部视诊，左胸部第 5 肋间锁骨中线外 1.5cm 处有明显的心跳，触诊心跳不规律，力弱。叩诊心界向左扩大，听诊在左第 5 肋间锁骨中线外 1.5cm 处闻及隆隆样杂音。病理反射未引出。

诊断：心绞痛。

问题：

1. 何谓牵涉性痛，心绞痛为何肩部疼痛？

2. 心脏有哪些内脏神经支配？

当某些内脏器官发生病变时，常在体表一定区域产生感觉过敏或痛觉，这种现象称为牵涉性痛（referred pain）。临床上将内脏患病时体表发生感觉过敏以及骨骼肌反射性僵硬、血管运动和汗腺分泌等障碍的部位称为海德带（Head zones），该带有助于内脏疾病的定位诊断。牵涉性痛有时发生在患者内脏邻近的皮肤区，有时发生在距患病内脏较远的皮肤区。例如，心绞痛时常在胸前区及左臂内侧皮肤感到疼痛（图18-47）。肝胆疾病时，常在右肩部感到疼痛等（图18-48）。

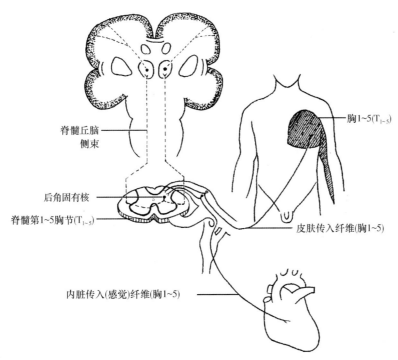

图 18-47　心脏传入神经与皮肤传入神经的相互关系

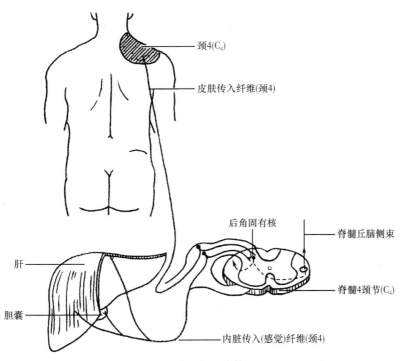

图 18-48　肝、胆传入神经与皮肤传入神经的相互关系

关于牵涉性痛的发病机制，虽然生理学上有种种推论，但目前仍不十分清楚。现在认为，发生牵涉痛的体表部位与病变器官往往受同一节段脊神经支配，体表部位和病变器官的感觉神经进入同一脊髓节段，并在后角内密切联系。因此，从患病内脏传入的冲动可以扩散或影响到邻近的躯体感

觉神经元，从而产生牵涉性痛。近年来研究表明，一个脊神经节神经元的周围突既分支到内脏器官又分支到躯体器官（分支投射），并认为这可能是牵涉痛机制的形态学基础。

临床上根据牵涉痛区可帮助诊断某些内脏的疾病（图18-49，表18-3）。

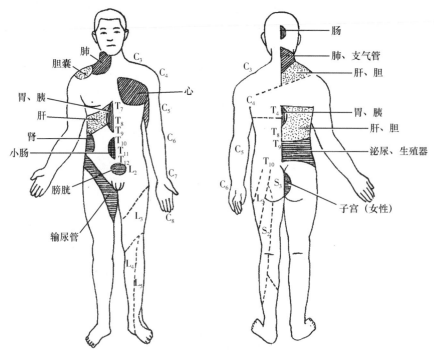

图 18-49　内脏器官病变时的牵涉痛区

表 18-3　内脏器官牵涉性痛与脊髓节段的关系

内脏器官	产生疼痛和感觉过敏的脊髓节段
膈	颈4
心	颈8～胸5
胃	胸6～10
小肠	胸7～10
肝、胆囊	胸7～10，也有沿膈神经至颈3～4
胰	胸8（左）
肾、输尿管	胸11～腰1
睾丸、附睾	胸12～腰3
卵巢及附件	腰1～3
子宫体部	胸10～腰1
子宫颈部	骶1～4（沿副交感神经）
膀胱	骶2～4（沿副交感神经）及胸11～腰1
直肠	骶1～4

案例 18-9 提示

1. 当某些内脏器官发生病变时，常在体表一定区域产生感觉过敏或痛觉，这种现象称为牵涉性痛。发生牵涉痛的体表部位与病变器官往往受同一节段脊神经支配，体表部位和病变器官的感觉神经进入同一脊髓节段，并在后角内密切联系。因此，从患病内脏传入的冲动可以扩散或影响到邻近的躯体感觉神经元，从而产生牵涉性痛。

2. 心丛的分支组成心房丛和左、右冠状动脉丛，随动脉分支分布于心肌；肺丛与心丛互相连续。

（姚立杰　马　勇）

第19章 内分泌系统

内分泌系统（endocrine system）是神经系统以外的另一重要调节系统。其功能是分泌激素，对机体的新陈代谢、生长发育和生殖活动等进行体液调节。

内分泌系统由内分泌腺和内分泌组织构成。内分泌腺（endocrine gland）是以独立的器官形式存在于体内，与一般腺体在结构上的不同是没有排泄管，故又称无管腺（ductless gland）。人体的内分泌腺为甲状腺、甲状旁腺、肾上腺、垂体、松果体和胸腺等。内分泌腺的体积和重量都很小，最大的甲状腺不过几十克。内分泌组织则是以细胞团块形式分散存在于其他器官内，如胰腺内的胰岛、睾丸内的间质细胞、卵巢内的卵泡及黄体等（图19-1）。内分泌腺有着丰富的血液供应和植物性神经分布，其结构和功能活动有显著的年龄变化。

近年来还发现体内有许多器官兼有内分泌功能，如神经内分泌、胃肠内分泌、肾内分泌、胎盘内分泌等。另外许多器官还可分泌前列腺素，也属于内分泌系统的范畴。

内分泌腺和内分泌组织分泌的物质称激素（hormone），直接进入血液或淋巴，随血液循环运送到全身，作用于特定的器官或细胞（称为靶器官或靶细胞），影响其活动。内分泌腺的功能亢进或低下，都能影响机体的正常功能，甚至产生疾病。

内分泌系统与神经系统关系密切。神经系统的某些部分也具有内分泌功能（如下丘脑）。内分泌系统的活动是在神经系统的调节下进行的，神经系统通过对内分泌腺的作用，间接地调节人体器官的功能，这种调节称为神经体液调节。反过来，内分泌系统功能紊乱，亦可导致神经系统功能失调，如影响机体的行为、情绪、记忆和睡眠等。

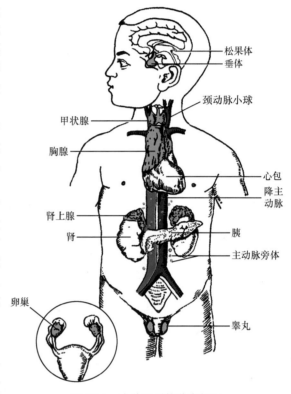

图 19-1　内分泌系统分布概况

案例 19-1

患者，女，36岁。主诉：全身乏力、消瘦1年，食欲增加、手颤抖、易怒、出汗、心慌2月余。既往健康，无传染病及药物过敏史，无遗传病史。查体：病态面容，突眼，心率90次/分，听诊能闻及血流杂音，皮肤潮湿，双手震颤（++），四肢肌张力减低，甲状腺中度肿大，无痛，随吞咽上下移动，甲状腺功能化验异常，$FT_3\uparrow$、$FT_4\uparrow$、$TSH\downarrow$，心电图检查窦性心动过速。胸腹未见异常。

诊断：甲状腺功能亢进症。

问题：

1. 试述甲状腺位置及毗邻关系。
2. 若手术治疗，需经过哪些层次？
3. 甲状腺功能亢进症手术治疗过程中应注意哪些问题？

一、垂　体

垂体（hypophysis）是机体内最重要的内分泌腺，其分泌的激素可以调节其他内分泌腺（甲状腺、肾上腺、性腺等）的分泌。此外，垂体借漏斗部连于下丘脑，与神经系统有密切的关系。

垂体呈椭圆形，淡红色，位于颅中窝、蝶骨体上面的垂体窝内，外面包被脑膜。其前下方为蝶窦，上面覆盖蝶鞍，鞍膈中央有漏斗孔。成人垂体重量为 0.4 ～ 0.8g，女性略大于男性。

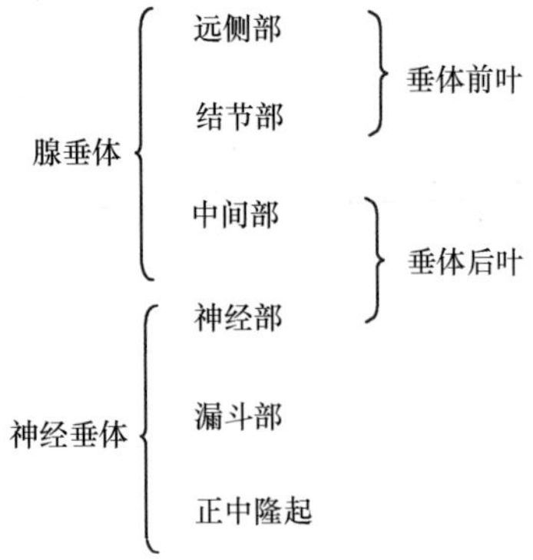

根据发生和结构特点，垂体可分为腺垂体（adenohypophysis）和神经垂体（neurohypophysis）两大部分（图 19-2）。腺垂体位于前方，来自胚胎口凹顶的上皮囊（Rathke 囊）。腺垂体的结构包括远侧部（pars distalis）、结节部（pars tuberalis）和中间部（pars intermedia），前两部合称为垂体前叶（anterior lobe of hypophysis）。神经垂体位于后方，体积较小，由第三脑室底向下突出形成。神经垂体的结构包括神经部（pars nervosa）、漏斗部（infundibular stem）和正中隆起（median eminence），其中神经部与腺垂体的中间部又合称为垂体后叶（posterior lobe of hypophysis）（图 19-3）。

图 19-2　垂体组成

腺垂体
- 远侧部 ┐
- 结节部 ┘ 垂体前叶
- 中间部 ┐ 垂体后叶

神经垂体
- 神经部 ┘
- 漏斗部
- 正中隆起

垂体有丰富的动脉供应和静脉回流系统。垂体上动脉（superior hypophysial artery）起自颈内动脉前床突上部、大脑前动脉和大脑后动脉，分成前、后两支，供应正中隆起和漏斗的上部，漏斗下部由前支发出的小梁动脉供应。垂体下动脉（inferior hypophysial artery）起自颈内动脉海绵窦部分，分为内、外两支，供应神经垂体。垂体上、下动脉在中间部和正中隆起处有毛细血管间吻合。垂体前叶的静脉回流是由次级毛细血管汇成小静脉，进而汇成垂体下静脉，注入海绵窦。神经部和中间部的静脉也汇入海绵窦。垂体内还存在特殊的垂体门脉系统。垂体上动脉到达正中隆起后，经过反复分支形成初级毛细血管网，汇集成 12 ～ 20 条垂体门静脉进入垂体前叶，再次反复分支后形成垂体次级毛细血管网，然后汇集成静脉。下丘脑通过垂体门脉系统对垂体前叶腺细胞的生理活动进行调节。

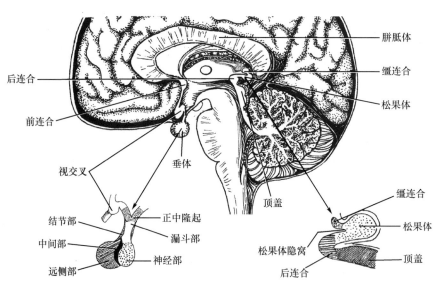

图 19-3　垂体和松果体

垂体是机体内最复杂的内分泌腺，可分泌多种激素，所分泌的激素不但与身体骨骼与软组织的生长有关，而且可以影响其他内分泌腺的活动。

垂体前叶分泌四类激素：①生长激素（growth hormone，GH），主要功能是促进蛋白质合成以及骨和软组织的生长。如生长激素分泌过盛，在骨骼发育成熟以前，可以导致巨人症，在骨骼发育成熟以后，可以导致肢端肥大症；如果在幼年时期生长激素分泌不足，则导致侏儒症。②多种促激素，分泌促甲状腺激素（thyroid-stimulating hormone，TSH）、促肾上腺皮质激素（adrenocortico-tropic hormone，ACTH）、促黄体生成素（luteotropic hormone，LH）和促卵泡激素（follicle-stimulating hormone，FSH），功能是促进其他内分泌腺分泌激素。③催乳素（prolactin，PRL），使已经具备泌乳条件的乳腺（分娩后乳腺）分泌乳汁。④黑色素细胞刺激激素即促黑激素（melanocyte-stimulating hormone，MSH），能够促进皮肤黑色素细胞合成黑色素。

垂体后叶以神经部为主，主要由神经纤维和胶体细胞构成，无分泌功能，其主要功能是储存和释放加压素（vassopressin，VP）和催产素（oxytocin，OXT）。由下丘脑的视上核分泌产生的加压素和室旁核分泌产生的催产素，分别通过视上垂体束和室旁垂体束运输到垂体后叶储存，需要时再由垂体后叶释放入血。加压素可以使肾增加对水的重吸收，减少水分以尿的形式排出，从而使血压升高，尿量减少，也称抗利尿激素（antidiuretic hormone，ADH）；催产素可以使子宫平滑肌收缩。

二、松 果 体

松果体（pineal body）又名脑上腺、松果腺（pineal gland），位于背侧丘脑的后上方，两侧上丘脑之间的浅沟内，以柄附于第三脑室顶的后部，第三脑室凸向柄内形成松果体隐窝（图 19-3）。松果体为一椭圆形小体，呈灰红色，长约 8mm，宽约 5mm，重约 0.2g，形似松果而取名为松果体。松果体在儿童时比较发达，一般在 7 岁后开始退化，结缔组织增生，青春期后钙盐开始沉积，成年后部分钙化形成钙斑，在 X 线片上常能显示，称为脑砂。临床上将其位置的改变，作为诊断颅内病变的参考，也可作为口腔牙齿正畸的定位标志。

松果体可以合成和分泌褪黑激素（melatonin，MT）等多种活性物质。这些激素和活性物质可以影响机体的代谢活动、性腺发育和月经周期等。褪黑激素能够抑制人体性激素的释放，防止儿童性早熟。幼年时期松果体有病变被破坏而功能受影响分泌不足时，可出现性早熟或生殖器官过度发育，如生殖器官巨大症等。相反，若分泌功能过盛，则可导致青春期延迟。松果体内还含有大量的 5- 羟色胺（5-hydroxy tryptamine，5-HT）和去甲肾上腺素（norepinephrine，NE）等活性物质。松果体的内分泌活动与环境的光照有密切关系，呈明显的昼夜周期变化。

三、甲 状 腺

甲状腺（thyroid gland）位于颈前区，喉部和气管上部的前方及两侧，舌骨下肌群的深面。甲状腺呈 "H" 形，棕红色，质软，重 20 ～ 40g，可分为左、右两个侧叶，中间以峡部（isthmus）相连接（图 19-4，图 19-5）。两侧叶贴附在喉下部和气管上部的侧面，上达甲状软骨中部，下抵第 6 气管软骨环。峡部多位于第 2 ～ 4 气管软骨环的前方。有 50% 左右的人自峡部向上伸出一个细长的锥状叶（pyramidal lobe），长者可上至舌骨平面，为胚胎时甲状舌管退化而成。少数人甲状腺可缺如。

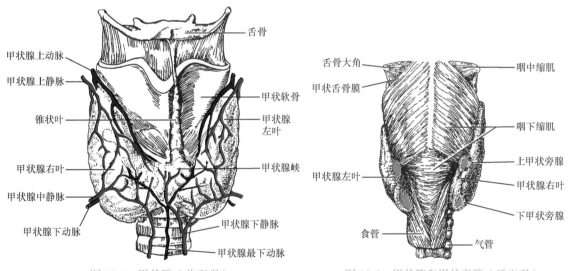

图 19-4 甲状腺（前面观）　　　　　图 19-5 甲状腺和甲状旁腺（后面观）

甲状腺表面覆有两层结缔组织被膜。内层为纤维囊（fibrous capsule），是甲状腺真正的被膜，临床也称真被膜，包裹着腺组织，并伸入腺实质内，将腺体分隔成大小不等的若干小叶。外层是来自颈深筋膜的气管前筋膜，称甲状腺鞘，即假被膜，临床称外科囊。两层被膜之间有一定间隙称为囊鞘间隙，含有丰富的血管吻合和上、下甲状旁腺等。甲状腺两个侧叶内侧有增厚的纤维，连于环状软骨和第 1、2 气管软骨环，称甲状腺悬韧带（suspensory ligament of thyroid gland），有喉返神经及甲状腺下动脉穿过。甲状腺借深筋膜在侧叶和峡的后面，与甲状软骨、环状软骨和气管环的软骨膜相愈着，将腺体固定在喉和气管壁上，因此在吞咽时，甲状腺可随喉而上下移动，此可作为临床检查甲状腺肿物的方法之一。由于甲状腺的前面覆盖有胸骨舌骨肌、肩胛舌骨肌及胸骨甲状肌，故不易直接触摸到甲状腺。

甲状腺的前面，由浅入深依次有皮肤、浅筋膜、颈深筋膜浅层（封套筋膜）、舌骨下肌群及气管前筋膜遮盖。两侧叶的后内侧与气管、咽与食管及喉返神经相邻，两侧叶的后外侧与颈动脉鞘及颈交感干相邻。当甲状腺肿大时，可以向后内侧压迫喉与气管，出现呼吸困难和声音嘶哑；如果向后外侧压迫交感干时，可出现瞳孔缩小、上睑下垂、眼裂变窄及眼球内陷，临床上将这种症候群称为霍纳综合征（Horner syndrome）。

甲状腺的血运丰富，有甲状腺上动脉和甲状腺下动脉供应。甲状腺的静脉有三对，分别为甲状腺上、中、下静脉。喉上神经和喉返神经与甲状腺动脉关系密切，故手术结扎动脉时应注意勿伤神经。

甲状腺分泌的激素为甲状腺素（thyroxine，T_4）和降钙素（calcitonin，CT）。甲状腺素的主要作用是调节机体的新陈代谢，促进机体的生长发育，降钙素可以调节机体的钙代谢。甲状腺素分泌过剩时，可引起突眼性甲状腺肿，患者常有心跳加速、神经过敏、失眠烦躁、体重减轻及眼球突出等症状。甲状腺素分泌不足时，成人可出现黏液性水肿，患者皮肤变厚，性功能减退并伴有毛发脱落；小儿则出现呆小症，患者身材矮小，智力低下。碘对甲状腺的活动有调节作用，缺碘时可引起甲状腺组织增生而导致腺体增大。某些地区饮水或土壤里面缺碘，如不能得到及时适当的补充，可引起地方性甲状腺肿。

四、甲状旁腺

甲状旁腺（parathyroid gland）是两对扁椭圆形的小体（图19-5），活体上呈棕黄色或淡红色，表面有光泽，形状大小略似黄豆，腺体大小存在个体和年龄差异，小儿时期体积较大。甲状旁腺的数目和位置变化也很大，通常为上、下两对，贴附在甲状腺侧叶的后面，甲状腺真假被膜之间。上甲状旁腺（superior parathyroid gland）位置较为恒定，位于甲状腺侧叶后缘上、中 1/3 交界处的后方；下甲状旁腺（inferior parathyroid gland）位置变异较大，常位于侧叶后缘、甲状腺下动脉附近。有时下甲状旁腺埋藏在甲状腺组织中或在囊鞘间隙外，造成手术时寻找困难，在行甲状腺切除手术时，应予以注意，以免将其切除。

甲状旁腺分泌的甲状旁腺素（parathyroid hormone，PTH）能调节钙和磷的代谢，维持血钙平衡。当甲状旁腺素分泌不足，或因手术时甲状旁腺被切除过多时，即产生钙的代谢异常，而导致手足抽搐症甚至死亡。甲状旁腺功能亢进时则可引起骨质过度吸收，导致血钙浓度升高并容易发生骨折。

五、肾　上　腺

肾上腺（suprarenal gland）（图19-6）为人体重要的内分泌腺之一。肾上腺位于腹后壁，腹膜的后方，附着在肾的上内方，与肾共同包在肾筋膜内，但其纤维囊和脂肪囊各自独立，因此，在肾下垂时肾上腺不会随肾下降而移位。肾上腺左右各一，前后扁平，左侧肾上腺近似半月形，右侧肾上腺呈三角形。腺的前面有不明显的门，为血管、神经、淋巴管出入之处。

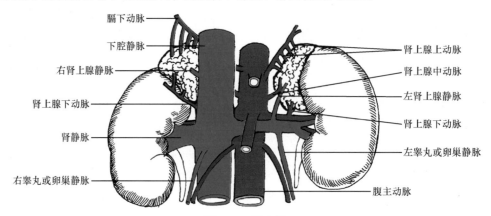

图 19-6　肾上腺

肾上腺实质由肾上腺皮质（adrenal cortex）和肾上腺髓质（adrenal medulla）两部分构成。皮质在外，呈浅黄色，由中胚层演化而成，由外向内分别由球状带、束状带和网状带细胞索构成。髓质在内，呈棕色，与交感神经节细胞一样，由外胚层演化而成。髓质含嗜铬细胞，直接接受交感神经节前纤维的支配。

肾上腺皮质分泌多种激素，根据其作用主要分为三类，由球状带分泌的调节体内水盐代谢的盐皮质激素（mineralocorticoid），如醛固酮（aldosterone）；由束状带分泌的调节碳水化合物代谢的糖皮质激素（glucocorticoid）；由网状带分泌的影响性行为及副性特征的性激素。髓质分泌肾上腺素（adrenaline，A）和去甲肾上腺素（norepinephrine，NE），能使心跳加快，心脏收缩力加强，小动脉收缩，维持血压以及调节内脏平滑肌的活动，对机体代谢也起一定作用。

六、胸　　腺

胸腺（thymus）作为淋巴器官已在淋巴系统一章中描述。胸腺的功能较为复杂，除可产生参与机体细胞免疫反应的 T 淋巴细胞外，还具有内分泌的功能，分泌产生胸腺素（thymosin）和胸腺生成素（thymopoietin）等具有激素作用的活性物质。胸腺素可将来自骨髓、脾等处的原始淋巴细胞在胸腺内转化为具有免疫能力的 T 淋巴细胞，再经血液循环迁移到周围淋巴器官，参与细胞免疫反应。如给实验动物去除胸腺，则可影响其细胞免疫功能；继而给该动物注射胸腺素，则可部分恢复胸腺功能。胸腺生成素可促使包括胸腺本身在内的淋巴细胞分化为可参与免疫反应的细胞成分。此外，胸腺还可以分泌产生其他一些具有生物活性的激素样体液因子。

七、胰　　岛

胰岛（pancreatic islet）属于胰的内分泌部分，是许多大小不等和形状不定的细胞团散布在胰内，以胰尾为最多。胰岛 B 细胞产生的激素称胰岛素，调控糖类的代谢，使血糖下降。如胰岛素分泌不足而产生的糖代谢障碍，称为糖尿病。胰岛内的 A 细胞分泌胰高血糖素，可使血糖增高。

八、生　殖　腺

生殖腺的内分泌组织在男、女性不同。男性睾丸内的精曲小管之间的间质细胞为内分泌组织，分泌雄性激素，其作用是激发男性第二性征出现并与维持正常性功能有关。

在女性，卵巢内的卵泡细胞和黄体可产生雌激素和黄体酮，雌激素能刺激子宫、阴道和乳腺的发育及出现第二性征，黄体分泌的黄体酮则能使子宫内膜增厚，为受精卵的着床做准备，同时使乳腺逐渐发育，以备授乳。

案例 19-1 提示

1. 甲状腺位于颈前区，呈 "H" 形，可分为左、右两个侧叶和中间连接两侧叶的峡部。两侧叶贴附在喉和气管上部的侧面，上达甲状软骨中部，下抵第 6 气管软骨环。峡部多位于第 2～4 气管软骨环的前面，有时自峡部向上伸出一个细长的锥状叶，长者可上至舌骨平面。甲状腺借深筋膜在侧叶和峡的后面，与甲状软骨、环状软骨和气管环的软骨膜相愈着，将腺体固定在喉和气管壁上，因此甲状腺可随吞咽而上下移动。

2. 手术治疗时要经过的层次分别是皮肤、浅筋膜、颈深筋膜浅层、舌骨下肌群、甲状腺鞘、纤维囊、甲状腺。

3. 甲状腺次全切除手术过程中要注意结扎两侧的甲状腺上、下动脉及甲状腺上、中、下静脉时确保结扎有效；保留侧叶后面的甲状旁腺；结扎动脉和分离、切除甲状腺时勿伤及喉上神经和喉返神经。

视窗 19-1　　　　　甲状腺次全切除术

1. 甲亢手术治疗的适应证

（1）甲状腺肿大明显，尤其有压迫症状时。

（2）甲亢合并异位甲状腺肿大时，如胸骨后甲状腺肿。

（3）甲亢患者同时怀疑甲状腺有恶性病变者，如甲状腺扫描有单个冷结节。

（4）不能坚持长期服药，同时不适应同位素治疗。

（5）甲亢药物治疗史中有多次复发，目前又急于妊娠的妇女。

2. 甲亢手术治疗的禁忌证

（1）妊娠前 3 个月和后 3 个月。

（2）浸润性眼病活动期患者。

（3）甲亢患者合并心、肾、肝脏疾病，一般情况较差者。

3. 术前准备　手术前加用碘剂可使甲状腺血运减少、腺体缩小变硬、手术中出血减少，有利于手术。手术前服复方碘溶液（卢戈液为 10% 的碘化钾 +5% 的碘溶液），每天 3 次，每次 10 滴，共服 10 ～ 14 天。手术前注意避免感冒、感染，保持安静、平稳的心态，避免剧烈的活动和刺激，使心率保持在 ＜ 100 次 / 分。患者的心率对手术准备很重要。心率在 100 次 / 分以下对手术是比较安全的。如果患者血清甲状腺激素已经恢复正常，但心率仍大于 100 次 / 分，可以加用普萘洛尔治疗，在手术前 2 ～ 3 天停止使用。

4. 手术步骤

（1）置自动开口器，把切口的上、下皮瓣牵开，若甲状腺巨大，需切断胸骨舌骨肌与胸骨甲状肌，则宜游离两侧胸锁乳突肌，在甲状腺真假包膜之间钝性分离甲状腺侧叶。

（2）在甲状腺外缘的中部找到甲状腺中静脉，分离结扎剪断。在甲状腺上极的内侧切断甲状腺悬韧带。紧靠上极自下而上分离甲状腺上动、静脉，将其结扎。注意勿伤及喉上神经。

（3）沿甲状腺外缘向甲状腺下极分离、显露甲状腺下静脉，一般两侧有 3 ～ 4 支，分离后结扎，切断。注意不要损伤喉返神经。

（4）牵开左侧胸骨舌骨肌，显露甲状腺峡部，在峡部的上缘切开筋膜，从气管前将其分离，分别在峡部左右两侧结扎，在两结扎线之间将其切断。施行甲状腺一叶全部切除时，健侧的峡部断端必须予以缝合、结扎止血。

（5）根据手术要求楔形切除大部分腺体，边切边止血，注意保护喉返神经及甲状旁腺。甲状腺功能亢进患者，应切除腺体的 90% ～ 95%，仅保留其后内侧如拇指末节大小的薄片组织，遮盖甲状旁腺及喉返神经。检查无出血后，将剩余腺体的边缘间断对缘缝合，若对缘缝合有困难，可将其外侧缘缝在气管前筋膜上。

（6）左侧叶切除后，右侧叶同法切除。

（7）用大量盐水反复冲洗创口，依次检查手术野有无出血，如果声带的位置提示有一侧的喉返神经损伤，须松开所有可能扎住或损伤神经的缝线，检查受累侧神经的全行程。

（8）缝合甲状腺前肌群，分别缝合颈阔肌和皮下组织，缝合皮肤。

5. 术后并发症

（1）出血：在手术过程中止血不充分可以引起出血，如果补救措施及时可以止住出血。术后如果发现突然呼吸困难及颈部明显肿胀应立即报告医生，如果是出血须立即处理。

（2）喉返神经麻痹：单侧损伤，可引起说话声音改变，两侧损伤可引起呼吸困难，重者可发生窒息。

（3）喉上神经麻痹：如果手术将其损伤也可引起说话声音变调。

（4）低血钙抽搐：误将甲状旁腺切除，则可引起低血钙抽搐，表现为手足特征性抽搐。

（5）甲状腺功能减退：少数患者术后出现甲状腺功能减退。发生甲状腺功能减退的原因有两种可能性。其一是甲状腺组织切除过多，留下的甲状腺组织不能分泌足够的甲状腺激素；其二为伴有慢性淋巴性甲状腺炎，这种患者体内有破坏甲状腺组织的抗体，虽然甲状腺组织切除得并不过多，但也可以发生甲状腺功能减退。

（邵　珩　韩　洁）

主要参考文献

柏树令, 2008. 系统解剖学.7 版.北京：人民卫生出版社.

崔世民, 刘梅丽, 靳松, 2007. 脑 MRI 局部解剖与功能图谱.北京：人民卫生出版社.

高秀来, 2009. 人体解剖学.2 版.北京：北京大学医学出版社.

高秀来, 于恩华, 2005. 人体解剖学.北京：北京大学医学出版社.

顾晓松, 2011. 人体解剖学.3 版.北京：科学出版社.

顾晓松, 胡兴宇, 2008. 系统解剖学.北京：科学出版社.

郭光文, 王序, 2004. 人体解剖彩色图谱.北京：人民卫生出版社.

李振平, 刘树伟, 2009. 临床中枢神经解剖学.2 版.北京：科学出版社.

刘树伟, 2004. 断层解剖学.北京：高等教育出版社.

刘学政, 金昌洙, 2010. 局部解剖学.2 版.北京：科学出版社.

彭裕文, 2008. 局部解剖学.7 版.北京：人民卫生出版社.

王介明, 2004. 脑血管病学.北京：中国科学技术出版社.

王云祥, 吕衡发, 张书琴, 2007. 人体解剖学.9 版.长春：吉林科学技术出版社.

徐达传, 2003. 系统解剖学.2 版.北京：高等教育出版社.

曾志成, 2004. 系统解剖学.2 版.北京：世界图书出版公司.

张朝佑, 2009. 人体解剖学.3 版.北京：人民卫生出版社.

张守信, 2010. 应用神经解剖学.北京：人民卫生出版社.

钟世镇, 2003. 系统解剖学.北京：高等教育出版社.

Snell RS, 2011. 临床神经解剖.7 版.王涛, 译.北京：人民卫生出版社.

Standring S, 2008. 格氏解剖学：临床实践的解剖学基础.39 版.徐群渊, 译.北京：北京大学医学出版社.

Felten DL, Józefowicz RF, Netter MD, 2003. Netter's Atlas of Human Neuroscience. New York：Icon Learning Systems.

Marieb EN, 2001. Human Anatomy and Physiology. 15th ed. SanFrancisco：Benjamin-Cummings Publishing Company.

Putz R, Pabst. R, 2004. Sobotta-Atlas der Anatomie des Menschen. 21st ed. Singapore：Elsevier Pte Ltd.

Standring S, 2008. GRAY's Anatomy：The Anatomical Basis of Clinical Practice, Expert Consult. 40th ed. New York：Churchill Livingstone.

笔记栏

中英文名词对照

A

鞍背 dorsum sellae
鞍状关节 saddle joint

B

白交通支 white communicating branch
白膜 tunica albuginea
白线 linea alba
白质 white matter
白质前连合 anterior white commissure
板障 diploic
板障静脉 diploic vein
半腱肌 semitendinosus
半膜肌 semimembranosus
半奇静脉 hemiazygos vein
包皮系带 frenulum of prepuce
胞体 cell body
背侧丘脑 dorsal thalamus
背侧纵束 dorsal longitudinal fasciculus
背核 nucleus dorsalis
背阔肌 latissimus dorsi
背内侧核 dorsomedial nucleus
被盖 tegmentum
贲门 cardia part
贲门部 cardiac
贲门切迹 cardiac incisure
鼻 nose
鼻唇沟 nasolabial sulcus
鼻骨 nasal bone
鼻睫神经 nasociliary nerve
鼻孔 nostril
鼻泪管 nasolacrimal canal
鼻旁窦 paranasal sinus
鼻前庭 nasal vestibule
鼻腔 nasal cavity
鼻咽 nasopharynx
鼻中隔 nasal septum
比目鱼肌 soleus
比目鱼肌线 soleal line
闭孔 obturator foramen
闭孔动脉 obturator artery
闭孔膜 obturator membrane
闭孔内肌 obturator internus
闭孔神经 obturator nerve
闭孔外肌 obturator externus
壁腹膜 parietal peritoneum
壁胸膜 parietal pleura
臂丛 brachial plexus
臂内侧皮神经 medial brachial cutaneous nerve
边缘系统 limbic system
边缘支 marginal ramus
扁骨 flat bone
扁桃体上窝 supratonsillar fossa
扁桃体小窝 tonsillar fossula
表面解剖学 surface anatomy
表皮 epidermis

髌骨 patella
髌面 patellar surface
髌韧带 patellar ligament
玻璃体 vitreous body
薄束 fasciculus gracilis
薄束核 gracile nucleus
薄束结节 gracile tubercle
不规则骨 irregular bone

C

侧副沟 collateral sulcus
侧角 lateral horn
侧脑室 lateral ventricle
侧支循环 collateral circulation
长骨 long bone
长屈肌 flexor hallucis longus
长收肌 adductor longus
长屈肌 flexor hallucis longus
长伸肌 extensor hallucis longus
肠系膜 mesentery
肠系膜根 radix of mesentery
肠系膜上动脉 superior mesenteric artery
肠系膜上静脉 superior mesenteric vein
肠系膜上淋巴结 superior mesenteric lymph node
肠系膜上神经节 superior mesenteric ganglion
肠系膜下动脉 inferior mesenteric artery
肠系膜下静脉 inferior mesenteric vein
肠系膜下淋巴结 inferior mesenteric lymph node
肠系膜下神经节 inferior mesenteric ganglion
肠脂垂 epiploic appendice
车轴关节 trochoid joint
尺侧副韧带 ulnar collateral ligament
尺侧上副动脉 superior ulnar collateral artery
尺侧腕屈肌 flexor carpi ulnaris
尺侧下副动脉 inferior ulnar collateral artery
尺侧腕伸肌 extensor carpi ulnaris
尺动脉 ulnar artery
尺骨 ulna
尺骨粗隆 ulnar tuberosity
尺骨茎突 styloid process of ulna
尺骨头 head of ulna
尺神经 ulnar nerve
尺神经沟 sulcus for ulnar nerve
齿突 dens
齿突凹 dental fovea
齿状核 dentate nucleus
齿状回 dentate gyrus
齿状线 dentate line
耻骨 pubis
耻骨肌 pectineus
耻骨嵴 pubic crest
耻骨结节 pubic tubercle
耻骨联合 pubic symphysis
耻骨联合面 symphysial surface
耻骨上支 superior ramus of pubis
耻骨梳 pecten pubis

耻骨梳韧带 pectineal ligament
耻骨体 body of pubis
耻骨下支 inferior ramus of pubis
处女膜 hymen
垂体 hypophysis
垂体后叶 posterior lobe
垂体前叶 anterior lobe
垂体窝 hypophysial fossa
垂直 vertical
垂直轴 vertical axis
锤骨 malleus
粗线 linea aspera
胸腺生成素 thymopoietin
催产素 oxytocin，OXT

D

大肠 large intestine
大多角骨 trapezium bone
大结节 greater tubercle
大结节嵴 crest of greater tubercle
大脑 cerebrum
大脑半球 cerebral hemisphere
大脑动脉环 cerebral arterial circle
大脑沟 cerebral sulci
大脑后动脉 posterior cerebral artery
大脑回 cerebral gyri
大脑脚 cerebral peduncle
大脑脚底 crus cerebri
大脑镰 cerebral falx
大脑皮质 cerebral cortex
大脑前动脉 anterior cerebral artery
大脑髓质 cerebral medullary substance
大脑中动脉 middle cerebral artery
大收肌 adductor magnus
大网膜 greater omentum
大翼 greater wing
大阴唇 greater lip of pudendum
大隐静脉 great saphenous vein
大圆肌 teres major
大转子 greater trochanter
胆囊 gall bladder
胆囊底 fundus of gallbladder
胆囊动脉 cystic artery
胆囊管 cystic duct
胆囊颈 neck of gallbladder
胆囊静脉 cystic vein
胆囊体 body of gallbladder
胆囊窝 fossa for gallbladder
胆总管 common bile duct
镫骨 stapes
镫骨肌 stapedius
镫骨肌神经 stapedial nerve
底丘脑 subthalamus
底丘脑核 subthalamic nucleus
骶丛 sacral plexus
骶粗隆 sacral tuberosity
骶副交感核 sacral parasympathetic nucleus
骶骨 sacrum，sacral bone
骶管 sacral canal
骶管裂孔 sacral hiatus
骶后孔 posterior sacral foramen

骶棘韧带 sacrospinous ligament
骶交感干神经节 sacral sympathetic ganglion
骶角 sacral cornu
骶结节韧带 sacrotuberous ligament
骶淋巴结 sacral lymph node
骶髂关节 sacroiliac joint
骶前孔 anterior sacral foramina
骶正中动脉 median sacral artery
子宫骶韧带 uterosacral ligament
第二肝门 secondary porta of liver
第一躯体感觉区 primary somaticsensory area
第一躯体运动区 primary somaticmotor area
第三脑室 third ventricle
第四脑室脉络丛 choroid plexus of fourth ventricle
第四脑室正中孔 median aperture of fourth ventricle
第5跖骨粗隆 tuberosity of fifth metatarsal bone
蝶鞍 sella turcica
蝶窦 sphenoidal sinus
蝶腭孔 sphenopalatine foramen
蝶腭神经节 pterygopalatine ganglion
蝶骨 sphenoid bone
蝶筛隐窝 sphenoethmoidal recess
顶盖 tectum
顶盖脊髓束 tectospinal tract
顶盖前区 pretectal area
顶骨 parietal bone
顶核 fastigial nucleus
顶结节 parietal tuber
顶内沟 intraparietal sulcus
顶上小叶 superior parietal lobule
顶下小叶 inferior parietal lobule
顶叶 parietal lobe
顶枕沟 parietooccipital sulcus
动脉 artery
动脉韧带 arterial ligament
动脉圆锥 conus arteriosus
动眼神经 oculomotor nerve
动眼神经副核 accessory oculomotor nucleus
动眼神经核 oculomotor nucleus
豆状核 lentiform nucleus
窦房结 sinuatrial node
端脑 telencephalon
短骨 short bone
短收肌 adductor brevis
断层解剖学 sectional anatomy
对耳轮 antihelix
对耳屏 antitragus
多极神经元 multipolar neuron
段动脉 segmental artery

E

额窦 frontal sinus
额腹 frontal belly
额骨 frontal bone
额结节 frontal tuber
额鳞 frontal squama
额上沟 superior frontal sulcus
额上回 superior frontal gyrus
额神经 frontal nerve
额下沟 inferior frontal sulcus
额下回 inferior frontal gyrus

腹主动脉丛 abdominal aortic plexus

G

肝 liver
肝韧带 ligaments of liver
肝固有动脉 proper hepatic artery
肝静脉 hepatic vein
肝门 porta hepatis
肝门静脉 hepatic portal vein
肝十二指肠韧带 hepatoduodenal ligament
肝胃韧带 hepatogastric ligament
肝胰壶腹 hepatopancreatic ampulla
肝胰壶腹括约肌 sphincter of hepatopancreatic ampulla
肝右叶 right lobe of liver
肝圆韧带裂 fissure for ligamentum teres hepatis
肝支 hepatic branch
肝总动脉 common hepatic artery
肝总管 common hepatic duct
肝左叶 left lobe of liver
感觉器 sensory organs
感觉神经元 sensory neuron
感受器 receptor
橄榄 olive
干骺端 metaphysis
冈上肌 supraspinatus
冈上窝 supraspinous fossa
冈下肌 infraspinatus
冈下窝 infraspinous fossa
肛瓣 anal valve
肛窦 anal sinus
肛管 anal canal
肛门 anus
肛门内括约肌 sphincter ani internus
肛门外括约肌 sphincter ani externus
肛神经 anal nerve
肛梳 anal pecten
肛提肌 levator ani
肛直肠线 anorectal line
肛柱 anal columns
睾丸 testis
睾丸动脉 testicular artery
睾丸静脉 testicular vein
睾丸鞘膜 tunica vaginalis of testis
睾丸输出小管 efferent ductule of testis
睾丸网 rete testis
睾丸小隔 septula testis
睾丸小叶 lobule of testis
睾丸纵隔 mediastinum testis
隔缘肉柱 septomarginal trabecula
膈 diaphragm
膈结肠韧带 phrenicocolic ligament
膈面 diaphragmatic surface
膈脾韧带 phrenicosplenic ligament
膈上淋巴结 superior phrenic lymph node
膈神经 phrenic nerve
膈下动脉 inferior phrenic artery
膈胸膜 diaphragmatic pleura
跟腓韧带 calcaneofibular ligament
跟骨 calcaneus
跟骨结节 calcaneal tuberosity
跟腱 tendo calcaneus

跟骰关节 calcaneocuboid joint
弓状动脉 arcuate artery
弓状核 arcuate nucleus
弓状隆起 arcuate eminence
弓状线 arcuate line
肱尺关节 humeroulnar joint
肱动脉 brachial artery
肱二头肌 biceps brachii
肱骨 humerus
肱骨滑车 trochlea of humerus
肱骨头 head of humerus
肱骨外上髁 lateral epicondyle
肱骨小头 capitulum of humerus
肱肌 brachialis
肱桡关节 humeroradial joint
肱桡肌 brachioradialis
肱三头肌 triceps brachii
肱深动脉 deep brachial artery
巩膜 sclera
巩膜静脉窦 scleral venous sinus
钩 uncus
钩骨 hamate bone
钩束 uncinate fasciculus
孤立淋巴滤泡 solitary lymphatic follicle
孤束核 nucleus of solitary tract
股薄肌 gracilis
股动脉 femoral artery
股二头肌 biceps femoris
股方肌 quadratus femoris
股骨 femur
股骨颈 neck of femur
股骨头 femoral head
股骨头凹 fovea of femoral head
股骨头韧带 ligament of head of femur
股后皮神经 posterior femoral cutaneous nerve
股静脉 femoral vein
股深动脉 deep femoral artery
股神经 femoral nerve
股四头肌 quadriceps femoris
股外侧皮神经 lateral femoral cutaneous nerve
骨 bone
骨半规管 bony semicircular canal
骨腭 bony palate
骨干 diaphysis shaft
骨间背侧肌 dorsal interossei
骨间缘 interosseous border
骨间掌侧肌 palmar interossei
骨间总动脉 common interosseous artery
骨连结 joint or articulation
骨螺旋板 osseous spiral lamina
骨迷路 bony labyrinth
骨密质 compact bone
骨膜 periosteum
骨盆 pelvis
骨松质 spongy bone
骨髓 bone marrow
骨小梁 bone trabeculae
骨性鼻腔 bony nasal cavity
骨性鼻中隔 bony septum of nose
骨性口腔 bony oral cavity

笔记栏

鼓部 tympanic part
鼓膜脐 umbo of tympanic membrane
鼓膜张肌 tensor tympani
鼓室 tympanic cavity
鼓室丛 tympanic plexus
鼓室盖 tegmen tympani
鼓室上隐窝 epitympanic recess
鼓室神经 tympanic nerve
鼓索 chorda tympani
固有口腔 oral cavity proper
关节唇 articular labrum
关节结节 articular tubercle
关节面 articular surface
关节囊 articular capsule
关节盘 articular disc
关节腔 articular cavity
关节软骨 articular cartilage
关节突关节 zygapophysial joint
关节盂 glenoid cavity
关节软骨 articular cartilage
冠突 coronoid processs
冠突窝 coronoid fossa
冠状窦 coronary sinus
冠状窦口 orifice of coronary sinus
冠状缝 coronal suture
冠状沟 coronary sulcus
冠状面 coronal plane
冠状韧带 coronary ligament
冠状轴 coronal axis
光锥 light cone
贵要静脉 basilic vein
腘动脉 popliteal artery
腘肌 popliteus
腘淋巴结 popliteal lymph node
腘斜韧带 oblique popliteal ligament

H

海德带 Head zones
海马 hippocampus
海马沟 hippocampal sulcus
海马结构 hippocampal formation
海马旁回 parahippocampal gyrus
海马伞 fimbria of hippocampus
海绵体部 spongy part
含气骨 pneumatic bone
核上瘫 supranuclear paralysis
核下瘫 infranuclear paralysis
黑质 substantia nigra
恒牙 permanent teeth
横窦沟 sulcus for transverse sinus
横结肠 transverse colon
横结肠系膜 transverse mesocolon
横突 transverse process
横突间韧带 intertransverse ligament
横突孔 transverse foramen
红骨髓 red bone marrow
红核 red nucleus
红核脊髓束 rubrospinal tract
虹膜 iris
虹膜角膜角 iridocorneal angle
喉 larynx

喉返神经 recurrent laryngeal nerve
喉肌 laryngeal muscle
喉结 laryngeal prominence
喉口 aditus laryngis
喉前淋巴结 prelaryngeal lymph node
喉前庭 laryngeal vestibule
喉腔 laryngeal cavity
喉上神经 superior laryngeal nerve
喉室 ventricle of larynx
喉下神经 inferior laryngeal nerve
喉咽 laryngopharynx
喉中间腔 intermedial cavity of larynx
骺 epiphysis
骺软骨 epiphysial cartilage
骺线 epiphysial line
后床突 posterior clinoid process
后根 posterior root
后交叉韧带 posterior cruciate ligament
后交通动脉 posterior communicating artery
后角 posterior horn
后角缘层 marginal layer of posterior horn
后角固有核 nucleus proprius of posterior horn
后连合 posterior commissure
后丘脑 metathalamus
后室间沟 posterior interventricular groove
后室间支 posterior interventricular branch
后髓帆 posterior medullary velum
后索 posterior funiculus
后外侧沟 posterolateral sulcus
后斜角肌 scalenus posterior
后囟 posterior fontanelle
后正中沟 posterior median sulcus
后正中线 posterior median line
后支 posterior branch
后纵韧带 posterior longitudinal ligament
呼吸系统 respiratory system
壶腹嵴 crista ampullaris
滑车 trochlea of phalanx
滑车切迹 trochlear notch
滑车神经 trochlear nerve
滑车神经核 trochlear nucleus
滑膜 synovial membrane
滑膜襞 synovial fold
滑膜层 synovial layer
滑膜关节 synovial joint
滑膜囊 synovial bursa
滑液 synovial fluid
踝关节 ankle joint
环杓侧肌 lateral cricoarytenoid muscle
环杓关节 cricoarytenoid joint
环杓后肌 posterior cricoarytenoid muscle
环甲关节 cricothyroid joint
环甲肌 cricothyroid muscle
环转运动 circumduction
环状软骨 cricoid cartilage
环状软骨气管韧带 cricotracheal ligament
寰枢关节 atlantoaxial joint
寰枕关节 atlantooccipital joint
寰椎 atlas
黄斑 macula lutea

黄骨髓 yellow bone marrow
黄韧带 ligamenta flava
灰交通支 gray communicating branch
灰结节 tuber cinereum
灰质 grey matter
回肠 ileum
回肠动脉 ileal arteries
回结肠动脉 ileocolic artery
回盲瓣 ileocecal valve
回盲口 ileocecal orifice
会厌 epiglottis
会厌软骨 epiglottic cartilage
会阴 perineum
会阴浅筋膜 superficial fascia of perineum
会阴神经 perineal nerve
喙肱肌 coracobrachialis
喙肱韧带 coracohumeral ligament
喙肩韧带 coracoacromial ligament
喙突 coracoid process

J

奇静脉 azygos vein
奇神经节 ganglion impar
肌 muscle
肌腹 muscle belly
肌腱 tendon
肌皮神经 musculocutaneous nerve
鸡冠 crista galli
基底部 basilar part of pons
基底沟 basilar sulcus
基底核 basal nuclei
棘间韧带 interspinal ligament
棘孔 foramen spinosum
棘上韧带 supraspinal ligament
棘突 spinous process
集合淋巴滤泡 aggregated lymphatic follicle
脊膜支 meningeal branch
脊神经 spinal nerve
脊神经节 spinal ganglia
脊髓 spinal cord
脊髓反射 spinal reflex
脊髓根 spinal root
脊髓后动脉 posterior spinal artery
脊髓前动脉 anterior spinal artery
脊髓丘脑束 ventral spinothalamic tract
脊髓丘系 spinal lemniscus
脊髓小脑后束 posterior spinocerebellar tract
脊髓小脑前束 anterior spinocerebellar tract
脊髓圆锥 conus medullaris
脊髓蛛网膜 spinal arachnoid mater
夹肌 splenius
岬 promontory
颊 cheek
颊肌 buccinator
颊神经 buccal nerve
颊支 buccal branch
甲杓肌 thyroarytenoid muscle
甲状颈干 thyrocervical trunk
甲状旁腺 parathyroid gland
甲状软骨 thyroid cartilage
甲状舌骨肌 thyrohyoid

甲状舌骨膜 thyrohyoid membrane
甲状腺 thyroid gland
甲状腺淋巴结 thyroid lymph node
甲状腺上动脉 superior thyroid artery
假单极神经元 pseudounipolar neuron
假肋 false rib
尖淋巴结 apical lymph node
尖牙窝 canine fossa
间脑 diencephalon
肩峰 acromion
肩峰端 acromial end
肩关节 shoulder joint
肩胛背神经 dorsal scapular nerve
肩胛骨 scapula
肩胛骨内侧缘 scapula margo medialis
肩胛上神经 suprascapular nerve
肩胛舌骨肌 omohyoid
肩胛提肌 levator scapulae
肩胛下动脉 subscapular artery
肩胛下肌 subscapularis
肩胛下淋巴结 subscapular lymph node
肩胛下神经 subscapular nerve
肩胛下窝 subscapular fossa
肩胛线 scapular line
肩锁关节 acromioclavicular joint
睑板 tarsus
睑结膜 palpebral conjunctiva
剑肋角 xiphocostal angle
剑突 xiphoid process
腱滑膜鞘 synovial sheath of tendon
腱划 tendinous intersection
腱膜 aponeurosis
腱纽 vincula tendinum
腱鞘 tendinous sheath
腱系膜 mesotendon
腱纤维鞘 fibrous sheath of tendon
浆膜心包 serous pericardium
缰连合 habenular commissure
缰三角 habenular trigone
降部 descending part
降结肠 descending colon
降主动脉 descending aorta
交叉前沟 sulcus prechiasmaticus
交感干 sympathetic trunk
交感干神经节 ganglion of sympathetic trunk
交感神经 sympathetic nerve
交通支 communicating branch
胶质细胞 glial cell
胶状质 substantia gelatinosa
角回 angular gyrus
角膜 cornea
角切迹 angular incisure
脚间窝 interpeduncular fossa
节后神经元 postganglionic neuron
节间支 interganglionic branch
节前神经元 preganglionic neuron
节细胞 ganglion cell
结肠 colon
结肠带 colic band
结肠袋 haustum of colon

结肠右曲 right colic flexure
结节间沟 intertubercular sulcus
结节漏斗束 tuberoinfundibular tract
结节区 tuberal region
结节乳头体核 tuberomammillary nucleus
结膜 conjunctiva
结膜上穹 superior conjunctival fornix
结膜下穹 inferior conjunctival fornix
睫状环 ciliary ring
睫状神经节 ciliary ganglion
睫状体 ciliary body
睫状突 ciliary processes
睫状小带 ciliary zonule
解剖颈 anatomical neck
界沟 sulcus limitans
界嵴 crista terminalis
筋膜 fascia
近节指骨 proximal phalanx
茎乳孔 stylomastoid foramen
茎突 styloid process
茎突舌骨肌 stylohyoid
晶状体 lens
精阜 seminal colliculus
精囊 seminal vesicle
精曲小管 contorted seminiferous tubule
精索 spermatic cord
精索内筋膜 internal spermatic fascia
精索外筋膜 external spermatic fascia
精液 semen
精直小管 straight seminiferous tubule
颈动脉窦 carotid sinus
颈动脉窦支 branch of carotid sinus
颈动脉沟 carotid sulcus
颈动脉管内口 internal opening of carotid canal
颈动脉管外口 external opening of carotid canal
颈动脉结节 carotid tubercle
颈动脉小球 carotid glomus
颈横神经 transverse nerve of neck
颈静脉弓 jugular venous arch
颈静脉孔 jugular foramen
颈静脉切迹 jugular notch
颈阔肌 platysma
颈内动脉 internal carotid artery
颈内静脉 internal jugular vein
颈膨大 cervical enlargement
颈前静脉 anterior jugular vein
颈前淋巴结 anterior cervical lymph node
颈前浅淋巴结 superficial anterior cervical lymph node
颈前深淋巴结 deep anterior cervical lymph node
颈上神经节 superior cervical ganglion
颈外侧淋巴结 lateral cervical lymph node
颈外侧浅淋巴结 superficial lateral cervical lymph node
颈外侧上深淋巴结 superior deep lateral cervical lymph node
颈外侧深淋巴结 deep lateral cervical lymph node
颈外侧下深淋巴结 inferior deep lateral cervical lymph node
颈外动脉 external carotid artery
颈外静脉 external jugular vein
颈下神经节 inferior cervical ganglion
颈胸神经节 cervicothoracic ganglion
颈支 cervical branch

颈中神经节 middle cervical ganglion
颈椎 cervical vertebrae
颈总动脉 common carotid artery
胫侧副韧带 tibial collateral ligament
胫骨 tibia
胫骨粗隆 tibial tuberosity
胫骨后肌 tibialis posterior
胫骨前肌 tibialis anterior
胫后动脉 posterior tibial artery
胫前动脉 anterior tibial artery
胫神经 tibial nerve
静脉 vein
静脉瓣 venous valve
静脉角 angulus venous
静脉韧带裂 fissure for ligamentum venosum
旧纹状体 paleostriatum
局部解剖学 regional anatomy
局部淋巴结 regional lymph node
巨视解剖学 macroanatomy
距腓后韧带 posterior talofibular ligament
距腓前韧带 anterior talofibular ligament
距跟关节 talocalcaneal joint
距跟舟关节 talocalcaneonavicular joint
距骨 talus
距骨滑车 trochlea of talus
距下关节 subtalar joint
距小腿关节 talocrural joint
距状沟 calcarine sulcus
菌状乳头 fungiform papilla

K

抗利尿激素 antidiuretic hormone，ADH
颏孔 mental foramen
颏舌骨肌 geniohyoid
颏舌肌 genioglossus
颏神经 mental nerve
颏下淋巴结 submental lymph node
颗粒层 granular cell layer
髁间隆起 intercondylar eminence
髁间窝 intercondylar fossa
髁突 condylar process
壳 putamen
空肠 jejunum
空肠动脉 jejunal artery
口轮匝肌 orbicularis oris
口腔 oral cavity
口腔前庭 oral vestibule
口咽 oropharynx
扣带 cingulum
髋骨 hip bone
髋关节 hip joint
髋臼 acetabulum
髋臼切迹 acetabular notch
髋臼窝 acetabular fossa
眶 orbit
眶隔 orbital septum
眶筋膜 orbital fasciae
眶上孔 supraorbital foramen
眶上裂 superior orbital fissure
眶上切迹 supraorbital notch
眶下沟 infraorbital sulcus

眶下管 infraorbital canal
眶下孔 infraorbital foramen
眶下裂 inferior orbital fissure
眶下神经 infraorbital nerve
眶脂体 adipose body of orbit

L

阑尾 vermiform appendix
阑尾动脉 appendicular artery
阑尾系膜 mesoappendix
肋 rib
肋膈隐窝 costodiaphragmatic recess
肋沟 costal groove
肋骨 costal bone
肋横突关节 costotransverse joint
肋间后动脉 posterior intercostal artery
肋间淋巴结 intercostal lymph node
肋间内肌 intercostales interni
肋间神经 intercostal nerve
肋间外肌 intercostales externi
肋间最内肌 intercostales intimi
肋角 costal angle
肋结节 costal tubercle
肋颈 costal neck
肋面 costal surface
肋软骨 costal cartilage
肋体 shaft of rib
肋头关节 joint of costal head
肋下动脉 subcostal artery
肋下神经 subcostal nerve
肋胸膜 costal pleura
肋椎关节 costovertebral joint
肋纵隔隐窝 costomediastinal recess
泪点 lacrimal punctum
泪骨 lacrimal bone
泪囊 lacrimal sac
泪囊窝 fossa for lacrimal sac
泪腺 lacrimal gland
泪腺神经 lacrimal nerve
泪腺窝 fossa for lacrimal gland
泪小管 lacrimal ductule
梨状肌 piriformis
梨状孔 piriform aperture
梨状隐窝 piriform recess
犁骨 vomer
连合纤维 commissural fiber
联合腱 conjoint tendon
联络神经元 association neuron
联络纤维 association fiber
镰状韧带 falciform ligament
淋巴导管 lymphatic duct
淋巴干 lymphatic trunk
淋巴管 lymphatic vessel
淋巴结 lymph node
鳞部 squamous part
菱形肌 rhomboideus
菱形窝 rhomboid fossa
隆椎 vertebra prominens
漏斗 infundibulum
漏斗核 infundibular nucleus
颅 skull

颅底 base of skull
颅顶肌 epicranius
颅盖 calvaria
颅后窝 posterior cranial fossa
颅前窝 anterior cranial fossa
颅腔 cranial cavity
颅囟 crania fontanelle
颅中窝 middle cranial fossa
卵巢 ovary
卵巢动脉 ovarian artery
卵巢固有韧带 proper ligament of ovary
卵巢静脉 ovarian vein
卵巢门 hilum of ovary
卵巢伞 ovarian fimbria
卵巢悬韧带 suspensory ligament of ovary
卵圆孔 foramen ovale
卵圆窝 fossa ovalis
轮廓乳头 vallate papilla
螺旋襞 spiral fold
螺旋器 spiral organ
裸区 bare area

M

马尾 cauda equina
脉管系统 angiology
脉络丛前动脉 anterior choroidal artery
脉络膜 choroid
盲肠 caecum
毛细淋巴管 lymphatic capillary
毛细血管 capillary
帽状腱膜 epicranial aponeurosis
眉弓 superciliary arch
眉间 glabella
门 hilum
迷路 labyrinth
迷走神经 vagus nerve
迷走神经背核 dorsal nucleus of vagus nerve
迷走神经后干 posterior vagal trunk
迷走神经前干 anterior vagal trunk
迷走神经三角 vagal triangle
泌尿系统 urinary system
面动脉 facial artery
面静脉 facial vein
面深静脉 deep facial vein
面神经 facial nerve
面神经核 facial nucleus
面神经丘 facial colliculus
膜半规管 membranous semicircular duct
膜壁 membranous wall
膜部 membranous part
膜间部 intermembranous part
膜迷路 membranous labyrinth
拇长屈肌 flexor pollicis longus
拇长伸肌 extensor pollicis longus
拇长展肌 abductor pollicis longus
拇短屈肌 flexor pollicis brevis
拇短伸肌 extensor pollicis brevis
拇短展肌 abductor pollicis brevis
拇对掌肌 opponens pollicis
拇收肌 adductor pollicis
拇指腕掌关节 carpometacarpal joint of thumb

笔
记
栏

拇主要动脉 principal artery of thumb

N

男性内生殖器 male internal genital organ
男性尿道 male urethra
男性生殖器 male genital organ
男性外生殖器 male external genital organ
脑 brain，encephalon
脑干 brain stem
脑脊液 cerebrospinal fluid，CSF
脑脊液 - 脑屏障 CSF-brain barrier
脑桥 pons
脑桥动脉 pontine artery
脑桥核 pontine nucleus
脑桥小脑三角 pontocerebellar trigone
脑神经 cranial nerve
脑蛛网膜 cerebral arachnoid mater
内侧半月板 medial meniscus
内侧核群 medial nuclear group
内侧髁 medial condyle
内侧隆起 medial eminence
内侧丘系 medial lemniscus
内侧韧带 medial ligament
内侧膝状体 medial geniculate body
内侧楔骨 medial cuneiform bone
内侧纵束 medial longitudinal fasciculus
内耳 internal ear
内耳道 internal acoustic meatus
内耳门 internal acoustic pore
内分泌系统 endocrine system
内分泌腺 endocrine gland
内踝 medial malleolus
内囊 internal capsule
内囊后肢 posterior limb of internal capsule
内囊前肢 anterior limb of internal capsule
内囊膝部 genu of internal capsule
内眦静脉 angular vein
内上髁 medial epicondyle
内收 adduction
内髓白质板 internal medullary lamina
内脏 viscera
内脏大神经 greater splanchnic nerve
内脏感觉神经 visceral sensory nerve
内脏神经系统 visceral nervous system
内脏小神经 lesser splanchnic nerve
内脏学 splanchnology
内脏运动神经 visceral motor nerve
内直肌 medial rectus muscle
尼氏体 Nissl body
尿道 urethra
尿道海绵体 cavernous body of urethra
尿道嵴 urethral crest
尿道内口 internal urethral orifice
尿道球 bulb of urethra
尿道球腺 bulbourethral gland
尿道外口 external orifice of urethra
尿生殖膈 urogenital diaphragm
颞骨 temporal bone
颞肌 temporalis
颞浅动脉 superficial temporal artery
颞上沟 superior temporal sulcus

颞上回 superior temporal gyrus
颞下沟 inferior temporal sulcus
颞下颌关节 temporomandibular joint
颞下回 inferior temporal gyrus
颞下窝 infratemporal fossa
颞支 temporal branch
颞中回 middle temporal gyrus
女性尿道 female urethra
女阴 female pudendum

P

膀胱 urinary bladder
膀胱壁 vesical plica
膀胱垂 vesical uvula
膀胱底 fundus of bladder
膀胱尖 apex of bladder
膀胱颈 neck of bladder
膀胱括约肌 sphincter of bladder
膀胱前隙 prevesical space
膀胱三角 trigone of bladder
膀胱上动脉 superior vesical artery
膀胱体 body of bladder
膀胱下动脉 inferior vesical artery
膀胱子宫陷凹 vesicouterine pouch
膀胱逼尿肌 detrusor of bladder
胚胎学 embryology
盆膈 pelvi diaphragm
盆内脏神经 pelvic splanchnic nerve
盆腔 pelvic cavity
皮肤 skin
皮褶 crease
皮质 cortex
皮质核束 corticonuclear tract
皮质脊髓侧束 lateral corticospinal tract
皮质脊髓前束 anterior corticospinal tract
皮质脊髓束 corticospinal tract
皮质脑桥束 corticopontine tract
脾 spleen
脾韧带 ligaments of spleen
脾动脉 splenic artery
脾静脉 splenic vein
脾门 splenic hilum
脾切迹 splenic notch
脾肾韧带 splenorenal ligament
胼胝体 corpus callosum
胼胝体沟 callosal sulcus
平衡觉区 vestibular area
平面关节 plane joint
屏状核 claustrum
破裂孔 foramen lacerum
浦肯野细胞层 Purkinje cell layer

Q

脐动脉 umbilical artery
气管 trachea
气管杈 bifurcation of trachea
气管隆嵴 carina of trachea
气管旁淋巴结 paratracheal lymph node
气管前淋巴结 pretracheal lymph node
髂耻隆起 iliopubic eminence
髂粗隆 iliac tuberosity
髂腹股沟神经 ilioinguinal nerve

髂腹下神经 iliohypogastric nerve
髂骨 ilium
髂骨体 body of ilium
髂骨翼 ala of ilium
髂后上棘 posterior superior iliac spine
髂后下棘 posterior inferior iliac spine
髂嵴 iliac crest
髂结节 tubercle of iliac crest
髂内动脉 internal iliac artery
髂内静脉 internal iliac vein
髂内淋巴结 internal iliac lymph node
髂前上棘 anterior superior iliac spine
髂前下棘 anterior inferior iliac spine
髂外动脉 external iliac artery
髂外静脉 external iliac vein
髂外淋巴结 external iliac lymph node
髂窝 iliac fossa
髂腰肌 iliopsoas
髂腰韧带 iliolumbar ligament
髂总动脉 common iliac artery
髂总静脉 common iliac vein
髂总淋巴结 common iliac lymph node
牵张反射 stretch reflex
前臂骨间膜 interosseous membrane of forearm
前臂内侧皮神经 medial antebrachial cutaneous nerve
前臂外侧皮神经 lateral cutaneous nerve of forearm
前臂正中静脉 median vein of forearm
前穿质 anterior perforated substance
前床突 anterior clinoid process
前根 anterior root
前核群 anterior nuclear group
前交叉韧带 anterior cruciate ligament
前交通动脉 anterior communicating artery
前角 anterior horn
前锯肌 serratus anterior
前连合 anterior commissure
前列腺 prostate
前列腺部 prostatic part
前列腺底 base of prostate
前列腺尖 apex of prostate
前列腺体 body of prostate
前列腺小囊 prostatic utricle
前脑内侧束 medial forebrain bundle
前室间沟 anterior interventricular groove
前室间支 anterior interventricular branch
前索 anterior funiculus
前庭 vestibule
前庭襞 vestibular fold
前庭大腺 greater vestibular gland
前庭脊髓束 vestibulospinal tract
前庭裂 rima vestibule
前庭球 bulb of vestibule
前庭区 vestibular area
前庭韧带 vestibular ligament
前庭神经 vestibular nerve
前庭神经核 vestibular nucleus
前庭蜗器 vestibulocochlear organ
前庭蜗神经 vestibulocochlear nerve
前外侧沟 anterolateral sulcus
前斜角肌结节 anterior scalene tubercle

前囟 anterior fontanelle
前正中裂 anterior median fissure
前正中线 anterior median line
前支 anterior branch
前纵韧带 anterior longitudinal ligament
浅筋膜 superficial fascia
腔静脉沟 sulcus for vena cava
腔静脉孔 vena caval foramen
腔隙韧带 lacunar ligament
鞘膜腔 vaginal cavity
切牙管 incisive canal
切牙孔 incisive foramen
穹隆 fornix
穹隆脚 crus of fornix
穹隆连合 fornical commissure
穹隆柱 column of fornix
丘脑 thalamus
丘脑髓纹 thalamic medullary stria
球结膜 bulbar conjunctiva
球囊 saccule
球囊斑 macula sacculi
球窝关节 spheroidal joint
球状核 globose nucleus
屈 flexion
屈曲反射 flexion reflex
屈戌关节 hinge joint
颧弓 zygomatic arch
颧骨 zygomatic bone
颧神经 zygomatic nerve
颧支 zygomatic branch

R

桡侧返动脉 radial recurrent artery
桡侧副韧带 radial collateral ligament
桡侧腕长伸肌 extensor carpi radialis longus
桡侧腕短伸肌 extensor carpi radialis brevis
桡侧腕屈肌 flexor carpi radialis
桡尺近侧关节 proximal radioulnar joint
桡尺远侧关节 distal radioulnar joint
桡动脉 radial artery
桡骨 radius
桡骨粗隆 radial tuberosity
桡骨环状韧带 annular ligament of radius
桡骨茎突 styloid process of radius
桡骨颈 neck of radius
桡骨头 head of radius
桡切迹 radial notch
桡神经 radial nerve
桡神经沟 sulcus for radial nerve
桡腕关节 radiocarpal joint
桡窝 radial fossa
人体解剖学 human anatomy
人中 philtrum
人字缝 lambdoid suture
韧带 ligament
韧带连结 syndesmosis
肉膜 dartos coat
肉柱 trabeculae carneae
乳房 mamma
乳房悬韧带 suspensory ligament of breast
乳糜池 cisterna chyli

乳头 papilla
乳头肌 papillary muscle
乳头丘脑束 mammillothalamic tract
乳头区 mammillary region
乳头体 mammillary body
乳突 mastoid process
乳突窦 mastoid antrum
乳突小房 mastoid cell
乳腺叶 lobes of mammary gland
乳牙 deciduous teeth
乳晕 areola of breast
软腭 soft palate
软骨间部 intercartilaginous part
软脊膜 spinal pia mater
软膜 pia mater
软脑膜 cerebral pia mater

S

腮腺 parotid gland
腮腺管 parotid duct
腮腺管乳头 papilla of parotid duct
腮腺淋巴结 parotid lymph node
三叉丘系 trigeminal lemniscus
三叉神经 trigeminal nerve
三叉神经脊束核 spinal nucleus of trigeminal nerve
三叉神经节 trigeminal ganglion
三叉神经脑桥核 pontine nucleus of trigeminal nerve
三叉神经压迹 trigeminal impression
三叉神经运动核 motor nucleus of trigeminal nerve
三叉神经中脑核 mesencephalic nucleus of trigeminal nerve
三尖瓣 tricuspid valve
三尖瓣复合体 tricuspid valve complex
三角骨 triquetral bone
三角肌 deltoid
三角肌粗隆 deltoid tuberosity
筛窦 ethmoidal sinus
筛骨 ethmoid bone
筛骨迷路 ethmoidal labyrinth
筛孔 cribriform foramen
筛小房 ethmoidal cellule
上鼻甲 superior nasal concha
上部 superior part
上颌动脉 maxillary artery
上颌窦 maxillary sinus
上颌骨 maxilla
上颌神经 maxillary nerve
上睑提肌 levator palpebrae superioris muscle
上泌涎核 superior salivatory nucleus
上腔静脉 superior vena cava
上腔静脉口 orifice of superior vena cava
上丘 superior colliculus
上丘臂 brachium of superior colliculus
上丘脑 epithalamus
上神经节 superior ganglion
上矢状窦沟 sulcus for superior sagittal sinus
上狭窄 superior stricture
上、下关节突 superior and inferior articular process
上斜肌 superior oblique muscle
上行网状激动系统 ascending reticular activating system, ARAS
上牙槽神经 superior alveolar nerve

上运动神经元 upper motor neuron
上直肌 superior rectus muscle
上、中、下鼻道 superior, middle and inferior nasal meatus
上纵束 superior longitudinal fasciculus
哨位淋巴结 sentinel lymph node
杓状软骨 arytenoid cartilage
舌 tongue
舌扁桃体 lingual tonsil
舌动脉 lingual artery
舌根 root of tongue
舌骨 hyoid bone
舌尖 apex of tongue
舌盲孔 foramen cecum of tongue
舌内肌 intrinsic lingual muscle
舌乳头 papilla of tongue
舌神经 lingual nerve
舌体 body of tongue
舌外肌 extrinsic lingual muscle
舌系带 frenulum of tongue
舌下襞 sublingual fold
舌下阜 sublingual caruncle
舌下神经 hypoglossal nerve
舌下神经管内口 internal opening of hypoglossal canal
舌下神经管外口 external opening of hypoglossal canal
舌下神经核 hypoglossal nucleus
舌下神经三角 hypoglossal triangle
舌下腺 sublingual gland
舌咽神经 glossopharyngeal nerve
舌支 lingual branch
射精管 ejaculatory duct
伸 extension
深筋膜 deep fascia
神经 nerve
神经垂体 neurohypophysis
神经核 nucleus
神经胶质 neuroglia
神经胶质细胞 neuroglial cell
神经节 ganglion
神经内膜 endoneurium
神经束膜 perineurium
神经外膜 epineurium
神经系统 nervous system
神经细胞 nerve cell
神经纤维 nerve fiber
神经元 neuron
神经原纤维 neurofibril
肾 kidney
肾大盏 major renal calyx
肾蒂 renal pedicle
肾动脉 renal artery
肾窦 renal sinus
肾段 renal segment
肾筋膜 renal fascia
肾静脉 renal vein
肾门 renal hilum
肾乳头 renal papilla
肾上腺 suprarenal gland
肾上腺静脉 suprarenal vein
肾上腺中动脉 middle suprarenal artery
肾髓质 renal medulla

肾小管 renal tubule
肾小体 renal corpuscle
肾小盏 minor renal calyx
肾盂 renal pelvis
肾柱 renal column
肾锥体 renal pyramid
升部 ascending part
升结肠 ascending colon
升主动脉 ascending aorta
生殖股神经 genitofemoral nerve
生殖系统 reproductive system
声襞 vocal fold
声带 vocal cord
声带肌 vocal muscle
声门裂 rima glottidis
声门下腔 infraglottic cavity
声韧带 vocal ligament
十二指肠 duodenum
十二指肠大乳头 major duodenal papilla
十二指肠空肠曲 duodenojejunal flexure
十二指肠上曲 superior duodenal flexure
十二指肠下曲 inferior duodenal flexure
十二指肠小乳头 minor duodenal papilla
十二指肠纵襞 longitudinal fold of duodenum
十二指悬韧带 suspensory ligament of duodenum
施万细胞 Schwann cell
食管 esophagus
食管裂孔 esophageal hiatus
矢状缝 sagittal suture
矢状面 sagittal plane
矢状轴 sagittal axis
示指伸肌 extensor indicis
视杆细胞 retinal rod cell
视交叉 optic chiasma
视觉区 visual area
视器 visual organ
视前区 preoptic region
视上垂体束 supraopticohypophyseal tract
视上核 supraoptic nucleus
视上区 supraoptic region
视神经 optic nerve
视神经管 optic canal
视神经盘 optic disc
视网膜 retina
视网膜中央动脉 central artery of retina
视网膜中央静脉 central vein of retina
视锥细胞 retinal cone cell
室管膜 ependyma
室间隔 interventricular septum
室间孔 interventricular foramen
室旁核 paraventricular nucleus
室上嵴 supraventricular crest
收肌腱裂孔 adductor tendinous opening
收肌结节 adductor tubercle
手关节 joint of hand
手舟骨 scaphoid bone
枢椎 axis
梳状肌 pectinate muscle
输精管 ductus deferens
输精管壶腹 ampulla of ductus deferens

输卵管 uterine tube
输卵管伞 fimbria of uterine tube
输尿管 ureter
输尿管壁内部 intramutral part of the ureter
输尿管腹部 abdominal part of the ureter
输尿管间襞 interureteric fold
输尿管口 ureteric orifice
输尿管盆部 pelvic part of the ureter
输乳管 lactiferous duct
输乳管窦 lactiferous sinus
树突 dendrite
竖脊肌 erector spinae
闩 obex
栓状核 emboliform nucleus
双极神经元 bipolar neuron
双极细胞 bipolar cell
水平部 horizontal part
水平面 horizontal plane
丝状乳头 filiform papilla
松果体 pineal body
髓核 nucleus pulposus
髓纹 stria medullaris
髓质 medulla
锁骨 clavicle
锁骨上淋巴结 supraclavicular lymph node
锁骨上神经 supraclavicular nerve
锁骨下动脉 subclavian artery
锁骨下静脉 subclavian vein
锁骨下淋巴结 infraclavicular node
锁骨中线 midclavicular line
锁切迹 clavicular notch

T

弹性圆锥 conus elasticus
提睾肌 cremaster
体循环 systemic circulation
听结节 acoustic tubercle
听觉区 auditory area
听小骨 auditory ossicles
瞳孔 pupil
瞳孔开大肌 dilator pupillae
瞳孔括约肌 sphincter pupillae
头臂干 brachiocephalic trunk
头臂静脉 brachiocephalic vein
头静脉 cephalic vein
头状骨 capitate bone
骰骨 cuboid bone
透明软骨结合 synchondrosis
突触 synapse
褪黑素 melatonin
臀大肌 gluteus maximus
臀肌粗隆 gluteal tuberosity
臀上动脉 superior gluteal artery
臀上神经 superior gluteal nerve
臀下动脉 inferior gluteal artery
臀下神经 inferior gluteal nerve
臀小肌 gluteus minimus
臀中肌 gluteus medius
椭圆关节 ellipsoidal joint
椭圆囊 utricle
椭圆囊斑 macula utriculi

笔
记
栏

项韧带 ligamentum nuchae
项线 superior nuchal line
消化管 alimentary canal
消化系统 alimentary system
消化腺 alimentary gland
小肠 small intestine
小多角骨 trapezoid bone
小结节 lesser tubercle
小结节嵴 crest of lesser tubercle
小脑 cerebellum
小脑扁桃体 tonsil of cerebellum
小脑幕 tentorium of cerebellum
小脑上动脉 superior cerebellar artery
小脑上脚 superior cerebellar peduncle
小脑下后动脉 posterior inferior cerebellar artery
小脑下脚 inferior cerebellar peduncle
小脑下前动脉 anterior inferior cerebellar artery
小脑蚓部 vermis
小脑中脚 middle cerebellar peduncle
小网膜 lesser omentum
小阴唇 lesser lips of pudendum
小隐静脉 small saphenous vein
小鱼际 hypothenar
小圆肌 teres minor
小指短屈肌 flexor digiti minimi
小指对掌肌 opponens digiti minimi
小指伸肌 extensor digiti minimi
小指展肌 abductor digiti minimi
小转子 lesser trochanter
小腿三头肌 triceps surae
楔束 fasciculus cuneatus
楔束核 cuneate nucleus
楔束结节 cuneate tubercle
斜方肌 trapezius
斜角肌 scalenus anterior
斜角肌间隙 scalenus interspace
斜坡 clivus
心 heart
心包 pericardium
心包横窦 transverse sinus of pericardium
心包（裸）区 pericardial region
心包前下窦 anterior inferior sinus of pericardium
心包腔 pericardial cavity
心包斜窦 oblique sinus of pericardium
心丛 cardiac plexus
心大静脉 great cardiac vein
心底 cardiac base
心肌层 myocardium
心尖 cardiac apex
心尖切迹 cardiac apical incisure
心内膜 endocardium
心前静脉 anterior cardiac vein
心外膜 epicardium
心纤维骨骼 fibrous skeleton
心小静脉 small cardiac vein
心血管系统 cardiovascular system
心支 cardiac branch
心中静脉 middle cardiac vein
心最小静脉 smallest cardiac vein
星状神经节 stellate ganglion

杏仁体 amygdaloid body
胸背动脉 thoracodorsal artery
胸背神经 thoracodorsal nerve
胸长神经 long thoracic nerve
胸大肌 pectoralis major
胸导管 thoracic duct
胸骨 sternum
胸骨柄 manubrium sterni
胸骨端 sternal end
胸骨甲状肌 sternothyroid
胸骨角 sternal angle
胸骨旁淋巴结 parasternal lymph node
胸骨旁线 parasternal line
胸骨舌骨肌 sternohyoid
胸骨体 body of sternum
胸骨线 sternal line
胸核 thoracic nucleus
胸横肌 transversus thoracis
胸肌淋巴结 pectoral lymph node
胸肩峰动脉 thoracoacromial artery
胸交感干神经节 thoracic sympathetic ganglion
胸廓内动脉 internal thoracic artery
胸肋关节 sternocostal joint
胸肋三角 sternocostal triangle
胸膜 pleura
胸膜顶 cupula of pleura
胸膜腔 pleural cavity
胸膜隐窝 pleural recess
胸内、外侧神经 medial and lateral pectoral nerve
胸锁关节 sternoclavicular joint
胸锁乳突肌 sternocleidomastoid
胸外侧动脉 lateral thoracic artery
胸腺 thymus
胸腺素 thymosin
胸小肌 pectoralis minor
胸腰筋膜 thoracolumbar fascia
胸主动脉 thoracic aorta
胸椎 thoracic vertebrae
嗅觉区 olfactory area
嗅器 olfactory organ
嗅三角 olfactory trigone
嗅神经 olfactory nerve
嗅束 olfactory tract
旋肱后动脉 posterior humeral circumflex artery
旋肱前动脉 anterior humeral circumflex artery
旋后 supination
旋后肌 supinator
旋肩胛动脉 circumflex scapular artery
旋内 medial rotation
旋髂浅动脉 superficial circumflex iliac artery
旋前 pronation
旋前方肌 pronator quadratus
旋前圆肌 pronator teres
旋外 lateral rotation
旋支 circumflex branch
血管吻合 vascular anastomosis
血 - 脑脊液屏障 blood-CSF barrier
血 - 脑屏障 blood-brain barrier

Y

牙根尖孔 apical foramen

笔记栏

牙 teeth
牙槽弓 alveolar arch
牙槽骨 alveolar bone
牙根 root of tooth
牙根管 root canal
牙骨质 cement
牙冠 crown of tooth
牙冠腔 pulp chamber
牙颈 neck of tooth
牙腔 dental cavity
牙髓 dental pulp
牙龈 gingiva
牙质 dentine
牙周膜 periodontal membrane
咽 pharynx
咽扁桃体 pharyngeal tonsil
咽鼓管 auditory tube
咽鼓管扁桃体 tubal tonsil
咽鼓管咽口 pharyngeal opening of auditory tube
咽鼓管圆枕 tubal torus
咽后淋巴结 retropharyngeal lymph node
咽淋巴环 tonsillar ring
咽缩肌 pharyngeal constrictors
咽提肌 pharyngeal levators
咽峡 isthmus of fauces
咽隐窝 pharyngeal recess
咽支 pharyngeal branch
延髓 medulla oblongata
岩部 petrous part
岩大神经 greater petrosal nerve
岩深神经 deep petrosal nerve
岩小神经 lesser petrosal nerve
眼动脉 ophthalmic artery
眼副器 accessory visual apparatus
眼后房 posterior chamber
眼睑 eyelids
眼静脉 ophthalmic vein
眼轮匝肌 orbicularis oculi
眼前房 anterior chamber
眼球 eyeball
眼球外肌 ocular muscle
眼神经 ophthalmic nerve
腰丛 lumbar plexus
腰骶膨大 lumbosacral enlargement
腰动脉 lumbar artery
腰方肌 quadratus lumborum
腰肋三角 lumbocostal triangle
腰淋巴结 lumbar lymph node
腰内脏神经 lumbar splanchnic nerve
腰小肌 psoas minor
腰椎 lumbar vertebra
咬肌 masseter
咬肌粗隆 masseteric tuberosity
叶状乳头 foliate papilla
腋动脉 axillary artery
腋后线 posterior axillary line
腋淋巴结 axillary lymph node
腋前线 anterior axillary line
腋神经 axillary nerve
腋缘 axillary border

腋中线 midaxillary line
胰 pancreas
胰岛 pancreatic islet
胰管 pancreatic duct
胰十二指肠上动脉 superior pancreaticoduodenal artery
胰十二指肠下动脉 inferior pancreaticoduodenal artery
疑核 nucleus ambiguus
乙状窦沟 sulcus for sigmoid sinus
乙状结肠 sigmoid colon
乙状结肠动脉 sigmoid artery
乙状结肠系膜 sigmoid mesocolon
翼点 pterion
翼腭神经 pterygopalatine nerve
翼腭窝 pterygopalatine fossa
翼管 pterygoid canal
翼管神经 nerve of the pterygoid canal
翼静脉丛 pterygoid venous plexus
翼内肌 medial pterygoid
翼内肌粗隆 pterygoid tuberosity
翼上颌裂 pterygomaxillary fissure
翼突 pterygoid process
翼外肌 lateral pterygoid
翼状襞 alar fold
阴部内动脉 internal pudendal artery
阴部神经 pudendal nerve
阴道 vagina
阴道口 vaginal orifice
阴道前庭 vaginal vestibule
阴道穹 fornix of vagina
阴蒂 clitoris
阴阜 mons pubis
阴茎 penis
阴茎包皮 prepuce of penis
阴茎海绵体 cavernous body of penis
阴茎（阴蒂）背神经 dorsal nerve of penis（clitoris）
阴囊 scrotum
蚓状肌 lumbricales
鹰嘴 olecranon
鹰嘴窝 olecranon fossa
硬腭 hard palate
硬脊膜 spinal dura mater
硬脑膜 cerebral dura mater
硬脑膜窦 dural sinuses
幽门瓣 pyloric valve
幽门部 pyloric part
幽门窦 pyloric antrum
幽门管 pyloric canal
幽门括约肌 pyloric sphincter
右房室口 right atrioventricular orifice
右肺动脉 right pulmonary artery
右冠状动脉 right coronary artery
右结肠动脉 right colic artery
右淋巴导管 right lymphatic duct
右束支 right bundle branch
右纤维三角 right fibrous trigone
右心耳 right auricle
右心房 right atrium
右心室 right ventricle
右主支气管 right principal bronchus
釉质 enamel

盂上结节 supraglenoid tubercle
盂下结节 infraglenoid tubercle
鱼际 thenar
语言中枢 language center
圆孔 foramen rotundum
缘上回 supramarginal gyrus
远节指骨 distal phalanx
远节指骨粗隆 tuberosity of distal phalanx
月骨 lunate bone
月状面 lunate surface
运动神经元 motor neuron

Z

脏腹膜 visceral peritoneum
脏面 visceral surface
脏胸膜 visceral pleura
展神经 abducent nerve
展神经核 abducens nucleus
掌长肌 palmaris longus
掌骨 metacarpal bone
掌骨底 base of metacarpal bone
掌骨间关节 intermetacarpal joint
掌骨体 shaft of metacarpal bone
掌骨头 head of metacarpal bone
掌浅弓 superficial palmar arch
掌浅支 superficial palmar branch
掌深弓 deep palmar arch
掌深支 deep palmar branch
掌指关节 metacarpophalangeal joint
枕腹 occipital belly
枕骨 occipital bone
枕骨大孔 foramen magnum
枕髁 occipital condyle
枕淋巴结 occipital lymph node
枕内隆凸 internal occipital protuberance
枕外隆凸 external occipital protuberance
枕小神经 lesser occipital nerve
枕叶 occipital lobe
真肋 true rib
真皮 dermis
砧骨 incus
正中沟 median sulcus
正中隆起 median eminence
正中神经 median nerve
支气管 bronchi
支气管肺段 bronchopulmonary segment
直肠 rectum
直肠膀胱陷凹 rectovesical pouch
直肠骶曲 sacral flexure of rectum
直肠壶腹 ampulla of rectum
直肠会阴曲 perineal flexure of rectum
直肠上动脉 superior rectal artery
直肠下动脉 inferior rectal artery
直肠子宫陷凹 rectouterine pouch
自主神经系统 vegetative nervous system
跖背动脉 dorsal metatarsal artery
跖骨 metatarsal bone
跖骨间关节 intermetatarsal joint
跖趾关节 metatarsophalangeal joint
指骨 phalanx
指骨间关节 interphalangeal joint of hand

指浅屈肌 flexor digitorum superficialis
指伸肌 extensor digitorum
指深屈肌 flexor digitorum profundus
趾长屈肌 flexor digitorum longus
趾长伸肌 extensor digitorum longus
趾骨 phalange of toe
趾骨间关节 interphalangeal joint of foot
痔环 anal pecten
智齿 wisdom tooth
中鼻甲 middle nasal concha
中耳 middle ear
中间带 intermediate zone
中间带内侧核 intermediomedial nucleus
中间带外侧核 intermediolateral nucleus
中间楔骨 intermediate cuneiform bone
中节指骨 middle phalanx
中结肠动脉 middle colic artery
中脑 midbrain
中枢神经系统 central nervous system
中狭窄 middle stricture
中斜角肌 scalenus medius
中心腱 central tendon
中心纤维体 central fibrous body
中央凹 fovea centralis
中央沟 central sulcus
中央管 central canal
中央后回 postcentral gyrus
中央灰质 central gray substance
中央淋巴结 central lymph node
中央旁小叶 paracentral lobule
中央前沟 precentral sulcus
中央前回 precentral gyrus
终板 lamina terminalis
终池 terminal cistern
终动脉 end artery
终丝 filum terminale
舟骨粗隆 tuberosity of navicular bone
周围神经系统 peripheral nervous system
轴突 axon
肘关节 elbow joint
肘淋巴结 cubital lymph node
肘正中静脉 median cubital vein
蛛网膜下隙 subarachnoid space
主动脉 aorta
主动脉瓣 aortic valve
主动脉窦 aortic sinus
主动脉弓 aortic arch
主动脉口 aortic orifice
主动脉裂孔 aortic hiatus of diaphragm
主动脉前庭 aortic vestibule
主动脉肾神经节 aorticorenal ganglion
转子间嵴 intertrochanteric crest
转子间线 intertrochanteric line
椎动脉 vertebral artery
椎弓 vertebral arch
椎弓板 lamina of vertebral arch
椎骨 vertebrae
椎管 vertebral canal
椎间孔 intervertebral foramen
椎间盘 intervertebral disc

笔记栏

椎孔 vertebral foramen
椎内静脉丛 internal vertebral plexus
椎旁神经节 paravertebral ganglion
椎前神经节 prevertebral ganglion
椎体 vertebral body
椎体钩 uncus of vertebral body
椎外静脉丛 external vertebral plexus
锥体 pyramid
锥体交叉 pyramidal decussation
锥体束 pyramidal tract
锥体外系 extrapyramidal system
锥体系 pyramidal system
滋养孔 nutrient foramen
子宫 uterus
子宫底 fundus of uterus
子宫动脉 uterine artery
子宫颈 neck of uterus
子宫颈管 cervical canal
子宫口 orifice of uterus
子宫阔韧带 broad ligament of uterus
子宫腔 cavity of uterus
子宫体 body of uterus
子宫峡 isthmus of uterus
子宫圆韧带 round ligament of uterus
子宫主韧带 cardinal ligament of uterus
籽骨 sesamoid bone
自主神经系统 autonomic nervous system
纵隔 mediastinum
纵隔后淋巴结 posterior mediastinal lymph node
纵隔面 mediastinal surface
纵隔前淋巴结 anterior mediastinal lymph node

纵隔胸膜 mediastinal pleura
足背动脉 dorsal artery of foot
足底内侧动脉 medial plantar artery
足底深支 deep plantar artery
足底外侧动脉 lateral plantar artery
足关节 joint of foot
足舟骨 navicular bone
最外囊 extreme capsule
左房室口 left atrioventricular orifice
左肺动脉 left pulmonary artery
左肺小舌 lingula of left lung
左肺心切迹 cardiac notch of left lung
左冠状动脉 left coronary artery
左结肠动脉 left colic artery
左束支 left bundle branch
左纤维三角 left fibrous trigone
左心耳 left auricle
左心房 left atrium
左心室 left ventricle
左主支气管 left principal bronchus
坐骨 ischium
坐骨大切迹 greater sciatic notch
坐骨肛门窝 ischioanal fossa
坐骨海绵体肌 ischiocavernosus
坐骨棘 ischial spine
坐骨结节 ischial tuberosity
坐骨神经 sciatic nerve
坐骨体 body of ischium
坐骨小切迹 lesser sciatic notch
坐骨支 ramus of ischium